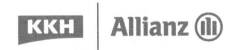

Weißbuch Prävention 2010/2011

Gesund jung?!

Herausforderung für die Prävention und Gesundheitsförderung
bei Jugendlichen und jungen Erwachsenen

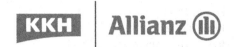

Weißbuch Prävention 2010/2011

Gesund jung?!

Herausforderung für die Prävention und
Gesundheitsförderung bei Jugendlichen
und jungen Erwachsenen

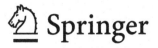

Herausgeber:
KKH-Allianz
Gesetzliche Krankenversicherung
Karl-Wiechert-Allee 61
30625 Hannover
Telefon 0511 2802 0
Telefax 0511 2802 3499
www.kkh-allianz.de

In Zusammenarbeit mit
Medizinische Hochschule Hannover
Institut für Epidemiologie, Sozialmedizin und Gesundheitssystemforschung
Projektleitung: Prof. Dr. Ulla Walter (wiss. Bearbeitung)
Carl-Neuberg-Str. 1
30623 Hannover
Telefon 0511 532-0
www.mh-hannover.de

ISBN 978-3-642-16709-6 Springer-Verlag Berlin Heidelberg New York

Bibliografische Information der Deutschen Nationalbibliothek
Die Deutsche Nationalbibliothek verzeichnet diese Publikation in der Deutschen Nationalbibliografie;
detaillierte bibliografische Daten sind im Internet über http://dnb.d-nb.de abrufbar.

Um das Weißbuch schneller und einfacher lesbar zu machen, wird nicht zwischen »weiblicher« und »männlicher«
Schreibweise unterschieden.

Springer Medizin
Springer-Verlag GmbH
Ein Unternehmen von Springer Science+Business Media
springer.de
© Springer-Verlag Berlin Heidelberg 2011

Planung: Renate Scheddin, Heidelberg
Projektmanagement: Ulrike Dächert, Heidelberg
Abbildung Kolumnentitel für Kapitel 4: © photos.com PLUS
Abbildung Kolumnentitel für Kapitel 2, 3, 5, 6, 7, 8, 9, 10 © Veer
Einbandgestaltung: deblik Berlin
Satz: TypoStudio Tobias Schaedla, Heidelberg
Druck: Stürtz AG, Würzburg

SPIN 12982448
Gedruckt auf säurefreiem Papier   5141 – 5 4 3 2 1 0

Inhaltsverzeichnis

Autorenverzeichnis

Koautoren

Dirk Baier
KFN Kriminologisches Forschungsinstitut Niedersachsen e.V., Hannover

Vivian Barnekow
WHO World Health Organisation,
Regional Büro Europa, Kopenhagen,
Dänemark

Dr. Gert Beelmann
QUOTAC Management GmbH und
Lehrbeauftragter im Studiengang
Psychologie der Universität Bremen,
Bremen

Prof. Dr. Stefan Bleich
Medizinische Hochschule Hannover,
Klinik für Psychiatrie, Sozialpsychiatrie
und Psychotherapie, Hannover

Prof. Dr. Heinz Bonfadelli
Universität Zürich, IPMZ – Institut
für Publizistikwissenschaft und Medien-
forschung, Zürich, Schweiz

**Prof. Dr. Hans Peter Brandl-
Bredenbeck**
Universität Paderborn, Department
Sport und Gesundheit, Arbeitsbereich
»Sport und Erziehung«, Paderborn

Christa Böhme
Deutsches Institut für Urbanistik, Berlin

Anja Busse
UNODC – United Nations Office on
Drugs and Crime, Wien, Österreich

Catrin Drewes
CD Healthcare, Hamburg

Dr. Annemarie Heberlein
Medizinische Hochschule Hannover,
Klinik für Psychiatrie, Sozialpsychiatrie
und Psychotherapie, Hannover

PD Dr. Thomas Hillemacher
Medizinische Hochschule Hannover,
Klinik für Psychiatrie, Sozialpsychiatrie
und Psychotherapie, Hannover

Prof. Dr. Thomas Kieselbach
Universität Bremen/Förderwerk
Bremen, Institut für Psychologie der
Arbeit, Arbeitslosigkeit und Gesundheit
(IPG), Bremen

Prof. Dr. Andreas Klocke
Fachhochschule Frankfurt am Main,
Fachbereich Soziale Arbeit und
Gesundheit, Frankfurt am Main

Prof. Dr. Norbert Kluge
Universität Landau, Forschungsstelle
für Sexualwissenschaft und Sexualpädagogik, Landau

Hanna-Kathrin Kraaibeek
Kraaibeek GmbH, Pinneberg

Heidi Kuttler
Villa Schöpflin gGmbH, Zentrum für
Suchtprävention, Lörrach

Peter Lang
Bundeszentrale für gesundheitliche
Aufklärung, Köln

Prof. Dr. Gerd Lehmkuhl
Universitätsklinik Köln, Klinik für
Psychiatrie und Psychotherapie, Köln

Prof. Dr. Arnold Lohaus
Universität Bielefeld, Fakultät für
Psychologie und Sportwissenschaft,
Bielefeld

Dr. Anne Pauly
Bundeszentrale für gesundheitliche
Aufklärung, Köln

Prof. Dr. Elisabeth Pott
Bundeszentrale für gesundheitliche
Aufklärung, Köln

Dr. Dr. Jürgen Raithel
Youth Trend – Freies Institut für
Jugendforschung, Konstanz

Regine Rehaag
KATALYSE – Institut für angewandte
Umweltforschung, Köln

Dr. Bettina Reimann
Deutsches Institut für Urbanistik, Berlin

Prof. Dr. Ralf Sygusch
Johannes Gutenberg Universität,
Abteilung Sportpädagogik/-psycho-
logie, Mainz

PD Dr. Bert te Wildt
Medizinische Hochschule Hannover,
Klinik für Psychiatrie, Sozialpsychiatrie
und Psychotherapie, Hannover

Gabriele Tils
KATALYSE-Institut für angewandte
Umweltforschung, Köln

Prof. Dr. Sabine Walper
Ludwig-Maximilians-Universität,
Fakultät für Psychologie und Pädagogik,
München

Prof. Dr. Petra Warschburger
Universität Potsdam, Department
Psychologie, Potsdam

Frank Waskow
KATALYSE-Institut für angewandte
Umweltforschung, Köln

Dr. Eva-Verena Wendt
Ludwig-Maximilians-Universität,
Fakultät für Psychologie und Pädagogik,
München

Irmtraut Windel
Landesvereinigung für Gesundheit
und Akademie für Sozialmedizin
Niedersachsen e.V., Hannover

Interview

Dr. Sabine Brägelmann-Tan
Landesdrogenbeauftragte des
Niedersächsischen Ministeriums für
Soziales, Frauen, Familie, Gesundheit
und Integration, Hannover

Prof. Dr. Jochen H. H. Ehrich
Medizinischen Hochschule Hannover,
Abteilung für pädiatrische Nieren-,
Leber- und Stoffwechselerkrankung,
Hannover

Prof. Dr. Heiner Keupp
Ludwig-Maximilians-Universität
München, Fakultät für Psychologie
und Pädagogik, München

Prof. Dr. Christian Pfeiffer
Kriminologisches Forschungsinstitut
Niedersachsen (KFN) e. V., Hannover

Prof. Dr. Elisabeth Pott
Bundeszentrale für gesundheitliche
Aufklärung, Köln

Prof. Dr. Thomas Rauschenbach
Technische Universität Dortmund,
Fachbereich Erziehungswissenschaft
und Soziologie, Dortmund

Prof. Dr. Ulrike Ravens-Sieberer
Universitätsklinikum Hamburg-
Eppendorf, Forschungsgruppe »Child
Public Health«, Hamburg

Dr. Ursula von der Leyen
Bundesministerin für Arbeit und
Soziales, MdB, Berlin

Statements

Prof. Dr. Eva Barlösius
Leibniz Universität, Institut für Soziologie und Sozialpsychologie, Hannover

Ingo Weiss
Deutsche Sportjugend im Deutschen
Olympischen Sportbund, Frankfurt am
Main

Prof. Dr. Bardo Herzig
Universität Paderborn, Institut für
Erziehungswissenschaften, Paderborn

Dr. Alfons Hollederer
Landesinstitut für Gesundheit und
Arbeit NRW, Bielefeld

Prof. Dr. Klaus Hurrelmann
Professor of Public Health and
Education, Hertie School of
Governance, Berlin

Thomas Kliche
Universitätsklinikum Hamburg-
Eppendorf (UKE), Institut und Poliklinik
für Medizinische Psychologie,
Forschungsgruppe Versorgung und
Qualität in der Prävention, Hamburg

Dr. Doris Pfeiffer
GKV-Spitzenverband, Berlin

Dr. Martina Pötschke-Langer
Deutsches Krebsforschungszentrum,
Stabsstelle Krebsprävention, Heidelberg

Prof. Dr. Oliver Razum
Universität Bielefeld, Fakultät für
Gesundheitswissenschaften, Bielefeld

Prof. Dr. Bernd Röhrle
Philipps-Universität Marburg,
Klinische Psychologie und Psycho-
therapie, Marburg

Helga Strube
Deutsche Gesellschaft für Ernährung
e. V., Sektion Niedersachsen, Hannover

Prof. Dr. Rudolf Tippelt
Ludwig-Maximilians-Universität
München, Institut für Pädagogik,
München

Dr. Birgit Wallmann
Zentrum für Gesundheit der Deutschen
Sporthochschule Köln, Köln

Redaktionsgruppe MHH/ ISEG

Medizinische Hochschule Hannover
(MHH), Institut für Epidemiologie,
Sozialmedizin und Gesundheitssys-
temforschung in Zusammenarbeit
mit dem Institut für Sozialmedizin,
Epidemiologie und Gesundheitssys-
temforschung (ISEG) e. V., Witten/
Hannover

Prof. Dr. Ulla Walter
Projektleitung und wissenschaftliche
Bearbeitung

Dipl.-Soz.-Wiss. Hans Dörning

Dr. Miriam G. Gerlich, MPH
Projektassistenz, Koordination und
Redaktion

Dipl.-Kfm. Sebastian Liersch, MPH
Wissenschaftlicher Mitarbeiter

Dipl.-Patholinguistin Nicole Teichler
Projektassistenz, Koordination und
Redaktion

Dipl.-Psych. Andrea Schneider

Dipl.-Soz.-Wiss. Kathrin Wahnschaffe

Gesund jung?! Herausforderung für die Prävention und Gesundheitsförderung bei Jugendlichen und jungen Erwachsenen – ein Vorwort

Der Lebensabschnitt der Adoleszenz und des jungen Erwachsenenalters ist gekennzeichnet durch massive körperliche, emotionale und soziale Veränderungen. Adoleszente und junge Erwachsene sind eine vergleichsweise gesunde Bevölkerungsgruppe, die ein hohes Maß an Energie und Flexibilität aufweist. Es zeigt sich jedoch, dass die Jugendphase auch erhebliche Risiken in sich birgt und die Herausforderungen des Jugendalters oftmals mit gesundheitlichen Beeinträchtigungen einhergehen. Das vorliegende Weißbuch zeigt auf, wie Schädigungen der Gesundheit durch Prävention entgegengewirkt werden kann und welche Dimensionen in Zukunft noch stärker in Forschung, Politik und Praxis berücksichtigt werden sollten.

Unter Jugend bzw. Adoleszenz wird die Zeit zwischen Kindheit und Erwachsensein bezeichnet. Gewöhnlicherweise wird der Eintritt ins Jugendalter mit der beginnenden Geschlechtsreife, also mit ca. 12 Jahren, gleichgesetzt. Eine genaue altersdefinitorische Abgrenzung zwischen Jugend und Erwachsenenalter, ist – jenseits rechtlicher Regelungen – allerdings schwierig vorzunehmen. Betrachtet man z. B. die Kriterien der Eingliederung ins Berufsleben und der einhergehenden finanziellen Unabhängigkeit, so hat sich dieser Übergang durch zunehmende Verlängerung der Ausbildungszeiten in den vergangenen Jahrzehnten in höhere Altersklassen verschoben. Im vorliegenden Weißbuch »Gesund jung?!« wird die gesundheitliche Lage der Bevölkerungsgruppe der 12- bis 21-Jährigen in den Blick genommen und damit werden die Phasen der Pubertät, der Adoleszenz und des frühen Erwachsenenalters mit eingeschlossen. Der Gesundheit in den ersten Lebensjahrzehnten wird seit einigen Jahren von der Forschung und Politik verstärkt Aufmerksamkeit geschenkt, allerdings richten sich übergreifende Strategien und Programme vornehmlich an Kinder und beschäftigen sich weniger gezielt mit jugendspezifischen Problemen.

Mit dem Band »Gesund jung?!« setzt die KKH-Allianz die Reihe der Weißbücher Prävention fort. Das vorliegende Buch geht folgenden Fragestellungen für die Zielgruppe der 12- bis 21-Jährigen nach:

Welche besonderen gesellschaftlichen Herausforderungen ergeben sich für diese Bevölkerungsgruppe?

Wie gesund sind Adoleszente und junge Erwachsene? In welchen Bereichen und bei welchen Subgruppen bestehen besondere gesundheitsbezogene Gefährdungen und Beeinträchtigungen?

Wo liegen aktuell die Schwerpunkte in der Prävention und Gesundheitsförderung und wo sollte zukünftig mehr investiert werden?

Bestehen spezifische Ansätze zur Förderung eines gesunden Ess- und Bewegungsverhaltens? Welche Rolle kommt der Prävention von Gewalt und Sucht zu? Welche Risiken birgt das Sexualverhalten der Jugendlichen heute?

Was ist bei der Gestaltung von präventiven und gesundheitsförderlichen Maßnahmen für diese Bevölkerungsgruppe zu beachten, und wie können junge Menschen besonders unterstützt und erreicht werden? Welche Rolle kommt hierbei Kampagnen, welche Peer-Ansätzen zu? Wie können besonders mehrfach belastete Jugendliche unterstützt werden?

Welche Akteure sind in der Prävention und Gesundheitsförderung für diese Zielgruppe besonders relevant und in welcher Weise zielführend einzubinden?

Welche Aufgaben kommen in dieser Umbruchphase den Eltern und Erziehern zu?

Welche Forschungsfragen ergeben sich für die Zukunft?

Im einleitenden Kapitel wird ein Überblick über die Lebenslage, relevante Gesundheitsthemen sowie über Ziele und Ansätze der Prävention und Gesundheitsförderung gegeben. Diese Einführung wird im weiteren Abschnitt fortgeführt und Entwicklungsaufgaben, Lebensstile sowie gesundheitsriskantes Verhalten werden vertieft. Die Situation wird vor dem Hintergrund aktueller struktureller Bedingungen beleuchtet und es werden allgemeine Schlussfolgerungen für die Prävention und Gesundheitsförderung gezogen.

Im dritten Kapitel wird ein datengestützter Überblick zur gesundheitlichen Lage von Adoleszenten und jungen Erwachsenen in Deutschland präsentiert. Bis in die 1990er Jahre lagen nur vereinzelt repräsentative Studien zu gesundheitsbezogenen Themen vor. Erst in den vergangenen beiden Jahrzehnten wurden Surveys in Deutschland durchgeführt, die einen umfassenden Überblick zur Gesundheit und zum Gesundheitsverhalten von Jugendlichen erlauben. Besonders hervorzuheben ist dabei der vom Robert Koch-Institut durchgeführte Kinder- und Jugendgesundheitssurvey, der erstmals eine Verknüpfung vielfältiger Informationen ermöglichte. Die Ergebnisse werden internationalen Daten gegenübergestellt und es werden Ansätze und Beispiele für Präventionsmaßnahmen in Deutschland aufgezeigt. Ergänzend werden von der Weltgesundheitsorganisation (WHO) europäische Strategien und Beispiele guter Praxis aus Ungarn und Schottland vorgestellt.

Im vierten Kapitel werden die Ergebnisse einer Analyse der Routinedaten der KKH-Allianz für die Gruppe der 12- bis 21-Jährigen dargestellt und erörtert. Im Anschluss an einen einführenden Teil werden einzelne Diagnosen näher beleuchtet, die in den vergangenen Jahren besonders an Bedeutung gewonnen haben, wie psychische Störungen im Jugendalter. In der zusammenfassenden Darstellung der Ergebnisse werden Handlungsempfehlungen gegeben.

Die Kapitel 5 bis 8 greifen vertiefend spezielle gesundheitsbezogene Themen auf: Ernährung und Bewegung, Suchtmittelkonsum, psychische Gesundheit und Jugendsexualität sowie Gesundheitsbeeinträchtigungen, die durch soziale Benachteiligung, Migration und Jugendarbeitslosigkeit entstehen können. Neben der Vermittlung von biopsychosozialen Grundlagen werden zielgruppenspezifische Maßnahmen und Strategien dargestellt. Dabei handelt es sich um bundesweite Gesundheitskampagnen, familienbasierte Interventionen, zielgruppenspezifische Programme und Schulungen sowie umweltbezogene Aspekte und gesetzliche Regelungen.

Das neunte Kapitel widmet sich den Lebensbereichen Schule und Familie. Neben der Stärkung von Elternkompetenzen und der Etablierung von Gesundheitsförderung

und Prävention als kontinuierliche Bestandteile des Unterrichts und der Schulstruktur wird auch der Einsatz von Medien in der Schule vor dem Hintergrund eines zunehmenden medialen und virtuellen Angebotes diskutiert. Als weiteres Thema wird die Verbreitung und Prävention von Jugendgewalt aufgegriffen.

Im anschließenden Interview mit Expertinnen und Experten aus dem Gesundheitswesen und der Politik (▶ Kapitel 10) werden nochmals wesentliche Herausforderungen an die Wissenschaft und Praxis adressiert sowie Anforderungen an erfolgreiche Lösungsansätze herausgestellt.

Mit dem vorliegenden Weißbuch »Gesund jung?!« greift die KKH-Allianz erneut gesellschaftlich bedeutsame Themen auf. Die Phase der Adoleszenz und des jungen Erwachsenenalters stellt eine sensible Umbruchsphase dar, deren körperliche, psychische und soziale Bewältigung zentral für den weiteren Lebensverlauf ist. Da riskante Verhaltensmuster, die in der Adoleszenz ausprobiert werden, sich gewohnheitsmäßig fortsetzen können, kommt dieser Lebensspanne für präventive Maßnahmen eine besondere Bedeutung zu. Das aktuelle Weißbuch kann dazu einen wichtigen Beitrag leisten. Mit der Sammlung von Forschungsansätzen, der Darstellung der anonymisierten Kassendaten, internationaler und nationaler Kennzahlen sowie ausgewählter praktischer Beispiele kann das Buch Ansätze für die weitere Entwicklung von zielgruppenspezifischen Präventionsstrategien und erfolgreichen Interventionen liefern.

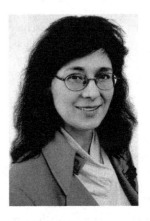 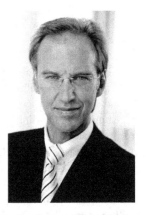

Prof. Dr. Ulla Walter,
Medizinische Hochschule
Hannover

Ingo Kailuweit,
Vorsitzender des
Vorstandes KKH-Allianz

Die Lebensphase Adoleszenz und junge Erwachsene – gesellschaftliche und altersspezifische Herausforderungen zur Förderung der Gesundheit

»Die Jugend von heute liebt den Luxus, hat schlechte Manieren und verachtet die Autorität. Sie widersprechen ihren Eltern, legen die Beine übereinander und tyrannisieren ihre Lehrer.«

Diese Worte von Sokrates könnten auch aus diesem Jahrhundert stammen. Handelt es sich dabei um eine allgemeingültige Charakterisierung der Jugendphase oder um eine überspitzte Formulierung von Klischees, die mit dieser Lebensphase verbunden sind? Das folgende Kapitel versucht, diese und weitere Fragen zu beantworten. Zunächst stellt Kapitel 2.1 als Einleitung allgemein die Phase der Adoleszenz und jungen Erwachsenen vor: Wie ist Jugend definiert, welche gesellschaftlichen Entwicklungen wirken auf diese Lebensphase ein und welche gesundheitlichen Risiken und Chancen umfasst diese Lebensphase? Kapitel 2.2 beschreibt die Lebensphase mit ihren Veränderungen. Kann von »der Jugend« überhaupt gesprochen werden? Was gilt für die Zielgruppe der Jugendlichen allgemein? Wie wirken sich gesellschaftliche Veränderungen auf Jugendliche aus? Warum zeigen Jugendliche riskante Verhaltensweisen? Ein Interview in Kapitel 2.3 mit Prof. Keupp, dem Vorsitzenden der Kommission für den Kinder- und Jugendbericht der Bundesregierung, fragt nach den Chancen und Grenzen der Prävention und Gesundheitsförderung in dieser Altersgruppe. Abschließend stellt der Beitrag in Kapitel 2.4 europäische Strategien zur Förderung der Gesundheit von Kindern und Jugendlichen vor.

2.1 Erwachsenwerden: Aufbruch und Veränderung – eine Einführung

Ulla Walter, Sebastian Liersch, Miriam G. Gerlich

Das zweite Jahrzehnt eines Menschen gilt als eine Schlüsselphase des Lebens. Die Jugendzeit löst die Phase der Kindheit ab. Sie ist geprägt durch biologische, kognitive und seelische Reifungsprozesse. Mit diesen Prozessen sind vielfältige körperliche, psychische und soziale Veränderungen mit entsprechenden Entwicklungsaufgaben verbunden. Die Jugendphase wird gekennzeichnet von Zerrissenheit, Auseinandersetzungen mit den Eltern und Lehrern, Krisen, neuen sozialen Beziehungen zu Gleichaltrigen, ersten sexuellen Erfahrungen, ethischen Reflektionen, Hilflosigkeit, aber auch von Selbstüberschätzung. An die Phase der Jugend schließt sich das frühe Erwachsenenalter an. Entwicklungsaufgaben stellen z. B. dar zu lernen, mit einem Partner zu leben, den eigenen Haushalt zu organisieren, in den Beruf einzusteigen und Verantwortung als Staatsbürger zu übernehmen (Fend 2005).

Gesellschaftlich betrachtet wird der Bevölkerungsgruppe der Adoleszenten und jungen Erwachsenen aber auch »die Aufgabe zugewiesen, die Zukunft zu repräsentieren: Die ständig wiederkehrenden Stereotype vom Jugendlichen als Genie oder Ungeheuer, wie sie von den Medien geprägt werden, spiegeln die Hoffnungen und Ängste Erwachsener. Würde man diejenigen, die sich als Vorreiter von der Masse abheben, zugunsten jener vernachlässigen, die dem Status quo entsprechen, liefe dies auf ein völlig falsches Verständnis von Jugend und die Weigerung hinaus, sich auf die Zukunft einzulassen« (Savage 2008, S.12/13).

Die Betrachtung der Jugendzeit als eine eigenständige Lebensphase ist noch relativ jung. Im Zuge der Industrialisierung veränderten sich die Anforderungen an die Schule und die Berufsausbildung zum Erwerb spezifischer Kompetenzen. Damit ging eine zunehmend längere Zeit der Freistellung vom Arbeitsleben einher. Diese gesellschaftliche Umbruchphase führte aber auch zu zahlreichen Jugendlichen ohne Arbeit mit den damit verbundenen Problemen der Verwahrlosung und Kriminalität. Von dieser Entwicklung war das Bild der Jugendlichen lange Zeit negativ geprägt. Auf der anderen Seite entwickelte sich um die Wende des 19. zum 20. Jahrhundert, ausgehend von den Gymnasien, eine Protestbewegung gegen die strengen Hierarchien und autoritären Erziehungsformen. Diese Proteste mit dem Ziel der Selbstbestimmung der Jugend und dem Wunsch nach einem natürlichen, freien Leben stellen die Grundlage für die spätere Jugendbewegung dar (Fend 2005).

Vor diesem Hintergrund – damals noch eingebettet in einem Verständnis der Menschwerdung als Aufbau- und Wachstumsprozess – bildete sich in den ersten 30 Jahren des 20. Jahrhunderts eine neue Sichtweise der Jugendzeit heraus. Jugend und Pubertät wurden nicht in erster Linie als potentielle Gefährdung gesehen, sondern positiv »als produktive, psychologisch zu verstehende Entwicklungsphase« wahrgenommen (Fend 2005, S. 38). Voraussetzung für eine derartige eigenständige, vertiefende Betrachtung und Erforschung der Entwicklung von Jugendlichen war die differenzierte Wahrnehmung ihrer unterschiedlichen Körper- und Seelengestalt.

Wegweisend war die erste Monographie zur Adoleszenz von Stanley Hall 1904. Die Jugendzeit ist für ihn voller Gegensätze, gekennzeichnet von Euphorie und Niedergeschlagenheit, Wohl- und Fehlverhalten, Einsamkeitssehnsucht und Gruppensüchtigkeit, Empfänglichkeit und Verschlossenheit, Enthusiasmus und Desinteresse sowie von Ernsthaftigkeit und Albernheit. Mit dem Verlassen der Fantasiewelt der Kindheit beginnt eine stärkere Zukunftsorientierung, eine vermehrte Reflektion über sich, über die Menschwerdung und Religiosität.

>> Adolescence is a new birth, for the higher and more completely human traits are now born. **<<**
Hall (1904) in Fend (2005), S. 41

Die Neukonzeption des Ich geht, wie die Entwicklungspsychologin Charlotte Bühler bereits in den 1920er Jahren herausstellte, einher mit der Auseinandersetzung mit und der Abhebung von der bisher als selbstverständlich hingenommenen Umgebung des Elternhauses und der Schule. In der Reflexion über sich und seine Erfahrungen entfalten sich ein neues Selbstideal sowie erstmals eine biografische Perspektive. Jugendzeit geht einher mit der Entwicklung des Intellekts, des Willens, des Gefühlslebens sowie der Integration des Sexualtriebs. Die umfassende Auseinandersetzung mit der Jugendzeit aus psychologischer und psychoanalytischer Perspektive trug wesentlich mit zur Reformpädagogik im Sinne einer förderlichen Entwicklung bei (Fend 2005).

Mitte der 1940er Jahre wurde im US-amerikanischen Sprachraum der Begriff des »Teenagers« eingeführt. Es handelte sich dabei vor allem um einen Marketingbegriff, mit dessen Hilfe die Werbefachleute und Produzenten die Kaufkraft der Jugendlichen nutzen wollten. Diese wurden als wirtschaftliche Zielgruppe wahrgenommen und traten als eine Altersgruppe mit eigenen Ritualen, Rechten und Forderungen ins gesellschaftliche Bewusstsein. Die Adressierung Jugendlicher als Konsumenten eröffnete im Europa der Nachkriegszeit vielversprechende Möglichkeiten. Seitdem hat diese Sichtweise die Wahrnehmung junger Menschen in der westlichen Welt und darüber hinaus mitbestimmt (Savage 2008).

2.1.1 Jugend, Adoleszenz, frühes Erwachsenenalter, Pubertät: eine Begriffsklärung

Jugend bezeichnet aus soziologischer Perspektive eine eigenständige Bevölkerungsgruppe. Werden qualitative Merkmale zugrunde gelegt, beginnt die Jugendphase in der Regel mit der körperlichen Geschlechtsreife und endet, wenn eine finanzielle und emotionale Autonomie angenommen werden kann. Individuell sind die Altersgrenzen unterschiedlich. Eine einheitliche Altersfestlegung von der Lebensphase Jugend gibt es nicht, vielmehr differieren die gebräuchlichen internationalen und nationalen sowie rechtlichen Definitionen. Zum Teil wird, wie z. B. bei der UN, noch zwischen Teenagern (13 bis 19 Jahre) und jungen Erwachsenen (20 bis 24 Jahre) unterschieden (◻ Tabelle 2.1).

Die Adoleszenz (lat. adolescere: heranwachsen, erstarken) kennzeichnet (insbesondere aus psychologischer Sicht) die Entwicklung von der Pubertät (der biologischen Reife) zum vollen Erwachsensein (emotionale, soziale, kulturelle Reife). Adoleszenz wird unterschieden in Früh-, Mittel- und Spätadoleszenz.

Die Pubertät bezieht sich auf die biologischen Veränderungen, die sich etwa über vier Jahre erstrecken. Die puberalen Prozesse umfassen
1. das Längenwachstum und die damit einhergehende Veränderung des Körpergewichts sowie die Veränderung der Körperproportionen,

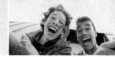

◻ Tabelle 2.1. Abgrenzung von Jugend nach Alter in Organisationen, Rechtsprechung und Studien (eigene Darstellung)

	Jugend	Unterteilungen und weitere Termini
Weltgesundheitsorganisation (WHO)	10–19 Jahre	Adoleszenz
United Nations (UN) (2010)	15–24 Jahre	Teenager 13–19 Jahre Junge Erwachsene 20–24 Jahre
SGB VIII, Kinder- und Jugendhilfe, § 7	14–17 Jahre	Junge Volljährige: 18–26 Jahre Junge Menschen: bis 26 Jahre
Jugendgericht	14–17 Jahre (Jugendarbeitsschutz; 15 Jahre)	Heranwachsende: 18–20 Jahre
Shell-Jugendstudie (2006)	12–25 Jahre	
Kinder- und Jugendgesundheitssurvey KiGGS (Robert Koch-Institut 2010)	11–17 Jahre	11–13 Pubertät 14–17 Jugendalter
Drogenaffinitätsstudie (BZgA 2008)	12–25 Jahre	

2. die Entwicklung sekundärer Geschlechtsmerkmale (Brust, Veränderung der Stimme, Körperbehaarung) sowie
3. die Entwicklung primärer Geschlechtsmerkmale (Penis, Hoden bzw. Gebärmutter) und die sexuelle Reifung (Menarche, Spermarche).

Unterschieden werden die Vor-/Frühpubertät, Mitte und Spät-/Nachpubertät (Fend 2005).

2.1.2 Schutzfaktoren und ihre Relevanz für die Gesundheit

Die Bewältigung der umfangreichen Entwicklungsaufgaben in der Adoleszenz stellt eine große Herausforderung für junge Menschen dar (Havighurst 1974). Dabei werden Jugendliche durch ihr »Handeln im Kontext« (Silbereisen 1986) »im Schnittfeld sozialer Erwartungen und biologischer Vorgaben […] selbst zum Gestalter ihrer Entwicklungsprozesse« (Silbereisen 1985 in Fend 2005, S. 219). Das Gelingen dieser Entwicklungsschritte kann die Persönlichkeit festigen, das Misslingen dieser Entwicklungsaufgaben kann zu Problemen, z. B. zur Suchtentwicklung, führen, die sich bis ins hohe Alter fortsetzen können. Die Verfügbarkeit von Schutzfaktoren, die einen positiven Einfluss auf das Verhalten und die Entwicklung ausüben, bzw. die ausgewogene Balance zwischen Risikofaktoren und Schutzfaktoren sind deshalb in diesem Alter wesentlich für den Erhalt von Unabhängigkeit und Gesundheit. Schutzfaktoren können eingeteilt werden nach personalen, familiären sowie sozialen Ressourcen (◻ Tabelle 2.2). Dabei wirken auch

Angebote der Jugendarbeit sowie unterstützende Maßnahmen in Schulen ressourcenstärkend. Die protektive Wirkung der Schutzfaktoren ist oftmals abhängig von bestimmten Altersstufen, vom Geschlecht sowie vom Kontext, der Ausprägung des jeweiligen Schutzfaktors und dessen Zusammenspiel mit anderen Faktoren. Viele soziokognitive Kompetenzen und soziale Stützsysteme werden bereits in der Kindheit aufgebaut und tragen über den Transport dieser Erfahrungen in die Jugendzeit zur Kontinuität der Entwicklung im günstigen Fall bei. Im Verlauf der Entwicklung sind Altersabschnitte erhöhter Vulnerabilität hinsichtlich spezifischer Gesundheitsbedrohungen zu beobachten (z. B. Drogenkonsum; Bengel et al. 2009).

Die überwiegende Mehrzahl der Jugendlichen verfügt über hinreichende Bewältigungsstrategien im Umgang mit Problemen. Hierzu zählen eine reflektierte Problemanalyse sowie die Aktivierung sozialer Unterstützung über Gespräche mit Freunden oder anderen vertrauten Bezugspersonen. Ein Fünftel der Jugendlichen zeigt nach einer älteren Untersuchung jedoch dysfunktionale Copingstrategien wie Problemvermeidung, Verleugnung und fatalistischen Rückzug (Seiffge-Krenke 1990). Die Relevanz von Ressourcen bei der Verarbeitung puberaler Prozesse zeigt ◻ Abb. 2.1.

Die aktuellen Analysen des Kinder- und Jugendgesundheitssurveys weisen darauf hin, dass psychisch auffällige Jugendliche über wenige personale, familiäre und soziale Ressourcen sowie eine geringere Lebensqualität verfügen. Zu den wichtigen personalen Ressourcen, die Verhaltensauffälligkeiten reduzieren, gehören selbstbezogene Kontrollüberzeugungen sowie Selbstwirksamkeitserwartungen (Hölling et al. 2008; Hölling u. Schlack

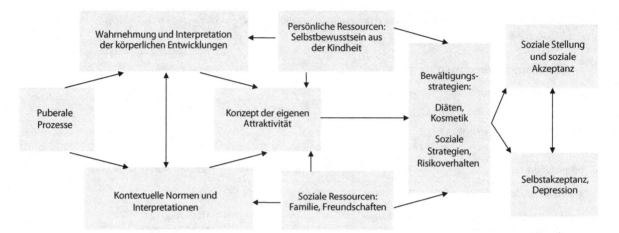

☐ **Abb. 2.1.** Modell der bedeutungs- und handlungsorientierten Verarbeitung der puberalen Prozesse im gesellschaftlichen Kontext (eigene Darstellung nach Fend 2005)

☐ **Tabelle 2.2.** Abgrenzung von Schutzfaktoren in der Jugend (eigene Darstellung nach Bengel et al. 2009, Fend 2005, Deutscher Bundestag 2009)	

Personale Schutzfaktoren	– Körperliche Schutzfaktoren und biologische Korrelate der Resilienz
	  – Biologische Korrelate (z. B. Zufriedenheit mit dem eigenen Körper, athletische Fähigkeiten, körperliche Fitness)
	  – Positives Temperament
	  – Weibliches Geschlecht
	– Kognitive und affektive Schutzfaktoren
	  – Positive Wahrnehmung der eigenen Person
	  – Positive Lebenseinstellung und Religiosität
	– Kognitive Fähigkeiten und schulische Leistungen
	– Selbstbezogene Kontrollüberzeugung
	– Zutrauen in eigene Fähigkeiten und Möglichkeiten (Selbstwirksamkeitserwartung)
	– Selbstkontrolle und Selbstregulation
	– Fähigkeit, sich von ungünstigen Ereignissen zu distanzieren
	– Aktive Bewältigungsstrategien
	– Realistische Selbsteinschätzung und Zielorientierung
	– Besondere Begabungen, Ressourcen und Kreativität
	– Interpersonelle Schutzfaktoren – soziale Kompetenz

Familiäre Schutzfaktoren	– Strukturelle Familienmerkmale, sichere Bindung mindestens einer Bezugsperson
	– Positive Merkmale der Eltern-Kind-Beziehung, Familienzusammenhalt
	– Autoritative oder positive Erziehung
	– Positive Geschwisterbeziehungen
	– Merkmale der Eltern
	  – Hohes Bildungsniveau der Mutter
	  – Psychische Gesundheit der Eltern
	  – Qualität der elterlichen Beziehung

Soziale Schutzfaktoren	– Verlässliche soziale Unterstützung durch Bezugspersonen, Gleichaltrige – Erwachsene als positive Rollenmodelle oder eine gute Beziehung zu einem Erwachsenen – Positive Kontakte zu Gleichaltrigen – Hohe Qualität der Bildungsinstitutionen – Positive Einbindung in prosoziale Gruppen

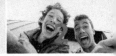

2008). Psychische Auffälligkeiten treten bei Kindern und Jugendlichen mit guten personalen Schutzfaktoren deutlich seltener auf. So ist das Risiko für psychische Auffälligkeiten bei Kindern und Jugendlichen mit starken Defiziten bei personalen Schutzfaktoren um das 2,7fache erhöht gegenüber jenen ohne Defizite. Etwas geringer ausgeprägt stellen die familiären sowie sozialen Ressourcen gleichfalls wichtige Schutzfaktoren dar. Starke Defizite bei den familiären Ressourcen gehen einher mit einer 2,4fach höheren Wahrscheinlichkeit für psychische Auffälligkeiten; starke defizitäre soziale Ressourcen bedeuten eine 1,5fache höhere Wahrscheinlichkeit. Insgesamt nimmt die Relevanz der personellen sowie sozialen Schutzfaktoren mit dem Jugendalter (14 bis 17 Jahre) zu (Hölling u. Schlack 2008). Deutliche Defizite personaler, familiärer sowie auch sozialer Ressourcen sind gleichermaßen unter 11- bis 17-Jährigen mit ADHS oder Adipositas vorzufinden (Hölling et al. 2008).

Eine Betrachtung der Schutzfaktoren in Zusammenhang mit Risikoverhalten weist darauf hin, dass 14- bis 17-Jährige mit defizitären personalen Ressourcen häufiger rauchen als jene mit normal ausgeprägten personalen Ressourcen (39,1% bzw. 30,1%). Bei den sozialen Ressourcen zeigt sich, dass Jugendliche mit gut ausgeprägten Ressourcen seltener rauchen und jemals Alkohol getrunken haben. Bei Jugendlichen mit einem defizitären familiären Zusammenhalt ist der Anteil Rauchender fast doppelt so hoch (34,5%) wie bei jenen mit ausreichendem familiären Zusammenhalt (17,7%). In dieser Gruppe ist ebenfalls ein deutlich höherer Anteil Jugendlicher vorzufinden, die bereits Erfahrungen mit Alkohol sowie Drogen gemacht haben. 11- bis 13-Jährige mit niedrigem sozioökonomischen Status weisen häufiger deutliche Defizite in ihren personalen, sozialen sowie auch familiären Ressourcen auf als Gleichaltrige mit mittlerem oder hohem sozioökonomischen Status (Erhart et al. 2007).

Wesentliche Risikofaktoren für das Auftreten psychischer Auffälligkeit stellen niedriger Sozialstatus, Alleinerziehung sowie Arbeitslosigkeit der Mutter dar. Bei der Kombination der Risikofaktoren erhöht sich die Wahrscheinlichkeit für psychische Auffälligkeiten um das 3,1fache für Kinder und Jugendliche alleinerziehender und arbeitsloser Mütter (Hölling u. Schlack 2008).

Der Gesundheitszustand von Kindern und Jugendlichen wird von den Einkommensverhältnissen der Eltern mehr bestimmt als von allen anderen Faktoren. Dies zeigt sich z. B. bei Übergewicht, Unfällen und der Mundgesundheit. Der Einfluss eines geringen sozioökonomischen Status wird darüber hinaus in einem gering ausgeprägten Gesundheitsbewusstsein und Gesundheitsverhalten,

beispielsweise geringerer körperlich-sportlicher Aktivität sowie einer geringeren Inanspruchnahme von Untersuchungen zur Früherkennung von Krankheiten und Entwicklungsstörungen, deutlich (Robert Koch-Institut et al. 2007; Kamtsiuris et al. 2007).

Kinder und Jugendliche sind die Bevölkerungsgruppe, die am stärksten von Armut und sozialer Ungleichheit betroffen ist (Richter u. Mielck 2006; Bundesministerium für Arbeit und Soziales 2005). Allerdings sind die Beziehungen zwischen Gesundheit und sozialer Ungleichheit im Jugendalter komplexer als bisher angenommen. Während in der frühen Kindheit deutliche sozioökonomische Unterschiede vorliegen, verringert sich dieser Einfluss während der Adoleszenz, bevor er sich im Erwachsenenalter wiederum ausgeprägter zeigt (Richter u. Mielck 2006). Besonders offensichtlich wird der Zusammenhang zwischen sozialer Ungleichheit und Gesundheit bei 11- bis 15-Jährigen, bei Übergewicht und bei Allergien. Dabei bestehen geschlechtsspezifische Unterschiede bezüglich der Ausprägung mit größeren Unterschieden bei Mädchen (Richter u. Mielck 2006; Richter 2005).

2.1.3 Gesellschaftliche und gesundheitsbezogene Herausforderungen

Zu entwicklungsbedingten Anforderungen kommen Herausforderungen infolge des Wandels der Gesellschaft in den vergangenen Jahrzehnten mit den damit einhergehenden Veränderungen in der Familie, in der Schule, in der Ausbildung und im Beruf sowie in der Freizeit hinzu. Diese erfordern von Seiten der Jugendlichen teilweise dieselben, teilweise differierende Bewältigungsstrategien im Vergleich mit der erwachsenen Bevölkerung. Einen Überblick gibt ◘ Abb. 2.2, spezielle gesundheitsbezogene Themen und ihre Folgen für die Gesamtbevölkerung und Herausforderung für das Jugendalter sind in ◘ Abb. 2.3 dargestellt.

Die Jugendzeit ist eine Phase des Erprobens neuer Gestaltungsmöglichkeiten. Hierzu zählt auch das freiwillige Engagement in außerschulischen Lernorten, dem 36% der 14- bis 19-Jährigen nachgehen. Geringer ist dieser Anteil bei Jugendlichen mit Migrationshintergrund (24%) sowie bei verkürzter Schuldauer und Ganztagsschule (Autorengruppe Bildungsberichterstattung 2010).

Der aktuelle Bildungsbericht weist darauf hin, dass fast jeder dritte unter 18-Jährige in sozialen, finanziellen und/oder kulturellen Risikolagen aufwächst. Dabei zeigt sich nach dem 3. Armuts- und Reichtumsbericht der Bundesregierung ein deutlicher Zusammenhang

Lebensbereiche	Gesellschaftliche Herausforderungen	Herausforderungen und Spezifika in der Jugendphase
Wandel der Gesellschaft	<ul><li>Globalisierung</li><li>Hohe soziale und geographische Mobilität</li><li>Demographischer Wandel: Wertschätzung der Jugend und der Älteren</li><li>Differenzierung und Individualisierung</li><li>Pluralisierung der Lebensstile</li><li>Verlängerung der vorfamiliären Phase</li><li>Verändertes Rollenverständnis der Geschlechter</li><li>Auflösungen traditioneller sozialer Netze</li><li>Interkulturalität</li><li>neue Medien</li></ul>	<ul><li>Herausbildung eines Werte- und Normensystems</li><li>Entwicklung eines politischen und ethischen Bewusstseins</li><li>Flexibilität</li><li>Zunehmende Eigenverantwortlichkeit</li><li>Verortung im sozialen Gefüge</li><li>Umgang mit kultureller Differenz</li><li>Zunehmende mediale und virtuelles Angebote</li></ul>
Familie	<ul><li>Erziehung: Grenzen und Erwartungen festlegen</li><li>Umgang mit Leistungsdruck</li><li>Verlässliches und sicheres Umfeld bieten</li><li>»Patchwork«-Familien</li></ul>	<ul><li>Ablösung von den Eltern</li><li>Individuation</li><li>Entwicklung einer eigenen Privatsphäre</li><li>Umstrukturierung sozialer Beziehungen</li><li>Jugendliche in Trennungs- und Stieffamilien</li></ul>
Schule Ausbildung Beruf	<ul><li>Veränderte Arbeitsmarkt- und Beschäftigungsstrukturen</li><li>Verdichtung der Beschäftigungsstrukturen</li><li>Sinkende Erwerbsquoten</li><li>Arbeitslosigkeit</li><li>Zunehmende Anzahl von Langzeitarbeitslosen</li><li>Umgang mit Leistungsdruck</li><li>Anforderungsprofil (u.a. Flexibilität)</li><li>Jugendarbeitslosigkeit</li><li>Bildungschancen</li></ul>	<ul><li>Übergang von der schulischen zur beruflichen Ausbildung</li><li>Übergang von der abgeschlossenen Berufsausbildung zur Erwerbstätigkeit</li><li>Abgleich von eigenen und fremden Erwartungen</li><li>Vorbereitung auf eine berufliche Karriere</li><li>Zugang zum Erwerbssystem</li><li>Bereitschaft zur lebenslangen Bildung entwickeln</li></ul>
Freizeit	<ul><li>Zunehmendes mediales und virtuelles Angebot</li><li>Umgang mit Konsum</li><li>Freiwilliges Engagement fördern</li><li>Konstruktive Nutzung der freien Zeit</li></ul>	<ul><li>Eigene Freizeitgestaltung</li><li>Hoher Einfluss von Gleichaltrigen</li><li>Zunehmender eigenverantwortlicher Umgang mit Geld</li><li>Umgang mit Medien</li><li>Aufbau neuer und reifer Beziehungen zu Altersgenossen</li><li>Ausbildung von Hobbys</li></ul>

Abb. 2.2. Lebensbereiche und deren gesellschaftlichen Herausforderungen (eigene Darstellung)

zwischen der Nichterwerbstätigkeit der Eltern und dem Armutsrisiko von Familien mit ihren Kindern. Auch wenn die Übergänge in höher qualifizierende Schularten insgesamt zunehmen, besuchen Jugendliche mit Migrationhintergrund selbst bei gleichem sozioökonomischen Status häufiger niedriger qualifizierende Schularten. Gerade für diese Jugendlichen, aber auch generell für Jugendliche mit maximal einem Hauptschulabschluss ist der Zugang zu einer weiterführenden Berufsausbildung nach wie vor prekär. Der Bildungsbericht 2010 sieht es als eine zentrale Herausforderung an, der zunehmenden Kluft in den Bildungsverläufen von Jugendlichen zu

begegnen und bestehende Bildungsangebote insbesondere für mehrfach Benachteiligte erfolgreich zu nutzen. Hierzu ist ein hinreichender Nachwuchs an qualifiziertem pädagogischem und wissenschaftlichem Personal erforderlich. Dies gilt insbesondere auch für pädagogisches Personal mit Migrationshintergrund, dessen Anteil mit 7% den kulturellen Anforderungen in der Praxis nicht gerecht wird (Autorengruppe Bildungsberichterstattung 2010).

Der Sachverständigenrat zur Begutachtung der Entwicklungen im Gesundheitswesen widmete sich in seinem Gutachten 2009 ausführlich den Jugendlichen und

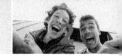

Spezielle gesundheits-bezogene Themen	Gesellschaftliche Herausforderungen	Herausforderungen und Spezifika in der Jugendphase
Körperliche, psychische und soziale Gesundheit	• Zunahme von Übergewicht und Adipositas • Hoher Anteil an chronischen Erkrankungen • (u.a. psychische Erkrankungen, Herz-Kreislauferkrankungen, Krebs, Muskel-Skelett Erkrankungen)	• Umgang mit jugendbedingten psychischen Belastungen • Umgang mit Stress in Schule und Familie • Ausbildung von gestörtem Essverhalten vermeiden • Impfempfehlungen umsetzen • Teilnahme an Früherkennungsmaßnahmen erhöhen
Ernährung	• Ständige Verfügbarkeit von Nahrungs-angeboten • Zunahme von Fertigprodukten • Hochkalorische Lebensmittel • Diversifizierung des Angebotes • Veränderung der Ernährungsmuster	• Ausbildung von Ernährungsmustern • Zunehmende Selbstverantwortung für Kauf und Zubereitung von Lebensmitteln • Hoher Einfluss von Gleichaltrigen • Veränderte Bewertung der Ernährung mit steigender Körperwahrnehmung
Bewegung	• Zunehmende Inaktivität • Veränderung der Bewegungsmuster	• Ausbildung von Bewegungsmustern • Veränderung des Freizeitverhaltens • Hoher Einfluss von Gleichaltrigen
Sexualität	• Sexualität in verschiedenen Altersgruppen • Zunehmendes mediales und virtuelles Angebot • Infektionsrisiken	• Neue Körpererfahrungen, Akzeptanz der Veränderung • Auseinandersetzung mit der eigenen Geschlechtlichkeit • Entwicklung des Sexuallebens • Erste feste Partnerschaften • Vermeidung ungewollter Schwangerschaften
Suchtmittelkonsum	• Hohe Verfügbarkeit legaler Drogen • Werbung • Alkoholkonsum Bestandteil kulturellen Lebens	• Ausprobieren • Hoher Einfluss von Gleichaltrigen • Rauschtrinken (binge drinking)

Abb. 2.3. Spezielle gesundheitsbezogene Themen und deren gesellschaftlichen Herausforderungen (eigene Darstellung)

speziellen Versorgungsanforderungen beim Übergang in das Erwachsenenalter. In Anlehnung an die WHO weist er darauf hin, dass gesundheitliche Chancenungleichheiten nur dann nachhaltig erfolgreich reduziert werden können, wenn die gesamtgesellschaftlichen Verteilungsungleichheiten insgesamt verringert werden (vgl. Marmot-Report 2010). Unter diesem Aspekt ist eine Sozial- und Bildungspolitik, die die Verwirklichungschancen verbessert, als eine unmittelbar wirksame Gesundheitspolitik für Jugendliche zu betrachten.

Zur Stärkung der Lebenskompetenz, Förderung von Bewältigungsstrategien und Ausbildung bzw. Aufrechterhaltung gesundheitsförderlicher Verhaltensweisen auch unter widrigen Bedingungen sind spezifische Maßnahmen der Prävention und Gesundheitsförderung unter Nutzung lebensweltlicher Zugänge erforderlich (Abb. 2.4). Ihre Akzeptanz bei den Jugendlichen ist im Wesentlichen davon abhängig, inwieweit es gelingt, die jeweiligen (Sub-)Gruppen unter Berücksichtigung der spezifischen Bedingungen des Jugendalters wie Autonomiestreben und Jugendkulturen gezielt anzusprechen und zu erreichen (Hackauf u. Ohlbrecht 2010; Großegger 2010).

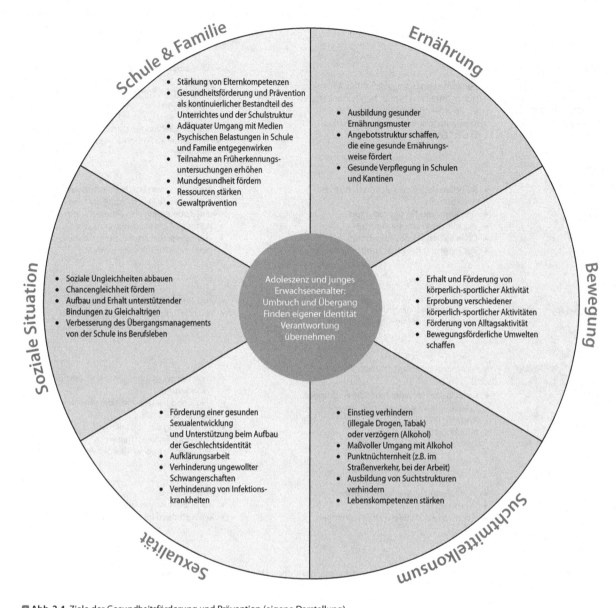

◻ Abb. 2.4. Ziele der Gesundheitsförderung und Prävention (eigene Darstellung)

Literatur

Autorengruppe Bildungsberichterstattung (2010) Bildung in Deutschland 2010. Ein indikatorengestützter Bericht mit einer Analyse zu Perspektiven des Bildungswesens im demographischen Wandel. Bertelsmann, Bielefeld

Bengel J, Meinders-Lücking F, Rottmann N (2009) Schutzfaktoren bei Kindern und Jugendlichen – Stand der Forschung zu psychosozialen Schutzfaktoren für Gesundheit. Forschung und Praxis der Gesundheitsförderung. Band 35. Bundeszentrale für gesundheitliche Aufklärung (BZgA), Köln

Bundesministerium für Arbeit und Soziales (Hrsg) (2005) Lebenslagen in Deutschland. Der 2. Armuts- und Reichtumsbericht der Bundesregierung. BMAS, Berlin

Bundeszentrale für gesundheitliche Aufklärung (BZgA) (2008) Die Drogenaffinität Jugendlicher in der Bundesrepublik Deutschland 2008. Alkohol-, Tabak- und Cannabiskonsum. Erste Ergebnisse zu aktuellen Entwicklungen und Trends. Bundeszentrale für gesundheitliche Aufklärung (BZgA), Köln

Deutscher Bundestag (2009) Der 13. Kinder- und Jugendbericht Bundestagsdrucksache Drucksache 16/12860. http://dip21.bundestag.de/dip21/btd/16/128/1612860.pdf [Zugriff 22.06.2010]

Erhart M, Hölling H, Bettge S, Ravens-Sieberer U, Schlack R (2007) Der Kinder- und Jugendgesundheitssurvey (KiGGS): Risiken und Ressourcen für die psychische Entwicklung von Kindern und Jugendlichen. Bundesgesundheitsblatt – Gesundheitsforschung – Gesundheitsschutz 50: 800–809

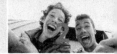

Fend H (2005) Entwicklungspsychologie des Jugendalters, 3. Aufl. VS Verlag für Sozialwissenschaften, Wiesbaden

Großegger B (2010) »Zu viel Gesundheit ist auch nicht gesund, weil da geht mir etwas ab«. Jugendliche als Zielgruppe der Gesundheitsförderung. In: Hackauf H, Ohlbrecht H (Hrsg) Jugend und Gesundheit. Ein Forschungsüberblick. Juventa, Weinheim München

Hackauf H, Ohlbrecht H (2010) Jugend und Gesundheit – ein Problemaufriss. In: Hackauf H, Ohlbrecht H (Hrsg) Jugend und Gesundheit. Ein Forschungsüberblick. Juventa, Weinheim München

Havighurst RJ (1974) Youth. Yearbook of the National Society for the Study of Education. University of Chicago Press, Chicago

Hölling H, Schlack R (2008) Psychosoziale Risiko- und Schutzfaktoren für die psychische Gesundheit im Kindes und Jugendalter – Ergebnisse aus dem Kinder- und Jugendgesundheitssurvey (KiGGS). Gesundheitswesen 70: 154–163

Hölling H, Schlack R, Dippelhofer A, Kurth BM (2008) Personale, familiäre und soziale Schutzfaktoren und gesundheitsbezogene Lebensqualität chronisch kranker Kinder und Jugendlicher. Bundesgesundheitsblatt – Gesundheitsforschung – Gesundheitsschutz 51: 606–620

Kamtsiuris P, Bergmann E, Rattay P, Schlaud M (2007) Inanspruchnahme medizinischer Leistungen. Ergebnisse des Kinder- und Jugendgesundheitssurveys (KiGGS). Bundesgesundheitsblatt – Gesundheitsforschung – Gesundheitsschutz 50: 836–850

Marmot M, Allen J, Goldblatt P, Boyce T, McNeish D, Grady M, Geddes I (2010) Fair Society, healthy lives. The Marmot Review. Strategic Review of Health Inequalities in England post-2010. http://www.marmotreview.org/ [Zugriff 26.07.2010]

Richter M (2005) Die Bedeutung sozialer Ungleichheit für die Gesundheit im Jugendalter. Gesundheitswesen 67: 709–718

Richter M, Mielck A (2006) Gesundheitliche Ungleichheit im Jugendalter. Prävention Gesundheitsförderung 1: 248–254

Robert Koch-Institut, Bundeszentrale für gesundheitliche Aufklärung, Bundesinstitut für Arzneimittel und Medizinprodukte, Deutsches Institut für Medizinische Dokumentation und Information – DIMDI, Paul-Ehrlich-Institut (Hrsg) (2007) Ergebnisse des Kinder- und Jugendgesundheitssurveys. Bundesgesundheitsblatt - Gesundheitsforschung - Gesundheitsschutz 50 (5/6)

Robert Koch-Institut (2010) KiGGS: Studie zur Gesundheit von Kindern und Jugendlichen in Deutschland. http://www.kiggs.de

Savage J (2008) Teenage. Die Erfindung der Jugend (1875–1945). Campus, Frankfurt New York

Seiffke-Krenke I (1990) Developmental processes in self-concept and coping behaviour. In: Bosma H, Jackson S (Hrsg) Coping and self-concept in adolescence. Springer, Berlin

Shell Deutschland Holding (Hrsg) (2006) Jugend 2006. Eine pragmatische Generation unter Druck. 15. Shell Jugendstudie. Fischer, Frankfurt am Main

Silbereisen RK, Kastner P (1985) Jugend und Drogen: Entwicklung von Drogengebrauch – Drogengebrauch als Entwicklung? In: Oerter R, Montada L (Hrsg) Entwicklungspsychologie. Psychologie Verlags Union, Weinheim

Silbereisen (1986) Entwicklung als Handlung im Kontext. Entwicklungsprobleme und Problemverhalten im Jugendalter. Zeitschrift für Sozialisationsforschung und Erziehungssoziologie 6: 29–46

United Nations (2010) Youth and the United Nations. What does the UN mean by »youth«, and how does this definition differ from that given to children? www.un.org/youth [Zugriff 27.07.2010]

2.2 Die Lebensphase Adoleszenz – körperliche, psychische und soziale Entwicklungsaufgaben und ihre Bewältigung

Jürgen Raithel

2.2.1 Was ist Jugend?

Die Lebensphase Jugend und junge Erwachsene ist durch Aufbruch und starke Veränderungen gekennzeichnet. Veränderungen auf biologisch-somatischer Ebene gehen mit der Veränderung interpersonaler Beziehungen und sozialen Statusveränderungen einher; schulische und berufliche Entwicklungsbereiche sowie die Gruppe der Gleichaltrigen treten gegenüber dem familiären Umfeld in den Vordergrund. Im Zuge des Übertritts in den Lebensbereich und das Rollensystem des Erwachsenenalters wirken vielfältige Einflüsse auf den jungen Menschen und es ergeben sich neuartige Handlungsmöglichkeiten, aber auch Handlungsanforderungen, die mit dem Risiko des Scheiterns verbunden sein können.

Aufgrund dieser hochgradigen Veränderungen und vielfältigen Herausforderungen stellt die Jugend eine hoch riskante bzw. herausfordernde Entwicklungszeit dar, die durch massive Umbrüche, Ängste und Angstbewältigung gekennzeichnet ist. Charakteristisch ist gleichzeitig die Suche und Entwicklung einer eigenen Identität und damit verbunden das Austesten eigener Handlungskompetenzen auf der einen Seite und des von der Gesellschaft noch Gebilligten auf der anderen Seite. Diese Lebensphase verschärft zusätzlich noch ein über die Zeit stark ausgeweitetes Anforderungspanorama, durch welches die Jugendlichen einzubrechen drohen, wenn sie keine ausreichende Stabilisierung erhalten.

Die genaue Festlegung der Zeitspanne Jugend ist nicht ganz einfach. Doch zumindest wird der Eintritt ins Jugendalter gewöhnlich mit der beginnenden Geschlechtsreife (mit ca. 12 Jahren) gleichgesetzt. Neben dieser biologischen Veränderung befindet sich nach dem entwicklungspsychologischen Modell von Erikson (1966) und dem Modell der kognitiven Entwicklung von Piaget (1926) das Kind ab dem 12. Lebensjahr im Stadium der formalen (abstrakten) intellektuellen Operation und somit in der Entwicklungsstufe, die als Adoleszenz bezeichnet wird (Oerter u. Dreher 2002).

Hingegen wird der Endzeitpunkt des Jugendalters je nach Einteilungsmodell von Lebensphasen sehr unterschiedlich definiert. Zudem ist eine Abgrenzung zwischen Jugend und Erwachsenenalter über Altersklassen mit Schwierigkeiten verbunden, da Funktionsbereiche

(z. B. Berufsaufnahme), Rollenübergänge und Kriterien sozialer Reife ausschlaggebende Merkmale sind und diese immer weniger synchronisiert sind. So ist gerade heute die Eingliederung ins Berufsleben zumeist mit einer wesentlichen Verlängerung der Bildungszeit verbunden, womit eine längere ökonomische Unselbständigkeit bzw. Abhängigkeit einhergeht. Nimmt man schon alleine diese Kriterien, wobei sich damit wiederum andere Entwicklungsaufgaben auch nach hinten verschieben, so kann von einer Ausdehnung der Jugendphase (bis zum 30. Lebensjahr) gesprochen werden. Diese psychosoziale Neuorientierung wird unter dem Stichwort »Postadoleszenz« diskutiert (Tippelt 1984; Baacke 1994).

Die Verlängerung der Jugendphase ist für die heutige Jugend kennzeichnend. Die Identitäts- und Persönlichkeitsentwicklung verläuft in der postadoleszenten Phase zwar »*kulturell, politisch und in der Gestaltung ihrer Lebensstile völlig autonom*« (Baacke 1994, S. 43), doch die Realisation der beruflichen und materiellen Lebensplanung ist häufig noch nicht gegeben.

Es lässt sich folgende Binnendifferenzierung für die Jugendphase konstatieren (Ewert 1983; Elliott u. Feldman 1990; Steinberg 1993):
- Pubertät (12.–14. Lebensjahr).
- Adoleszenz (14.–18. Lebensjahr).
- Späte Adoleszenz bzw. junge Erwachsene (18.–25. Lebensjahr).

Zum Verständnis der Jugendphase ist das Entwicklungsaufgabenkonzept eine Art Universalschlüssel. In der deutschsprachigen Jugendforschung hat sich dieses Konzept im Zusammenhang mit dem Transitionsgedanken der Jugendphase aufgrund der Arbeiten von Oerter (1987) und insbesondere Dreher u. Dreher (1985) durchgesetzt. Annahme des Entwicklungsaufgabenkonzepts ist es, dass erst nach Bewältigung eines bestimmten Aufgabenkatalogs der Übertritt in den nächsten Lebensabschnitt, also in das Erwachsenenalter, erfolgt.

Ausgangspunkt dieser Perspektive ist das Konzept der Entwicklungsaufgaben von Havighurst (1948), der folgende acht Entwicklungsaufgaben für nordamerikanische Jugendliche formulierte:
1. Aufbau neuer und reifer Beziehungen zu Altersgenossen.
2. Übernahme der männlichen/weiblichen Geschlechtsrolle.
3. Akzeptieren der eigenen körperlichen Erscheinung und effektive Nutzung des Körpers.
4. Emotionale Unabhängigkeit von Eltern und anderen Erwachsenen.
5. Vorbereitung auf Ehe und Familienleben.
6. Vorbereitung auf eine berufliche Karriere.
7. Werte und ein ethisches System erlangen – Entwicklung einer Ideologie.
8. Sozial verantwortliches Leben erstreben und erreichen.

Die Entwicklungsaufgaben sind als kollektive Anforderungen definiert, die individuell bewältigt werden müssen, um gesellschaftlich definierte und als notwendig angesehene Entwicklungsfortschritte zu erzielen. Sie haben damit normativen Charakter und sind die »Meilensteine« menschlicher Entwicklung im Übergang ins Erwachsenenalterrollensystem. Entwicklungsaufgaben fungieren als Bezugsgrößen, innerhalb derer die personelle und soziale Identität konstruiert wird (Hurrelmann 1994). Der Aufgabenkatalog von Havighurst, der sich auf nordamerikanische weiße Mittelschichtsjugendliche bezieht, wurde von Dreher u. Dreher (1985) in einer deutschen Studie überprüft. Es zeigte sich, dass die Entwicklungsaufgaben mit leichten Modifizierungen auch im deutschsprachigen Kulturraum Gültigkeit besitzen.

Infobox

Zusammenfassung zentraler Entwicklungsaufgaben
- Die Ablösung von den Eltern und der Aufbau eines autonomen sozialen und emotionalen (Bindungs-)Verhaltens. Das betrifft einerseits die Entwicklung sozialer Kontakte zu Gleichaltrigen und andererseits die Aufnahme partnerschaftlicher Beziehungen mit dem Ziel, eine Familie zu gründen und eigene Kinder zu erziehen.
- Der Aufbau eines eigenen Werte- und Normensystems sowie eines politischen und ethischen Bewusstseins. Diese Rahmenbedingungen dienen dem Erwerb persönlicher Handlungsmuster und -kompetenzen und der Entwicklung eines eigenen selbstverantwortlichen und verantwortungsbewussten Lebensstils, vor allem im Freizeit- und Konsumbereich.
- Die Erweiterung der intellektuellen Kompetenzen und der Aufbau schulischer und berufsvorbereitender Qualifikationen, um in das Beschäftigungssystem einzutreten und somit eine ökonomische Unabhängigkeit zu erlangen.
- Die Bewältigung veränderter Körpererfahrungen, Akzeptanz der körperlichen Erscheinung und Entwicklung der eigenen Geschlechtsrolle mit der Intention, den eigenen Körper effektiv und souverän zu nutzen.

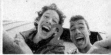

2.2.2 Strukturelle Entwicklungslinien

Die gesellschaftlichen Strukturen sind stetiger Veränderung ausgesetzt und von daher sind Wandlungsprozesse per se keine Überraschung, doch hat sich in den letzten Jahrzehnten diese stetige Veränderung deutlich beschleunigt und markante Wandlungen hervorgebracht. Anfang der 1980er Jahre begann in der deutschen Soziologie eine Diskussion um grundlegende Veränderungen der Sozialstruktur in modernen Gesellschaften unter dem Eindruck zunehmender Individualisierungs- und Pluralisierungsprozesse.

Nicht mehr die Knappheit, sondern Überfluss und Optionsvielfalt bestimmen die alltägliche Erfahrung. Dieser prinzipiell positiven Entwicklung stehen aber auch neue Gefährdungen und Risiken gegenüber. Denn diesem hohen Maß an Verhaltensautonomie steht gleichzeitig ein Entscheidungsdruck gegenüber, der den Einzelnen zunehmend, quasi strukturtypisch, zwingt, offene und flexible Handlungskompetenzen zu entwickeln. In diesem Zusammenhang hat die nicht immer unumstrittene Rede von der Risikogesellschaft (Beck 1986) deutlich an Popularität gewonnen.

>> Auf dem Hintergrund eines vergleichsweise hohen materiellen Lebensstandards und weit vorangetriebener sozialer Sicherheiten wurden die Menschen in einem historischen Kontinuitätsbruch aus traditionalen Klassenbedingungen und Versorgungsbezügen herausgelöst und verstärkt auf sich selbst und ihr individuelles Arbeitsmarktschicksal mit allen Risiken, Chancen und Widersprüchen verwiesen. **<<**
> Beck (1986), S. 116

Eine zunehmende Differenzierung und fortschreitende Individualisierung sind Ausdruck einer in ihren Strukturen und Prozessen immer komplexer werdenden Gesellschaft. Die eng verflochtenen Prozesse der wohlfahrtsstaatlichen Modernisierung stehen als Indiz eines Übergangs von der klassischen Industriegesellschaft bzw. kapitalistischen Klassengesellschaft zu einer Individualgesellschaft. Unter dem Druck funktionaler Differenzierung löst sich die Einheit des lebensweltlichen Verbundes allmählich auf und mehrheitlich geteilte Wertesysteme gehen immer mehr verloren. Das ehemals relativ festgefügte Netz sozialer Beziehungen und Bindungen klassenkultureller Lebenszusammenhänge befindet sich in der Auflösung und vorgegebene Lebenslaufmuster verlieren an Bedeutung. Charakteristisch für die sozialstrukturelle Veränderungsdynamik sind gleichfalls die gestiegene soziale und geographische Mobilität, die Expansion im Bildungsbereich und letztlich die Flexibilisierung der Beschäftigungsverhältnisse mit einer zunehmend drohenden Arbeitslosigkeit.

Der globalisierte Kapitalismus führt zu verschlankten Unternehmensstrukturen und viele Arbeitsplätze stehen zur Disposition. Dieser Prozess führt zu einem massiven Kontrollverlust hinsichtlich Karriere und Lebensplanung. Das drückt sich darin aus, dass es für die Betroffenen unmöglich geworden ist, ihr Leben in einer Geschichte zusammenzufassen, in der die Mühen und Plagen des Alltags ebenso wie seine Erfolge einen nachvollziehbaren Sinn ergeben (Sennett 2006). Dies bedeutet bereits für die junge Generation, dass sie sich darauf einstellen müssen, keinen Lebensarbeitsplatz mehr zu erhalten, was die berufliche Zukunftszuversicht massiv eintrübt.

Der Prozess der Differenzierung und Individualisierung der Gesellschaft, der sich im Kern zunächst einmal an veränderten Linien der sozialen Schichtung, neuen Phasen des Lebenszyklus bzw. Subdifferenzierungen, Geschlechtsrollenerweiterungen und Auflösungen traditionaler sozialer Netze beschreiben lässt, kann anhand folgender großer Entwicklungsstränge rekonstruiert werden (in Anlehnung an Zapf et al. 1987):

- enorme Steigerung der materiellen Lebensgrundlagen breiter Kreise;
- soziale Absicherung (sozialstaatliche Abfederungsmechanismen) und Angleichung von Lebenshaltungsformen;
- zunehmende Eigenverantwortlichkeit für die Verortung im sozialen Gefüge;
- gestiegene soziale und geographische Mobilität;
- Privatisierung sozialer Kommunikationsprozesse und ein deutlicher Rückzug aus dem öffentlichen Leben;
- Bildungsexpansion;
- Veränderung der Geschlechtsrollen;
- Flexibilisierung der Beschäftigungsverhältnisse;
- deutlicher Wandel von ehemals kollektiver Orientierung zu individueller Selbstentfaltung.

2.2.3 Vielgestaltigkeit der Jugend

Auch wenn die bisherige Darstellung von einer Jugend als einer Art kollektiven Gruppe ausgeht, so gestaltet sich dennoch die heutige Jugendphase vor dem Hintergrund grundlegender struktureller Entwicklungslinien zunehmend individueller und hebt eine Standardchronologie von Übergangsereignissen auf. Es entstandardisiert und entstrukturiert sich eine klare Abfolge der übergangscharakterisierenden Entwicklungsaufgaben, was vielgestaltige jugendliche Verlaufsmuster und Lebensstile erlaubt (Kohli 1986, 1998; Raithel 2004b). Die bestehende Heterogenität in den jugendlichen Lebenswelten und Lebensstilen löst die Vorstellung eines Einheitlichkeitsmythos von Jugend auf.

> » Jugend ist eine Lebensphase, aber ‚die' Jugend als
> einheitliche soziale Gruppe gibt es nicht. «
> Hurrelmann (1994), S. 51

Jugend subdifferenziert sich nach vertikalen sozialstrukturellen Kriterien wie auch nach horizontalen Merkmalen wie Mentalitäten und Stilisierungsformen (Performanzen und alltagsästhetische Präferenzen). Anhand einer Metaanalyse zu Lebensstilen der jungen Generation in Deutschland lassen sich drei grobe Lebensstiltypen, so genannte »Meta-Lebensstile«, konstatieren (Raithel 2006):

- der hedonistisch-actionbezogene Lebensstil,
- der bildungsbeflissen-hochkulturelle Lebensstil und
- der konservativ meist materialistisch kombinierte Lebensstil.

Der *hedonistisch-actionbezogene Lebensstil* ist in erster Linie durch erlebnis- und lustbezogene Verhaltensweisen und eine hedonistische Wertorientierung gekennzeichnet. Dieser Lebensstil ist vor allem unter Jungen und Jugendlichen niedrigeren Bildungsniveaus vorzufinden.

Gegensätzlich dazu ist der *bildungsbeflissen-hochkulturelle Lebensstil*, der sich durch kulturelle und kreative Tätigkeiten sowie politische Partizipation auszeichnet. In dieser Lebensstilgruppe finden sich überwiegend Mädchen und Gymnasiasten.

Der *konservativ-materialistische Lebensstil* findet sich am häufigsten in der mittleren Bildungsschicht und er ist noch am ehesten geschlechtsparitätisch. Besonders charakteristisch sind eine konservative und materialistische Orientierung.

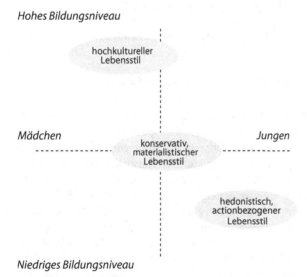

Hohes Bildungsniveau

hochkultureller
Lebensstil

Mädchen   *Jungen*

konservativ,
materialistischer
Lebensstil

hedonistisch,
actionbezogener
Lebensstil

Niedriges Bildungsniveau

◻ **Abb. 2.5.** Meta-Lebensstile Jugendlicher in ihrer primären strukturellen Lagerung nach Raithel (2006)

Mit diesen »Meta-Lebensstilen« gehen deutlich vertikal-sozialstrukturelle Differenzen einher. Polarisierend verhalten sich hierbei sowohl in bildungs- und somit herkunftsspezifischer als auch in geschlechtsspezifischer Hinsicht der hedonistische und hochkulturelle Lebensstil (◻ Abb. 2.5).

Diese Subdifferenzierung ist vor allem in Hinsicht auf die Analyse des gesundheitsrelevanten Verhaltens Jugendlicher und der Entwicklung entsprechender Interventionsmaßnahmen in präventiver Absicht substanziell zu berücksichtigen.

2.2.4 Riskante Verhaltenspraktiken

Die bisherigen Ausführungen sollten darauf aufmerksam machen, dass die Entwicklung in der Jugendphase einerseits durch die Entwicklungsaufgaben und andererseits durch den sozialstrukturellen Wandel sowie die Auswirkungen auf die einzelnen Sozialisationsinstanzen und das soziale Gefüge und neuen Herausforderungen durch vielfältige psychosoziale Belastungen sowie Risiken gekennzeichnet ist.

Riskante Verhaltenspraktiken ihrerseits können hier (vermeintlich) hilfreich sein (u. a. Raithel 2004b; Hurrelmann u. Raithel 2005).

> » Unter Risikoverhalten lassen sich in sozialisations-
> theoretischer Perspektive alle Verhaltensweisen zu-
> sammenfassen, bei denen mittel- und langfristig die
> Wahrscheinlichkeit sehr hoch ist, dass sie zu Schwie-
> rigkeiten der sozialen Integration oder zu Problemen
> bei der Weiterentwicklung einer stabilen und gesun-
> den Persönlichkeit führen. «
> Engel u. Hurrelmann (1993), S. 9

Als riskante Verhaltensweisen im gesundheitlichen Bereich sind in erster Linie Substanzkonsum, Suizidalität, riskantes Straßenverkehrsverhalten, riskante Mutproben und waghalsiges Verhalten gemeint. Zu diesem Spektrum gehören aber gleichfalls riskantes Sexualverhalten, Bewegungsmangel, falsches Ernährungsverhalten, Sonnenexposition, mangelhaftes Vorsorgeverhalten, unzureichende Dentalhygiene oder auch lautes Musikhören (Raithel 2009). Die gesundheitsriskanten Verhaltensweisen unterscheiden sich in der Wahrnehmung des ihnen inhärenten Risikos. So werden riskante Mutproben/waghalsiges Verhalten explizit mit Risiko konnotiert, während beispielsweise beim falschen Ernährungsverhalten das Risiko nicht direkt evident ist. Die unterschiedliche Risikowahrnehmung ist dann für pädagogische Maßnahmen besonders zu berücksichtigen, wobei riskante Verhaltensweisen im besonderen Maße von *hedonistisch-actionbezogenen Jugendlichen* ausgeübt werden (Raithel 2004a).

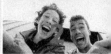

Polyfunktionalität des Risikoverhaltens

Es gibt unterschiedliche Erklärungsmodelle für Risiko-
verhalten im Jugendalter (Raithel 2004a), wobei allen
gemein ist, dass das Risikoverhalten eine psychosoziale
Funktion übernimmt. Ausgehend von der Perspektive der
Entwicklungsfunktionalität ist das Risikoverhalten im Zu-
sammenhang mit der Bewältigung der altersspezifischen
Entwicklungsaufgaben zu betrachten. Eine entsprechende
Gegenüberstellung zwischen Entwicklungsaufgaben und
Funktionen des Risikoverhaltens wird in ◼ Tabelle 2.3 ver-
anschaulicht.

Aufgrund der Polyfunktionalität des Risikoverhaltens
im Jugendalter und der überhaupt ersten Möglichkeit
des Ausübens entsprechender Praktiken ist das Verhalten
Jugendlicher im Vergleich zur Erwachsenenbevölkerung
risikoreicher. Jugendliche üben oft gesundheitsriskante
Praktiken aus und/oder überschreiten häufiger Grenzen
des sozial Erlaubten und missachten Gesetze in Form
delinquenter Verhaltensweisen. Somit ist das Jugendalter
ein Einstiegspunkt und oft auch Höhepunkt für ver-
schiedenste Formen des Risikoverhaltens (Raithel 2004a).
Risikoverhalten ist für die Jugendphase als normativ zu
bezeichnen (Muuss 1993), da sich Jugendliche insgesamt häufiger als Mitglieder anderer Altersgruppen unterschiedlichsten Risiken aussetzen.

Neben der Polyfunktionalität des Risikoverhaltens im
Jugendalter gegenüber den Entwicklungsaufgaben und
sozialstrukturellen Veränderungen stellt auch der Umgang mit dem Risikoverhalten und das Erlangen einer
entsprechenden Kompetenz selbst eine Entwicklungsaufgabe dar (Franzkowiak 1996, 1998).

»Jugendlicher Egozentrismus«

Obwohl viele Verhaltensweisen Jugendlicher gesund-
heitsgefährdend sind, werden sie von den Jugendlichen
selbst aber nicht als die eigene Gesundheit beeinträchti-
gend wahrgenommen. Grund dafür ist der »jugendliche
Egozentrismus«, d. h., die Jugendlichen sind phaseweise
stark auf sich selbst bezogen, sie orientieren sich nach
innen. Diese alterstypische erhöhte Selbstwahrnehmung
verstellt den Jugendlichen den Blick für die realistische
Einschätzung der Außenwelt (mit ihren Gefahren). Sie
resultiert aus den schnellen körperlichen und psychischen Veränderungen, denen die Jugendlichen ausgesetzt
sind und die ihre volle Aufmerksamkeit beanspruchen
(Elkind 1967; Berger 1998).

Auch dann, wenn Gefahren realistisch eingeschätzt
werden, beziehen die Jugendlichen die Gefahren nicht
auf sich selbst, sondern nur auf die anderen (»So etwas

◼ **Tabelle 2.3.** Entwicklungsaufgaben und Funktionen des Risikoverhaltens erweitert nach Silbereisen u. Reese (2001)

Entwicklungsaufgaben	Funktionen des Risikoverhaltens
Wissen, wer man ist und was man will; Identität	– Ausdruck persönlichen Stils – Suche nach grenzüberschreitenden, bewusstseinserweiternden Erfahrungen und Erlebnissen
Individuation von den Eltern	– Unabhängigkeit von Eltern demonstrieren – Bewusste Verletzung elterlicher Kontrolle
Aufbau von Freundschaften; Aufnahme intimer Beziehungen	– Erleichterung des Zugangs zu Peergruppen – Exzessiv-ritualisiertes Verhalten – Kontaktaufnahme mit gegengeschlechtlichen Peers
Lebensgestaltung, -planung	– Teilhabe an subkulturellem Lebensstil – Spaß haben und Genießen
Eigenes Wertesystem entwickeln	– gewollte Normverletzung – Ausdruck sozialen Protests
»Entwicklungsprobleme« (Silbereisen u. Kastner 1987)	– Ersatzziel – Stress- und Gefühlsbewältigung
Geschlechtsrollenidentität; veränderter Körper	– Herausbildung der Geschlechtsidentität – Stilisierung der Geschlechtsrolle (Raithel 2005)
Angstbewältigung als »anthropologische Konstante« (Raithel 2000)	– Symbolische Initiation – Selbstbestätigung/Ich-Stärkung (z. B. bei Mutprobe)
Bewältigung sozialstrukturell verän-dernder Lebensbedingungen	– Psychosoziale Belastungskompensation

kann mir nicht passieren«). Die Jugendlichen erleben sich als »einzigartig« (»Personal-fable«-Phänomen) und überschätzen ihre Fähigkeiten. Diese Selbstüberschätzung geht mit Größenideen einher. Gedanken wie »Ich bin ein toller S-Bahn-Surfer« oder »Ich kann sehr schnell reagieren« sind Ausdruck dieser Selbstüberschätzung. Jugendliche glauben, dass sie »unverwundbar« sind und ihnen nichts passieren kann (»Invincibility-fable«-Phänomen; Berger 1998).

Der »Egozentrismus« im Jugendalter führt u. a. auch dazu, dass Jugendliche von sich auf andere schließen. Dadurch überschätzen sie die Anzahl der Gleichaltrigen, die ähnliche Verhaltensweisen wie sie selbst zeigen (»Imaginary-audience«-Phänomen). Aussagen wie »Kein Jugendlicher trägt einen Schutzhelm beim Inline-Skaten« oder »Alle Jugendlichen trinken Alkohol« sind Beispiele für diese egozentrische Denkweise (Berger 1998).

Geschlechtsspezifik

Das Spektrum der Risikoverhaltensweisen kann aufgrund seiner Manifestation in eine internalisierende und eine externalisierende Form differenziert werden (Achenbach u. Edelbrock 1978). Mit der jeweiligen Richtung des Verhaltens gehen systematische Geschlechtsunterschiede einher (◘ Tabelle 2.4): Unter den Mädchen sind vor allem innengerichtete und unter den Jungen vor allem außengerichtete Verhaltensweisen zu finden. Zu den internalisierenden Verhaltensweisen zählen hauptsächlich Medikamentenkonsum, Suizid und Fehlernährung. Unter die externalisierenden Verhaltensweisen fallen idealtypisch der Konsum von Alkoholika, Zigaretten und illegaler Drogen, das riskante Straßenverkehrsverhalten sowie die Ausübung von Risiko- und Extremsportarten.

Diese geschlechtsspezifischen Varianzen sind vor dem Hintergrund der geschlechtsrollenspezifischen Identitätsentwicklung und der Bewältigung veränderter Körpererfahrungen zu sehen (Raithel 2005). Eine herausragende Rolle kommt dem Körper als wesentlicher Symbolträger der geschlechtsbezogenen Präsentation und als leibliche Grundlage des geschlechtlichen Konstruktionsprozesses zu. Er bietet über seine Inszenierung einen spezifischen Aspekt der Identitätsfindung und ist ein zentraler Identitätsträger (Baur u. Miethling 1991). Der Körper ist Träger kultureller Regeln und somit das materielle Fundament des Systems der Zweigeschlechtlichkeit. Er ist als leibliche Grundlage Anknüpfungspunkt für das soziale Geschlecht, über den Weiblichkeit und Männlichkeit präsentiert und kommuniziert wird. Über die soziale Kodierung des Körpers wird die Geschlechtszugehörigkeit ein Leben lang reproduziert und zur Selbstdarstellung und Stilisierung verwendet (Bilden 1991).

Die Selbstwahrnehmung, Wahrnehmung des eigenen Körpers und Selbstdefinition, unterliegt geschlechtsspezifischen Mustern, die sozial vermittelt werden. Die Mädchen entwickeln ein sehr sensibles, integrierendes Körperbild, wohingegen das Körperbild von Jungen sehr stark instrumentell begriffen wird (Baur 1988; Holler-Nowitzki 1994). Eine positive Besetzung des Körpers erfolgt bei den Jungen im Hinblick auf Zähigkeit, Belastbarkeit und Tapferkeit, während bei Mädchen der Fokus auf Empfindsamkeit, Beweglichkeit und Geschmeidigkeit liegt (Kolip 1997). Das »männliche« und »weibliche« Risikoverhalten folgt unterschiedlichen Logiken bzw. geschlechtsspezifischen Entwicklungsfunktionalitäten: Denn es gilt, dass sich die Mädchen mit ihrer Umwelt eher passiv auseinandersetzen, während sich die Jungen ihre Umwelt aktiv aneignen (Hagemann-White 1984). Wenngleich die kulturelle Symbolik der Extremkategorien als »hart« und somit maskulin (Überlegenheit und Stärke) gelabelt wird, so muss dies Mädchen nicht generell ausschließen, denn auch für ein Mädchen kann es durchaus spezifisch funktional sein, an diesem männlich konnotierten Bereich zu partizipieren (Helfferich 1997).

Angstbewältigung und Mutproben

Die eingangs benannte Angstbewältigung ist für das Jugendalter ubiquitär und wird beispielsweise in Mutproben als symbolische Initiation inszeniert. Aber auch in weniger oder nicht ritualisierten Formen stellt die Angstbewältigung eine substantielle emotionale Entwicklungsherausforderung dar. Die Angstbewältigung kann gar als eine »anthropologische Konstante« (Raithel 2000)

◘ Tabelle 2.4. Innen- und außengerichtete Risikoverhaltensweisen (Raithel 2004a)		
Kategorien	Beispielhafte Risikoverhaltensweisen	Konnotation/Körperkonzept
Internalisierende Verhaltensweisen	Medikamentenkonsum, Suizid, problematisches Ernährungsverhalten	Eher weiblich: Integratives Körperkonzept
Externalisierende Verhaltensweisen	Alkoholkonsum, Tabakkonsum, Konsum illegaler Drogen, Mutproben, riskantes Straßenverkehrsverhalten, Risikosport	Eher männlich: Instrumentelles Körperkonzept

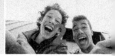

im Entwicklungsprozess des Menschen (Ontogenese) gesehen werden.

Bei Mutproben steht die Bewältigung der Angst par excellence im Zentrum des Geschehens, weshalb sich hier im Weiteren dem Phänomen der Mutproben zugewandt wird. Mutproben können als eine besondere Form des jugendlichen Risikoverhaltens betrachtet werden, das in der Adoleszenz ausgeprägter als in anderen Altersgruppen ist. Phänomenologisch lassen sich für das Spektrum der Mutproben zwei unterschiedliche Grundformen bestimmen: einerseits die eher spektakulären riskanten Mutproben und andererseits die eher unauffälligen konventionsbrechenden Mutproben. Bei den *riskanten Mutproben* muss die Angst vor dem Verletzungs- oder Sanktionierungsrisiko überwunden werden, dagegen steht bei den *konventionsbrechenden Mutproben* die soziale Angst der Blamage oder Scham im Mittelpunkt, z. B. Überwindung von Ekel oder Brechen bisher üblicher Verhaltensrepertoires (z. B. im sexuell-erotischen Interaktionsbereich; Raithel 2001, 2003).

Mutproben übernehmen in mehrerer Hinsicht entwicklungsspezifische Funktionen im Jugendalter: Es lassen sich hier sowohl individuumsbezogene als auch gruppen-/sozialbezogene Entwicklungsfunktionen benennen (Raithel 1999, 2000, 2003). Die *sozial-integrative Funktion* zeigt sich in der Aufnahme des Jugendlichen in die Peer-Group nach dem »Bestehen« der Mutprobe. Der Jugendliche kann durch die Ausübung der Mutprobe Selbstbeherrschung und Überwindungsfähigkeit demonstrieren und erlangt somit Anerkennung und Akzeptanz. Durch das Bestehen der Mutprobe als ein Aufnahmeritual erlangt der Jugendliche einen Statusgewinn, indem er in die Gruppe aufgenommen und zu einem Mitglied wird. Eine *gruppenkonsolidierende Funktion* kommt der Mutprobe dann zu, wenn sie der Bestätigung einer dauerhaften Gruppenzugehörigkeit dient.

Neben diesen gruppenbezogenen Funktionen verhilft die Mutprobe auch unabhängig von anderen Personen zu einer *Identitäts- und Selbstbestätigung*. Das Bestehen der selbst auferlegten Mutprobe kann als selbstinitiierende Handlung einen Statusübergang ermöglichen und als symbolische (Geschlechts)Initiation gelten (Whiting 1962). Jede erfolgreiche Mutprobendurchführung stärkt das Selbstwertgefühl (Warwitz 2001). Der Jugendliche kann durch die Mutprobe eine abrupte Identitätsstärkung erlangen und sich seiner selbst versichern. Diesen Aspekt der Selbstbestätigung beschreibt Semler (1994) ebenfalls für das riskante Verhalten, dessen sekundärer Gewinn die Erfahrung, angstauslösende Situationen kontrollieren zu können, ist.

Trotz der lebensphasespezifischen Bedeutsamkeit und der vielmals tiefgreifenden Erfahrungen, die bei Mut-

proben gemacht werden, sind Mutproben bislang kaum eigenständiges Thema der (Jugend)Forschung (Raithel 1999, 2000, 2001, 2003; Limbourg et al. 2003).

2.2.5 Prävention

In der jugendlichen Lebensphase erfolgt eine wesentliche Weichenstellung für das gesamte weitere Leben. Da riskante Verhaltensmuster in der Jugendphase getestet, oftmals habitualisiert und dann im Erwachsenenalter fortgesetzt werden, kommt dieser Lebensspanne für intervenierende präventive Maßnahmen eine herausragende Bedeutung zu (Hurrelmann 1994; Hurrelmann u. Raithel 2005; Kolip 1999).

Ob man überhaupt ein Intervenieren im Kindes- und/oder Jugendalter als sinnvoll erachtet, hängt von der Haltung gegenüber dem Risikoverhalten ab (Raithel 2007). Es lassen sich prinzipiell drei Haltungen unterscheiden:

- »*Null-Toleranz*«: Hier vertritt man die Meinung, dass der Jugendliche sehr wohl auch die Entwicklungsaufgaben auf eine andere Art und Weise bewältigen könne. Bei dieser Position wird Risikoverhalten kategorisch verboten. Dem Jugendlichen müssten dann zumindest Alternativen angeboten und alternative Verhaltensweisen aufgezeigt werden, über die er die Entwicklungsaufgaben »abarbeiten« kann. Dieser Ansatz bedeutet eine »Risikoverhaltensvorbeugung« im Sinne einer primärpräventiven Haltung.
- »*Dosierte Toleranz*«: Aufgrund der Entwicklungsfunktionalität des Risikoverhaltens wird die Position vertreten, dass das Risikoverhalten für Jugendliche wichtig und sogar essentiell ist und deshalb ein »wohl dosiertes« Maß an Risikoverhalten zu befürworten ist. Bei dieser Position sind Risikokompetenzen »statt Verbote« zu entwickeln, der Pädagoge achtet auf das Maß und interveniert dementsprechend mit einer supportiven Haltung (Raithel 2007).
- »*Volle Toleranz*«: Diese Haltung spiegelt eine uneingeschränkte Akzeptanz des jugendlichen Verhaltens wider, bei dem Selbst- und Fremdgefährdung sehr hoch sind.

Eine »Null-Toleranz«-Haltung wird glücklicherweise nicht mehr so oft vertreten, wenngleich es sie noch gibt. Die Gegenposition der vollen Toleranz könnte mit Gleichgültigkeit oder Fatalismus gleichgesetzt werden und ist keine vertretbare pädagogische Haltung. Somit wird im Weiteren die Haltung der dosierten Toleranz zugrunde gelegt.

>> Eltern und Erzieher müssen dem jugendlich gewordenen Kind einen Freiraum für die eigene Entwicklung inklusive Ausprobieren, Über-die-Stränge-schlagen und Risikoverhalten eingestehen, aber zugleich auch Grenzen setzen und bei Verletzungen der Grenzen sanktionieren. Ein pädagogisches Kunststück, das schwere Beziehungsarbeit verlangt. <<
Prof. Dr. Klaus Hurrelmann, Public Health and Education, Hertie School of Governance, Berlin

Wie schon beschrieben, ist das Risikoverhalten für die Entwicklung des Heranwachsenden multipel funktional. Doch warum nun ein Jugendlicher eher S-Bahn surft oder Drogen konsumiert, ist neben sozialisatorischen und persönlichkeitsspezifischen Größen auch von situativen Bedingungen und Verfügbarkeiten bzw. Gelegenheitsstrukturen abhängig (◘ Abb. 2.6).

Das Risikoverhalten beruht auf einem multifaktoriellen Wirkungsgefüge aus vier Einflusskomplexen; einem Spannungsgebilde zwischen den Faktoren Person (Mikroebene), Lebensstil/Milieu (Mesoebene), Gelegenheitsstruktur (Mesoebene) und Gesellschaft (Makroebene). In intervenierender Absicht gilt es, alle Einflussgrößen auf der Mikro-, Meso- und Makroebene zu berücksichtigen, wenngleich der Hauptansatzpunkt im Bereich der Verhaltensintervention auf Individualebene und im Bereich der Verhältnisintervention auf der Mesoebene liegt.

Die Notwendigkeit der Doppelstrategie von Verhaltens- und Verhältnisintervention spiegelt sich in der Subdifferenzierung der Jugendphase nach vertikal-sozialstrukturellen und horizontalen Merkmalen wider (z. B. Mentalitäten und Stilisierungsformen; Raithel 2004, 2006).

Verhältnisebene

Prävention auf strukturell-vertikaler Ebene (auch strukturbezogene Prävention) legt ihr Augenmerk auf die Veränderung von Lebensbedingungen, die Gefährdungssituationen bedingen könnten, wie z. B. schlechte Wohnverhältnisse, mangelnde Qualität und Quantität von Bil-

dungsangeboten, Fehlen einer sozialen Infrastruktur und gesundheitlicher Versorgungsstrukturen.

>> Maßnahmen strukturbezogener Prävention richten sich auf die Gestaltung sozialräumlicher Lebensverhältnisse. Ihr Ansatzpunkt sind jene sozialstrukturell geprägten Belastungen und Benachteiligungen, die relativ konstante Rahmenbedingungen für die Produktion von Abweichungen und sozialer Auffälligkeit sind. <<
Herriger (1996), S. 371 f.

Verhältnisprävention zielt auf die Förderung herkunftsfamiliärer Sozialstrukturen im Sinne einer »Milieubildung«. Gegenstand ist beispielsweise der Ausgleich von Bildungs- und sozialen Chancen. Die Verringerung (Abbau) sozialer Ungleichheiten ist das Leitmotiv, woraus sich eine sozial- und gesundheitspolitische Forderung des systematischen Abbaus ungleichheitsbedingender und -erhaltender Strukturen ergibt. Die soziale Lage der Familien muss verbessert werden, möchte man der gesundheitlichen Ungleichheit Einhalt gebieten.

Bei der verhältnisbezogenen Strategie der Gesundheitsförderung stehen diejenigen Strukturen der sozialen und materiellen Umwelt im Fokus, die Einfluss auf psychische Merkmale und soziale Verhaltensweisen nehmen und damit indirekt auch gesundheitsrelevantes Verhalten bestimmen (Hurrelmann 2000). Hurrelmann (2000) benennt in diesem Zusammenhang drei Bereiche strukturbezogener Interventionen:

- die Förderung der sozialen Netzwerke bzw. sozialen Unterstützung,
- die Gesundheitsentwicklung im kommunalen Raum und
- die Gesundheitsentwicklung in sozialen Organisationen.

Im Bereich der sozialen Netzwerke bzw. sozialen Unterstützung besteht die unmittelbarste Interventionsmöglichkeit. Der Aspekt der sozialen Lage ist auf der Aggregationsebene der Haushalte zu fokussieren, womit der sozialen Ungleichheit Rechnung getragen wird (Mielck 2002; Slesina 2002). Es geht hierbei darum, die strukturellen Hindernisse und Barrieren zu einem Teil aufzulösen, um so eher eine geschlechts- und schichtbezogene Chancengleichheit herzustellen. Hier ist auch die Förderung der sozioökonomischen Lage der Familien zu postulieren. Die soziale Unterstützung betrifft die Qualität eines sozialen Netzwerks, wohingegen die soziale Integration die Quantität von Sozialbeziehungen beschreibt. Als wichtigste Dimensionen der sozialen Unterstützung lassen sich die emotionale, instrumentelle und informationelle Unterstützung benennen. Im ersten Fall wird Mitleid, Zuwendung, Trost, Wärme etc. kommuniziert, im zweiten Fall werden

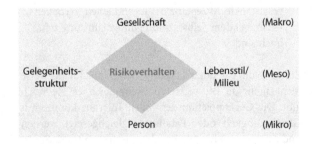

◘ **Abb. 2.6.** Quadrat der Einflussgrößen auf das Risikoverhalten nach Raithel (2004)

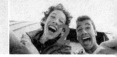

Arbeiten erledigt, Güter besorgt, materielle Grundlagen angeboten etc., und im dritten Fall werden Informationen übermittelt und Ratschläge erteilt (Schwarzer 1993).

Gesundheitsentwicklung im kommunalen Raum zielt vor allem auf das Gesundheitsversorgungssystem ab. Die Vernetzung der einzelnen gesundheitsbezogenen Einrichtungen bzw. Anbieter ist zu erhöhen und Schnittstellen sind zu verbessern. Die Kompatibilität und das sinnhafte Ineinandergreifen unterschiedlichster Einrichtungen (z. B. Sportverein, Schule, Arzt, Jugendeinrichtung, Schulpsychologe, kommerzieller Anbieter etc.) sind herzustellen und zu optimieren.

Verhaltensebene

Auf der Ebene des konkreten Verhaltens gibt es vielfältige Maßnahmen und Ansätze: Es gibt Trainingskonzepte in verhaltenstherapeutischer Rahmung, Input-bezogene Einzelmaßnahmen im Frontal-Unterrichtsstil, Aufklärungskampagnen mit Plakatierungen oder Fernsehspots, aufsuchende Aktivitäten, um mit den Jugendlichen ins Gespräch zu kommen, Projekttage an der Schule und vieles weitere. Das Feld der Initiatoren und Veranstalter ist ebenfalls sehr breit und heterogen. Die Inhalte der Maßnahmen sind hingegen meist sehr eingeengt auf das jeweilige Risikoverhalten, was gewiss auch in einem ersten Schritt notwendig ist, aber dann doch letztendlich zu kurz greift. Es fehlt ein zweiter Schritt, der der alltagsbezogenen Eingebundenheit des Risikoverhaltens und seiner Polyfunktionalität Rechnung trägt. Die Kompetenzentwicklung ist in dieser Perspektive ein zentrales Anliegen.

Entsprechend dem Slogan »Kompetenzvermittlung statt Verbote« stellt die Forderung von Engel u. Hurrelmann (1993), »die Risikoverhaltensweisen auf ein entwicklungsverträgliches Maß zurückzuschrauben« (S. 276), verbunden mit der Förderung einer Risikokompetenz (Franzkowiak 1996, 1998) und gleichzeitig der Entwicklung alternativer Verhaltensweisen sowie der Förderung von Selbstsicherheit, um auch einmal in der Gruppe »Nein« sagen zu können, einen möglichen Mittelweg dar (»*dosierte Toleranz*«). Es gilt, Möglichkeiten zur Kompetenzerweiterung und -sicherung und gleichzeitig schädigungsfreie Alternativen zur Bewältigung der Entwicklungsaufgaben anzubieten. Die Alternativen müssen unmittelbar greifbar, anschaulich und praktisch durchführbar sein, sonst haben sie keine ausreichende Attraktivität für Jugendliche. Dabei müssen intervenierende Maßnahmen immer in der Verantwortung für die jugendliche Persönlichkeitsentwicklung stehen. Der Pädagoge sollte eine supportive Haltung gegenüber riskanten Verhaltensweisen im Entwicklungsprozess einnehmen. Es gilt, riskante Praktiken nicht zu verteufeln, sondern sie vielmehr dosiert zu lenken bei gleichzeitiger Kompetenz-

vermittlung, Alternativenentwicklung und Selbstsicherheitsförderung (Raithel 2007).

Als Strategien der Gesundheitsförderung ist insbesondere an Ansätze der Gesundheitserziehung zu denken, die eine Kompetenz zum vorbeugenden Gesundheitsverhalten entwickeln wollen. Die Umsetzung der Gesundheitserziehung ist vor allem im schulischen Bereich in Form von Präventionsprogrammen realisiert worden. Dabei lassen sich zwei konzeptionell unterschiedliche Programmansätze benennen:

- Zum einen handelt es sich um solche Programme, die unter Zugriff auf Elemente des Health-Belief-Modells und der Theory of Reasoned Action die kognitiven Aspekte gesundheitsrelevanter Verhaltensweisen in den Fokus ihrer Beschreibungen stellen. Diese so genannten *traditionellen Konzepte schulischer Gesundheitserziehung* zielen in erster Linie auf die Rationalität gesundheitsrelevanten Verhaltens ab.
- Zum anderen handelt es sich um Konzepte, die sich vom reduktionistischen Bild der Krankheitsprävention ablösen und die Stärkung protektiver Faktoren und allgemeiner Lebensbewältigungskompetenzen ins Zentrum stellen. Diese *psychosozialen Konzepte schulischer Gesundheitsförderung* grenzen sich vom medizinischen Blickwinkel des Risikoverhaltens ab und rücken den Jugendlichen mit seiner Lebenswelt und seinem Lebensstil in den Mittelpunkt (Hesse 1993).

Das erfolgreiche Wirken von Gesundheitserziehungskonzepten bedingt eine frühzeitige und langfristige Implementierung, das Anknüpfen an Lebensfreude, Erkundungsinteresse und Spaß an der eigenen Entfaltung.

> **»** Es muss sich für Jugendliche im wahrsten Sinne des Wortes lohnen, gesund zu leben, wenn sie gesundheitsrelevante Verhaltensweisen den anderen Verhaltensweisen vorziehen sollen und wollen. Gesundheitserziehung muss den ganzen Menschen mit seinen affektiven, sozialen, pragmatischen und kognitiven Persönlichkeitsdimensionen in ihre Didaktik mit einbeziehen und zum wesentlichen Ziel haben, Heranwachsende mit Kenntnissen, Fähigkeiten, Fertigkeiten und Handlungskompetenzen auszustatten, die sie zur erfolgreichen Auseinandersetzung mit den täglichen Lebenssituationen befähigen. **«**
> Hurrelmann (1990), S. 204

Die Bundeszentrale für gesundheitliche Aufklärung (1995) benennt für die Prävention von Risikoverhalten im Einzelnen:

- die Förderung von Selbstwert/Selbstvertrauen,
- die Förderung der Kontakt- und Kommunikationsfähigkeit,

- die Förderung der Konfliktfähigkeit,
- die Förderung der Genuss- und Erlebnisfähigkeit sowie die
- Unterstützung bei der »Sinnsuche und Sinnerfüllung«.

Auch in dieser Aufzählung wird die Förderung von Kompetenz im Rahmen der Persönlichkeitsentwicklung als ein zentrales Merkmal der Gesundheitsförderung deutlich. In der heutigen schulischen Gesundheitserziehung steht das *Konzept der Lebenskompetenzförderung* im Mittelpunkt. Hauptbestandteile der Kompetenzförderung sind hierbei (Petermann et al. 1997):

- emotionale Kompetenz (Entwicklung der Selbstwertschätzung; Umgang mit Angst, Unsicherheit und Frustration),
- psychosoziale Kompetenz (Förderung von Kommunikationsfertigkeiten; Entwicklung von Konfliktbewältigungsfähigkeiten, Nein-Sagen können bei Gruppendruck),
- Sachkompetenz (Wissenserwerb zur Sucht- und Drogenproblematik; Kenntnis von Handlungsalternativen),
- Handlungskompetenz (Bereitschaft zur Übernahme von Verantwortung; normiertes, selbständiges Handeln; Standfestigkeit gegenüber Verleitung zum Drogengebrauch).

Kinder und Jugendliche sollten in den verschiedenen Erziehungs- und Bildungsinstitutionen (Familie, Kindergarten, Grundschule, weiterführende Schulen) rechtzeitig lernen, Risiken richtig einzuschätzen und Gefahrensituationen zu vermeiden oder zu bewältigen. Erziehungs- und Aufklärungsbemühungen im Rahmen der Sicherheits-, Gesundheits- und Mobilitätsverkehrserziehung im Jugendalter sollten sich auf die Themen »*Risikobereitschaft*« und »*Risikoverhalten*« konzentrieren (Limbourg et al. 2001).

Möglichkeiten zur Kommunikation und Aufklärung bieten sich auch in Vereinen und Freizeiteinrichtungen, die von Jugendlichen häufig besucht werden (z. B. Jugendklubs, Fußballvereine, Diskotheken, Popkonzerte). Geschlechtsspezifische Aspekte sind besonders hervorzuheben (Helfferich 1997, 2001; Raithel 2005, 2009). Die Sport-, Musik- und Film-Idole der Jugendlichen können dabei durch ihre Vorbildfunktion einen wichtigen Beitrag bei der Kommunikation von präventiven Botschaften leisten.

Pädagogische und kommunikative Ansätze sollen bei den Jugendlichen Betroffenheit und Einsicht auslösen. Dies kann gelingen, wenn nicht nur Wissen vermittelt wird (kognitives Lernen), sondern auch Gefühle angesprochen werden (emotionales Lernen), z. B. durch Gespräche mit verunglückten Jugendlichen in der Schule oder durch Besuche von Unfall- oder Rehabilitationskliniken.

Einen wichtigen Beitrag zur Unfallprävention kann die Jugendarbeit mit ihren erlebnispädagogischen Ansätzen leisten: Jugendliche sollten ausreichend Gelegenheit erhalten, Abenteuer zu erleben und Risiken einzugehen und zu bewältigen, sich zu erproben und die eigenen Grenzen kennen zu lernen (Warwitz 2001). Nachtwanderungen, Übernachtungen im Wald, Kletterwände, Extremsport-Geräte, Inline-Skating-Anlagen, Kart-Bahnen, Flächen für Graffiti-Sprayer usw. bieten Jugendlichen die Möglichkeit, ihre Fähigkeiten zu entdecken und ihre Grenzen zu erfahren, ohne unkalkulierbare Risiken einzugehen. Die Jugendlichen suchen das Risiko, sie benötigen Risikobewältigung, um erwachsen zu werden. Es müssen den Jugendlichen Möglichkeiten geboten werden, sich ohne zu große Risiken »riskant« verhalten zu können (Limbourg et al. 2003).

2.2.6 Fazit

Das Jugendalter ist in vielen Fällen Ausgangspunkt für gesundheitliches Risikoverhalten und in dieser Lebensphase wird die Weiche für das spätere Verhaltensrepertoire gestellt. Aus diesem Grund sind präventive Absichten für diese Altersgruppe von herausragender Bedeutung. Präventive Maßnahmen werden langfristig nur dann Erfolg haben, wenn in Familie, Schule und unter den Peers (z. B. Jugendeinrichtung) schon bei unseren Kindern die sozialen und kommunikativen Fähigkeiten gefördert werden und ein Beitrag zum Aufbau eines gesunden Selbstbewusstseins geleistet wird. Ein positives Selbstwertgefühl, Lebenskompetenz und Standfestigkeit sind wichtige Garanten für ein Jugendalter, in dem Risiken angemessen ausgewählt und erfolgreich bewältigt werden können.

Literatur

Achenbach T, Edelbrock C (1978) The classification of child psychopathology: A review and analysis of empirical efforts. Psychological Bulletin 85: 1275–1301

Baacke D (1994) Die 13- bis 18-Jährigen. Einführung in die Probleme des Jugendalters. Beltz, Weinheim

Baur J (1988) Über die geschlechtstypische Sozialisation des Körpers. Ein Literaturüberblick. Zeitschrift für Sozialisationsforschung und Erziehungssoziologie 8: 152–160

Baur J, Miethling WD (1991) Die Körperkarriere im Lebenslauf. Zur Entwicklung des Körperverständnisses im Jugendalter. Zeitschrift für Sozialisationsforschung und Erziehungssoziologie 11: 165–188

Beck U (1986) Risikogesellschaft. Auf den Weg in eine andere Moderne. Suhrkamp, Frankfurt am Main

Berger K (1998) The Developing Person: Through the Life Span. Worth Publishers, New York

Bilden H (1991) Geschlechtsspezifische Sozialisation. In: Hurrelmann K, Ullich D (Hrsg) Neues Handbuch der Sozialisationsforschung. Weinheim, Beltz

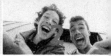

Bundeszentrale für gesundheitliche Aufklärung (1995) Handbuch zur Gesundheitsförderung und Erlebnispädagogik in der Jugendarbeit. Bundesministerium für Gesundheit, Köln

Dreher E, Dreher M (1985) Entwicklungsaufgaben im Jugendalter: Bedeutsamkeit und Bewältigungskonzepte. In: Liepmann D, Stiksrud A (Hrsg) Entwicklungsaufgaben und Bewältigungsprobleme in der Adoleszenz. Hogrefe, Göttingen

Engel U, Hurrelmann K (1993) Was Jugendliche wagen. Eine Längsschnittstudie über Drogenkonsum, Streßreaktionen und Delinquenz im Jugendalter. Juventa, Weinheim München

Elkind D (1967) Egocentrism in adolescence. In: Child Development 38: 1025–1034

Elliott GR, Feldman SS (1990) Capturing the adolescent experience. In: Elliott GR, Feldman SS (Hrsg) At the threshold. The developing adolescent. Harvard University Press, Cambridge

Erikson EH (1966) Identität und Lebenszyklus. Suhrkamp, Frankfurt

Ewert OM (1983) Entwicklungspsychologie des Jugendalters. Kohlhammer, Stuttgart

Franzkowiak P (1996) Risikokompetenz – Eine neue Leitorientierung für die primäre Suchtprävention? In: Neue Praxis 26: 409–425

Franzkowiak P (1998) Risikokompetenz und »Regeln für Räusche«: Was kann die Suchtprävention von der akzeptierenden Drogenarbeit lernen? In: akzept – Bundesverband für akzeptierende Drogenarbeit und humane Drogenpolitik (Hrsg) AKZEPtANZ 6: 4–18

Hagemann-White C (1984) Sozialisation: weiblich – männlich? Leske+Budrich, Opladen

Havighurst RJ (1948/1974) Developmental tasks and education. McKay, New York

Helfferich C (1997) »Männlicher« Rauschgewinn und »weiblicher« Krankheitsgewinn? Geschlechtsgebundene Funktionalität von Problemverhalten und die Entwicklung geschlechtsbezogener Präventionsansätze. In: Zeitschrift für Sozialisationsforschung und Erziehungssoziologie 17: 148–161

Helfferich C (2001) Jugendliches Risikoverhalten aus geschlechtsspezifischer Sicht. In: Raithel J (Hrsg) Risikoverhaltensweisen Jugendlicher. Formen, Erklärungen und Prävention. Leske+Budrich, Opladen

Hesse S (1993) Suchtprävention in der Schule. Evaluation der Tabak- und Alkoholprävention. Leske+Budrich, Opladen

Herriger N (1996) Empowerment in der Sozialen Arbeit. Kohlhammer, Stuttgart

Holler-Nowitzki B (1994) Psychosomatische Beschwerden im Jugendalter. Schulische Belastungen, Zukunftsangst und Streßreaktionen. Juventa, Weinheim

Hurrelmann K (1990) Familienstreß – Schulstreß – Freizeitstreß. Gesundheitsförderung für Kinder und Jugendliche. Beltz, Weinheim

Hurrelmann K (1994) Lebensphase Jugend. Eine Einführung in die sozialwissenschaftliche Jugendforschung. Juventa, Weinheim

Hurrelmann K (2000) Gesundheitssoziologie. Eine Einführung in sozialwissenschaftliche Theorien von Krankheitsprävention und Gesundheitsförderung. Juventa, Weinheim

Hurrelmann K, Raithel J (2005) Risk behavior in adolescence. the relationship between developmental and health problems. International Journal of Adolescence and Youth 12: 281–299

Kohli M (1986) Gesellschaftszeit und Lebenszeit. Der Lebenslauf im Strukturwandel der Moderne. In: Berger J (Hrsg) Die Moderne – Kontinuität und Zäsuren. Soziale Welt, Sonderband 4: 183–208

Kohli M (1998) Lebenslauftheoretische Ansätze in der Sozialisationsforschung. In: Hurrelmann K, Ulich D (Hrsg.) Handbuch der Sozialisationsforschung. Beltz, Weinheim Basel

Kolip P (1997) Geschlecht und Gesundheit im Jugendalter. Die Konstruktion von Geschlechtlichkeit über somatische Kulturen. Leske+Budrich, Opladen

Kolip P (1999) Gesundheitliches Risikoverhalten im Jugendalter: Epidemiologische Befunde und Ansätze der Prävention. In: Kolip P (Hrsg) Programme gegen Sucht. Internationale Ansätze zur Suchtprävention im Jugendalter. Juventa, Weinheim

Limbourg M, Raithel J, Reiter K (2001) Jugendliche im Straßenverkehr. In: Raithel J (Hrsg) Risikoverhaltensweisen Jugendlicher. Leske+Budrich, Opladen

Limbourg M, Raithel J, Niebaum I, Maifeld S (2003) Mutproben im Kindes- und Jugendalter. In: Schweer M (Hrsg) Das Jugendalter. Perspektiven pädagogisch-psychologischer Forschung. Peter Lang, Berlin

Mielck A (2002) Gesundheitliche Ungleichheit: Empfehlungen für Prävention und Gesundheitsförderung. In: Homfeldt H G, Laaser U, Prümel-Philippsen U, Robertz-Grossmann B (Hrsg) Studienbuch Gesundheit. Luchterhand, Neuwied

Muuss RE (1993) Zunehmendes Risikoverhalten unter Jugendlichen. In: Biologische Medizin 22: 187–192

Oerter R (1987) Jugendalter. In: Oerter R, Montada L (Hrsg) Entwicklungspsychologie. Ein Lehrbuch. Beltz, Weinheim

Oerter R, Dreher E (2002) Jugendalter. In: Oerter R, Montada L (Hrsg) Entwicklungspsychologie. Beltz, Weinheim

Petermann H, Müller H, Kersch B, Röhr M (1997) Erwachsen werden ohne Drogen. Ergebnisse schulischer Drogenprävention. Juventa, Weinheim

Piaget J (1926) La représentation du monde chez l'enfant. Alcan, Paris

Raithel J (1999) Subjektive Konzepte zu Mutproben, riskantem und waghalsigem Verhalten Jugendlicher. Prävention 22: 113–115

Raithel J (2000) Mutproben im Jugendalter. Analogien, Äquivalenzen und Divergenzen zu Initiationsriten. Deutsche Jugend 48: 327–330

Raithel J (2001) Explizit risikokonnotative Aktivitäten und riskante Mutproben. In: Raithel J (Hrsg) Risikoverhaltensweisen Jugendlicher. Leske+Budrich, Opladen

Raithel J (2003) Mutproben im Übergang vom Kindes- ins Jugendalter. Befunde zu Verbreitung, Formen und Motiven. Zeitschrift für Pädagogik 49: 657–674

Raithel J (2004a) Jugendliches Risikoverhalten. Eine Einführung. VS, Wiesbaden

Raithel J (2004b) Gesundheitsrelevantes Verhalten und Lebensstile Jugendlicher. Pabst, Lengerich

Raithel J (2005) Die Stilisierung des Geschlechts. Jugendliche Lebensstile, Risikoverhalten und die Konstruktion der Geschlechtlichkeit. Juventa, Weinheim

Raithel J (2006) Lebensstiltypologien Jugendlicher und junger Erwachsener in Deutschland. Ein Forschungsüberblick. In: Merkens H, Zinnecker J (Hrsg) Jahrbuch Jugendforschung 2006. VS, Wiesbaden

Raithel J (2007) Umgang von PädagogInnen mit Risiko – eine Frage der Haltung. In: Einwanger J (Hrsg) RISIKO – ein Weg in die Verantwortung. Jugendliches Risikoverhalten und Bergsport. Druck Österreichischer Alpenverein

Raithel J (2009) Gesundheitsrelevantes Risikoverhalten unter Jugendlichen. In: Hackauf H, Ohlbrecht H (Hrsg) Gesundheit und Jugend. Juventa, Weinheim

Schwarzer R (1993) Streß, Angst und Handlungsregulation. Kohlhammer, Stuttgart

Sennett R (2006) Der flexible Mensch: Die Kultur des neuen Kapitalismus. Bvt, Berlin

Semler G (1994) Die Lust an der Angst. Warum sich Menschen freiwillig extremen Risiken aussetzen. Heyne, München

Silbereisen R, Kastner P (1987) Jugend und Problemverhalten. Entwicklungspsychologische Perspektiven. In: Oerter R, Montada L (Hrsg) Entwicklungspsychologie. Ein Lehrbuch. Beltz, Weinheim

Silbereisen R, Reese A (2001) Substanzgebrauch Jugendlicher: Illegale Drogen und Alkohol In: Raithel J (Hrsg) Risikoverhaltensweiser Jugendlicher. Formen, Erklärungen und Prävention. Leske+Budrich, Opladen

Slesina W (2002) Gesundheitssoziologie. In: Homfeldt HG, Laaser U Prümel-Philippsen U, Robertz-Grossmann B (Hrsg) Studienbuch Gesundheit. Luchterhand, Neuwied

Steinberg L (1993) Adolescence. McGraw-Hill, New York

Tippelt R (1984) Jugendforschung in der Bundesrepublik: Ein Bericht des SINUS-Institut. Leske und Budrich, Leverkusen

Warwitz S (2001) Sinnsuche im Wagnis. Leben in wachsenden Ringen. Schneider, Hohengehren

Whiting JWM (1962) Comments on The Function of Male Initiation Ceremonies. Journal of American Sociology 67: 391–394

Zapf W, Breuer S, Hampel J, Krause P, Mohr HM, Wiegand E (1987) Individualisierung und Sicherheit. Untersuchungen zur Lebensqualität in der Bundesrepublik Deutschland. C.H. Beck, München

2.3 Herausforderungen und Schwerpunkte für die Prävention bei 12- bis 21-Jährigen – ein Interview

Die Redaktionsgruppe MHH/ISEG sprach mit Professor Dr. Heiner Keupp über Prävention bei Jugendlichen und jungen Erwachsenen. Ein besonderer Schwerpunkt sollte auf der Auswahl der Zielgruppe und der Einbindung von geeigneten Akteuren liegen, um bedarfs- und zielgerichtet zu handeln.

Infobox

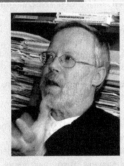

Prof. Dr. Heiner Keupp
Professor Dr. Heiner Keupp, Jahrgang 1943, Studium der Psychologie und Soziologie in Frankfurt am Main, Erlangen und München. Diplom, Promotion und Habilitation in Psychologie, war von 1978 bis 2008 Professor für Sozial- und Gemeindepsychologie an der Universität München. Aktuell Gastprofessuren an den Universitäten in Klagenfurt und Bozen. Arbeitsinteressen beziehen sich auf soziale Netzwerke, gemeindenahe Versorgung, Gesundheitsförderung, Jugendforschung, individuelle und kollektive Identitäten in der Reflexiven Moderne und Bürgerschaftliches Engagement. Erster Preisträger der Deutschen Gesellschaft für Verhaltenstherapie (2000). Vorsitzender der Kommission für den Kinder- und Jugendbericht der Bundesregierung.

Wo liegen die Herausforderungen für präventive Ansätze in der Zielgruppe der Jugendlichen und jungen Erwachsenen?
Die Herausforderungen sehe ich prioritär in der Zunahme psychosozialer Probleme bei Heranwachsenden. Jugendspezifische Erfahrungswelten werden in einer Gesellschaft erheblich komplexer und risikoreicher, der zunehmend einheitliche Ziele und Werte abhanden kommen, die von der Pluralisierung der Lebensstile gekennzeichnet ist und in der sich die sozialstrukturell gegebenen objektiven Lebenschancen höchst unterschiedlich bieten. In einer solchen Gesellschaft wird die Lebensgestaltung zu einem risikoreichen Unternehmen, bei dem sich das Subjekt immer weniger auf vorgegebene Normen und Modelle beziehen kann. Der tief greifende soziokulturelle Umbruch, der sich gegenwärtig vollzieht, zeigt gerade bei Heranwachsenden seine »Kostenseite«. Die Lebenssituation von Jugendlichen ist heute in der sozialen Lebenswelt durch eine eigentümliche Spannung gekennzeichnet: Einerseits sind auch schon für Jugendliche die Freiheitsgrade für die Gestaltung der eigenen individuellen Lebensweise sehr hoch. Andererseits werden aber diese »Individualisierungschancen« erkauft durch die Lockerung von sozialen und kulturellen Bindungen. Der Weg in die moderne Gesellschaft ist, so gesehen, auch ein Weg in eine zunehmende soziale und kulturelle Ungewissheit, in moralische und wertemäßige Widersprüchlichkeit und in eine erhebliche Zukunftsunsicherheit. Das erschwert die Identitätsgewinnung von Heranwachsenden erheblich. Deswegen bringen die heutigen Lebensbedingungen auch so viele neue Formen von Belastung mit sich, Risiken des Leidens, des Unbehagens und der Unruhe, die teilweise die Bewältigungskapazität von Jugendlichen überfordern. Sie zahlen, um im Bild zu sprechen, einen »hohen Preis« für die fortgeschrittene Industrialisierung und Urbanisierung, der sich in körperlichen, psychischen und sozialen Belastungen ausdrückt

Was brauchen Jugendliche und junge Erwachsene, um gesund zu bleiben?
Um eine stimmige Identität auszubilden, suchen und brauchen Jugendliche und junge Erwachsene Herausforderungen und Grenzen. Sie benötigen genügend soziale Lern- und Erfahrungsräume auch jenseits von Schule und Elternhaus, in denen sie zum einen den eigenen Körper und die eigene Sexualität ausprobieren und spüren können, um so zu lernen, ihren Körper anzunehmen und zu »bewohnen«. Sie brauchen weiterhin genügend Möglichkeiten, um in ihrem Freundeskreis ihren jugendkulturellen Interessen und Praxen nachgehen zu können, die ihnen Abgrenzung und die Ausbildung von Eigenständigkeit ermöglichen, wobei dies auch Mädchen und Jungen mit Behinderungen mehr als bisher ermöglicht werden sollte.

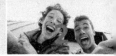

Jugendliche bedürfen weiter der Unterstützung bei ihrer Auseinandersetzung mit den gesellschaftlich und medial vermittelten Botschaften des »Alles ist möglich«, denn Jugendliche in dieser Altersphase sind mit der unumgänglichen Herausforderung konfrontiert, eine für sie stimmige Balance zwischen ihren Vorstellungen und Bedürfnissen und den hierfür vorhandenen Möglichkeiten und Grenzen zu finden. Um mit den sich anbietenden riskanten Freiheiten zurechtzukommen, brauchen Jugendliche auch hier Lebenskompetenzen, die ihnen neben dem Elternhaus in Settings der (non-)formalen Bildung, z. B. in der Schule und in den Angeboten der Kinder- und Jugendhilfe, vermittelt werden können.

Im jungen Erwachsenenalter müssen selbstverantwortlich Entscheidungen getroffen und Verantwortungen übernommen werden, die in persönlicher, sozialer sowie bildungs- und berufsbezogener Hinsicht langfristige Folgen haben können und zu einer starken Ausdifferenzierung der Lebenssituation junger Erwachsener führen. Notwendig sind für junge Erwachsene in einer Welt sich kontinuierlich wandelnder Ansprüche und Anforderungen Vertraute und kompetente Personen im sozialen Netzwerk, Ausbildungs- und Erwerbskontexte, die jungen Erwachsenen eine Zukunftsperspektive bieten und ihnen ermöglichen, ihr Leistungspotenzial optimal zu nutzen. Individuelle Handlungsspielräume, in denen sie in Verantwortung für sich selbst, aber auch in Verantwortung für die Partnerin/den Partner Intimität leben können. Optimismus, Motivation und eine Zukunftsperspektive, um Verantwortung für die eigene Lebensführung zu übernehmen.

Wo sollten die Schwerpunkte der Prävention und Gesundheitsförderung für die Zielgruppe der 12- bis 21-Jährigen liegen?
Die KIGGS-Daten zeigen, dass gerade zu Beginn der Pubertätszeit die Störungsraten einen besorgniserregenden Gipfel erreichen. Er ist einerseits erklärbar durch die geforderte Bewältigung der anstehenden wichtigen Entwicklungsaufgaben, andererseits auch durch institutionelle Zusatzbelastungen, die eine auf immer höhere Beschleunigung und Selektion setzende Schul- und Bildungspolitik erzeugt und sich bis in die neuen Hochschulstudiengänge (Bachelor und Master) fortsetzt. Diese Entwicklung hat nicht nur zu schulspezifischen Mehrbelastungen geführt, sondern reduziert auch Handlungsbedingungen im Freiwilligenbereich, in dem wichtige informelle Bildungschancen liegen und in dem vor allem zentrale Selbstwirksamkeitserfahrungen liegen. Der 3. Freiwilligensurvey, der sich gerade in der Auswertung befindet, wird eine empirische Bestätigung dieser Einschätzung liefern. Heranwachsende haben deutlich weniger disponible und selbstbestimmt genutzte Handlungspotentiale.

Wo sehen Sie ganz konkreten Handlungsbedarf?
Weil in der Schule alle Heranwachsenden erreicht werden können, bedarf es einer verbesserten Kooperation von gesundheitsförderlichen Angeboten der Kinder- und Jugendhilfe und der Schule durch den Ausbau der Schulsozialarbeit. Speziell in den Ganztagesangeboten ist die systematische Förderung von altersspezifischen Gesundheitsthemen relevant. Dringend erforderlich ist auch eine stärkere fachliche (und politische) Aufmerksamkeit für die gesundheitlichen Herausforderungen und Risiken des Jugendalters (vor allem psychosoziale Probleme wie Sucht, Essstörungen, Depressionen). Notwendig ist die Unterstützung bei der Erarbeitung realistischer und erreichbarer Lebensziele und der identitären Grenzziehung. Diese sind Voraussetzung für Gewinnung von Lebenskohärenz. Unterstützung ist vor allem bei der Bewältigung von Übergängen (z. B. Schule – Beruf) relevant.

Welche Zielgruppen sind besonders zu berücksichtigen?
Darüber hinaus bedürfen Jugendliche in ambulanten, teilstationären und stationären Hilfen zu Erziehung einer genügend intensiven, aber an ihre Lebenswelt anschlussfähige, nicht ausgrenzende und mit dem Gesundheitssystem vernetzte Hilfen.

Junge schwangere Frauen in belastenden, unsicheren Lebenssituationen haben ein besonders hohes Gesundheitsrisiko und bedürfen deshalb einer besonderen Unterstützung, die sowohl die berufliche und psychosoziale Förderung der Mütter als auch die Entwicklungsförderung der Kinder einschließt.

Die generell gestiegenen Risikolagen auf dem Weg ins Erwachsenenleben sind bei Heranwachsenden, die unter Armutsbedingungen aufwachsen, bei denen der Migrationshintergrund hinzukommt oder die von Behinderung betroffen sind, noch deutlich verschärft und bedürfen der besonderen Beachtung bei allen Maßnahmen der Prävention und Gesundheitsförderung.

Welche Akteure sind in der Prävention, bezogen auf die Zielgruppe der 12- bis 21-Jährigen, besonders relevant und erforderlich?
Schulen und Universitäten sind hier zuerst zu nennen, und zwar als Systeme, in denen Reformmaßnahmen im Sinne der Verhältnisprävention dringend erforderlich sind. Jugendhilfe kann und muss in enger Verzahnung mit Bildungsinstitutionen neue Zielvorgaben für den Ganztagsschulbereich und die Universitäten schaffen, in denen nicht Selektion im Mittelpunkt steht, sondern die Förderung von »capabilities« (= Fähigkeiten und Möglichkeiten; Befähigungsansatz). Da die Einmündungsphase in den Beruf noch immer einen zentralen Zugang zu gesellschaftlicher Anerkennung und Zugehö-

rigkeit einerseits vermittelt und andererseits die Basis für Selbstbestimmung in der Lebensgestaltung bildet, sind alle Maßnahmen, die benachteiligten Jugendlichen den Zugang zur Arbeitswelt erleichtern (z. B. berufsbezogene Jugendhilfe), besonders wichtig.

Vielen Dank für das Gespräch!

2.4 Europäische Strategien für Kinder und Jugendliche zur Förderung von Gesundheit und Entwicklung

Vivian Barnekow (übersetzt von Kathrin Wahnschaffe und Nicole Teichler)

Einleitung

Kinder und Jugendliche aus der Europäischen Region haben mehr als je zuvor die Chance, von besseren Gesundheits- und Entwicklungsmöglichkeiten zu profitieren; so liegt zum Beispiel die Sterblichkeitsrate bei Kleinkindern und Kindern in einigen Europäischen Staaten weltweit bei den niedrigsten.

Es bestehen jedoch hinsichtlich des Gesundheitsstatus und des Erfolgs der Arbeit von Gesundheitsdiensten auffällige Ungleichheiten innerhalb der WHO-Staaten, zu denen z. B. eine zehnfache Abweichung in der Kleinkinder- und Kindersterblichkeitsrate zählt. Ungleichheiten, die innerhalb eines Landes bestehen, vergrößern sich in dem Maße, in dem Frauen, Kinder und benachteiligte Randgruppen besonderen Gefährdungen ausgesetzt sind.

In diesen Regionen sind die Gesundheit und das Wohlbefinden von Kindern und jungen Menschen vielfach bedroht durch Adipositas, sexuell übertragbare Krankheiten, psychosoziale Probleme sowie Störungen der seelischen Gesundheit. Reale Bedrohungen sind häufig eine fehlerhafte Ernährung, die perinatale Sterblichkeit sowie Infektionskrankheiten. Befürchtungen im Hinblick auf gegenwärtige und zukünftige Bedrohungen für Gesundheit und Wohlbefinden beruhen auf einer verschmutzten Umwelt sowie einer Aneignung kompromittierender gesundheitlicher Verhaltens- und Lebensweisen junger Menschen.

Um Gefahren dieser Art zu verringern, wurde von der WHO die Europäische Strategie zur Förderung der Kinder- und Jugendgesundheit ins Leben gerufen, die sieben Handlungsbereiche in den Blick nimmt (übernommen von der globalen WHO-Strategie zur Verbesserung und Förderung der Kinder- und Jugendgesundheit):

- Mütter und Neugeborene,
- Ernährung,
- übertragbare Krankheiten,
- Verletzungen und Gewalt,

- physische Umgebung,
- Jugendgesundheit,
- psychosoziale Entwicklung und seelische Gesundheit.

Mit Hilfe dieser Strategie wird sowohl moralischen als auch gesetzlichen Verpflichtungen, die entsprechende Rechte von Kindern und jungen Menschen schützen und fördern sollen, nachgegangen. Der Strategie liegt die Erkenntnis zugrunde, dass Investitionen in frühe Stationen des Lebens Langzeiteffekte erzielen, die auch wirtschaftliche Entwicklung nachhaltig begünstigen. So beinhaltet sie die Chance, eine gesündere Gesellschaft zu etablieren, die das Gesundheitssystem finanziell weniger belastet.

2.4.1 Die Strategie – Was ist sie und was ist sie nicht?

Es ist wichtig zu verstehen, was die Strategie *nicht ist* und auch was die Strategie *ist*.

Die Strategie *ist nicht*:
- eine Standardlösung, die sich auf alle Länder der Region anwenden lässt;
- präskriptiv (verordnend, vorschreibend);
- eine Reihe von Vorwegnahmen in Bezug auf regional variierende Ziele.

Vielmehr *ist* die Strategie:
- ein Rahmen, der es den verschiedenen Ländern und Regionen ermöglicht, ihre eigenen Strategien und Programme zu entwickeln;
- eine Auswahl an politischen Optionen, die auf Hinweisen nach bestem Wissen und Gewissen beruhen;
- ein externer Anstoß, der verschiedene Länder und Regionen ermutigen möchte, eigene Ziele und Indikatoren zu benennen;
- ein Handlungsanstoß.

Die Strategie wurde konzipiert, um den teilnehmenden Ländern die Gelegenheit zu geben, etwas für die Gesundheit und das Wohlbefinden ihrer Kinder und Jugendlichen zu tun. Sie berücksichtigt hierbei selbstverständlich bestehende Unterschiede, weshalb die Strategie so beschaffen ist, dass sie flexibel auf individuelle länderspezifische Bedürfnisse angewandt werden kann.

Die Ausarbeitung der Strategie wurde von vier Grundprinzipien getragen:
- Berücksichtigung des gesamten Lebensverlaufs: Strategien und Programme sollten auf jeder Entwicklungsstufe anwendbar sein, sie sollten sich sowohl auf pränatales Leben als auch auf das junge Erwachsenenalter beziehen.

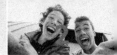

- Eigenkapital: Der Bedarf der am meisten Benachteiligten sollte ausdrücklich mitberücksichtigt werden, wenn es um das Abwägen von Gesundheitsstatus und die Formulierung von Maßnahmen sowie die Planung von Dienstleistungen geht.
- Interdisziplinäre Maßnahmen: Zur Verbesserung der Kinder- und Jugendgesundheit sollte ein interdisziplinär ausgerichtetes Gesundheitswesen zugrunde gelegt werden, das wesentliche Determinanten der Gesundheit berücksichtigt.
- Beteiligung: Sowohl die Öffentlichkeit als auch die betreffenden jungen Leute selbst sollten in den Prozess der Planung, Förderung und Beobachtung von Strategien und Dienstleistungen mit eingebunden werden.

Der Strategie liegt eine umfangreiche Datensammlung zu gesundheitlichen Verhaltensweisen von Kindern und Jugendlichen in Europa zugrunde. Diese bezieht sich neben den erfassten Verhaltensweisen auch auf Lebensweise, Kultur und sozioökonomische Faktoren. Aus den erhobenen Daten ergeben sich folgende drei Zielvorgaben:
- Bereitstellung eines Rahmens für eine evidenzbasierende Überprüfung sowie für die Verbesserung von nationalen Strategien und Programmen zur Kinder- und Jugendgesundheit und die Entwicklung einer Perspektive, die den gesamten Lebensverlauf berücksichtigt.
- Förderung von interdisziplinären Maßnahmen, die sich auf die hauptsächlichen Gesundheitsprobleme im Bereich der Kinder- und Jugendgesundheit beziehen. Auch eine Zusammenarbeit außerhalb des Gesundheitssektors wird als essentiell angesehen, so werden Erziehung und Schule in diesem Zusammenhang als besonders wichtig erkannt.
- Positionierung des Gesundheitssektors in Bezug auf die Entwicklung und Koordination von Strategien und Dienstleistungen sowie in Bezug auf die Bedürfniserfüllung der betreffenden Kinder und Jugendlichen.

Die Strategie kann denen, die Richtlinien entwickeln, wie folgt Hilfestellung leisten:
- Anbieten praktischer Hilfen bei der Formulierung nationaler Strategien,
- Bereitstellung evidenzbezogener Möglichkeiten im Hinblick auf besondere Herausforderungen,
- Entscheidungsträgern ermöglichen, vorhandene Kapazitäten auszubauen,
- Blick über den Gesundheitssektor hinaus,
- Identifizierung der bedeutendsten Faktoren für die Entwicklung nationaler Strategien sowie ein dazugehöriger Werkzeugkasten.

2.4.2 Das Handbuch

Teil der Strategie ist ein vierteiliges Handbuch, das Mitgliederstaaten helfen soll, Unstimmigkeiten in ihren Konzepten zu identifizieren sowie Prioritäten für zukünftige Ausgaben zu setzen:
- Tool 1 unterstützt die Länder in der Bewertung bereits existierender Methoden und Strategien,
- Tool 2 unterstützt die Länder in der Erhebung erforderlicher Daten und Informationen, die bei der Entwicklung von Verfahren und Strategien helfen sollen,
- Tool 3 soll den Ländern bei der Initiierung ihrer Maßnahmen helfen und
- Tool 4 unterstützt die Länder bei der Einbeziehung genderspezifischer Ansätze in ihre Gesundheitsprogramme für Kinder und Jugendliche.

2.4.3 Implementierung der Strategie

Vom Regionalbüro der WHO für Europa wurde eine detaillierte Analyse des Umsetzungsprozesses der Strategie durchgeführt. Zusammenfassend werden folgende Punkte nahe gelegt, die als Konzessionen für das Integrieren der Strategie in die jeweilige Landespolitik erachtet werden:
- Integrierung der Strategie in Anlehnung an das bestehende Gesundheitssystem,
- Identifizierung anderer Strategien, möglicher Diskrepanzen und unbefriedigter Bedürfnisse durch eine Situationsanalyse,
- Bereitstellung eines Leiters aus dem Gesundheitsministerium (oder aus dem am meisten relevanten Ministerium) für die Situationsanalyse und für die Definierung von Prioritäten,
- Vorhandensein eines politischen Willens und starken Engagements in Bezug auf die Unterstützung der Kinder- und Jugendgesundheit sowie auf die Förderung interdisziplinärer Maßnahmen von der Regierung,
- Entwicklung eines Koordinierungssystems, das von der Regierung gefördert wird, um Tätigkeiten verschiedener Arbeitsgruppen zu koordinieren und fähige interdisziplinäre Arbeitsgruppen einzusetzen,
- Priorisierung und Dokumentierung der Strategie sowie Definierung der Verantwortlichkeit verschiedener Sektoren für die Durchführung,
- Definierung der finanziellen sowie anderweitigen Beteiligung der verschiedenen Partner,
- gezielte Öffentlichkeitsarbeit.

2.4.4 Beispiele guter Praxis

Ungarn

Das Engagement für eine Europäische Strategie ging 2004 von Ungarn aus, das die Strategie erstmalig landesweit berücksichtigte. Ein Jahr später entstanden daraufhin die vom Ministerpräsidenten eingeführten nationalen Säuglings- und Kindergesundheitsprogramme (NICHP), die von einer umfassenden interdisziplinären Arbeitsgemeinschaft unter Einbeziehung verschiedener Ministerien, NGOs und wissenschaftlichen Experten entwickelt wurden.

Die NICHP umfassen 13 definierte Ziele mit Lösungsvorschlägen, die mit besonderer Relevanz in die Analyse der Landessituation einfließen.

Jugendbeteiligung wurde auf mindestens zwei verschiedenen Ebenen gefördert. Bundesweit etablierten sich gut funktionierende Mechanismen für eine verbindliche Zusammenarbeit mit dem Jugendparlament. Die Verteilung variiert zwar je nach Örtlichkeit und schulischer Ebene, Schülerräte sind aber im gesamten Land vertreten. Eine interdisziplinäre Zusammenarbeit wurde zwar ausdrücklich berücksichtigt, stellt sich aber besonders vor dem Hintergrund regelmäßig wechselnder Mitarbeiter weiterhin als anspruchsvoller Prozess heraus.

Im September 2006 wurde mit Unterstützung des Regionalbüros eine nationale Kinder- und Jugendgesundheitskonferenz abgehalten. Hierbei konzentrierte man sich in erster Linie auf die Versorgung der Teilnehmer mit weiterführenden Informationen über die Europäische Strategie. Auf der Konferenz wurde die Europäische Strategie reflektiert und zudem überlegt, wie andere nationale Programme, die ebenfalls auf eine Verbesserung der Kinder- und Jugendgesundheit und des Wohlbefindens abzielen, in die NICHP integriert werden könnten.

Hieraus ergab sich eine Reihe von Empfehlungen; so wurde zum Beispiel beschlossen, der Notwendigkeit der nationalen Jugendgesundheit eine höhere Priorität einzuräumen, eine größere Verbindlichkeit für die interdisziplinäre Arbeit herzustellen und eine bessere Zusammenarbeit und Integration mit anderen nationalen Programmen zu schaffen. Dass diese Maßnahmen erfolgreich waren, bestätigt sich in einer nationalen Fallstudie, die im Jahr 2007 begonnen wurde.

Mittlerweile ist die Analyse der nationalen Situation abgeschlossen, die eine Vielzahl von Fortschritten in Bezug auf Kinder- und Jugendgesundheit zutage gefördert hat. Diese beinhalten eine Verbesserung in der Aufnahme von Schutzimpfungen, bessere Untersuchungsmethoden zu angeborenen Stoffwechselerkrankungen und eine Bandbreite an Maßnahmen zur Gesundheitsversorgung an Schulen sowie eine Verbesserung der Ernährung, mehr Sicherheit auf Spielplätzen und Initiativen zur Prävention von Verletzungen. Weniger eindrucksvoll haben sich die Fortschritte bezüglich interdisziplinärer Zusammenarbeit und Jugendbeteiligung dargestellt, was daran liegen könnte, dass Ungarn in Bezug auf Jugendbeteiligung keine Tradition besitzt.

Die gegenwärtige Situation spiegelt eine Verstärkung des politischen Engagements in Bezug auf die Ausführung der NICHP wider. Die Programme wurden im Mai 2008 von der ständigen Kommission für Jugend, Familie und Soziales geprüft. Hierbei wurde eine Serie von Veränderungen empfohlen, die die Prioritätensetzung, die Wahrung der Prioritäten, die Festlegung von Funktionen und Verantwortlichkeiten und die Untersuchung von Überwachungssystemen einbeziehen. Es wurde zudem erkannt, dass diese Veränderungen positive Auswirkungen auf Produktionsmittel und Finanzen haben.

Schottland

Schottland hat mit Hilfe des Handbuchs der Kinder- und Jugendgesundheit einen Rahmen gegeben. So wurde zum Beispiel eine Methodengruppe für Kinder- und Jugendgesundheit ins Leben gerufen, deren Aufgabe es ist, dem verantwortlichen Minister für Gesundheit und Wohlbefinden Ratschläge in Bezug auf seine Aufgabe zu erteilen. Die Gruppe besteht aus Bildungsvertretern, Sozialarbeitern sowie ehrenamtlichen Gesundheitsvertretern.

Die politische Motivation, die Kinder- und Jugendgesundheit in Schottland zu verbessern, ist stark ausgeprägt; demnach wurde das Wohlbefinden von Kindern und jungen Menschen zum Prioritätengebiet erklärt, das in der allumfassenden Grundsatzerklärung des nationalen Gesundheitswesens seine Entsprechung findet. Strategien in Bezug auf Kinder und Jugendliche wirken ergänzend und unterstützend auf andere Bereiche wie Bildung, Umfeld und soziale Gerechtigkeit. Darüber hinaus hat der leitende Amtsarzt eine Arbeitsgruppe für gesundheitliche Ungleichheiten eingeführt, die der entscheidenden Bedeutung der frühen Lebensjahre eines Menschen Rechnung trägt.

Es gibt zahlreiche Beispiele für Initiativen, die so konzipiert wurden, dass eine Jugendbeteiligung an der Entwicklung von Methoden und Richtlinien in Schottland gefördert wurde. Dazu gehören die *Jungen Schotten*, eine nationale von der Regierung finanzierte Organisation, das *Schottische Jugendparlament*, ein nationaler Sprecherausschuss, zu dem ein Gesundheitskomitee gehört, das routinemäßig an Beratungen beteiligt ist, und der *Jugenddialog*, ein lokales kompetenzbasiertes System, das gegründet wurde, um den Dialog mit jungen Menschen zu verbessern.

Bis jetzt gibt es jedoch noch keine gut gegliederte oder allumfassende Methode, die den gesamten Lebensverlauf

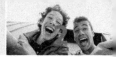

eines Menschen berücksichtigt und in die Entwicklung des Regelwerks einbeziehen. Methodische Initiativen zur Erfassung verschiedener Lebensverlaufsstufen (wie Stillzeit und Säuglingsgesundheit) wurden zwar entwickelt, diese zielten jedoch lediglich auf bereits identifizierte Probleme (wie z. B. der hohen Rate von rauchenden Müttern während der Schwangerschaft sowie der niedrigen Rate stillender Mütter in bestimmten Bevölkerungsschichten) und nicht auf eine kohärente, den gesamten Lebensverlauf berücksichtigende Herangehensweise.

Schlüsselerfolge wurden in der Verbesserung mütterlicher und perinataler Sterblichkeitsraten, in der Steigerung der Impfbereitschaft und in der Gesetzgebung zur Unterstützung von Initiativen zur Gesundheitsförderung in Schulen und Aktionen zur Eindämmung von Rauchen auf öffentlichen Plätzen erzielt. Eine wesentliche Rolle in Bezug auf die Erreichung nationaler Ergebnisse zur Gesundheitsverbesserung, die in das Leistungsmanagement einfließen und somit Handlungsanweisungen für die Gesundheits- und Kommunalverwaltung zur Verfügung stellt, spielt die Evaluation der Maßnahmen und Initiativen. Das Erheben von Routinedaten hat sich ebenfalls gut etabliert.

Anhaltende Herausforderungen sind unter anderem die Entwicklung einer effektiven interdisziplinären Arbeit für die Altersgruppe im 1. bis 3. Lebensjahr, die Aufdeckung gesundheitlicher Ungerechtigkeiten und ein Aufgreifen der Schlüsselfragen bei Gesundheitsproblemen: Alkoholmissbrauch, niedrige Rate stillender Mütter sowie Kinder- und elterliche Gesundheit und Wohlbefinden.

Verbindliche Richtlinien für Kindergesundheit werden sich unter der Leitung einer Schulungsabteilung auf die ersten Lebensjahre konzentrieren. Es wird eine erneuerte politische Verpflichtung festgelegt werden, die für den Abbau von Ungerechtigkeiten Sorge tragen wird.

Nach: WHO. European Strategy for Child and Adolescent Health and development. WHO regional Office for Europe, Copenhagen 2005.

2.5 Anhang: European strategy for child and adolescence – promoting health and development

2.5.1 Introduction

In general, children and adolescent in the European Region benefit from better health and development opportunities than ever before. Infant and child mortality rates in some European countries are among the lowest in the world.

There are, however, striking inequalities across the 53 countries in the WHO European Region in health status and in access to health services, with over ten-fold differences in infant and child mortality rates. Inequalities are also growing within countries, with women, children and disadvantaged and marginalized groups being particularly at risk.

There are numerous threats to the health and well-being of children and young people in the Region, such as obesity, sexually transmitted diseases and psychosocial and mental health disorders, are adding to the existing threats of malnutrition, perinatal problems and infectious diseases. Concerns have been raised about the current and future threats to health and well-being posed by polluted environments and by the adoption of health-compromising behaviours and lifestyles among young people.

It is against this background that the WHO European strategy for child and adolescent health and development was created, focusing on seven priority areas for action (adopted from the global WHO's Strategic directions for improving the health and development of children and adolescents)
- mothers and neonates
- nutrition
- communicable diseases
- injuries and violence
- physical environment
- adolescent health
- psychosocial development and mental health.

The strategy reflects the moral and legal obligation to protect and promote the rights of children and young people. It also marks the understanding that investment in the early stages of life has lifelong impact, affecting economic development and sustainability and the establishment of a healthier society in future years.

2.5.2 The Strategy – what it is, and what it is not

It is important to understand both what the Strategy *is*, and what it *is not.*
The Strategy *is not*:
- a »one-size-fits-all« solution for all countries in the Region
- prescriptive
- a set of pre-decided Regional targets.

Rather, the Strategy *is*:
- a framework to allow countries and Regions to develop their own policies and programmes;

- a range of policy options based on best evidence;
- an external impetus to encourage countries and Regions to set their own targets and indicators; and
- a driver for action.

The Strategy is designed to offer Member States a unique opportunity to make a difference to the health and well-being of children and adolescents in their countries and regions. It recognizes that circumstances vary between countries and is designed to be used flexibly to meet individual country needs.

Development of the Strategy was informed by four guiding principles:
- life-course approach: policies and programmes should address the health challenges at each stage of development, from prenatal life to adolescence;
- equity: the needs of the most disadvantaged should be taken into account explicitly when assessing health status and formulating policy and planning services;
- intersectoral action: an intersectoral, public health approach that addresses the fundamental determinants of health should be adopted when devising policies and plans to improve the health of children and adolescents; and
- participation: the public and young people themselves should be involved in the planning, delivery and monitoring of policies and services.

The Strategy is based on a wide range of data about children's and adolescents' health behaviours in Europe that reflect lifestyle, behavioural, cultural and socioeconomic factors. It sets out three objectives:
- to provide a framework for evidence-based review and improvement of national policies and programmes for child and adolescent health and development from a life-course perspective;
- to promote intersectoral action to address the main health issues regarding child and adolescent health – collaboration outside the health sector is seen as essential, with education and school settings identified as particularly important; and
- to identify the role of the health sector in the development and coordination of policies and service delivery to meet the needs of children and adolescents.

The Strategy can help policy-makers by:
- offering practical help in formulating national strategies;
- providing evidence-based answers to challenges;
- enabling decision-makers to build necessary capacity;

- focusing beyond the health sector; and
- identifying the most important factors in developing a national strategy in the accompanying Toolkit.

2.5.3 The Toolkit

A four-part Toolkit accompanies the Strategy, providing resources to enable Member States to determine any gaps in their plans and clarify their priorities for future investment. It consists of:
- a tool to assist countries in assessing existing policies and strategies;
- a tool to support countries to identify necessary data and information to aid policy and strategy development;
- a tool to help countries get started on actions; and
- a tool to enable countries to incorporate gender analysis into their child and adolescent health programmes and identify effective interventions that have a gender perspective.

2.5.4 Implementing the Strategy

WHO, Regional Office for Europe has carried out a detailed analysis of the implementation process for Strategy. In summary, the following points are suggested as being necessary conditions for integrating the Strategy into country policies and strategies:
- integration of Strategy implementation with the health systems approach;
- identification of other strategies, gaps and unmet needs through a situation analysis;
- provision of leadership from health ministries (or most relevant ministry) for the situation analysis and for defining priorities;
- existence of political will and strong commitment and support from government to child and adolescent health and to intersectoral action;
- creation of a clear and common coordination system, sponsored by government, to coordinate stakeholders' activities, with a lead ministry identified and a high-level intersectoral working group put in place;
- definition of the status of the strategy document and the responsibilities of each sector for its implementation;
- definition of the financial and other resources each partner will contribute; and
- details of capacity-building priorities and a strategy for media relations.

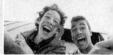

2.5.5 Examples of good practise

Hungary

Engagement with the European Strategy began in Hungary in 2004, when the Strategy was considered nationally. This was followed in 2005 with the launch by the Prime Minister of the national infant and child health programme (NICHP), *Children: our common treasure*, which was developed through wide intersectoral collaboration involving various ministries, NGOs and scientific experts.

The NICHP has 13 defined goals which represent proposed solutions to issues raised in the country situation analysis.

Youth participation has been encouraged on at least two different levels. Nationally, good mechanisms have been established for engaging with the Youth Parliament. The picture locally at schools level varies, but school councils are in place in all parts of the country. Intersectoral collaboration has been pursued vigorously but remains a challenging process, especially when staff remits change frequently.

A national child and adolescent health conference, supported by the Regional Office, was held in September 2006. This focused on providing participants with further information about the European Strategy and Toolkit, reviewing the NICHP in the light of the European Strategy, and considering how other national programmes aiming to improve children's and young people's health and well-being could integrate with the NICHP.

A number of recommendations emerged from the conference, including the need to give a higher priority nationally to adolescent health, produce a greater commitment to intersectoral working and create better collaboration and integration with other national programmes. These issues were also reflected in the work of developing the national case study, which commenced in 2007.

Since then, the national situation analysis has been completed and progress has been reported in a number of child and adolescent health areas. These include improvements in vaccination uptake, better screening for congenital metabolic diseases and a range of public health measures in schools, such as improved nutrition, safer playgrounds and injury-prevention initiatives. Less impressive progress has been made in terms of intersectoral collaboration and youth participation, the latter of which has not traditionally been a strength in Hungary.

The current situation sees a strengthening of the political commitment to implementing the NICHP. The programme was reviewed in May 2008 by the Standing Commitee of Youth, Family and Social Affairs of the Hungarian Parliament. It recommended a series of changes, including creating clarity around priorities, ensuring poririties reflect resources, specifying roles and responsibiliities, and determining monitoring systems. It is recognized that these changes have resource and financial implications.

United Kingdom (Scotland)

Scotland has used the Strategy Toolkit to create a framework for children and young people in the country.

A policy group on child and adolescent health has been created to advise the government minister with responsibility for health and well-being. The group includes representatives from education, social work and the voluntary sector as well as health.

Political will to improve child and adolescent health in Scotland is strong, with the well-being of children and young people identified as a priority area in the overarching policy statement for the National Health Service. Policy on child and adolescent health complements and supports initiatives in other sectors, including education, the environment and social justice. In addition, the country's Chief Medical Officer has led the development of a Task Force on Inequalities in Health, within which the importance of the very early years of life is seen as crucial.

There are many examples of initiatives designed to encourage youth participation in policy development in Scotland, including Young Scot, a national government-sponsored organization with active mechanisms for consultation and involvement, the Scottish Youth Parliament, a nationally representative body that has a health committee that is routinely involved in consultations, and Dialogue Youth, a local authority-based system sct up to improve dialogue with young people.

There is not, however, a well-articulated or comprehensive life-course approach to policy development. Policy initiatives to cover various life-course stages (such as maternal and infant health) have been developed, but they have tended to arise in response to particular identified issues (such as high rates of maternal smoking in pregnancy and low breastfeeding rates among some parts of the population) and not as part of a coherent life-course approach.

Key successes include improved maternal and perinatal mortality rates, increased immunization uptake, legislation to support the Health Promoting Schools initiative and action to ban smoking in public places. Monitoring is a major priority, with national outcomes for health improvement being developed as part of performance management procedures for both health and local government. Routine data collection is well established.

Continuing challenges include developing effective intersectoral work for the 0–2 age group, addressing health inequities and tackling key health issues of obesity, alcohol misuse, low breastfeeding rates and infant and parental mental health and well-being.

Forthcoming policy on child health will focus on the early years and will be led from the Education Department. It will define a renewed political commitment to reduce inequalities.

Source: Adapted from: WHO. European Strategy for Child and Adolescent Health and development. WHO regional Office for Europe, Copenhagen 2005.

Gesundheit, gesundheitliche Beeinträchtigungen und Ansätze der Prävention in der Lebensphase Adoleszenz und junges Erwachsenenalter

Sebastian Liersch, Ulla Walter unter Mitarbeit von Miriam G. Gerlich

Bis in die 1990er Jahre lagen nur vereinzelt repräsentative Studien zu gesundheitsbezogenen Themen vor (z. B. Drogenaffinitätsstudie der Bundeszentrale für gesundheitliche Aufklärung). Erst in den vergangenen beiden Jahrzehnten wurden Studien in Deutschland durchgeführt, die umfassende Informationen zur Gesundheit und zum Gesundheitsverhalten von Jugendlichen erhoben haben (z. B. Schülerbefragung des Kriminologischen Forschungsinstituts Niedersachsen). Der Kinder- und Jugendgesundheitssurvey des Robert Koch-Instituts ermöglicht erstmals die Verknüpfung vielfältiger Informationen und bildet damit eine konjunkte Datenbasis. Die aufgeführten nationalen und internationalen Studien und Surveys (siehe Infobox Relevante Studien) sowie weitere systematische Erhebungen und ausgewählte Einzelstudien stellen die Datengrundlage für die nachfolgende Betrachtung dar. Im Mittelpunkt stehen dabei gesundheitsrelevante Verhaltensweisen, zentrale Bereiche der Gesundheit im Jugendalter sowie Ansätze der Prävention.

Infobox

Relevante Studien
Datenbasis zur Gesundheit von Kindern und Jugendlichen in Deutschland – Surveys, Leistungsinanspruchnahmedaten und Studien
Umfassende Informationen zur Gesundheit und zum Gesundheitsverhalten von Kindern und Jugendlichen in Deutschland liegen erst seit den 1990er Jahren vor. Erstmals widmet sich z. B. der 13. Kinder- und Jugend-

▼

bericht des Bundesministeriums für Familie, Senioren, Frauen und Jugend (BMFSFJ) explizit dem Thema Gesundheit. Eine wichtige Datengrundlage bilden die nachfolgend aufgeführten Studien und Surveys, die neben weiteren systematischen Erhebungen und Analysen, z. B. der Leistungsinanspruchnahmedaten der Krankenkassen eine wesentliche Grundlage des vorliegenden Weißbuches bilden. Ergänzend werden ausgewählte Einzelstudien herangezogen.

Health Behavior in School-aged Children (HBSC), Weltgesundheitsorganisation (WHO)
Die WHO-Studie Health Behavior in School-aged Children (HBSC-Jugendgesundheitsstudie) ist eine vergleichende Untersuchung zur gesundheitlichen Lage und zum Gesundheitsverhalten von Schulkindern in fast allen europäischen Ländern sowie in den USA, Kanada und Israel. Diese internationale Studie umfasst in Deutschland eine repräsentative Auswahl von Schulen in den Bundesländern Berlin, Hessen, Nordrhein-Westfalen und Sachsen mit 5650 Jugendlichen im Alter von 11, 13 und 15 Jahren. Unter Schirmherrschaft der Weltgesundheitsorganisation wird sie alle vier Jahre seit 1982 durchgeführt. Zur Erhebung von demografischen Angaben, subjektiver Gesundheit, Unfallrisiko, Gewalt, Substanzkonsum, Ernährungsverhalten und Diäten, körperlicher Aktivität, Schule und Gleichaltrigengruppe sowie Freizeitverhalten werden standardisierte Fragebögen eingesetzt. Die letzte Datenerhebung erfolgte 2006. Die Studie hat das Ziel, die Bedingungen der Entwicklung in der Adoleszenz zu untersuchen sowie zu einem erweiterten Verständnis ge-

▼

sundheitsbezogener Einstellungen und Verhaltensweisen beizutragen (Richter 2003; Langness et al. 2005).

Kinder- und Jugendgesundheitssurvey (KiGGS), Robert Koch-Institut (RKI)

Das Robert Koch-Institut (RKI) führte von Mai 2003 bis Mai 2006 erstmals eine bundesweite Studie zur Gesundheit von Kindern und Jugendlichen durch (Robert Koch-Institut et al. 2007; Kurth et al. 2002). Ziel des Kinder- und Jugendgesundheitssurveys (KiGGS) ist es, verallgemeinerungsfähige, umsetzungsrelevante Daten und Erkenntnisse zur gesundheitlichen Situation in Deutschland zu gewinnen (Thefeld et al. 2002). In 167 Städten und Gemeinden wurden insgesamt 17.641 Kinder und Jugendliche im Alter von 0 bis 17 Jahren untersucht. Die Studie weist mit 66,6% eine hohe Responsequote auf (Kamtsiuris et al. 2007). Das Untersuchungsprogramm ist nach Altersgruppen gestaffelt. Neben körperlichen Untersuchungen, der Erhebung von Laborparametern sowie Koordinations-, Reaktions- und neuromotorischen Tests besteht es aus einem computergestützten ärztlichen Elterninterview (CAPI) sowie aus einer schriftlichen Befragung der Eltern. Ab dem 11. Lebensjahr wurden die Jugendlichen selbst befragt. Der Survey liefert Informationen zu der körperlichen, seelischen und sozialen Gesundheit sowie zum Gesundheitsverhalten, zu Gesundheitsrisiken und der medizinischen Versorgung (Hölling et al. 2007). Zur Differenzierung von gruppenspezifischen gesundheitlichen Problemlagen wurden Merkmale wie Alter, Geschlecht, Wohnregion (Ost/West), Sozialstatus sowie Migrationshintergrund benannt bzw. einheitlich konstruiert (Lange et al. 2007). Die Kernstudie wird durch regional erweiterte und thematisch vertiefende Modulstudien ergänzt. Diese betrachten vertiefend das Ernährungsverhalten (EsKiMo), die psychische Gesundheit (BELLA), die motorische Leistungsfähigkeit (MoMo) sowie die Umweltbelastungen (KUS) von Kindern und Jugendlichen. In der regionalen Erweiterung ermöglichte nur das Bundesland Schleswig-Holstein eine landesrepräsentative Datenbasis. Eine Fortführung des Kinder- und Jugendgesundheitssurveys als Kohortenstudie zur Ermittlung kausaler Zusammenhänge und zeitlicher Abfolgen ist vorgesehen (Kurth 2007).

15. Shell-Jugendstudie

Die 15. Shell-Jugendstudie analysiert die Lebenssituation, Einstellungen und Orientierungen von 12- bis 25-jährigen Jugendlichen in Deutschland. Die repräsentativ zusammengesetzte Stichprobe von 2532 Jugendlichen

wurde zuletzt 2006 mittels eines standardisierten Fragebogens persönlich befragt. Die computergestützte, als CAPI-Erhebung durchgeführte Befragung erfasst Informationen zu den Themenbereichen Bildung, Bedeutung der Familie, Freizeit und Gesundheit, Politik und Gesellschaft, Toleranz und Alltagsverhalten, Herausforderung demografischer Wandel, Europa und Globalisierung sowie Religion und Werte. In einer qualitativen Vertiefungsstudie erfolgten 25 explorative Interviews mit 15- bis 25-Jährigen (Shell Deutschland Holding 2006).

Drogenaffinität Jugendlicher in der Bundesrepublik Deutschland, Bundeszentrale für gesundheitliche Aufklärung (BZgA)

Die Bundeszentrale für gesundheitliche Aufklärung (BZgA) führt seit 1973 alle drei bis vier Jahre Repräsentativerhebungen zur Drogenaffinität durch. Im Jahr 2008 fand die bisher letzte Befragung mit 3001 Jugendlichen im Alter von 12 bis 25 Jahren statt. Bislang liegen zehn Wiederholungsbefragungen vor. Die Untersuchung erhebt Informationen zu Wissen, Einstellungen, Motiven und Konsum von illegalen Rauschmitteln sowie Zigaretten und Alkohol. Die kommunikative Erreichbarkeit von Jugendlichen sowie Konsummotive und Einflussfaktoren bilden den inhaltlichen Schwerpunkt der Drogenaffinitätsstudie. Die Datenerhebung erfolgt mittels computergestützter Telefoninterviews (CATI) (Bundeszentrale für gesundheitliche Aufklärung 2009a; Pott u. Schmid 2002).

Repräsentative Dunkelbefragung zur Jugenddelinquenz und möglichen Bedingungsfaktoren, Kriminologisches Forschungsinstitut Niedersachsen (KFN)

Seit 1998 führt das Kriminologische Forschungsinstitut Niedersachsen (KFN) in mehreren Städten und Landkreisen verschiedener Bundesländer Dunkelfelduntersuchungen zur Jugenddelinquenz durch. Hierbei werden amtlich nicht bekannt gewordene Vorfälle untersucht. Im Fokus stehen dabei die Gewalterfahrungen im Jugendalter. In den Jahren 2007/2008 wurde erstmalig eine für Deutschland repräsentative Befragung zu dieser Thematik in Kooperation mit dem Bundesministerium des Innern durchgeführt. Insgesamt wurden 44.610 im Durchschnitt 15-jährige Schülerinnen und Schüler neunter Klassen aus allen Schulformen befragt. Im Mittelpunkt stand dabei die Analyse der Jugendgewalt in Opfer- wie in Täterperspektive. Darüber hinaus werden weitere Themen wie die Computerspielabhängigkeit, die Integration von Migranten und die Verbreitung rechtsextremer Einstellungen und Verhaltensweisen untersucht (Baier et al. 2009).

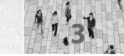

3.1 Jugendliches Ernährungs- und Bewegungsverhalten

3.1.1 Ernährungsverhalten

Ausgehend von der Empfehlung, mindestens fünf Portionen Obst und Gemüse pro Tag zu verzehren, ist das Ernährungsverhalten deutscher Jugendlicher insgesamt als ungünstig zu bezeichnen. So essen unter den 12- bis 25-Jährigen nur 48,0% der befragten Jugendlichen mindestens einmal täglich Obst, 38,0% verzehren täglich Gemüse. 28,0% der Jugendlichen naschen mehrfach pro Woche oder täglich Süßigkeiten, ebenso viele trinken regelmäßig Cola oder andere zuckerhaltige Limonaden (Langness et al. 2006).

Das Ernährungsverhalten variiert nach Geschlecht und sozialem Status, wobei Mädchen sowie Jugendliche mit höherem sozioökonomischen Status insgesamt ein gesünderes Ernährungsverhalten aufweisen als Jungen und Jugendliche mit niedrigem sozioökonomischen Status. So essen Mädchen im Durchschnitt häufiger täglich Obst und Gemüse als Jungen. Allerdings berichten Mädchen auch häufiger einen täglichen Konsum von Süßigkeiten, während Jungen und junge Männer deutlich häufiger als Mädchen Cola oder andere zuckerhaltige Limonaden konsumieren. Das Naschen von Süßigkeiten und Schokolade nimmt mit dem Lebensalter ab, der Verzehr von Softdrinks hingegen zu (◘ Abb. 3.1; Langness et al. 2006; Mensink et al. 2007; ähnlich Kersting et al. 2004). Der tägliche Verzehr von Obst und Gemüse ist bei 12- bis 25-Jährigen mit hohem sozioökonomischen Status doppelt so hoch wie bei Jugendlichen mit niedrigem sozioökonomischen Status

(61,0%/53,0% vs. 32,0%/25,0%). 46,0% der Jugendlichen mit niedrigem Sozialstatus und 12% mit hohem Sozialstatus konsumieren täglich Softdrinks (Langness et al. 2006).

Zwei Drittel (63,9%) der Schüler und Schülerinnen frühstücken täglich an Schultagen. Allerdings beginnen 21,7% der Schüler in Deutschland den Tag ohne Frühstück, wobei Mädchen etwas häufiger als Jungen auf ein Frühstück verzichten. 14,4% frühstücken nur unregelmäßig. 28,1% der Schüler und Schülerinnen mit niedrigem familiärem Wohlstand frühstücken nie an Schultagen. Mit zunehmendem familiärem Wohlstand sinkt der Anteil der Schüler, die nie an Schultagen frühstücken (mittlerer familiärer Wohlstand 20,2%, hoher familiärer Wohlstand 15,9%). Insgesamt nimmt mit zunehmendem Alter die Regelmäßigkeit der Mahlzeiteneinnahme ab (z. B. tägliches Frühstück: 11 Jahre 74,7%, 13 Jahre 61,1%, 15 Jahre 57,3%; Hähne u. Dümmler 2008).

Kinder und Jugendliche mit bzw. ohne Migrationshintergrund unterscheiden sich vielfältig im Ernährungsverhalten. So trinken 0- bis 17-Jährige mit türkischem Migrationshintergrund am meisten Leitungswasser und essen am häufigsten rohes Gemüse, jedoch konsumieren sie auch eher fettreiche Lebensmittel wie frittierte oder gebratene Kartoffeln, Schokolade sowie Knabberartikel. Sonstige Migranten verzehren häufiger die als gesund geltenden Lebensmittel wie Fisch, gegartes Gemüse sowie Nudeln oder Reis (Mensink et al. 2007).

Ernährungsgewohnheiten sowie das Ausmaß körperlich-sportlicher Aktivität sind die wichtigsten Einflussfaktoren auf das Gewicht von Jugendlichen (Langness et al. 2006). Jugendliche, die keine regelmäßigen Hauptmahlzeiten einnehmen, haben z. B. eine doppelt so hohe

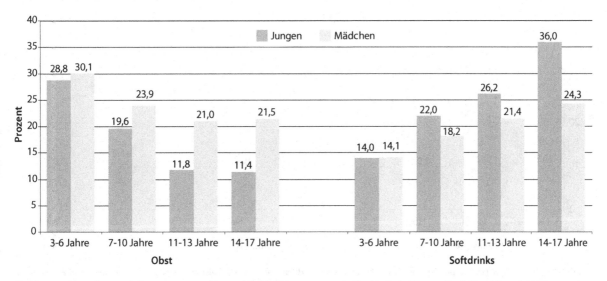

◘ **Abb. 3.1.** Mehrmaliger täglicher Konsum von Obst und Softdrinks getrennt nach Geschlecht in Prozent. (Nach Mensink et al. 2007)

Wahrscheinlichkeit, Übergewicht zu entwickeln (Zubrä-gel u. Settertobulte 2003). Eine niedrigere schulische bzw. berufliche Qualifikation der Eltern, insbesondere der Mutter, ist mit einer höheren Prävalenz von Übergewicht und Adipositas verbunden. Bei sozial benachteiligten Kindern und Jugendlichen häufen sich die Risikofaktoren für Übergewicht, wie ungünstige Ernährungsgewohnheiten und körperlich-sportliche Inaktivität.

3.1.2 Bewegungsverhalten

Nach dem Kinder- und Jugendgesundheitssurvey sind mindestens drei Viertel (Mädchen 78,5%, Jungen 89,9%) der 3- bis 17-Jährigen regelmäßig, d. h. mindestens einmal in der Woche, körperlich-sportlich aktiv. Im Laufe der Adoleszenz nimmt die Häufigkeit sportlicher Aktivität ab. So halbiert sich der Anteil der fast täglich körperlich-sportlich Aktiven vom 11. bis zum 17. Lebensjahr nahezu (Lampert et al. 2007a).

Deutlich zeigt sich in Deutschland ein Unterschied zwischen den Geschlechtern, der sich besonders bei den Jugendlichen bemerkbar macht: In der Altersgruppe der 11- bis 17-Jährigen sind 10,1% der Jungen und 21,5% der Mädchen inaktiv, d. h. weniger als einmal in der Woche körperlich-sportlich tätig (Lampert et al. 2007a).

In der Altersgruppe der 11- bis 17-Jährigen sind die Unterschiede nach Sozialstatus, Migrationshintergrund sowie Wohnregion bei den Jungen eher gering. Anders sieht es bei den Mädchen aus: Sportlich inaktiver sind Mädchen mit niedrigem Sozialstatus (28,1% vs. 15,8% hoher Sozialstatus), mit Migrationshintergrund (27,7% vs. ohne Migrationshintergrund 20,1%) und Mädchen, die in den neuen Bundesländern wohnen (27,4% vs. alte Bundesländer 20,1%; Lampert et al. 2007a, Langness et al. 2006; ◘ Abb. 3.2).

Im Kinder- und Jugendgesundheitssurvey wurden auch die motorischen Fähigkeiten geprüft, wobei die Ausdauerleistungsfähigkeit den Schwerpunkt bei den 11- bis 17-Jährigen bildet. Dabei weisen Jungen in der Altersklasse der 11- bis 17-Jährigen bessere Ergebnisse beim Fahrradausdauertest auf als Mädchen (Starker et al. 2007).

Auf der Basis vorliegender Evidenz und unter Berücksichtigung der Praktikabilität von Handlungsorientierungen liegen inzwischen einige Empfehlungen für Kinder und Jugendliche vor, die alle in dieselbe Richtung weisen. Danach sollten Kinder und Jugendliche an mindestens fünf Tagen pro Woche bzw. täglich mindestens eine Stunde sich moderat bis intensiv körperlich-sportlich betätigen. Sitzende Tätigkeiten in der Freizeit, insbesondere Fernsehkonsum, sollte auf maximal zwei Stunden pro Tag begrenzt werden. Die American Heart Association empfiehlt zur Primärprävention arteriosklerotischer kardiovaskulärer Erkrankungen im Kindes- und Jugendalter mindestens eine Stunde täglich moderate bis intensive körperliche Aktivität und eine Begrenzung der sitzenden Tätigkeiten, insbesondere des Fernsehkonsums, auf max. zwei Stunden pro Tag (Kavey et al. 2003). Internationale

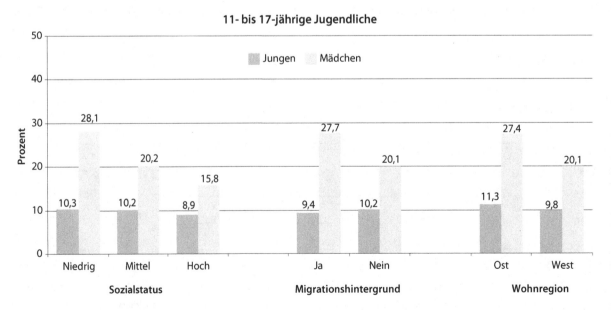

◘ **Abb. 3.2.** Relativer Anteil der körperlich-sportlich inaktiven Jungen und Mädchen nach Sozialstatus, Migrationshintergrund und Wohnregion in Prozent. (Nach Lampert et al. 2007a)

Richtlinien der WHO (2004) empfehlen eine moderate bis intensive körperliche Betätigung an mindestens fünf Tagen pro Woche. Die körperliche Aktivität sollte die Freude an der Bewegung fördern, an den Entwicklungsstand angepasst sein und helfen, grundlegende sowie spezialisierte motorische Fähigkeiten zu erwerben (Strong et al. 2005; U.S. Department of Health and Human Services 2008). Es ist auf ein ausgewogenes Verhältnis zwischen aerobem Ausdauer- und Krafttraining zur Stärkung von Muskeln und Knochen zu achten. Die Förderung der körperlich-sportlichen Aktivität im Kindes- und Jugendalter erhöht die Wahrscheinlichkeit für die Übernahme gesundheitsrelevanter Verhaltensweisen im Erwachsenenalter und bildet einen Schutz vor Risikofaktoren wie beispielsweise Übergewicht (World Health Organization Regional Office for Europe 2008).

3.1.3 Ansätze und Beispiele für die Prävention

Neben der Prävention verbreiteter Risikofaktoren und Krankheiten trägt körperlich-sportliche Aktivität wesentlich zur Stärkung der psychosozialen Ressourcen und der Kompetenzen von Jugendlichen bei, wodurch positive Auswirkungen auf ihre Persönlichkeitsentwicklung und das Empowerment erreicht werden können. Da ein verhaltensorientierter Ansatz zur Prävention von Übergewicht und Adipositas nicht ausreicht, sollten zur Verbesserung der gesundheitlichen Lage von Jugendlichen verhältnisorientierte Maßnahmen ergriffen werden (Plachta-Danielzik et al. 2008). Zur Erhöhung des Aktivitätenlevels bei Jugendlichen bieten sich zahlreiche Möglichkeiten an, insbesondere im Lebensbereich Schule, im (Sport-)Unterricht, auf dem Schulweg oder in der Freizeit (Jimmy 2007). Besonders wirksam sind multimodale Interventionen auf schulischer Ebene, die Module zur Bewegung, Ernährung und psychosozialer Gesundheit gleichermaßen integrieren. Hieraus ergibt sich für die Schüler eine erhöhte Lernbereitschaft, Leistungsfähigkeit sowie Konzentration.

Schul- und familienbezogene Interventionen zur Steigerung der körperlich-sportlichen Aktivität weisen in einem systematischen Review positive Effekte auf das Bewegungsverhalten der Jugendlichen nach. Einen nachweislich positiven Effekt haben solche Interventionen, wenn Erziehern, Lehrern und Eltern die Relevanz und die positiven Effekte von körperlich-sportlicher Aktivität vermittelt werden (Ritchie et al. 2006).

Für eine erfolgreiche Vernetzung des schulischen und familiären Settings ist die Entwicklung und Evaluation von alters- und geschlechtsspezifischen Interventionsprogrammen erforderlich, die u. a. wichtige Schlüsselpersonen mit einbeziehen. In der Durchführung solcher Praxisangebote

kommen als kompetentes und motiviertes Betreuungspersonal bzw. Multiplikatoren z. B. Personen wie Lehrer, Erzieher oder Sportwissenschaftler in Frage, die ausreichend über die Relevanz und die positiven Effekte von körperlich-sportlicher Aktivität bei Jugendlichen informiert sind.

Schulbezogene, multimodale und interdisziplinär konzipierte Interventionen erweisen sich als effektiv bei der Änderung des Ernährungs- und Bewegungsverhaltens von Jugendlichen. Die Schule als ein Ort, an dem Jugendliche in ihrer Gesamtheit erreicht werden können, sollte neben täglicher Bewegung im Schulalltag auch die Bereiche Ernährung und Stressbewältigung im Sinne eines multimodalen Ansatzes in den Unterricht aufnehmen. Darüber hinaus ist die Zusammenarbeit von mehreren Akteuren, wie Übungsleitern aus Sportvereinen, pädagogischen Betreuern aus Gemeindeeinrichtungen oder den Eltern, bei der Umsetzung von bewegungsfördernden Interventionen in der Schule sinnvoll (Thomas et al. 2004).

>> Der Dreh- und Angelpunkt ist die Pubertät, die einen so enormen Umbruch im körperlichen, psychischen und sozialen Selbst- und Fremdempfinden darstellt, wie sonst nicht noch einmal im Lebenslauf. Für die Erzieher ist wichtig: Dieser Umbruch ist verbunden mit der Ablösung von den Eltern. Hier liegt die größte Herausforderung für Erzieher: Distanz der Heranwachsenden zulassen, aber gleichzeitig Bindung aufrechterhalten. <<
Prof. Dr. Klaus Hurrelmann, Public Health and Education, Hertie School of Governance, Berlin

Eine solche Vernetzung kann u. a. durch Bewegungsaktionen in der Schule erfolgen, bei denen möglichst viele Familienmitglieder teilnehmen, oder durch das Erstellen von »Aktivitätskarten« in der Schule, die von den Jugendlichen und den Eltern zu Hause umgesetzt werden. Diese Netzwerkbildung auf schulischer sowie familiärer Ebene kann ein gesteigertes Bewegungsverhalten in der Freizeit bewirken. Zur weiteren Förderung der Freizeitaktivitäten bei Jugendlichen bieten sich u. a. der Ausbau von Fahrradwegen, die Erweiterung lokaler Sportangebote sowie kostengünstige Freizeitangebote durch Gemeindeeinrichtungen an. Diese Maßnahmen sollten im Rahmen des multimodalen Ansatzes um Elemente aus den Bereichen Gesundheit und Ernährung ergänzt werden, z. B. durch Theorielektionen gekoppelt mit zugehörigen Praxisangeboten oder durch themenspezifische Elternabende mit Informationsmaterialien.

Zusätzliche Erfolge zeigen Konzepte, die die Schule im Rahmen der *Umwelttheorie* als Lebensraum betrachten. Die Umwelttheorie (»ecological theory«) beschreibt die Schule als Lebensraum der Kinder und Jugendlichen, in dem sie aufwachsen und sich entwickeln. Dieser Lebensraum wird im Sinne der Gesundheitsförderung so gestaltet, dass die Schüler gesund aufwachsen können. Interventionen auf schulischer Ebene, die auf das Ernährungsverhalten der Schüler abzielen, können z. B. durch ein gesünderes Automaten- und Schul-Cafeteria-Angebot oder durch Kochkurse als Unterrichtsform angeboten werden.

Umweltfaktoren wie eine dichte Bebauung oder eine schlechte Infrastruktur sind assoziiert mit einem geringeren Anteil an Kindern, die Fahrrad fahren oder zu Fuß gehen. Konsistente Prädiktoren für körperliche Aktivität bei Kindern und Jugendlichen sind ein barrierefreier Zugang zu Sporteinrichtungen und Möglichkeiten, aktiv zu sein (sichere Fahrrad- und Fußwege, Spielplätze etc.; Popkin et al. 2005). Die Gestaltung der häuslichen Umgebung von Jugendlichen sollte Bewegungsanreize im Alltag schaffen und Lust auf Bewegung machen. Diese Bewegungsmöglichkeiten, z. B. Spielplätze mit Abenteuercharakter, Grünanlagen mit Spielflächen und Radwege, sollten zudem gut erreichbar und gesichert sein (Ferreira et al. 2006).

»Bewegung auf Rezept« als eine weitere bewegungsfördernde Intervention im Gesundheitssektor hat sich in Schweden als hochwirksam zur Steigerung des Aktivitenlevels und zur Verbesserung der Lebensqualität erwiesen (Kallings et al. 2008). In Deutschland wird diese Intervention zurzeit in einzelnen Regionen übernommen.

Zur Veränderung des Ernährungs- und Bewegungsverhaltens von Jugendlichen sollten schulbezogene Präventionsmaßnahmen integriert werden, die sowohl einen verhaltens- als auch verhältnispräventiv ausgerichteten Ansatz beinhalten. Das bedeutet, dass nicht nur Bewegungs- und Ernährungsbildung im Lebensraum Schule stattfinden, sondern auch strukturelle Maßnahmen (z. B. gesunde Schulverpflegung) ergriffen werden.

3.2 Über-, Unter- und Normalgewicht

Europa weist neben Amerika und der ostmediterranen Region die höchste Prävalenz für Übergewicht und Adipositas mit 20,0% übergewichtigen, davon ein Drittel adipösen Kindern, auf (World Health Organisation 2009).

Nach der internationalen HBSC-Studie beträgt die Spannbreite der 13- bis 15-Jährigen mit Übergewicht 4,0% bis 35,0% innerhalb der beteiligten 41 Länder und Regionen. Kanada, Grönland, Malta und die Vereinigten Staaten zeigen dabei die höchsten Anteile übergewichtiger Jugendlicher. Jungen mit niedrigem Sozialstatus sind häufiger übergewichtig oder adipös, besonders in Nordamerika und Westeuropa (World Health Organisation 2009).

In Deutschland sind derzeit etwa 17,0% der 14- bis 17-jährigen Jugendlichen übergewichtig und 8,5% adipös. Mit dem Lebensalter nimmt der Anteil der Adipösen

zu (◧ Abb. 3.3). Im Vergleich mit den Referenzdaten von Kromeyer-Hauschild et al. (2001) aus den 1990er Jahren ist der Anteil der Übergewichtigen (inkl. Adipösen) um etwa 50,0% gestiegen[1]. In der Altersgruppe der 14- bis 17-Jährigen hat sich der Anteil der Adipösen verdreifacht (Kurth u. Schaffrath Rosario 2007).

Jungen sind zu einem beträchtlich höheren Anteil von Übergewicht und Adipositas betroffen als Mädchen. Letztere sind mit insgesamt 14,3% im Vergleich zu Jungen (12,7%) häufiger untergewichtig, extremes Untergewicht wurde bei 5,5% der Mädchen sowie auch der Jungen gefunden (Hähne u. Dümmler 2008).

Für Jugendliche mit Migrationshintergrund besteht ein höheres Risiko, übergewichtig, aber auch adipös zu sein (◧ Abb. 3.4). In der Altersgruppe der 11- bis 13-Jährigen sind 10,0% der Kinder mit Migrationshintergrund adipös; bei Kindern ohne Migrationshintergrund beträgt der Anteil 6,4%. Ebenso sind Jugendliche mit einem niedrigen Sozialstatus häufiger übergewichtig und adipös. Der Anteil Adipöser mit niedrigem Sozialstatus bei 11- bis 17-Jährigen ist gegenüber Jugendlichen mit hohem Sozialstatus um das Drei- bis Vierfache erhöht (Kurth u. Schaffrath Rosario 2007). Ähnliche Ergebnisse wie die KiGGS-Studie zeigt die HBSC-Studie, wonach mit abnehmendem familiärem Wohlstand die Prävalenz von Übergewicht steigt (Hähne u. Dümmler 2008; Ravens-Sieberer u. Erhart 2008; Richter 2005).

Ein Drittel der Jungen und die Hälfte der gleichaltrigen Mädchen halten sich für zu dick. Nur wenige der übergewichtigen Mädchen (4,7%) unterschätzten ihr Körpergewicht, bei den übergewichtigen Jungen waren es dagegen 14,0%, die davon ausgingen, das richtige Gewicht zu haben. Dagegen überschätzen 5,2% der untergewichtigen Jungen und 10,8% der untergewichtigen Mädchen ihr Gewicht, was auf ein hohes Risiko für Essstörungen hinweist (Hähne u. Dümmler 2008).

Übergewicht und Adipositas stellen einen wesentlichen Risikofaktor für chronische Krankheiten dar. Adipositas ist bereits im Kindes- und Adoleszentenalter der bedeutsamste Risikofaktor für die Entwicklung einer arteriellen Hypertonie (Nishina et al. 2003; Sorof u. Daniels 2002). Kalkulationen gehen von einer um 8 bis 12 Jahre verminderten Lebenserwartung bei adipösen Jungen aus (Fontaine et al. 2003). Ergebnisse des deutschen CHILT-Projekts (Children's Interventional Trial) zeigen auch

---

[1] Bezugsmaß sind die bisher gültigen Referenzdaten, die aus 17 durchgeführten Untersuchungen in den Jahren 1985 bis 1999 generiert wurden. Die Berechnung der BMI-Perzentile basiert auf den Körperhöhen- und Körpergewichtsdaten von 34.422 Kindern und Jugendlichen im Alter von 0 bis 18 Jahren (Kromeyer-Hauschild et al. 2001).

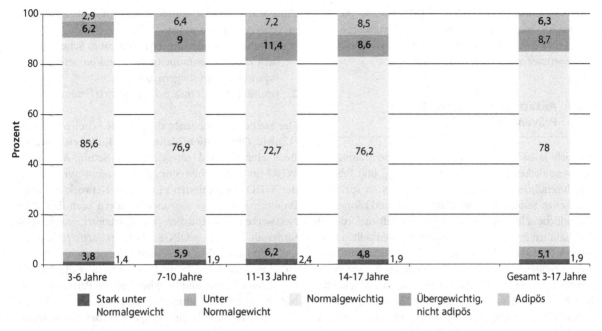

Abb. 3.3. Verteilung BMI nach Altersgruppen in Prozent. (Nach Kurth u. Schaffrath Rosario 2007)

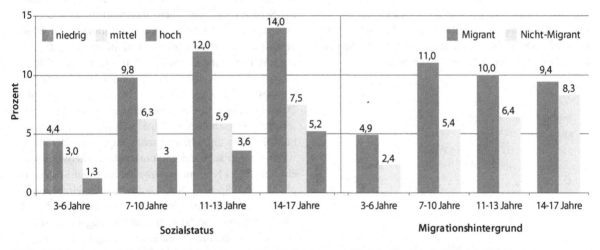

Abb. 3.4. Prävalenz von Adipositas nach Sozialstatus und Migrationshintergrund. (Nach Kurth u. Schaffrath Rosario 2007)

einen positiven Zusammenhang zwischen motorischen und kognitiven Leistungen (Graf et al. 2003). Ein aktiver Lebensstil ist positiv mit motorischer Entwicklung korreliert. Übergewichtige Kinder weisen häufiger Defizite hinsichtlich Grobmotorik, Körperkoordination und Körperhaltung auf (Bruns-Philips u. Dreesmann 2004; Graf et al. 2004) und sind deutlich weniger körperlich aktiv als Normalgewichtige (Trost et al. 2001). Übergewichtige sowie adipöse Jugendliche leiden außer unter den langfristigen gesundheitlichen Folgen zudem unter Stigmatisierung, sozialer Ausgrenzung sowie einer gerin-

geren gesundheitsbezogenen Lebensqualität (Hölling et al. 2008; Kurth u. Ellert 2008).

Dem Kindesalter und der Vorpubertät kommt insbesondere bei der Entwicklung einer Adipositas über die Lebenszeit eine entscheidende Bedeutung zu (Gillman 2004). Nach dem Alter von 6 Jahren beträgt die Wahrscheinlichkeit für Adipositas im Erwachsenenalter 50,0% für bereits adipöse, dagegen 10,0% für nicht adipöse Kinder. Adipositas im Kindesalter ist damit ein bedeutender Prädiktor für adulte Adipositas, wobei mit zunehmendem Alter der Kinder der Einfluss bestehender Adipositas der

Eltern abnimmt (Withaker et al. 1997). Ebenso wie Adipositas hat auch in jungen Jahren etablierte körperliche Inaktivität eine hohe Wahrscheinlichkeit von Persistenz im Lebensverlauf (Kelder et al. 1994).

3.2.1 Ansätze und Beispiele für die Prävention

Die Schule ist neben der Familie ein Lebensraum, dem ein wesentlicher Anteil an der Entwicklung und Prägung von Jugendlichen zukommt. Unabhängig vom sozioökonomischen Status oder Migrationshintergrund können alle Jugendliche über präventive bzw. gesundheitsfördernde Maßnahmen erreicht werden. Interventionen sollten in einem multimodalen Ansatz, der Bewegung, Ernährung und Stressbewältigung bzw. die Förderung der psychischen Gesundheit kombiniert, angeboten werden. Eine Möglichkeit besteht darin, dieses als curricularen Bestandteil in den Unterricht zu implementieren. Ergänzend sollten im Sinne der Gesundheitsförderung Maßnahmen zur Umgestaltung der Schule zu einer »gesunden Schule« durchgeführt werden. Dies beinhaltet z. B. eine bewegungsfördernde und attraktive Pausenhofgestaltung, die Einführung einer 5-minütigen Bewegungspause während des allgemeinen Schulunterrichts sowie eine Ausstattung mit funktionellem, dynamisches Sitzen ermöglichendem Mobiliar.

>> Früh anfangen, breit ansetzen, endlich ernsthaft die Verhältnisprävention als gesellschaftliche Aufgabe angehen. Wir brauchen fahrradfreundlichen Städtebau, soliden ÖPNV, eine Entmutigung von Kurzstreckenfahrten mit dem PKW durch Regulierung des Parkens, wir brauchen den Gesundheits-Soli auf hochkalorische Lebensmittel, ein Verbot oder heftige Besteuerung von Süßigkeitenwerbung in Kindersendungen, wir brauchen die Verbraucherampel auf die Lebensmittel. <<
Thomas Kliche, Universitätsklinikum Hamburg-Eppendorf (UKE), Forschungsgruppe Versorgung und Qualität in der Prävention

Wesentlich zur Förderung der Gesundheit ist Bildung. Bildung und Gesundheit sind eng miteinander verbunden und wechselseitig aufeinander bezogen. Zum einen fördert Gesundheit »erfolgreich verlaufende Bildungsprozesse« (Paulus 2002), zum anderen bietet Bildung eine gute Grundlage für gesundheitsförderliche Verhaltensweisen. Damit kommt neben der Familie der Schule eine wichtige Aufgabe bei der Förderung der Gesundheit zu. Ziele schulischer Gesundheitsförderung sind
1. Qualifizierung von Gesundheit durch Bildung und
2. Qualifizierung von Bildung durch Gesundheit.

Zur Förderung der Gesundheit können zwei Zielrichtungen unterschieden werden:
1. Gesundheitsförderung im Lebensraum Schule mit dem Ziel, die gesundheitsbezogene Kompetenz der Jugendlichen zu steigern, und
2. gesundheitsfördernde Schule/Betrieb (Paulus 2002).

Der zweite Ansatz bezieht die gesamte Schulentwicklung (Umfeld, Organisation/Management, Kultur etc.) und alle Beteiligten ein und entspricht dem Setting-Ansatz der WHO im eigentlichen Sinn. Er liegt nicht nur dem von der WHO koordinierten »European Network of Health Promoting Schools« zugrunde, sondern auch deutschen Netzwerken und Modellen (z. B. »Netzwerk gesundheitsfördernde Schulen«, »OPUS – Offenes Partizipationsnetz und Schulgesundheit«, »Gesund Leben Lernen« (Windel 2005, anschub.de). Alle Ansätze gehen über die Einrichtung Schule hinaus und beziehen externe Partner mit ein. Neben der Schule kommt bei Jugendlichen dem Betrieb bzw. der Hochschule eine Aufgabe in der Gesundheitsförderung zu.

Ein weiterer wesentlicher Aspekt bei der Förderung von körperlicher Aktivität ist die Öffnung der Schule für Sportvereine. Vor allem das zeitliche Potenzial der Ganztagsschule sollte durch Kooperationen mit Sportvereinen stärker genutzt werden, denn die geforderte tägliche Bewegung der Schüler kann hier optimal in die Tagesstruktur mit eingebunden werden. Daneben können Übungsleiter aus Sportvereinen bei der Gestaltung und Durchführung von Bewegungseinheiten facettenreichere Möglichkeiten anbieten. Eine wichtige Voraussetzung hierfür ist ein unproblematischer Zugang für den Sportverein zu den schulischen Sportstätten. Allerdings sollte ein freiwilliges Nachmittagsangebot nicht auf Kosten verpflichtenden Sports gehen. Daneben sollte eine Nutzung des Pausenhofgeländes durch die Jugendlichen des Stadtteils in den unterrichtsfreien Zeiten ermöglicht werden.

Sportvereine und Gemeinden sind gefordert, für jede Altersstufe gesundheitsförderliche Freizeitaktivitäten anzubieten, da nicht nur die Teilnahme an schulinternen Sportprogrammen, sondern auch an Freizeitaktivitäten in Gemeinden sich als erfolgreich bei der Förderung der Aufnahme von moderater bis intensiver körperlicher Aktivität erweist (Popkin et al. 2005).

Das Umfeld von Jugendlichen in Schulen und Freizeit sollte so gestaltet sein, dass gesundes Verhalten zur Selbstverständlichkeit wird. Dies beinhaltet neben einer gesunden Schulverpflegung für alle auch ein adäquates Sport- und Bewegungsangebot. Eine nachhaltige Bau- und Stadtplanung kann zur bewegungsfreundlichen Gestaltung der Lebenswelten von Jugendlichen beitragen. Der Fokus sollte besonders auf Stadtteilen mit einem hohen Anteil sozial benachteiligter Familien liegen. Eine grundlegende Maßnahme ist z. B. der Ausbau des sicheren Radwegenetzes (Bundesministerium für Gesundheit 2008).

3.3 Mundhygiene

In der Altersgruppe der 11- bis 17-jährigen Jugendlichen werden 28,0% nicht den Empfehlungen von mindestens zweimal täglicher Zahnreinigung gerecht. Hierbei zeigen sich deutliche Unterschiede zwischen Jungen und Mädchen. In der Altersgruppe der 14- bis 17-Jährigen putzen sich über zwei Drittel der Jungen ihre Zähne weniger als zweimal täglich, bei den Mädchen beträgt der Anteil ein Fünftel. Zudem weist die Mundhygiene ein deutliches Schichtgefälle auf; je niedriger der Sozialstatus ist, desto höher ist der Anteil Jugendlicher mit geringer Putzfrequenz. Ebenso weisen Jugendliche mit Migrationshintergrund ein deutlich geringeres Zahnputzverhalten auf als Jugendliche ohne Migrationshintergrund (unabhängig von der sozioökonomischen Schicht) (Schenk u. Knopf 2007; ähnlich Institut der deutschen Zahnärzte 2006).

Nach der vierten deutschen Mundgesundheitsstudie haben inzwischen fast die Hälfte (46,1%) der Jugendlichen ein Gebiss ohne Karieserfahrungen. Mehr als zwei Drittel gaben an, selbst »sehr viel« oder »viel« für den Erhalt der Mundgesundheit tun zu können. 66,2% der Jugendlichen gehen regelmäßig zur zahnärztlichen Kontrolle bei einer Zahnarztbindung von durchschnittlich 90,0% (Institut der deutschen Zahnärzte 2006).

Etwa 5,0% der Jugendlichen gehen weniger als einmal pro Jahr zur zahnärztlichen Kontrolle. Dabei nehmen Jugendliche mit niedrigem Sozialstatus sowie Jugendliche mit Migrationshintergrund deutlich seltener die Zahnarztkontrolle wahr (Schenk u. Knopf 2007).

3.3.1 Ansätze und Beispiele für die Prävention

Trotz der beispielhaften Kariesreduktion in Deutschland als Folge präventiver Maßnahmen verdeutlicht die Datenlage Handlungsbedarf bezüglich der Mundhygiene vor allem bei den 14- bis 17-Jährigen. Zur Erkennung von Frühstadien oraler Erkrankungen erscheinen halbjährliche Zahnarztkontrollen sinnvoll. Präventionsmaßnahmen sollten sich insbesondere auf sozial Benachteiligte und Jugendliche mit Migrationshintergrund beziehen. Bei sozial benachteiligten Jugendlichen sind niedrigschwellige Präventionsmaßnahmen mit Zugehstruktur erforderlich. Jugendzentren, und damit auch die Jugendhilfe, sollten präventive Maßnahmen zur Mundgesund-

heit mit aufnehmen. Zur Förderung der Mundgesundheit von Jugendlichen mit Migrationshintergrund erwiesen sich ausgebildete Multiplikatoren als wirkungsvoll, die in ihrem kulturellen Umfeld tätig sind. Auf der Internetplattform www.gesundheitliche-chancengleichheit.de der Bundeszentrale für gesundheitliche Aufklärung sind entsprechende Präventionsmaßnahmen aufgeführt (Robert Koch-Institut, Bundeszentrale für gesundheitliche Aufklärung 2008; Bundeszentrale für gesundheitliche Aufklärung 2007).

Die präventive Zahnversorgung ist in Form von Gruppenprophylaxe in § 21 SGB V gesetzlich verankert und sichert somit die präventiven Aktivitäten gegen Zahnerkrankungen über die gesetzliche Krankenversicherung. Flächendeckende Präventionsmaßnahmen sollen insbesondere in Kindergärten und Schulen mit Kindern und Jugendlichen bis zum 12. Lebensjahr auch weiterhin und möglichst flächendeckend durchgeführt werden, bei Bevölkerungsgruppen mit besonders hohem Kariesrisiko bis zum 16. Lebensjahr. Zudem hat jeder 6- bis 18-Jährige die Möglichkeit, sich einmal im Kalenderhalbjahr im Rahmen der Individualprophylaxe präventiv zahnärztlich untersuchen zu lassen. Jugendliche haben im Rahmen dieser einen Anspruch auf Fissurenversiegelung der Molaren (§ 22 SGB V, s. Infobox). Für den zu verzeichnenden Kariesrückgang zwischen 1997 und 2005 sind – neben der eingeführten Gruppenprophylaxe und Verbreitung fluoridhaltiger Zahnpasta – regelmäßige Zahnarztbesuche sowie die Ausweitung der Fissurversiegelung im Rahmen der Individualprophylaxe ursächlich. 74,8% der Jugendlichen erhielten 2005 mindestens eine Fissurenversiegelung (Institut der deutschen Zahnärzte 2006).

Mittels der medialen Kampagne »be küssed!« will die Deutsche Arbeitsgemeinschaft für Jugendzahnpflege e.V. (DAJ) 13- bis 16-jährige Jugendliche zu einer besseren Mundhygiene motivieren. Mit Plakaten, Postkarten, Flyern, Anzeigen in Schülerzeitungen und der Webpräsenz unter www.be-kuessed.de sollen die Jugendlichen ohne erhobenen Zeigefinger dafür begeistert werden, für sich selbst und ihre Zähne etwas zu tun. Dabei werden mit frechen Fotomotiven, einem progressiven Grafikdesign und einer direkten, unkomplizierten Sprache gesunde und gepflegte Zähne als »Statussymbol« innerhalb der Clique, als Ausdruck von Lebensfreude und Selbstbewusstsein dargestellt (Deutsche Arbeitsgemeinschaft für Jugendzahnpflege e. V. 2010).

Präventive Maßnahmen sollten zahnmedizinische Prophylaxekonzepte stärker als bisher vernetzen. Dies erfordert eine konzeptionelle Weiterentwicklung der prinzipiell erfolgreichen Prophylaxeorganisation. Zur Erreichbarkeit von insbesondere sozial benachteiligten Familien sollten verstärkt aufsuchende Angebote integriert werden. Beispielsweise könnten Jugendzentren präventive Maßnahmen zur Mundgesundheit in ihr Angebot aufnehmen.

Infobox

Gesundheitsuntersuchungen im Jugendalter

Früherkennungsuntersuchungen

Ziele und gesetzliche Grundlagen

Die Früherkennung von Entwicklungs- und Gesundheitsstörungen im Kindes- und Jugendalter ist nach § 26 Abs. 1 SGB V im Leistungskatalog der gesetzlichen Krankenversicherung (GKV) verankert. Die Früherkennungsuntersuchungen umfassen Untersuchungen von der Geburt bis zum Alter von sechs Jahren (U1–U9) sowie die Jugendgesundheitsuntersuchung (J1) zwischen dem 13. und dem 15. Lebensjahr. Zusätzlich besteht für Jugendliche zwischen dem 16. und 18. Lebensjahr die Möglichkeit, an der kostenpflichtigen Jugenduntersuchung J2 teilzunehmen; die Kosten werden zum Teil von den gesetzlichen Krankenkassen übernommen.

Die Jugendgesundheitsuntersuchungen dienen der rechtzeitigen Erkennung von gesundheitlichen Störungen und Krankheiten. Ziel ist es, durch Früherkennung insbesondere von psychischen und psychosozialen Risikofaktoren sowie sonstigen gesundheitlichen Belastungen und Krankheiten körperliche, geistige und/oder soziale Fehlentwicklungen zu verhindern. Darüber hinaus sind individuell auftretende gesundheitsgefährdende Verhaltensweisen im Rahmen einer allgemeinen Förderung des Gesundheitsbewusstseins frühzeitig zu erkennen. Die Teilnehmerrate bei der J1 beträgt nach Angaben des Kinder- und Jugendgesundheitssurveys (KiGGS) in Deutschland knapp 30%. Besonders selten wird sie von Jugendlichen mit Migrationshintergrund sowie von Jugendlichen mit älteren Geschwistern oder mit allein erziehendem Elternteil genutzt. Für die J2 liegen bislang keine repräsentativen Daten vor.

Inhalte der Jugendgesundheitsuntersuchungen J1 und J2

Bei der J1 wird der Jugendliche insbesondere auf mögliche Haltungsanomalien und die Gewichtsentwicklung untersucht. Darüber hinaus werden der Impfstatus, die Strumaprophylaxe, der Blutdruck, die familiäre Situation, die schulische Entwicklung, das Gesundheitsverhalten und die Motorik erfasst sowie die Pubertätsentwicklung und das Sexualverhalten besprochen. Die J2 dient der Erkennung von Pubertäts- und Sexualitätsstörungen, Sozialisations- und Verhaltensstörungen sowie der Früherkennung von Diabetes.

▼

Betriebsärztliche Untersuchung

Ziele und gesetzliche Grundlagen

Nach dem Jugendarbeitsschutzgesetz (JArbSchG, §§ 32 ff.) ist der Eintritt in das Berufsleben für einen Jugendlichen unter 18 Jahren nur möglich, wenn er innerhalb der letzten 14 Monate von einem Arzt untersucht wurde und keine Bedenken bestehen. Dies erfolgt unabhängig davon, ob der Jugendliche als Auszubildender oder als Arbeitnehmer tätig ist. Die Regelungen gelten jedoch nicht für eine geringfügige oder eine nicht länger als zwei Monate andauernde Beschäftigung mit leichten Arbeiten, von denen keine gesundheitlichen Nachteile für den Jugendlichen zu befürchten sind.

Hat der Jugendliche das 18. Lebensjahr noch nicht überschritten, ist ein Jahr nach Aufnahme der Beschäftigung eine Nachuntersuchung erforderlich. Nach Ablauf jedes weiteren Jahres kann sich der Jugendliche freiwillig erneut untersuchen lassen. Die Einhaltung des Jugendarbeitsschutzgesetzes überwacht je nach Zuständigkeit das Gewerbeaufsichtsamt, das Amt für Arbeitsschutz und das Bergamt. Die Kosten für die Untersuchungen werden nach dem Jugendarbeitsschutzgesetz von dem jeweiligen Bundesland übernommen (JArbSchG § 44).

Die betriebsärztliche Untersuchung soll sicherstellen, dass die Jugendlichen sich nicht mit Tätigkeiten beschäftigen, die ihre Gesundheit schädigen und der Förderung ihrer Gesundheit entgegenstehen.

Inhalte der Untersuchung

Die ärztlichen Untersuchungen werden von Allgemeinmedizinern (Hausarzt) und Kinderärzten durchgeführt. Diese überprüfen den Gesundheits- und Entwicklungszustand sowie die körperliche Verfassung des Jugendlichen. Zusätzlich erfolgt eine Familien- und Eigenanamnese des Jugendlichen. Besondere Aufmerksamkeit liegt auf Krankheiten, Unfällen und Operationen, Allergien, Asthma, Haut-, Augen- und Anfallsleiden. Nach Aufnahme der Beschäftigung erfolgen jährlich Nachuntersuchungen mit dem Ziel, arbeitsbedingte Gesundheitsbeeinträchtigungen frühzeitig zu erkennen.

Prüfung der Wehrdiensttauglichkeit

Ziele und gesetzliche Grundlagen

Nach dem Wehrpflichtgesetz (WPflG) muss die geistige und körperliche Tauglichkeit für den Wehrdienst geprüft werden. Bei der Musterung werden die Wehrpflichtigen von einem Bundeswehrarzt untersucht. Ziele sind die Identifikation möglicher Gesundheitseinschränkungen sowie die Zuordnung zu geeigneten Aufgaben während

▼

der Wehrdienstzeit. Die Durchführung der Musterung erfolgt durch die Kreiswehrersatzämter.

Inhalte der Musterung
Die Musterung umfasst eingehende medizinische sowie psychologische Untersuchungen. Bei der Voruntersuchung im Labor werden zunächst die Körpermaße ermittelt und eine Urinprobe entnommen. Anschließend werden neben der Erfassung der gesundheitlichen Vorgeschichte des Wehrpflichtigen u. a. der Bewegungsapparat, Lunge, Herz- und Kreislauf-System, Bauchorgane, aber auch Haut und Sinnesorgane überprüft. Des Weiteren finden Seh- und Hörtests statt. Mit Hilfe psychologischer Testverfahren werden Fähigkeiten und Kenntnisse der Wehrpflichtigen erhoben. Hierzu zählen u. a. Rechtschreibung, Überprüfung der mathematischen und logischen Denkfähigkeiten, Merkfähigkeitstest, ggf. Erfassung der mechanischen Kenntnisse und ein Test der Reaktionszeit. Bei Bedarf erfolgt eine ärztliche Zusatzbegutachtung durch eine fachärztliche Einrichtung der Bundeswehr oder einen niedergelassenen Facharzt.

Zahnprophylaxe
Ziele und gesetzliche Grundlagen
Mit der Einführung des § 21 in das Sozialgesetzbuch (SGB) V im Jahr 1989 wird in Form der Gruppenprophylaxe das Ziel verfolgt, eine bessere präventive Zahnversorgung der Kinder in Deutschland zu ermöglichen. Die bis zum 12. Lebensjahr gesetzlich verankerte Gruppenprophylaxe dient vorrangig der Verhütung von Zahnerkrankungen sowie der Vermittlung von Inhalten zur altersgerechten Mundgesundheitserziehung. Die Maßnahmen werden überwiegend in Kindergärten und Schulen durchgeführt. Die positiven Erfolge führten 1993 zu einer gesetzlichen Erweiterung für sozial benachteiligte und behinderte Jugendliche mit erhöhtem Kariesrisiko. Diese speziellen Maßnahmen werden an Schulen und Behinderteneinrichtungen bis zur Vollendung des 16. Lebensjahres durchgeführt. Nach § 21 SGB V haben sich die Krankenkassen an den Kosten zur Durchführung zu beteiligen und mit den Zahnärzten und den für die Zahngesundheitspflege in den Ländern zuständigen Stellen die Erkennung und Verhütung von Zahnerkrankungen zu fördern. Mit der Einführung der Individualprophylaxe (§ 22 SGB V) 1989 können sich Versicherte zwischen dem 12. und dem 18. Lebensjahr (ergänzend zur Gruppenprophylaxe) einmal in jedem Kalenderhalbjahr zur Verhütung von Zahnerkrankungen untersuchen lassen. 1993

wurde die Individualprophylaxe auf 6- bis 11-jährige Kinder ausgeweitet und zusätzlich die präventive Versiegelung von Molaren-Fissuren in den Leistungskatalog der GKV aufgenommen.

Inhalte der Gruppen- und Individualprophylaxe
Die Leistungen der Gruppenprophylaxe erstrecken sich insbesondere auf die Mundhygiene, Ernährungsberatung, Zahnschmelzerhärtung, Erhebung des Zahnstatus sowie die Untersuchung der Mundhöhle. Die zahnmedizinische Individualprophylaxe konzentriert sich nach § 22 SGB V auf den Befund des Zahnfleisches und dessen Anfälligkeit gegenüber Karieserkrankungen, die Aufklärung über Krankheitsursachen und ihre Vermeidung, das Erstellen von diagnostischen Vergleichen zur Mundhygiene, auf die Motivation und Einweisung bei der Mundpflege sowie auf Maßnahmen zur Schmelzhärtung der Zähne.

3.4 Impfstatus

Zu den kostengünstigsten und besonders wirksamen Präventionsmaßnahmen zählen Schutzimpfungen. Impfungen schützen nicht nur individuell, sondern führen auch zu einem Kollektivschutz der Bevölkerung. Die Bevölkerungsimmunität tritt bei einem hohen Anteil immuner Personen in der Bevölkerung ein, die Wahrscheinlichkeit ist somit gering, dass ein infizierter Mensch auf eine ansteckungsfähige Person trifft, auf die er die Krankheit übertragen könnte (Gordis 2001). Dadurch können auch Personen geschützt werden, bei denen aus medizinischen Gründen keine Impfung durchgeführt werden kann. Zudem können bei hohen Impfquoten Krankheitserreger eliminiert werden. Der Kollektivschutz ist jedoch abhängig von der Infektionskrankheit. So liegt z. B. der Anteil erfolgreich zu Impfender für Diphtherie bei mindestens 80,0% und für Masern bei 92,0–95,0% (Poethko-Müller et al. 2007).

Die Impfquote der ersten Auffrischungsimpfungen beträgt bei den 11- bis 17-jährigen Jugendlichen für Tetanus 83,8% und für Diphtherie 83,0%. Etwa 95% der Jugendlichen haben eine vollständige Grundimmunisierung gegen Poliomyelitis. Bei Hepatitis B beträgt diese hingegen nur ca. 59% (vgl. ◻ Tabelle 3.1) und liegt damit deutlich unter der erwünschten Durchimpfung von über 95,0% (Poethko-Müller et al. 2007). Bei nur der Hälfte der 14- bis 17-jährigen Jugendlichen mit Migrationshintergrund besteht eine vollständige Impfung gegen Hepatitis B. Nach den KiGGS-Daten stellt die Teilnahme an der J1-Untersuchung den stärksten protektiven Faktor für eine vollständige Grundimmunisierung gegen He-

Tabelle 3.1. Prozentualer Anteil Jugendlicher mit vollständiger Grundimmunisierung (95% Konfidenzintervall) nach Poethko-Müller et al. (2007)

Alter	Tetanus	Diphtherie	Poliomyelitis	Hepatitis B
11–13 Jahre	94,5 (93,4–95,4)	94,0 (92,9–95,0)	94,8 (93,7–95,7)	59,6 (57,0–62,3)
14–17 Jahre	96,4 (95,5–97,1)	96,1 (95,3–96,8)	95,3 (94,3–96,1)	58,3 (55,9–60,6)
Gesamt (2–17 Jahre)	93,0 (92,3–93,7)	92,6 (91,9–93,3)	90,8 (90,0–91,6)	65,8 (64,1–67,6)

Tabelle 3.2. Prozentuale Impfquoten Masern-Mumps (95% Konfidenzintervall) nach Poethko-Müller et al. (2007)

Alter	1. Masern	2. Masern	1. Mumps	2. Mumps
11–13 Jahre	93,8 (92,6–94,8)	75,6 (73,6–77,6)	93,6 (92,4–94,6)	74,5 (72,5–76,5)
14–17 Jahre	94,0 (92,9–95,0)	77,5 (75,1–79,8)	92,3 (91,0–93,4)	70,8 (68,5–72,9)
Gesamt (2–17 Jahre)	93,6 (93,0–94,2)	74,2 (72,6–75,7)	93,0 (92,4–93,6)	72,0 (70,5–73,5)

patitis B dar. So sind über 70,0% der Jugendlichen, die an der J1-Untersuchung teilgenommen haben, komplett gegen Hepatitis B geimpft. Bei den Jugendlichen, die die Untersuchung nicht wahrgenommen haben, sind es hingegen nur 50,0% (Robert Koch-Institut, Bundeszentrale für gesundheitliche Aufklärung 2008).

Gegen Masern sind etwa 94,0% und gegen Mumps etwa 93,0% geimpft. Bei der zweiten Impfdosis ist jedoch ein deutlicher Rückgang zu erkennen (Masern ca. 76,0%, Mumps ca. 73,0%; Tabelle 3.2). Bei Masern ist die Impfquote (erste und zweite Impfung) auf 95,0% zu erhöhen, um die in Europa angestrebte Maserneliminierung zu erreichen. In der Altersgruppe der 11- bis 17-Jährigen sind die Impfquoten der Grundimmunisierung bei Jugendlichen mit Migrationshintergrund signifikant geringer. Insgesamt sind mehr Jugendliche mit mittlerem sozioökonomischem Status gegen Tetanus, Diphtherie und Poliomyelitis geimpft als Jugendliche mit niedrigem oder hohem Sozialstatus. Jugendliche mit niedrigem Sozialstatus sind häufiger grundimmunisiert gegen Hepatitis B. Zudem sind Jugendliche aus Familien mit hohem Sozialstatus häufig nicht gegen Masern, Mumps und Röteln geimpft (Poethko-Müller et al. 2007).

3.4.1 Ansätze und Beispiele für die Prävention

Impfkampagnen sollten sich gezielt an bestimmte Bevölkerungsgruppen (z. B. junge Eltern mit hohem Sozialstatus sowie Eltern mit Migrationshintergrund) wenden. Bei den Jugendlichen ist insbesondere ein verbesserter Impfschutz gegen Hepatitis B, Keuchhusten, Masern, Mumps

sowie Röteln erforderlich. In der Altersgruppe der 12- bis 17-Jährigen empfiehlt sich eine Kommunikationsstrategie. Für schwer zu erreichende Jugendliche insbesondere mit Migrationshintergrund sollten Zugänge über Wohlfahrtsverbände oder muttersprachliche Multiplikatoren gewählt werden.

Eine wesentliche Rolle für die Impfprävention spielen Multiplikatoren (z. B. Ärzte, Hebammen, Erzieher, Lehrer). Sie sollten im Rahmen ihrer Aus- und Fortbildung hinsichtlich der Relevanz eines vollständigen Impfschutzes qualifiziert werden. Darüber hinaus müssen die bestehenden Materialien zur Impfprävention für Eltern, Jugendliche sowie Multiplikatoren weiterentwickelt werden, wobei vor allem eine altersspezifische Differenzierung notwendig ist (Robert Koch-Institut, Bundeszentrale für gesundheitliche Aufklärung 2008).

Für eine bessere Impfprävention ist eine bundesweit abgestimmte Informations- und Öffentlichkeitsarbeit sowie die Einbeziehung qualifizierter Multiplikatoren zu empfehlen. Dabei müssen die präventiven Maßnahmen in den verschiedenen Altersgruppen auf bestimmte Impfziele (Jugendliche: z. B. Hepatitis B) hinwirken.

3.5 Psychische Gesundheit

Nach der HBSC-Studie weisen 17,8% der 11- bis 15-jährigen Jugendlichen mentale Gesundheitsprobleme auf, wobei ein Anstieg der Prävalenz mit jeder Altersgruppe zu verzeichnen ist. Mädchen leiden fast doppelt so häufig an psychischen Gesundheitsproblemen wie Jungen (Mädchen 22,3%, Jungen 13,4%). Mit zunehmendem familiärem

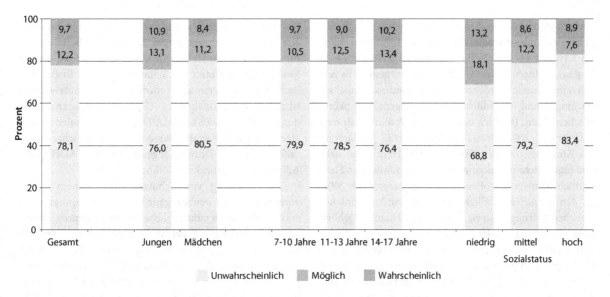

□ **Abb. 3.5.** Prävalenz psychischer Auffälligkeiten in Prozent. (Nach Ravens-Sieberer et al. 2007)

Wohlstand nimmt der Anteil Jugendlicher mit mentalen Gesundheitsproblemen ab. Ebenso zeigen sich bezüglich des elterlichen Erwerbsstatus deutliche Unterschiede im Auftreten von mentalen Gesundheitsproblemen: Bei Berufstätigkeit oder Tätigkeit als Hausfrau/-mann beträgt die Prävalenz 16,9% bzw. 16,4% (Mutter bzw. Vater). Ist der Vater arbeitssuchend, liegt die Prävalenz bei 24,5%, diese steigt bei einer arbeitssuchenden Mutter auf 27,4% an. Ist der Vater erkrankt, berentet oder studierter, erhöht sich die Prävalenz auf 28,2%. Eine kranke, berentete oder studierende Mutter geht mit einer Prävalenz von 20,1% einher (Ravens-Sieberer u. Erhart 2008).

Zwei repräsentative Untersuchungen fanden übereinstimmend eine Gesamtprävalenz von 9–10% behandlungsbedürftigen sowie 18,0% mäßig auffälligen bzw. diagnostikbedürftigen Kinder und Jugendlichen im Alter zwischen 4 und 18 Jahren (Barkmann u. Schulte-Markwort 2002). Etwa ein Fünftel der in der BELLA-Studie befragten Jugendlichen können als grenzwertig oder psychisch auffällig klassifiziert werden. In der Altersgruppe der 11- bis 13-Jährigen zeigen 21,5% (grenzwertig 12,2%; auffällig 9,7%) Hinweise auf psychische Auffälligkeiten. Bei den 14- bis 17-Jährigen werden bereits 13,4% als grenzwertig und 10,2% als auffällig klassifiziert. Unter den 11- bis 13-jährigen Jugendlichen sind insgesamt Jungen etwas stärker von psychischen Auffälligkeiten betroffen als Mädchen (25,0% vs. 18,0%). Mit zunehmendem Alter erhöht sich bei den Mädchen (22,2%) der Anteil der möglicherweise und wahrscheinlich psychisch Auffälligen (Ravens-Sieberer et al. 2007). Am häufigsten werden Verhaltensauffälligkeiten berichtet. Auffälligkeiten bestehen ebenso bezüglich Hyperaktivität sowie Problemen mit Gleichaltrigen. Die geringsten Auffälligkeiten finden sich im prosozialen Verhalten (Hölling et al. 2007).

Differenzen zeigen sich auch im Zusammenhang mit dem sozioökonomischen Status: Von den 11- bis 13-jährigen Jugendlichen aus der untersten Schicht weisen 13,3% eine allgemeine psychische Auffälligkeit auf, 10,1% sind grenzwertig auffällig, in der höchsten Schicht sind dagegen nur 3,9% allgemein und 4,4% grenzwertig auffällig (□ Abb. 3.5). In der Altersgruppe der 14- bis 17-Jährigen weisen 9,1% eine psychische Auffälligkeit auf, 8,7 sind grenzwertig auffällig. 4,3% der Jugendlichen mit hohem sozioökonomischem Status dieser Altergruppe sind auffällig und 3,1 grenzwertig. Von psychischen Auffälligkeiten sind Jugendliche mit Migrationshintergrund der Altersgruppe der 11- bis 13-Jährigen häufiger betroffen als jene ohne Migrationshintergrund (12,0% vs. 7,8%). Bei den 14- bis 17-jährigen Jugendlichen mit Migrationshintergrund sind noch 7,6% auffällig, hingegen bei jenen ohne Migrationshintergrund 6,2% (Hölling et al. 2007). 22,1% der grenzwertig bis psychisch auffälligen Jugendlichen sind an Hauptschulen anzutreffen; 45,2% an Förderschulen. Psychisch auffällige Jugendliche machen häufiger als unauffällige Jungen und Mädchen Gewalterfahrungen als Täter und Opfer (Deutscher Bundestag 2009).

Auffallend ist in der männlichen Altersgruppe der 10- bis unter 15-jährigen die häufige Verordnung von Psychopharmaka, insbesondere zur Behandlung der Aufmerksamkeitsdefizit-/Hyperaktivitäts-Störung (ADHS, »Zappelphilipp-Syndrom«; Dörning et al. 2006; s. auch Kap. 4 und 7.4). ADHS ist das am häufigsten diagnostizierte Störungsbild des Kindes- und Jugendalters in allen westlichen Industrienationen (Huss u. Lehmkuhl 2005). Bei 7,1% der 11- bis 13-jährigen und bei 5,6% der 14- bis 17-jährigen Jugendlichen wurde ADHS festgestellt. Es zeigt sich eine deutlich größere Auftretenswahrscheinlichkeit bei Jungen und Jugendlichen mit niedrigem sozioökonomischem Status (Schlack u. Hölling 2007; ähnlich Ravens-Sieberer et al. 2007). Etwa 7,5% der 11- bis 17-Jährigen zeigen Anzeichen für Störungen des Sozialverhaltens, dabei sind Jugendliche mit niedrigem sozioökonomischem Status deutlich häufiger betroffen (Ravens-Sieberer et al. 2007). Zu den Verhaltensauffälligkeiten in Verbindung mit körperlichen Störungen sowie psychischen Faktoren gehören Essstörungen, 21,9% der 11- bis 17-jährigen Jugendlichen weisen entsprechende Symptome auf, wobei der Anteil bei Mädchen fast doppelt so hoch ist wie bei Jungen (28,9% vs. 15,2%). Gleichermaßen hoch ist der Unterschied zwischen Jugendlichen mit niedrigem vs. hohem Sozialstatus (27,6% vs. 15,6%). Noch höher liegt der Anteil bei Jugendlichen mit Migrationshintergrund (30,3%). Bei den 11- bis 17-Jährigen ohne Migrationshintergrund leiden an Essstörungen lediglich 20,2% (Hölling u. Schlack 2007).

Das nachweislich bestehende Informationsdefizit bezüglich der Symptomatik und Ursachen einer ADHS betrifft neben Eltern auch Professionelle, insbesondere im Umfeld Kindergärten/Kitas und Schulen. Die ADHS-Symptomatik ist in verschiedenen Lebenssituationen unterschiedlich stark ausgeprägt. So zeigen sich Unterschiede z. B. in der Schule und im häuslichen Umfeld. Darüber hinaus bestehen Diskrepanzen in der wahrgenommenen ADHS-Symptomatik bei Erziehern und Eltern. Verhaltenstherapeutische Ansätze im Ausland zeigen vielversprechende Ergebnisse, die auf Übertragbarkeit geprüft werden sollten.

3.5.1   Ansätze und Beispiele für die Prävention

Die Analysen des Kinder- und Jugendgesundheitssurveys weisen darauf hin, dass psychisch auffällige Jugendliche über wenige personale, familiäre und soziale Ressourcen sowie eine geringere Lebensqualität verfügen. Zu den wichtigen personalen Ressourcen zur Reduzierung der Wahrscheinlichkeit von Verhaltensauffälligkeiten gehören selbstbezogene Kontrollüberzeugungen sowie Selbstwirksamkeitserwartungen (Hölling et al. 2008; Hölling u. Schlack 2008). Merkmale psychischer Auffälligkeiten treten bei Kindern und Jugendlichen mit guten personalen Schutzfaktoren deutlich seltener auf. So erhöht sich das Risiko von Jugendlichen mit starken Defiziten bei personalen Schutzfaktoren um das 2,7fache gegenüber jenen ohne Defizite. Wichtige Schutzfaktoren, wenn auch etwas geringer ausgeprägt, sind die familiären sowie sozialen Ressourcen. Starke Defizite bei den familiären Ressourcen gehen einher mit einem 2,4fachen höheren Risiko für psychische Auffälligkeiten; starke defizitäre soziale Ressourcen bedeuten ein 1,5faches höheres Risiko. Die Bedeutung der personellen sowie sozialen Schutzfaktoren ist mit dem Jugendalter (14–17 Jahre) zunehmend (Hölling u. Schlack 2008). Starke Defizite personaler, familiärer sowie auch sozialer Ressourcen sind gleichermaßen unter 11- bis 17-jährigen Jugendlichen mit ADHS oder Adipositas vorzufinden (Hölling et al. 2008).

Zur Stärkung von Schutzfaktoren wurden bisher vorrangig personenbezogene Präventionsprogramme entwickelt, so genannte Lebenskompetenzprogramme. In einer modernen Prävention kombinieren Interventionsprogramme die Abschwächung von Risiken mit der Förderung von Protektivfaktoren. Ziel von Lebenskompetenzprogrammen ist die Vermittlung und Steigerung von Lebensfertigkeiten wie beispielsweise Selbstwahrnehmung, interpersonalen Beziehungsfertigkeiten, Empathie sowie Stressbewältigung (Bengel et al. 2009).

Positiv evaluierte Ansätze bereits existierender Elternkompetenzprogramme sollten berücksichtigt und um ADHS-spezifische Elemente erweitert werden. Strategien zur Konfliktlösung und besseren Aufgabenstrukturierung im häuslichen Bereich und in der Schule sollten vermittelt werden. Darüber hinaus sind die Berücksichtigung verschiedener Lebensbereiche bei Interventionen sowie die Abstimmung auf die Bedürfnisse von Betroffenen, Eltern und Professionellen erforderlich. Benötigt wird eine gut koordinierte Zusammenarbeit von Schule und Elternhaus. Generell besteht ein Informationsbedarf der Bevölkerung zu ADHS. Einer Überbewertung der ADHS als Krankheit und einer damit verbundenen Stigmatisierung der Betroffenen ist entgegenzuwirken. Dafür ist eine Aufklärung bezüglich der Ursachen und Ressourcen sowie Interventionsmöglichkeiten der Betroffenen, ihrer Angehörigen und der Professionellen in der Gesundheitsversorgung und im Bildungsbereich unerlässlich. Die unterschiedlichen Unterstützungsansätze sollten zu einer Entlastung der Familien, insbesondere der Mütter, führen.

Zur Förderung allgemeiner Lebenskompetenzen sowie zur Prävention von Depression entwickelte die Universität Tübingen das Trainingsprogramm »Lebenslust mit Lars & Lisa«. Das Programm beinhaltet die Vermittlung von kognitiven und sozialen Kompetenzen. Ziel ist es, den Schülerinnen und Schülern der 8. Klassen Handlungsmöglichkeiten für eine gelingende und seelisch gesunde Lebensführung aufzuzeigen. Neben kreativer und aktiventdeckender Vermittlung von theoretischen Grundlagen beinhaltet das Trainingsprogramm auch deren praktische Umsetzung durch Rollenspiele und andere anwendungsbezogene Übungen (Pössel et al. 2005, 2006).

Evaluierte Programme, die insbesondere in der Schule zum Einsatz kommen, liegen ebenfalls zu Essstörungen als schwerste psychosomatische Erkrankung bei Mädchen und jungen Frauen vor. Das bereits an über 60 Schulen etablierte primärpräventive Projekt PriMa (Primärprävention Magersucht bei Mädchen ab der 6. Klasse) hat das Ziel, durch eine evidenzbasierte Intervention die Risikofaktoren von Magersucht zu reduzieren. Die neun Lektionen lange Intervention integriert speziell konzipierte Poster, ein Lehrmanual sowie Arbeitshefte für die Mädchen. Die Lektionen führen schrittweise tiefer in die Besonderheiten der Magersucht ein und vermitteln positive Problembewältigungsstrategien. Die Mädchen sollen über das Thema »Magersucht« informiert werden und ein Verständnis für die Psychologie der Magersucht entwickeln, um so positive Veränderungen im eigenen Verhalten bewirken zu können (Berger et al. 2008).

Ein großes Problem stellt die Programmtreue dar. In weit über 50% des Einsatzes strukturierter Programme werden diese deutlich modifiziert. Unklar ist, wie sich das auf ihre Effektivität auswirkt. Um eine hinreichende Anpassung an die lokalen Gegebenheiten und die Akzeptanz der Programme zu ermöglichen, sind Freiräume zur Eigengestaltung bei gleichzeitiger Definition kritischer unverzichtbarer Programmelemente erforderlich (Century et al. 2010; Dusenbury et al. 2003).

Präventive Maßnahmen bei Jugendlichen sollten darauf abzielen, personale Ressourcen wie z. B. Selbstwertgefühl, Konfliktkompetenz, Eigenaktivität und Verantwortungsgefühl (Lebenskompetenzansatz) weiterzuentwickeln. Besonders Jugendliche aus sozial benachteiligten Familien bieten Jugendzentren und Sportvereinen ein ausbaufähiges Potenzial, da sie hier ohne stigmatisierende Wirkung erreicht werden können. Interventionsmaßnahmen in Kombination mit der Förderung körperlich-sportlicher Aktivität sind zu empfehlen, da auch diese psychischen Belastungen vorbeugen.

>> Unsere Versorgungsanalysen mit QIP, »Qualität in der Prävention«, einem evidenzgestützten Qualitätsentwicklungsinstrument, zeigen für Deutschland das Gleiche wie die internationale Forschungslage: Selbst aus wirkungsgeprüften Programmen wird in der Praxis unglaublicher Murks gemacht. Besonders in Schulen bastelt sich jedes Haus und jede Lehrkraft im Grunde selbst etwas zusammen – und alle wundern sich hinterher, dass kaum Effekte herauskommen. Das ist besonders für Suchtpräventionsprogramme belegt, die bei sauberer Umsetzung gut wirken. << Thomas Kliche, Universitätsklinikum Hamburg-Eppendorf (UKE), Forschungsgruppe Versorgung und Qualität in der Prävention

3.6 Alkohol, Tabak und andere Drogen

In der Adoleszenz dient oftmals der Konsum von Alkohol, Tabak sowie illegalen Drogen zur Bewältigung von alters- und geschlechtsspezifischen Entwicklungsaufgaben. Bewältigung von Stress, soziale Anerkennung durch Gleichaltrige, aber auch Genuss oder die Befriedigung der Neugierde sind Vorteile, die den meistens nicht realisierten Gesundheitsbeeinträchtigungen gegenüberstehen (Engel u. Hurrelmann 1993). Neben dem Substanzkonsum birgt Video- und Computerspielen ein bedeutsames Abhängigkeitspotenzial. 3,0% der 15-jährigen Jungen und 0,3% der gleichaltrigen Mädchen sind als computerspielabhängig einzustufen (Rehbein et al. 2009).

Bereits in der Kinder- und Jugendzeit werden oftmals Verhaltensweisen geprägt, die die Suchtentwicklung begünstigen (Bundeszentrale für gesundheitliche Aufklärung 2004). Sucht ist nach der WHO ein Zustand periodischer oder chronischer Vergiftung, hervorgerufen durch den wiederholten Gebrauch einer natürlichen oder synthetischen Droge. Eine Abhängigkeit ist durch folgende vier Kriterien gekennzeichnet (WHO 2007):

- ein unbezwingbares Verlangen zur Beschaffung und Einnahme des Mittels,
- eine Tendenz zur Dosissteigerung (Toleranzerhöhung),
- die psychische und meist auch physische Abhängigkeit von der Wirkung der Droge,
- die Schädlichkeit für den Einzelnen und/oder die Gesellschaft.

Illegaler sowie legaler Drogengebrauch zählen zu den zentralen gesundheitlichen Risiken für eine Bevölkerung. Während Alkohol- und Zigarettenkonsum zur alltäglichen Realität in fast allen Altersgruppen geworden ist, stellt der Konsum illegaler Drogen, vor allem Canabis, häufig ein passageres Ereignis insbesondere während des Jugendalters und Erwachsenwerdens dar (Bundeszentrale für gesundheitliche Aufklärung 2010).

3.6.1 Verbreitung des Alkoholkonsums unter Jugendlichen

Nach der europäischen Vergleichsstudie ESPAD (Europäische Vergleichsstudie zu Alkohol und anderen Drogen) haben durchschnittlich 90,0% der 15- bis 16-jährigen Jugendlichen bereits einmal Alkohol konsumiert. Die Lebenszeitprävalenz in den untersuchten 34 Ländern variiert dabei von 66,0% bis zu 97,0%. Deutschland sowie weitere vier Länder verzeichnen eine 12-Monats-Prävalenz von über 90,0%. Fast zwei Drittel (61,0%) der europäischen Schüler konsumierten Alkohol in den letzten 30 Tagen. Deutschland berichtet eine 30-Tage-Prävalenz von 75,0% und verzeichnet damit eine der höchsten Prävalenzen im europäischen Vergleich (Hibell et al. 2009).

In Deutschland haben nach Daten des KiGGS von den 11- bis 17-Jährigen bereits 64,8% der Jungen und 63,8% der Mädchen mindestens einmal alkoholische Getränke probiert. Fast jeder dritte Junge (38,6%) und jedes vierte Mädchen (22,2%) trinken diese regelmäßig, d. h. mindestens einmal pro Woche. Mit dem Alter steigt die Lebenszeitprävalenz deutlich an. So hat fast jeder 17-jährige Jugendliche (95,0%) bereits Alkoholika konsumiert. Dabei trinken 67,2% der 17-jährigen Jungen und 39,7% der gleichaltrigen Mädchen regelmäßig Alkohol (Lampert u. Thamm 2007). Ähnliche Prävalenzen zeigt die Drogenaffinitätsstudie der BZgA für die 12- bis 25-jährigen Jugendlichen (▶ Abb. 3.6, Bundeszentrale für gesundheitliche Aufklärung 2009a; ähnlich Baier et al. 2009). In der Altersgruppe der 12- bis 25-Jährigen nehmen männliche Jugendliche durchschnittlich 99,1 g Alkohol pro Woche zu sich, junge Frauen hingegen »nur« 33,5 g (Bundeszentrale für gesundheitliche Aufklärung 2009a).

Geschlechtsspezifische Unterschiede zeigen sich bei den bevorzugten Getränkesorten und in den konsumierten Mengen reinen Alkohols: Bier und Spirituosen werden eher von Jungen getrunken, Mädchen präferieren neben Bier vor allem Wein und Sekt (Lampert u. Thamm 2007). Im Vergleich zu anderen Altersgruppen werden Bier, weinhaltige Mischgetränke sowie Alkopops insbesondere von 16- bis 17-jährigen Jugendlichen konsumiert. Im Jahr 2004 tranken 16,0% der 12- bis 25-Jährigen mindestens einmal wöchentlich alkoholische Mischgetränke (mit Al-

kopops). Der bis dahin steigende Konsum von Alkopops verringerte sich nach Einführung der Sondersteuer auf 11,7% im Jahr 2008. Mit 21,1% werden Alkopops in der Altersgruppe der 16- bis 17-Jährigen am häufigsten konsumiert. Dies ist beachtlich, da der Gesetzgeber die Abgabe von spirituosehaltigen Alkopops an Minderjährige verbietet.

Jugendliche Aussiedler gleichen in ihrem Konsumverhalten mehr Jugendlichen ohne als mit türkischem Migrationshintergrund (Boos-Nünning u. Siefen 2005). Jugendliche Ausländer, insbesondere islamischen Glaubens, konsumieren dagegen weniger Alkohol als deutsche Jugendliche (Beauftragte der Bundesregierung für Migration, Flüchtlinge und Integration 2006). Allerdings gleichen sich die Werte mit zunehmender Aufenthaltsdauer an. So trinken nach einer Studie bei Berufsschülern in Deutschland geborene und aufgewachsene Jugendliche häufiger alkoholische Getränke als zugewanderte. Insgesamt liegt der Anteil der abstinenten Berufsschüler bei Migranten wesentlich höher als bei deutschen (50,1% vs. 19,5%; Dill et al. 2002). Weibliche ausländische Jugendliche trinken insgesamt weniger Alkohol als männliche. Eine Studie von Surall u. Siefen (2002) mit knapp 1000 Jugendlichen der Stadt Marl zeigt, dass die Drei-Monats-Prävalenz des mehrmaligen wöchentlichen Gebrauchs harter Alkoholika bei Aussiedlern und Deutschen mit ca. 5,0% recht hoch ist. Obwohl türkische Jugendliche eine im Vergleich geringere Konsumbereitschaft für Alkohol aufweisen, geben immerhin 13,0% der türkischen Jugendlichen an, mehrmals wöchentlich weiche Alkoholika zu konsumieren. Sie können damit als potenziell alkoholgefährdet eingestuft werden (zusammenfassend in Walter et al. 2007).

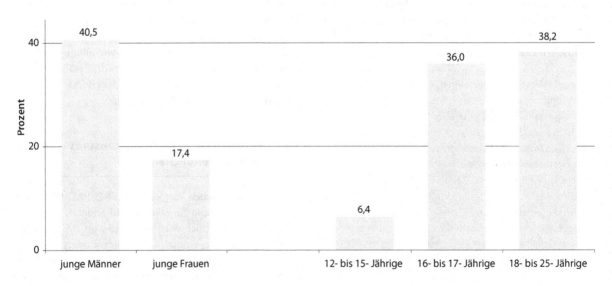

◨ **Abb. 3.6.** Regelmäßiger Alkoholkonsum (mindestens 1-mal pro Woche) nach Geschlecht und Altersgruppen. (Nach BZgA 2009a)

Die Zunahme von exzessivem Alkoholkonsum (»binge drinking«, fünf und mehr Gläser bei einer Gelegenheit) bei 15- bis unter 20-jährigen Jugendlichen spiegelt sich insbesondere aufgrund der damit häufig verbundenen stationären Krankenhausaufenthalte infolge akuter Intoxikation auch in den Leistungsinanspruchnahmedaten der Krankenkassen (sog. Routinedaten) wider (▶ Kap. 4). Er macht sich als deutlicher Altersgipfel bei den 15- bis unter 20-Jährigen bemerkbar. Während in den Jahren 1990 bis 1993 »nur« etwa 0,65 Promille der weiblichen und 1,3 Promille (13 pro 10.000) der männlichen Jugendlichen aufgrund von Alkoholproblemen stationär behandelt werden mussten, fielen im Jahr 2003 bei 1,9 Promille der weiblichen und bei 2,8 Promille der männlichen Jugendlichen stationäre Behandlungen aufgrund der Diagnose F10 (Störungen durch Alkohol) an. Innerhalb von 13 Jahren hat sich somit die Behandlungsrate aufgrund der Diagnose F10 bei weiblichen Jugendlichen verdreifacht, bei männlichen Jugendlichen dagegen »lediglich« verdoppelt (Grobe et al. 2004; ähnlich Dörning et al. 2006). Aktuell (2008) hat jeder fünfte 12- bis 17-jährige Jugendliche (20,4%) in den letzten 30 Tagen das so genannte Binge-Trinken praktiziert. 5,8% der Jugendlichen üben dieses Trinkverhalten mindestens einmal pro Woche aus (Bundeszentrale für gesundheitliche Aufklärung 2009a).

3.6.2 Jugendliche Raucher

Daten der Europäischen Schülerstudie zu Alkohol und anderen Drogen (ESPAD) aus dem Jahr 2007 zeigen, dass in 28 der einbezogenen 37 Länder über die Hälfte der 15- bis 16-jährigen Schüler mindestens einmal Tabak geraucht hat. Die höchste Lebenszeitprävalenz ist in Lettland (80,0%) und in der Tschechischen Republik (78,0%) vorzufinden. In den meisten Ländern rauchen mehr Mädchen als Jungen. Die höchsten geschlechtsspezifischen Prävalenzraten zeigen die Tschechische Republik (Mädchen 80,0%), Lettland (Jungen 82,0%) und Estland (Jungen 82,0%). Im europäischen Durchschnitt haben fast zwei Drittel (58,0%) der 15- bis 16-jährigen Schüler bereits Zigaretten geraucht, in den vergangenen 30 Tagen noch fast ein Drittel (29,0%). 2% der rauchenden Schüler haben täglich eine Packung Zigaretten in den letzten 30 Tagen konsumiert (Hibell et al. 2009).

Auch in Deutschland steigt der Konsum von Tabak mit dem Lebensalter von etwa 2,0% bei den 12-Jährigen auf über 40,0% bei den 17-Jährigen an. Unter den 17-Jährigen konsumiert jeder vierte Raucher (28,2%) mehr als 10 Zigaretten pro Tag. Die Regelmäßigkeit sowie die Intensität des Rauchens nehmen mit dem Alter zu (Lampert u. Thamm 2007).

Nach dem Monitoring der Bundeszentrale für gesundheitliche Aufklärung (BZgA) raucht etwa ein Drittel (32,0%) der 12- bis 25-Jährigen. Der Anteil der 12- bis 17-jährigen Jugendlichen beträgt dabei 15,4%, wobei mehr Mädchen als Jungen rauchen (Mädchen 16,2%, Jungen 14,7%). Insgesamt hat sich die Raucherquote bei den weiblichen und männlichen Jugendlichen seit 2001 fast halbiert (Mädchen 27,9%, Jungen 27,2%; Bundeszentrale für gesundheitliche Aufklärung 2009b, Bundeszentrale für gesundheitliche Aufklärung 2008).

Gender beeinflusst neben Schichtzugehörigkeit und Ethnizität den Raucheinstieg und das Rauchverhalten. Soziale Normen wie das äußere Erscheinungsbild, das Körpergewicht und das Selbstwertgefühl spielen beim Tabakkonsum insbesondere von Frauen eine Rolle (Zucker et al. 2005). Zudem ist die Motivation, mit dem Rauchen zu beginnen, geschlechterunterschiedlich. So geben junge Frauen deutlich häufiger als gleichaltrige Männer an zu rauchen, um Stress zu bewältigen (Oakley et al. 1992). Nach einer Schweizer Studie stellen für Schülerinnen neben der entspannenden Wirkung des Rauchens auch die Lust am Probieren und der Gefallen am Geschmack im Vergleich zu Schülern eine höhere Rauchmotivation dar (Schweizerische Fachstelle für Alkohol- und andere Drogenprobleme 2004).

In den vergangenen Jahrzehnten erfolgte der erste Tabakkonsum in deutlich jüngeren Jahren. Das Durchschnittsalter bei Beginn des Rauchens hat sich geschlechterbezogen nicht nur einander angenähert. Ein Crossover der geschlechterbezogenen Verlaufskurven des Einstiegsalters deutete sich bereits für die Jahrgänge 1960 bis 1969 bzw. 1970 bis 1985 an (Lampert u. Burger 2005). Jugendliche beginnen heute durchschnittlich mit 13,7 Jahren mit dem Rauchen. Das Durchschnittsalter für tägliches Rauchen beträgt 16,0 Jahre (Bundeszentrale für gesundheitliche Aufklärung 2009b; ähnlich Baier et al. 2009).

Liegt bei den 11-Jährigen die Quote der männlichen Raucher (1,5%) höher als die der weiblichen (0,3%), findet sich bereits in der Gruppe der täglich rauchenden 13-Jährigen annähernd ein Gleichstand (10,2% gegenüber 10,1%). In der Gruppe der 15-Jährigen übertrifft der weibliche Raucheranteil (28,7%) den männlichen (26,3%) (WHO Europe 2004). Dies deutet darauf hin, dass bereits unter Kindern und Jugendlichen keineswegs ausschließlich die Zugehörigkeit zu einem biologischen Geschlecht allein bestimmender Faktor des Rauchverhaltens ist, sondern dass soziale, kulturelle und ökonomische Parameter geschlechterprägend wirken (Zusammenfassend zu Gender und Rauchen: Walter u. Lux 2007).

Ein neuer Trend ist das Rauchen von Wasserpfeifen, welche von immer mehr Bars und Restaurants der vorwiegend jungen Kundschaft angeboten werden. Dieser

oft verharmloste Tabakkonsum enthält die gleichen gesundheitsschädlichen und Sucht auslösenden Substanzen
wie der von Zigaretten. Darüber hinaus wird in einer Shi-
sha-Sitzung so viel Rauch inhaliert wie durch mindestens
100 Zigaretten (WHO 2005). 39,7% der 12- bis 17-Jähri-
gen haben bereits einmal Wasserpfeife geraucht. Aktuelle
Konsumenten sind 12,2% der Jugendlichen (Bundeszentrale für gesundheitliche Aufklärung 2009b).

3.6.3 Illegaler Drogenkonsum

Den Daten der Europäischen Schülerstudie zu Alkohol und
anderen Drogen (ESPAD) aus dem Jahr 2007 zufolge beträgt die Lebenszeitprävalenz für illegalen Drogenkonsum
von 15- bis 16-jährigen Schülern in Deutschland 23,0%.
Die höchste Lebenszeitprävalenz wurde unter Schülern in
der Tschechischen Republik (46,0%) festgestellt, während
Estland, die Schweiz, Frankreich, die Niederlande, die Slowakei und das Vereinigte Königreich Prävalenzraten zwischen 28,0% und 34,0% melden. In 14 Ländern lagen die
Lebenszeitprävalenzraten des illegalen Drogenkonsums
zwischen 14,0% und 25,0%. Die niedrigsten Raten (unter
10,0%) sind in Griechenland, Zypern, Rumänien, Finn-
land, Schweden und Norwegen zu verzeichnen. Insgesamt bestehen zwischen Mädchen und Jungen hinsichtlich
der Lebenszeitprävalenz des Drogenkonsums nur geringe
Unterschiede. Die europaweit höchste 30-Tage-Prävalenz
des Cannabiskonsums unter 15- bis 16-jährigen Schülern
weisen Spanien (20,0%) und die Tschechische Republik
(18,0%) auf (Hibell et al. 2009).

Bei den 15- bis 24-Jährigen beträgt die Lebenszeitprävalenz für Drogen und Drogensucht im europäischen
Durchschnitt 30,5% die 30-Tage-Prävalenz 8,3%. Danach
haben ca. 19 Millionen der europäischen Jugendlichen
zwischen 15 und 24 Jahren mindestens einmal Cannabis
konsumiert (Europäische Beobachtungsstelle für Drogen
und Drogensucht 2009).

In mehreren europäischen Ländern wurde zwischen
1995 und 2003 eine Zunahme des Cannabiskonsums
unter Schülern beobachtet, der sich in den vergangenen
Jahren jedoch stabilisierte oder zurückging. Nur Litauen
und die Slowakei berichten in der ESPAD-Studie 2007
über eine Zunahme von mehr als drei Prozentpunkten,
während neun Ländern sogar einen Rückgang in mindestens gleicher Höhe verzeichnen. Den höchsten Rückgang
konstatiert Irland mit 18 Prozentpunkten (Hibell et al.
2009; Europäische Beobachtungsstelle für Drogen und
Drogensucht 2009).

In Deutschland haben insgesamt 28,9% der Jugendlichen im Alter von 12 bis 25 Jahren schon einmal illegale
Drogen konsumiert, wobei mit dem Alter die Konsumer-

fahrung deutlich ansteigt (◻ Abb. 3.7). Während bereits
10,0% der 12- bis 17-Jährigen illegale Drogen ausprobiert
haben, sind es bei den 18- bis 25-Jährigen 41,6%. Die
Lebenszeitprävalenz unter den 12- bis 17-Jährigen ist von
3,6% im Jahr 1986 auf 15,7% im Jahr 2004 angestiegen.
Zum ersten Mal seit 20 Jahren verzeichnet die Erhebung
aus dem Jahr 2008 allerdings einen Rückgang des Konsums illegaler Drogen wobei auch 2008 mehr männliche
(33,0%) als weibliche (24,6%) Jugendliche Drogenerfahrungen gemacht haben (Bundeszentrale für gesundheitliche Aufklärung 2010).

Neben Cannabis, der häufigsten illegalen Droge, konsumieren 6,6% der Jugendlichen weitere Substanzen wie
Ecstasy, Amphetamine und psychoaktive Pflanzen oder
Pilze. Die Lebenszeiterfahrung beinhaltet unterschiedliche Formen des Drogenkonsums: von Probieren über
kurzfristiges Experimentieren bis hin zum regelmäßigen
Konsum von Rauschmitteln (Bundeszentrale für gesundheitliche Aufklärung 2010, Lampert u. Thamm 2007).

Illegaler Drogenkonsum umfasst in Deutschland vor
allem Cannabis. Andere illegale Drogen sind weniger weit
verbreitet: Ecstasy 3,2%, psychoaktive Pflanzen oder Dro-
genpilze 3,0%, Amphetamine, Aufputschmittel oder Speed
2,7%, Kokain 2,2%. Schnüffelstoffe und LSD wurden von
etwa einem Prozent der 12- bis 25-Jährigen konsumiert,
Crack und Heroin von deutlich weniger als einem Prozent. Von 28,9% der Jugendlichen, die Erfahrungen mit
illegalen Drogen gemacht haben, konsumierten nur 10,5%
diese in den vergangenen 12 Monaten und nur 4,1% in
den letzten 30 Tagen. Von einem regelmäßigen Konsum
(mindestens 10-mal in den letzten 12 Monaten) berichteten noch 2,5% der 12- bis 25-jährigen Jugendlichen. Dies
zeigt, dass viele der Jugendlichen mit Drogenerfahrungen
den Konsum zumindest zwischenzeitlich wieder einstellen. Für einen Großteil der 12- bis 25-Jährigen ist der
illegale Drogenkonsum ein passageres Ereignis (Bundeszentrale für gesundheitliche Aufklärung 2010).

Da der Konsum von legalen sowie illegalen Drogen
in der Altersspanne der 11- bis 13-Jährigen eher gering
ist, analysiert die KiGGS-Studie die gruppenspezifischen
Unterschiede nach Migrations- sowie Sozialstatus nur für
die Altergruppe der 14- bis 17-Jährigen. Die Ergebnisse
zeigen, dass Jugendliche mit Migrationshintergrund seltener Alkohol sowie Tabak konsumieren. Bei dem Konsum
von illegalen Drogen liegt kein Unterschied zwischen Migranten und Nicht-Migranten vor. Der gruppenspezifische
Unterschied des Sozialstatus wirkt sich nur auf den Tabakkonsum von Mädchen aus. Mädchen mit niedrigem Sozialstatus (39,1%) rauchen 1,8-mal häufiger als Mädchen mit
hohem Sozialstatus (21,6%; Lampert u. Thamm 2007).

Der Konsum von psychotropen Substanzen kann zu
weitreichenden Schäden führen. Nach einem länger an-

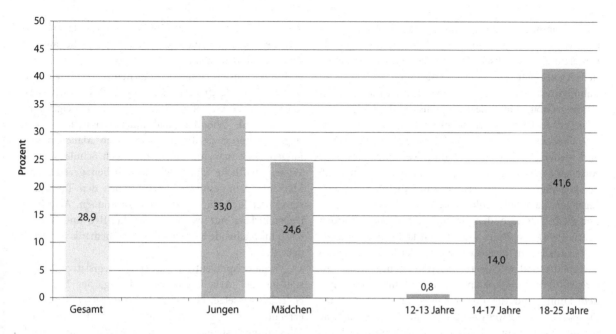

Abb. 3.7. Lebenszeitprävalenz illegalen Drogenkonsums. (Nach Bundeszentrale für gesundheitliche Aufklärung 2010)

haltenden Konsum ist mit psychischen, emotionalen und kognitiven Folgeschäden zu rechnen. Studien beobachteten bei Personen mit einem frühen Erstkonsum von Cannabis u. a. kognitive Leistungsbeeinträchtigungen sowie deutlich häufiger Aufmerksamkeitsstörungen als bei Späteinsteigern (Ehrenreich et al. 1999; Wilson et al. 2000; Pope et al. 2003). Die Pubertät stellt eine äußerst sensible Entwicklungsphase dar, in der der Konsum von Marihuana und Haschisch zu dauerhaft negativen kognitiven Effekten führen kann (Schneider 2004). Zu den Langzeitschäden des Konsums gehören die Beeinträchtigung des respiratorischen Systems (Hall 2001; Taylor u. Hall 2003) sowie negative Auswirkungen auf die Reproduktion (Hall u. Solowij 1998; Park et al. 2004). Obwohl ein regelmäßiger Cannabiskonsum im Erwachsenenalter üblicherweise nicht zu unmittelbaren irreversiblen Schäden führt, ist dieser jedoch mit einem erhöhten Risiko für soziale, psychische und physische Folgeschäden verbunden. Nach Solowij und Grenyer (2002) dürften allerdings die gesundheitlichen Risiken nach einer Phase erhöhter entwicklungsbedingter Vulnerabilität im frühen Jugendalter für junge Erwachsene geringer sein.

Neben Folgen für den Konsumenten selbst können vom Substanzmissbrauch auch Dritte betroffen sein. So hat sich zwischen 1995 und 2008 die Zahl der aufgedeckten drogenbedingten Unfälle mit z. T. erheblichem Personenschaden mehr als verdoppelt (Deutsche Hauptstelle für Suchtfragen 2010). In einer Analyse von Verkehrsunfällen fanden sich unter 19 Unfällen, in denen die Kon-

zentration von Tetrahydrocannabinol[2] (THC) bei den Unfallverursachern unter 5 ng/ml lag, sechs Unfälle mit tödlichem Ausgang und neun Unfälle mit teils schwerem Personenschaden (Kauert u. Iwersen-Bergmann 2004). Bisher ging man davon aus, dass eine akute Leistungseinschränkung erst mit einer Konzentration von mehr als 40 ng THC/ml einhergeht. Der typische Effekt von Cannabis wird mit dem von 0,7–1,0‰ Blutalkoholgehalt verglichen. Die Risiken steigen deutlich, wenn Cannabis mit Alkohol kombiniert wird (Hall u. Solowij 1998).

3.6.4 Ansätze und Beispiele für die Prävention

Ein deutlicher und nachhaltiger Rückgang der Raucherquoten unter Jugendlichen lässt sich nur durch die gleichzeitige Durchführung verschiedener Maßnahmen in der Politik, der Gesellschaft und den unterschiedlichen Bereichen des Gesundheitswesens erzielen. Diese Maßnahmen sollten sowohl verhaltenspräventive, auf Teilpopulationen oder Individuen gerichtete, als auch verhältnispräventive Interventionen umfassen.

Gleichaltrige (Peers) beeinflussen maßgeblich den Einstieg in den Tabakkonsum und seine Aufrechterhal-

---

[2] Tetrahydrocannabinol gehört zu den psychoaktiven Cannabinoiden und ist der Hauptwirkstoff der Hanfpflanze (Cannabis). THC unterliegt den Bestimmungen des Betäubungsmittelgesetzes.

tung (Hohm et al. 2005; Hohm et al. 2007). Verhältnispräventive Maßnahmen zielen deshalb auf das soziale Umfeld und die gesellschaftlichen Bedingungen, in denen sich Adoleszente und junge Erwachsene bewegen. Im Rahmen des verhaltenspräventiven Peer-Ansatzes (auch als Peer-Group-Methode bzw. -Ansatz, Peer-Edukation oder Peer-to-Peer-Konzept bezeichnet) werden Gleichaltrige als Mediatoren eingesetzt. Über sie können gerichtet und niederschwellig Informationen vermittelt und eine Auseinandersetzung mit dem Tabakkonsum innerhalb der Jugendgruppen initiiert werden. Es wird davon ausgegangen, dass dieser informelle Zugang eher akzeptiert und die Inhalte besonders glaubwürdig vermittelt werden (Kern 1998). Die Peers werden von fachlich qualifizierten Erwachsenen (z. B. Lehrkräfte oder Jugendarbeiter) ausgebildet und in Supervisionsrunden begleitend unterstützt. Für die Alkoholpräventions-Kampagne »Kenn-dein-Limit« sind die dort eingesetzten Peers in ganz Deutschland unterwegs – vom Strand in Warnemünde bis zu Musik Festivals in Bayern (www.kenn-dein-limit.info). Im schulischen Setting wurde die Effektivität des Peer-Ansatzes bislang kaum untersucht. Es gibt jedoch Hinweise, dass Programme, die mit dem Peer-Ansatz arbeiten, hinsichtlich einer Modifikation des Verhaltens erfolgreicher sind als solche, die Erwachsene als Mediatoren einsetzen (Rakete et al. 2010). Peer-Projekte sollten daher unterstützt sowie wissenschaftlich weiter untersucht werden.

> In ihrem Bildungsverständnis beschreibt die Deutsche Sportjugend im Deutschen Olympischen Sportbund die Selbstgestaltung des eigenen Lebens als zentralen Bezugspunkt für die Persönlichkeitsentwicklung von Kindern und Jugendlichen. Grundlegend für die Lernprozesse ist der Dreischritt: Erleben - Erfahren - Gestalten. Für die Entwicklung eines achtsamen Körperbezugs spielen unmittelbare körperliche Erfahrungen eine zentrale Rolle: Aus der Reflexion körperlich-sinnlicher Erlebnisse können Erfahrungen werden, die zur Selbstgestaltung des eigenen Lebens führen. Daher gilt es, Jugendlichen solche Erlebnisse zu ermöglichen und diese zu reflektieren. «
Ingo Weiss, Vorsitzender der Deutschen Sportjugend im DOSB

Neben Gleichaltrigen beeinflussen auch Massenmedien wie Fernsehen und Kino das soziale Lernen (Maruska u. Hanewinkel 2010; Hanewinkel 2009). In einer Untersuchung über die Verbreitung von Rauchen in Film und Fernsehen zeigte sich, dass in Serien und Spielfilmen, die in Deutschland produziert wurden, häufiger Tabakrauchereignisse als in ausländischen Produktionen vorkamen

(65% vs. 48%; Hanewinkel 2007). Andererseits sind Kanäle der Massenmedien geeignet, Jugendliche auf die Problematik des Tabakkonsums aufmerksam zu machen und ihnen Anreize zum Nichtrauchen zu vermitteln. Für eine erfolgreiche Umsetzung medialer Gesundheitskampagnen ist die Orientierung an relevanten Zielgruppen entscheidend. Wie die tabakepidemiologischen Daten zeigen, gehören zu diesen Zielgruppen Mädchen und Jungen ohne bzw. mit einem niedrigen Schulabschluss. Wissenschaftliche Untersuchungen haben gezeigt, dass Massenmedien-gestützte Interventionen den Tabakkonsum unter Jugendlichen vermindern können. Allerdings liegen bislang nur wenige aussagekräftige und methodisch hinreichende Studien zu dieser Thematik vor (Sowden 2008).

Verhältnisprävention bindet die legislative Ausgestaltung der Arbeitsstättenverordnung, der Nichtraucherschutzgesetze, des Jugendschutzgesetzes, des Steuerrechtes und von Werberichtlinien ein. Geeignete Maßnahmen stellen die Altersgrenzen zum Erwerb von Tabakprodukten, die bezahltechnische Umstellung von Zigarettenautomaten sowie Steueranhebungen und Werbebeschränkungen dar. Im internationalen Vergleich weist Deutschland allerdings trotz einiger Fortschritte weiterhin Defizite bei der Tabakkontrolle auf. Dies betrifft insbesondere Werbebeschränkungen bzw. -verbote, eine spürbare Anhebung der tabakbezogenen Steuersätze, eine Abschaffung von Zigarettenautomaten, eine Erschwerung des Erwerbes von Tabakprodukten in von Jugendlichen bevorzugt aufgesuchten Verkaufsstellen und eine Limitierung des Vertriebes von Tabakwaren über das Internet (Adams 2009).

Wenn jugendliche Raucher professionelle Hilfe in Anspruch nehmen, dann sind Ärzte verschiedener Fachrichtungen oftmals Ansprechpartner. Aus kurativer, aber auch aus präventiver Sicht sollten Angehörige der Beratungs- und Gesundheitsberufe, die mit Heranwachsenden in Kontakt treten, wie etwa Kinder- und Jugendärzte, so früh wie möglich in die Lage versetzt werden, sich im Verlauf ihrer beruflichen Sozialisation (Aus-, Fort- und Weiterbildung) Kompetenzen in Bezug auf Tabakkonsum, -missbrauch und -entwöhnung anzueignen (Lux et al. 2010).

Die Berücksichtigung der Sex- und Genderperspektive ist zur wirksamen und zielorientierten Gestaltung primär-, sekundär- und tertiärpräventiver Tabakkontrollstrategien notwendig (Walter u. Lux 2006; Richter u. Hurrelmann 2004). In Deutschland setzt die Bundeszentrale für gesundheitliche Aufklärung zur Tabakprävention mit genderspezifischen Informationsbroschüren wie »Stop Smoking – Girls« und »Stop Smoking – Boys« sowie einem Internetangebot gezielt geschlechterdifferen zierte Strategien ein. Die amerikanische Nichtraucher-Kampagne »Truth« zeigt, wie erfolgreich die Verbindung massenmedialer Gesundheitskommunikation und aktiver Einbindung der Zielgruppe ist. Die Kampagne weist auf die manipulativen Strategien der Tabakindustrie hin. Zudem gründeten sich Schüler- und Studentengruppen, um gegen die Tabakindustrie und deren Versprechen aktiv zu werden (Hicks 2001).

Suchtpräventive Aktivitäten sollten darauf gerichtet sein, gegensteuernd einzugreifen sowie Jugendliche zu einem gesundheitsförderlichen Umgang mit suchtrelevanten Stoffen und Verhaltensweisen zu befähigen. Da die Entwicklung von Substanzmissbrauch von zahlreichen Faktoren in Familie, Schule, Freizeit, Medien etc. beeinflusst wird, müssen unterschiedliche Lebenswelten von Jugendlichen einbezogen werden (Tobler 1997; Tobler et al. 2000). Eine effektive Maßnahme zur Suchtprävention stellen Lebenskompetenzprogramme dar, die möglichst frühzeitig einsetzen sollten. Ziel ist es, Risiko- und Schutzfaktoren in die gewünschte Richtung zu beeinflussen. Hierzu werden Lebensfertigkeiten wie Selbstwahrnehmung und Empathie, Entscheidungsfähigkeit und Problemlösungsstrategien, Kommunikationsstrategien, Beziehungsfähigkeit, Gefühls- und Stressbewältigung trainiert. Die strukturierten Programme zeichnen sich i. d. R. durch eine hohe theoretische Fundierung und eine Evaluation aus. Im deutschsprachigen Raum liegen derzeit acht evaluierte schulische Maßnahmen vor. Hierzu zählen beispielsweise »Klasse2000«, »Soester Programm«, »Ecstasy-Präventionsprogramm« sowie »Erwachsen werden« (s. auch KKH u. MHH 2006; Bühler u. Heppekausen 2005).

Aufgrund der sehr hohen Probierbereitschaft bei illegalen Drogen sollten präventive Angebote auch weiterhin auf die Risiken eines solchen Drogenkonsums verweisen. Ziel ist es, regelmäßige Drogenkonsumenten verstärkt zur Inanspruchnahme existierender Ausstiegshilfen zu motivieren, wie »drugcom.de« oder lokale Beratungsstellen (Bundeszentrale für gesundheitliche Aufklärung 2010).

Da legaler und illegaler Drogenkonsum zu den größten vermeidbaren Gesundheitsrisiken gehören, wurde die Problematik zum zentralen Handlungsfeld in der Strategie der Bundesregierung zur Förderung der Kinder- und Jugendgesundheit (Bundesministerium für Gesundheit 2008). Zur Prävention sollten hier zielgruppenorientierte Aufklärungs- und Informationskampagnen umgesetzt werden. Da Jugendliche besonders sensibel auf Preiserhöhungen reagieren, sollten die Steuern für Alkohol und Tabak weiter angehoben werden. Die Maßnahmen sind durch umfassende Werbeverbote zu ergänzen.

>> Die deutlichen Erfolge der Nikotinreduktion in den USA und jetzt auch in Deutschland zeigen, wie großartig das Zusammenspiel von Verhaltens- und Verhältnisprävention wirken kann. Deutschland muss nicht das Land mit der höchsten Zigarettenautomatendichte der Welt bleiben, schon gar nicht um Schulen herum. Also nicht Probleme priorisieren, sondern vernünftige Strategien fahren, egal für welches Problem. <<
Thomas Kliche, Universitätsklinikum Hamburg-Eppendorf (UKE), Forschungsgruppe Versorgung und Qualität in der Prävention

3.7 Medienkonsum

Die gesundheitsförderlichen und -riskanten Freizeitaktivitäten reichen von regelmäßiger körperlicher Aktivität bis zur als bewegungsarm zu klassifizierenden Mediennutzung. In unserem gesellschaftlichen Leben sind elektronische Medien ein fester Bestandteil und aus dem Alltag nicht mehr wegzudenken. Neben Computer und Fernsehen nehmen auch Internet und Handy für die Kommunikation und die sozialen Kontakte an Bedeutung zu. Neben Musikhören sowie dem Fernsehen zählt »Sich mit Leuten treffen« zur häufigsten Freizeitbeschäftigung von 12- bis 25-jährigen Jugendlichen (2006: 57,0%; Langness et al. 2006). Der Freizeitaufwand von Jugendlichen für Fernsehen/Video, Musik hören, Computer/Internet, Spielkonsole und Mobiltelefon wird im Folgenden näher betrachtet.

95,9% der 11- bis 17-Jährigen sehen täglich fern oder schauen Video, 76,0% nutzten täglich den Computer oder das Internet. Mobiltelefone werden von 62,0% und Spielkonsole von 33,5% der Jugendlichen bedient. Der Anteil der Jugendlichen, die täglich mindestens eine Stunde Musik hören, nimmt mit dem Alter zu (11- bis 13-Jährige: Jungen 36,8%, Mädchen 56,5% vs. 14- bis 17-Jährige: Jungen 63,0%, Mädchen 79,0%). Darüber hinaus wird von 14- bis 17-jährigen Mädchen häufiger das Mobiltelefon über eine Stunde genutzt (34,2% vs. 19,2%; Lampert et al. 2007b).

Der hohe Anteil der männlichen Jugendlichen, die täglich über eine Stunde mit ihrer Spielkonsole spielen, nimmt mit dem Alter ab (11- bis 13-Jährige: 32,9% vs. 14- bis 17-Jährige: 24,0%). Etwa ein Viertel der Jugendlichen schaut über 3 Stunden pro Tag fern. Die Nutzung von Computer und Internet steigt mit dem Alter an. Der Anteil der 14- bis 17-jährigen Jungen, die mehr als drei Stunden täglich den Computer oder das Internet nutzen, ist fast dreimal so hoch wie der der Mädchen (22,8% vs. 8,3%; ◻ Abb. 3.8; Lampert et al. 2007b). Der Anteil Jugendlicher (12- bis 25-Jährige), die Zugang zum Internet

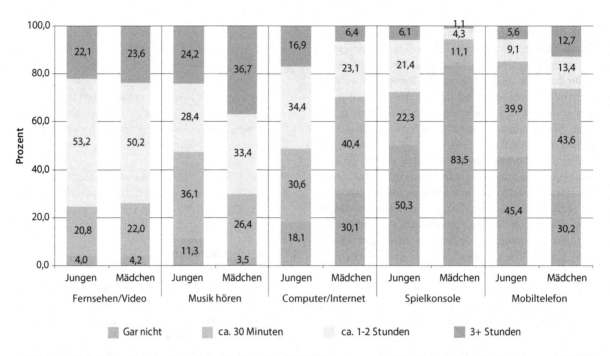

◘ Abb. 3.8. Häufigkeit der Nutzung elektronischer Medien bei 11- bis 17-jährigen Jungen und Mädchen in Prozent. (Nach Lampert et al. 2007b)

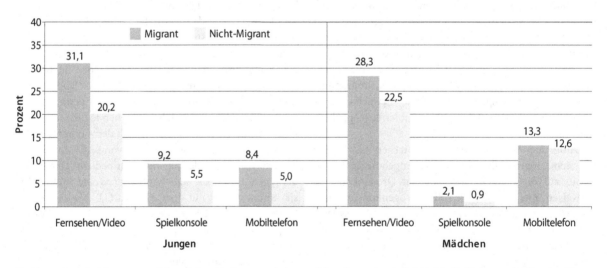

◘ Abb. 3.9. Tägliche Nutzung von elektronischen Medien von mindestens 3 Stunden und mehr bei 11- bis 17-Jährigen nach Migrationshintergrund. (Nach Lampert et al. 2007b)

haben, nahm zwischen 2002 und 2006 um fast 30,0% zu; in der Altersgruppe der 12- bis 14-Jährigen hat sich der Anteil sogar verdoppelt (Langness et al. 2006).

Deutlich ausgeprägte Unterschiede zeigen sich auch nach Migrations- sowie Sozialstatus, allerdings ist bei den Mädchen kein migrationsspezifischer Unterschied festzustellen (◘ Abb. 3.9). Fernsehen/Video, Spielkonsole sowie Mobiltelefon werden von 11- bis 17-jährigen Jun-

gen und Mädchen mit niedrigem Sozialstatus häufiger konsumiert als von Gleichaltrigen mit hohem Sozialstatus (◘ Abb. 3.10; Lampert et al. 2007b).

Zwei Drittel der 15-jährigen Jugendlichen haben einen Fernseher oder einen Computer im eigenen Zimmer. Nach der Schülerbefragung des Kriminologischen Forschungsinstituts Niedersachsen verbringen die Jugendlichen etwa sieben Stunden täglich mit Medienkonsum.

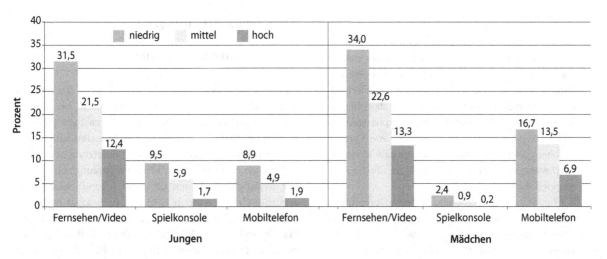

☐ **Abb. 3.10.** Tägliche Nutzung elektronischer Medien von 3 Stunden und mehr bei 11- bis 17-Jährigen nach Sozialstatus in Prozent. (Nach Lampert et al. 2007b)

Die Medien werden nicht nur zur Kommunikation und als Informationsquelle verwandt, sondern auch zum Konsum von Gewaltmedien. Über 80% schauen zumindest selten Gewaltfilme; 50% spielten mindestens selten Gewaltspiele. Eine Abhängigkeit von Computerspielen wurde bei 1,7% der Jugendlichen ermittelt, 2,8% gelten als gefährdet. Jungen konsumieren wesentlich häufiger Gewaltmedien als Mädchen und entwickeln eher eine Abhängigkeit von Computerspielen oder eine Gefährdung durch diese (Baier et al. 2010).

Die Universität München untersuchte, inwieweit das aktive Videospiel Wii-Fit™ die körperliche Leistungsfähigkeit beeinflusst. Nach fünfwöchigem Training mit dem Videospiel konnten jedoch keine signifikanten sportmotorischen Leistungsunterschiede verzeichnet werden. Das Training mit dem Videospiel kann einer Alltagsbelastung gleichgesetzt werden und ist somit im Zusammenhang mit der zunehmenden Mediennutzung von Bedeutung, da dadurch die Gesamtzeit der körperlichen Aktivität gesteigert werden kann (Schillhuber u. Böhm 2010).

Exzessives Fernsehen sowie Computerspielen erhöhen die Gefahr von Gesundheitsbeeinträchtigungen wie Sehstörungen, Haltungsschäden und Kopfschmerzen. Darüber hinaus muss auf die Folgen eingeschränkter sozialer Kommunikation hingewiesen werden. Ein Zusammenhang besteht bei Jugendlichen, die mehr als fünf Stunden täglich elektronische Medien konsumieren, mit der körperlich-sportlichen Aktivität. Darüber hinaus ist diese Gruppe in wachsendem Maße von Adipositas betroffen (Lampert et al. 2007a).

Die Intensität des Medienkonsums steht in Zusammenhang mit negativen gesundheitlichen Folgen wie Übergewicht/Adipositas sowie ebenso gesundheitlichem Risikoverhalten wie legalem und illegalem Drogenkonsum. So steigt der Anteil übergewichtiger und adipöser (Kinder und) Jugendlicher mit der Intensität des Medienkonsums an. Zu den Folgen übermäßigen Medienkonsums gehören zudem psychosomatische Beschwerden, entwicklungspsychologische Probleme sowie Verhaltensauffälligkeiten (Nunez-Smith et al. 2008; Egmond-Fröhlich et al. 2007).

Fernsehen stellt für das menschliche Gehirn eine Reizüberflutung dar, der es sich durch Vergrößerung des Aufmerksamkeitsfokus anpasst. Dieser Umstand führt dazu, dass es schwer fällt, diesen wieder zu verkleinern, um sich zu konzentrieren. Die Folge kann eine erhöhte Prävalenz von Aufmerksamkeitsstörungen und Gewöhnung an die geistige Passivität sein (Hille 2006).

Infobox

Primäre Prävention und Gesundheitsförderung: der Förderschwerpunkt des Bundesministeriums für Bildung und Forschung

Zur Intensivierung der wissenschaftlichen Fundierung und Evidenzbasierung der primären Prävention und Gesundheitsförderung richtete das Bundesministerium für Bildung und Forschung (BMBF) erstmals einen Förderschwerpunkt Präventionsforschung ein. Ziele sind die Vermeidung weit verbreiteter Gesundheitsrisiken und Krankheiten, aber auch die Stärkung der Gesundheitsförderung. Von 2004 bis 2012 werden 60 Projekte mit insgesamt 20 Mio. Euro gefördert. Eingebunden sind über 50 wissenschaftliche Einrichtungen und über 200 Praxispartner.

▼

Mit dem Förderschwerpunkt werden bislang vernachlässigte Zielgruppen sowie besondere methodische und strukturelle Schwierigkeiten in der Prävention und Gesundheitsförderung explizit adressiert. So rückten nach einer ersten, zunächst eher allgemeinen Ausschreibung die folgenden drei Förderphasen mit einem Fokus auf Kinder und Jugendliche von 3 bis 25 Jahren, ältere Menschen ab 50 Jahre bzw. Menschen in schwierigen sozialen Lagen jeweils spezifische Zielgruppen in den Vordergrund.

Gegenstand der Förderung sind eine Überprüfung der Wirksamkeit und Qualitätssicherung bereits bestehender oder neu konzipierter Maßnahmen sowie die Entwicklung und Erprobung neuer Zugangswege zu einer Zielgruppe. Die Projekte sollen auch einen innovativen Beitrag zur Weiterentwicklung der Methodik leisten.

Als wünschenswert wurden in der Ausschreibung die Schaffung neuer Strukturen oder der Aufbau auf schon bestehenden Strukturen für die Umsetzung der präventiven bzw. gesundheitsförderlichen Ansätze gesehen. Um eine hohe Relevanz der Vorhaben und Ergebnisse für die Praxis zu gewährleisten, war bereits in der Antragsphase eine erkennbare Vernetzung von Wissenschaftlern und Akteuren in der Prävention und Gesundheitsförderung in der Planung und Durchführung der Forschungsvorhaben Voraussetzung. Gefördert werden nur Projekte mit einem deutlichen Praxisbezug.

Theorie und Praxis verzahnen: Projektbeispiele

Die Bandbreite der geförderten Projekte ist groß: Sie reicht von der Evaluation einer scheinbar einfachen Maßnahme wie der Jodprophylaxe über schulbasierte verhaltensbezogene Ansätze und Interventionen zur Organisationsentwicklung bis hin zu komplexen strukturellen Intervention in Stadtteilen. Mehrere Projekte greifen bereits standardisierte kognitiv-verhaltensbezogene Programme wie z. B. zur Prävention von Übergewicht und Essstörungen auf und überprüfen beispielsweise ihre Anwendbarkeit bei anderen Zielgruppen. Ebenso werden bereits bestehende und eingeführte Maßnahmen u. a. zur besseren Erreichung der Zielgruppen weiter entwickelt. 26 Projekte befassen sich explizit mit der Gesundheitsförderung und Prävention bei Adoleszenten und jungen Erwachsenen.

Einen Überblick über die geförderten Projekte gibt die Homepage des begleitenden Kooperationsprojektes für nachhaltige Prävention (KNP). URL: http://www.knp-forschung.de /

3.8 Gewalterfahrungen

3.8.1 Erfahrungen als Opfer

Gewalterfahrungen als Opfer weisen 4,6% der 11- bis 17-jährigen Jugendlichen auf, wobei diese bei Jungen (5,2%) gegenüber Mädchen (3,9%) überwiegen (Schlack u. Hölling 2007). In den letzten 12 Monaten sind 11,1% der 15-Jährigen Opfer einer Körperverletzung geworden, 3,2% sogar einer schweren Körperverletzung. Eine sexuelle Belästigung erlebten 6,8% der Jugendlichen, Opfer sexueller Gewalt wurden 1,0% und 0,3% sogar mehrfach (mindestens fünfmal; Baier et al. 2009). Internet und Handy sind neue Möglichkeiten, über die Belästigungen ausgeführt werden können. Bereits 12,8% der 15-jährigen Jugendlichen wurden im Internet sexuell belästigt, wobei Mädchen doppelt so häufig betroffen sind wie Jungen. Über das Handy wurden bereits 23,9% der Jugendlichen belästigt (Baier et al. 2010). Opfererfahrungen schwerer Gewalt haben 8,0% der Jugendlichen gemacht, 1,5% sogar mehrfach. Zusammenfassend liegt die 12-Monats-Prävalenz körperlicher Gewalterfahrungen als Opfer bei 16,8%. Abgesehen von sexueller Belästigung und sexueller Gewalt machen Jungen bei fast allen Delikten häufiger Opfererfahrungen als Mädchen. Ausnahmen bilden die sexuelle Belästigung, bei der Mädchen mit 11,9% 6,3-mal so viele Erfahrungen machen wie Jungen, sowie die sexuelle Gewalt (Mädchen 1,8%, Jungen 0,4%). Jungen weisen 1,5-mal bis 2-mal so viele Opfererfahrungen in den Bereichen der schweren und einfachen Körperverletzungen, der Raubtaten sowie der Erpressungen auf als Mädchen.

Mobbing stellt an Schulen in seinen unterschiedlichen Ausprägungen ein ernstzunehmendes Problem dar und geht gelegentlich sogar von den Lehrkräften aus. Nur 73,4% der Jugendlichen erfuhren in den letzten 12 Monaten keine Gewalt durch ihre Eltern, der Anteil schwerer Gewalterfahrungen durch Eltern beträgt 5,7%, der durch Misshandlung 4,1%. Dabei geht die Gewalt nahezu in gleichen Teilen von Müttern und Vätern aus. Elterliche Gewalt weist einen deutlichen Zusammenhang zum Migrationshintergrund auf. Während deutsche Jugendliche zu 2,9% selten oder häufiger Opfer elterlicher Misshandlung werden, ist das Risiko hierfür bei den türkischen Jugendlichen mit 10,0% 3,4-mal so hoch (Baier et al. 2009).

3.8.2 Erfahrungen als Täter

Gewalterfahrungen als Täter haben 14,9% der 11- bis 17-jährigen Jugendlichen. Hierbei zeigt sich, dass Jungen (19,6%) wesentlich häufiger Gewalt in den letzten 12 Monaten ausgeübt haben als Mädchen (9,9%), wobei ein deutlicher Zusammenhang zum sozialen Gradienten sowie zum Migrationsstatus besteht (niedriger Sozialstatus 19,6%, hoher Sozialstatus 10,7%, Migrant 20,1%, Nicht-Migrant 13,8%; Schlack u. Hölling 2007). Ein Drittel (33,9%) der 15-jährigen Jugendlichen sind in den letzten 12 Monaten gewalttätig geworden, die Hälfte (16,5%) davon sogar mehrfach (mindestens fünfmal).

Zu den häufigsten Delikten gehören Sachbeschädigung (14,6%), Ladendiebstahl (13,3%) sowie einfache Körperverletzung (11,7%). Schwere Körperverletzungen oder Raubtaten wurden von 2,9 bzw. 2,5% aller Jugendlichen verübt. Mindestens eine Gewalttat gaben 13,5% der Jugendlichen an. 4,3% der Jugendlichen verübten mindestens fünf Gewalttaten in den letzten 12 Monaten, 5,4% der Befragten ein schweres Gewaltdelikt (schwere Körperverletzung, Raub oder sexuelle Gewalt), 2,0% taten dies fünfmal oder häufiger. Die niedrigsten Gewalttäterraten (9,3%) sind bei Jugendlichen zu finden, die keine Gewalt in ihrer Kindheit (vor dem 12. Lebensjahr) erfahren haben. Hält die Form der elterlichen Gewalt bis in die Jugend an, nimmt die Wahrscheinlichkeit des Jugendlichen, Gewalttäter zu werden, zu (14,6%). Haben die Jugendlichen schwere Gewalt oder häufig leichte Gewalt in der Kindheit erfahren, so steigt die Quote auf 21,9% an. Waren die 15-jährigen Jugendlichen dieser Art der elterlichen Gewalt sowohl in der Kindheit als auch in ihrer Jugend ausgesetzt, so beträgt die Gewalttäterrate 31,5%. Zudem steigt die Wahrscheinlichkeit, mehrfacher Gewalttäter zu werden, mit der Anzahl delinquenter Freunde. Wer mehr als fünf delinquente Freunde hat, ist mit 21,3% um etwa das 50fache häufiger Mehrfachtäter als ein Jugendlicher ohne dieses soziale Umfeld (0,4%). Die Anzahl steht wiederum im Zusammenhang mit anderen Risikofaktoren wie legalen und illegalen Drogen sowie intensivem gewalthaltigem Medienkonsum (Baier et al. 2009).

Eine ausländerfeindliche Einstellung haben 14,4% der Jugendlichen, 5,2% sind rechtsextrem und 4,3% als deutlich antisemitisch einzuordnen. Der Aussage »In Deutschland gibt es zu viele Ausländer« stimmen 29,7% der deutschen Jugendlichen uneingeschränkt zu. Hinzu kommt ein deutlich höherer Prozentsatz an deutschen Jugendlichen, die ausgeprägte Sympathien zu solchen Einstellungen und Verhaltensweisen aufweisen. Weit häufiger ist diese Gesinnung an Förder- und Hauptschulen zu finden als an anderen Schulen. Zudem sind es vor allem Jungen, die diese Einstellungen und Verhaltensweisen aufzeigen (Baier et al. 2009).

3.8.3 Ansätze und Beispiele für die Prävention

In den vergangenen Jahren ist ein Anstieg von Aktivitäten zur Gewaltprävention zu verzeichnen. Zwei Drittel

der Schulen führten Streitschlichterprogramme ein. Wesentliche Ziele der schulischen Präventionsmaßnahmen sind die Förderung der Sozialkompetenz sowie die Sensibilisierung für Gewalt. Fast alle Maßnahmen werden unter Einbindung externer Kompetenzen (z. B. Polizei) durchgeführt und richten sich nicht auf spezifische Problemgruppen, sondern an alle Schüler. Problematisch ist jedoch, dass weitestgehend auf eine Evaluation der Gewaltpräventionsmaßnahmen an Schulen verzichtet wird und somit nur ein Drittel evaluiert ist. Zudem orientieren sich 69,4% der in den Schulen durchgeführten Maßnahmen nicht an existierenden Programmen, sondern entwickeln mehr oder weniger eigene Konzepte (Baier et al. 2010).

Auf Basis des europaweit umgesetzten Ansatzes »Second Step« wird die Gewaltpräventionsmaßnahme »Faustlos« an Grundschulen bundesweit durchgeführt. Im dreijährigen Verlauf werden insgesamt 51 Lektionen zur Empathieförderung, Impulskontrolle sowie der Umgang mit Ärger und Wut vermittelt. In der Regel erfolgt die Intervention von der 1. bis zur 3. Klasse; bei späterem Beginn ist zu prüfen, inwieweit die Lektionen noch adäquat die älteren Kinder ansprechen und erreichen (Schick u. Cierpka 2005).

Zur Prävention von familiärer Gewalt sollten neben der Sensibilisierung des sozialen Umfelds auch aufsuchende Hilfsdienste ausgebaut werden. Gewaltpräventionsmaßnahmen im Lebensraum Schule sollten weiter intensiviert werden. Hierbei sollte verstärkt auf evaluierte Programme zurückgegriffen werden, die sich als wirksam erwiesen haben. Das Deutsche Forum Kriminalprävention gibt u. a. Hinweise auf solche Maßnahmen (www.kriminalprävention.de). Zudem sollte bei schulischen Gewaltpräventionsmaßnahmen die Qualifizierung der Multiplikatoren (z. B. Lehrer, Sozialarbeiter) durch ergänzende Fortbildungen aus dem Bereich Gewaltprävention sichergestellt werden.

Wir bedanken uns für fachliche Unterstützung bei Richard Lux, Mustapha Sayed und Martina Plaumann.

Literatur

Adams M (2009) Jugendschutz durch Lenkungsabgaben auf Zigaretten. Sucht 55: 35–38

Baier D, Pfeiffer C, Rabold S, Simonson J, Kappes C (2010) Kinder und Jugendliche in Deutschland: Gewalterfahrungen, Integration, Medienkonsum. Zweiter Forschungsbericht zum gemeinsamen Forschungsprojekt des Bundesministeriums des Innern und des KFN. http://www.kfn.de/versions/kfn/assets/fb107.pdf (Zugriff am 14.06.2010)

Baier D, Pfeiffer C, Simonson J, Rabold S (2009) Jugendliche in Deutschland als Opfer und Täter von Gewalt. Erster Forschungsbericht zum gemeinsamen Forschungsprojekt des Bundesministeriums des Innern und des KFN. http://www.kfn.de/versions/kfn/assets/fob109.pdf (Zugriff am 14.06.2010)

Barkmann C, Schulte-Markworth M (2002) Wie gesund sind die Seelen unserer Kinder? Zur Epidemiologie von Erlebens- und Verhaltensauffälligkeiten bei 4- bis 18-Jährigen in Deutschland. In: Lehmkuhl U (Hrsg) Seelische Krankheit im Kindes- und Jugendalter – Wege zur Heilung. Abstractband XXVII.Kongress der Deutschen Gesellschaft für Kinder- und Jugendpsychiatrie und Psychotherapie. 3.–6. April 2002, Berlin

Beauftragte der Bundesregierung für Migration, Flüchtlinge und Integration (Hrsg) (2006) Gesundheit und Integration. Ein Handbuch für Modelle guter Praxis. Berlin

Bengel J, Meinders-Lücking F, Rottmann N (2009) Schutzfaktoren bei Kindern und Jugendlichen – Stand der Forschung zu psychosozialen Schutzfaktoren für Gesundheit. Forschung und Praxis der Gesundheitsförderung. Band 35. Bundeszentrale für gesundheitliche Aufklärung (BZgA), Köln

Berger U, Bormann B, Brix C, Sowa M, Strauß B (2008) Evaluierte Programme zur Prävention von Essstörungen. Ernährung 2: 159–168

Boos-Nünning U, Siefen RG (2005) Jugendliche mit Migrationshintergrund und Sucht. In: Assion HJ (Hrsg) Migration und seelische Gesundheit. Springer, Berlin Heidelberg New York

Bruns-Philipps E, Dreesmann J (2004) Adipositas-Bericht. Übergewicht bei Schulanfängern. Eine Auswertung von Schuleingangsuntersuchungen 1993–2003. Niedersächsisches Landesgesundheitsamt. Gesundheitsberichterstattung

Bühler A, Heppekausen K (2005) Gesundheitsförderung durch Lebenskompetenzprogramme. Bundeszentrale für gesundheitliche Aufklärung (BZgA), Köln

Bundesministerium für Gesundheit (2008) Strategie der Bundesregierung zur Förderung der Kindergesundheit. www.bmg.bund.de/cln_110/SharedDocs/Publikationen/DE/Praevention/Strategie-Kindergesundheit,templateId=raw,property=publicationFile.pdf/Strategie-Kindergesundheit.pdf (Zugriff am 22.07.2010)

Bundeszentrale für gesundheitliche Aufklärung (BZgA) (2004) Forschung und Praxis der Gesundheitsförderung. Suchtprävention in der Bundesrepublik Deutschland. Grundlagen und Konzeption. Eigenverlag, Köln

Bundeszentrale für gesundheitliche Aufklärung (BZgA) (2007) Kriterien guter Praxis in der Gesundheitsförderung bei sozial Benachteiligten. Ansatz – Beispiele – Weiterführende Informationen. Eigenverlag, Köln

Bundeszentrale für gesundheitliche Aufklärung (BZgA) (2008) Die Drogenaffinität Jugendlicher in der Bundesrepublik Deutschland 2008. Alkohol-, Tabak- und Cannabiskonsum. Erste Ergebnisse zu aktuellen Entwicklungen und Trends. Eigenverlag, Köln

Bundeszentrale für gesundheitliche Aufklärung (BZgA) (2009a). Die Drogenaffinität Jugendlicher in der Bundesrepublik Deutschland 2008. Verbreitung des Alkoholkonsums bei Jugendlichen und jungen Erwachsenen. Eigenverlag, Köln

Bundeszentrale für gesundheitliche Aufklärung (BZgA) (2009b) Die Drogenaffinität Jugendlicher in der Bundesrepublik Deutschland 2008. Verbreitung des Tabakkonsums bei Jugendlichen und jungen Erwachsenen. Eigenverlag, Köln

Bundeszentrale für gesundheitliche Aufklärung (BZgA) (2010) Die Drogenaffinität Jugendlicher in der Bundesrepublik Deutschland 2008. Verbreitung des Konsums illegaler Drogen bei Jugendlichen und jungen Erwachsenen. Eigenverlag, Köln

Century J, Rudnick M, Freeman C (2010) A framework for measuring fidelity of implementation: a foundation for shared language and accumulation of knowledge. Am J Evaluation 31: 199–218

Dill H, Frick U, Höfer R, Klöver B, Straus F (2002) Risikoverhalten junger Migrantinnen und Migranten. Expertise für das Bundesministe-

rium für Gesundheit. Schriftenreihe des Bundesministeriums für Gesundheit. Band 141/1. Nomos, Baden-Baden

Deutsche Arbeitsgemeinschaft für Jugendzahnpflege e.V. (2010). Informationen zum Wettbewerb 2010 und Hintergründe der Kampagne »be küssed« – Teens zeigen Zähne. http://www.daj.de/ (Zugriff am 23.06.2010)

Deutscher Bundestag (2009) Der 13. Kinder- und Jugendbericht Bundestagsdrucksache Drucksache 16/12860. http://dip21.bundestag.de/dip21/btd/16/128/1612860.pdf (Zugriff am 22.06.2010)

Deutsche Hauptstelle für Suchtfragen e.V. (2010) Jahrbuch Sucht 2010. Neuland, Geesthacht

Dörning H, Lorenz C, Walter U (2006) Analyse der Routinedaten der Kaufmännischen. In: KKH, Medizinische Hochschule Hannover (Hrsg) Weißbuch Prävention 2005/2006. Stress? Ursachen, Erklärungsmodelle und Ansätze der Prävention. Springer, Berlin Heidelberg New York

Dusenbury L, Brannigan R, Falco M, Hansen WB (2003) A review of research on fidelity of implementation: imlications for drug abuse prevention in school settings. Health Education Res 18: 237–256

Egmond-Fröhlich A v, Mößle T, Ahrens-Eipper S, Schmidt-Ott G, Hüllinghorst R, Warschburger P (2007) Übermäßiger Medienkonsum von Kindern und Jugendlichen – Risiken für Psyche und Körper. Dtsch Ärztebl 104: 2560–2564

Ehrenreich H, Rinn T, Kunert HJ, Moeller MR, Poser W, Schilling L, Gigerenzer G, Hoehe MR (1999) Specific attentional dysfunction in adults following early start of cannabis use. Psychopharmacology 142: 295–301

Engel U, Hurrelmann K (1993) Was Jugendliche wagen. Eine Längsschnittstudie über Drogenkonsum, Stressreaktionen und Deliquenz im Jugendalter. Juventa, Weinheim München

Europäische Beobachtungsstelle für Drogen und Drogensucht (2009) Jahresbericht 2009: Stand der Drogenproblematik in Europa. Amt für amtliche Veröffentlichungen der Europäischen Union, Luxemburg

Ferreira I, van der Horst K, Wendel-Vos W, Kremers S, van Lenthe F, Brug J (2006) Environmental correlates of physical activity in youth – a review and update. The International Association for the study of Obesity. Obesity Rev 8: 129–154

Fontaine K, Redden D, Wang C, Westfall A, Allison D (2003) Years of live lost due obesity. JAMA 289: 187–193

Gillman M (2004) A life course approach to obesity. In: Kuh D, Shlomo Y (Hrsg) A life approach to chronic disease epidemiology. Oxford University Press, New York

Gordis L (2001) Epidemiologie. Kilian, Marburg

Graf C, Koch B, Kretschmann-Kandel E, Falkowski G, Christ H, Coburger S (2004) Correlation between BMI, leisure habits and motor abilities in childhood (CHILT-Project). Int J Obesity 28: 22–26

Graf C, Koch B, Klippel S, Büttner S, Coburger S, Christ H (2003) Zusammenhänge zwischen körperlicher Aktivität und Konzentration im Kindesalter. Eingangsergebnisse des CHILT-Projektes. Dtsch Z Sportmed 54: 242–246

Grobe TG, Dörning H, Schwartz FW (2004) GEK-Gesundheitsreport 2004. Auswertungen der GEK-Gesundheitsberichterstattung. Schwerpunkt: Gesundheitsstörungen durch Alkohol. GEK, Schwäbisch Gmünd

Hall W (2001) Reducing the harms caused by cannabis use: the policy debate in Australia. Drug Alcohol Depend 62: 163–174

Hall W, Solowij N (1998). Adverse effects of cannabis. The Lancet 352: 1611–1616

Hähne C, Dümmler K (2008) Einflüsse von Geschlecht und sozialer Ungleichheit auf die Wahrnehmung und den Umgang mit dem Körper im Jugendalter. In: Richter M, Hurrelmann K, Klocke A,

Melzer W, Ravens-Sieberer U (Hrsg) Gesundheit, Ungleichheit und jugendliche Lebenswelten. Ergebnisse der zweiten internationalen Vergleichsstudie im Auftrag der Weltgesundheitsorganisation WHO. Juventa, Weinheim München

Hanewinkel R (2009) Rauchen in Film und Fernsehen. In: Monatsschrift Kinderheilkunde 157: 254–259

Hanewinkel R (2007) Rauchen in Film und Fernsehen. Verbreitung und Einfluss auf das Rauchverhalten Jugendlicher. Forschungsbericht für das Bundesministerium für Gesundheit, Institut für Therapie und Gesundheitsforschung, Kiel

Hibell B, Guttormsson U, Ahlström S, Balakireva O, Bjarnason T, Kokkevi A, Kraus L (2009) The 2007 ESPAD Report. Substance Use Among Students in 35 European Countries. Modintryckoffset AB, Stockholm

Hicks JJ (2001) The strategy behind Florida's »truth« campaign. Tobacco Control 10: 3–5

Hille K (2006) Vorsicht Bildschirm! In: Dittler U, Hoyer M (Hrsg) Machen Computer Kinder dumm? Kopaed, München

Hohm E, Blomeyer D, Schmidt MH, Esser G, Laucht M (2007) Jugendliche, die frühzeitig rauchen und trinken – eine Risikogruppe? In: Zeitschrift für Psychiatrie, Psychologie und Psychotherapie 55:155–165

Hohm E, Laucht M, Schmidt MH (2005) Soziale und individuelle Determinanten des Tabakkonsums im frühen Jugendalter. Z Kinder-Jugendpsych 33: 227–235

Hölling H, Schlack R (2008) Psychosoziale Risiko- und Schutzfaktoren für die psychische Gesundheit im Kindes und Jugendalter – Ergebnisse aus dem Kinder- und Jugendgesundheitssurvey (KiGGS). Das Gesundheitswesen 70: 154–163

Hölling H, Schlack R, Dippelhofer A, Kurth BM (2008) Personale, familiäre und soziale Schutzfaktoren und gesundheitsbezogene Lebensqualität chronisch kranker Kinder und Jugendlicher. Bundesgesundheitsbl Gesundheitsforsch – Gesundheitsschutz 51: 606–620

Hölling H, Schlack R (2007) Essstörungen im Kindes- und Jugendalter. Erste Ergebnisse aus dem Kinder- und Jugendgesundheitssurvey (KiGGS). Bundesgesundheitsbl Gesundheitsforsch Gesundheitsschutz 50: 794–799

Hölling H, Erhart M, Ravens-Sieberer U, Schlack R (2007) Verhaltensauffälligkeiten bei Kindern und Jugendlichen. Erste Ergebnisse aus dem Kinder- und Jugendgesundheitssurvey (KiGGS). Bundesgesundheitsbl Gesundheitsforsch Gesundheitsschutz 50: 784–793

Huss M, Lehmkuhl U (2005) Aufmerksamkeits-Defizit-Hyperaktivitäts-Störung (ADHS) in Deutschland. Public Health Forum 49: 10–11

Institut der deutschen Zahnärzte (2006). Vierte Deutsche Mundgesundheitsstudie (DMS IV). http://www.oegp.at/website/output.php?idfile=1274 (Zugriff am 23.06.2010)

Jimmy G (2007) Bewegungs- und Sportförderung bei 5- bis 10-jährigen Kindern. Evidenz aus der Literatur. Bundesamt für Sport BASPO, Schweizerische Eidgenossenschaft

Kallings LV, Leijon M, Hellenius ML, Stahle A (2008) Physical acitivity on prescription in primary health care: a follow-up of physical activity level and quality of life. Scand J Med Sci Sports 18: 154–161

Kamtsiuris P, Lange M, Schaffrath Rosario A (2007) Der Kinder- und Jugendgesundheitssurvey (KiGGS): Stichprobendesign, Response und Nonresponse-Analyse. Bundesgesundheitsbl Gesundheitsforsch Gesundheitsschutz 50: 547–556

Kavey R, Daniels S, Lauer R, Atkins D, Hayman L, Taubert K (2003) American heart association guidelines for primary prevention of atherosclerotic cardiovascular disease beginning in childhood. Circulation 107: 1562–1566

Kauert G, Iwersen-Bergmann S (2004) Drogen als Ursache für Verkehrsunfälle, im Fokus: Cannabis. Sucht 50: 327–333

Kelder S, Perry C, Klepp K, Lytle L (1994) Longitudinal tracking of adolescent smoking, physical activity, and food choice behaviors. Am J Public Health 84: 1121–1126

Kern W (1998) Peergroup Education und Suchtprävention. Infos und Akzente 3: 15–18

Kersting M, Alexy U, Kroke A, Lentze MJ (2004) Kinderernährung in Deutschland. Ergebnisse der DONALD-Studie. Bundesgesundheitsbl Gesundheitsforsch Gesundheitsschutz 47: 213–218

KKH, MHH (Hrsg) (2006) Weißbuch Prävention 2005/2006 - Stress? - Ursachen, Erklärungsmodelle und präventive Ansätze. Springer, Berlin Heidelberg New York

Kromeyer-Hauschild K, Wabitsch M, Kunze D et al. (2001) Perzentile für den Body-mass-Index für das Kindes- und Jugendalter unter Heranziehung verschiedener deutscher Stichproben. Monatsschr Kinderheilk 149: 807–818

Kurth BM, Ellert U (2008) Gefühltes oder tatsächliches Übergewicht: Worunter leiden Jugendliche mehr? Dtsch Ärztebl 105: 406–412

Kurth BM (2007) Der Kinder- und Jugendgesundheitssurvey (KiGGS): Ein Überblick über Planung, Durchführung und Ergebnisse unter Berücksichtigung von Aspekten eines Qualitätsmanagements. Bundesgesundheitsbl Gesundheitsforsch Gesundheitsschutz 50: 533–546

Kurth BM, Schaffrath Rosario A (2007) Die Verbreitung von Übergewicht und Adipositas bei Kindern und Jugendlichen in Deutschland. Ergebnisse des bundesweiten Kinder- und Jugendgesundheitssurveys (KiGGS). Bundesgesundheitsbl Gesundheitsforsch Gesundheitsschutz 50: 736–743

Kurth BM, Bergmann KE, Dippelhofer A, Hölling H, Kamtsiuris P, Thefeld W (2002) Die Gesundheit von Kindern und Jugendlichen in Deutschland. Was wir wissen, was wir nicht wissen, was wir wissen werden. Bundesgesundheitsbl Gesundheitsforsch Gesundheitsschutz 45: 852–858

Lampert T, Thamm M (2007) Tabak-, Alkohol- und Drogenkonsum von Jugendlichen in Deutschland. Ergebnisse des Kinder- und Jugendgesundheitssurveys (KiGGS). Bundesgesundheitsbl Gesundheitsforsch Gesundheitsschutz 50: 600–608

Lampert T, Mensink GBM, Romahn N, Woll A (2007a) Körperlich-sportliche Aktivität von Kindern und Jugendlichen in Deutschland. Ergebnisse des Kinder- und Jugendgesundheitssurveys (KiGGS). Bundesgesundheitsbl Gesundheitsforsch Gesundheitsschutz 50: 634–642

Lampert T, Sygusch R, Schlack R (2007b) Nutzung elektronischer Medien im Jugendalter. Ergebnisse des Kinder- und Jugendgesundheitssurveys (KiGGS). Bundesgesundheitsbl Gesundheitsforsch Gesundheitsschutz 50: 643–652

Lampert T, Burger M (2005) Verbreitung und Strukturen des Tabakkonsums in Deutschland. In: Bundesgesundheitsbl Gesundheitsforsch Gesundheitsschutz 48: 1231–1241

Lange M, Kamtsiuris P, Lange C, Schaffrath Rosario A, Stolzenberg H, Lampert T (2007) Messung soziodemographischer Merkmale im Kinder- und Jugendgesundheitssurvey (KIGGS) und ihre Bedeutung am Beispiel der Einschätzung des allgemeinen Gesundheitszustands. Bundesgesundheitsbl Gesundheitsforsch Gesundheitsschutz 50: 578–589

Langness A, Leven I, Hurrelmann K (2006) Jugendliche Lebenswelten: Familie, Schule, Freizeit. In: Shell Deutschland Holding (Hrsg) Jugend 2006. Eine pragmatische Generation unter Druck. 15. Shell Jugendstudie. Fischer, Frankfurt am Main

Langness A, Richter M, Hurrelmann K (2005) Gesundheitsverhalten im Jugendalter: Ergebnisse der internationalen »Health Behaviour in School-aged Children«-Studie. Gesundheitswesen 67: 422–431

Lux R, Borutta B, Walter U (2010) Passivrauchexposition und Tabakkonsum – Pädiatrische Präventionsansätze. Monatsschrift Kinderheilkunde (im Druck)

Nunez-Smith M, Wolf E, Huang H, Chen P, Lee L, Emanuel E, Gross C (2008) Media + Child and Adolescent Health: A Systematic Review. CSM Media Health Report, San Francisco

Nishina M, Kikuchi T, Yamazaki H, Kameda K, Hiura M, Uchiyama M (2003) Relationship among systolic blood pressure, serum insulin and leptin, and visceral fat accumulation in obese children. Hypertension Res 26: 281–288

Maruska K, Hanewinkel R (2010) Der Einfluss des Rauchens in Filmen auf Kinder und Jugendliche. Eine systemische Übersichtsarbeit. Bundesgesundheitsbl 53: 186–195

Mensink GBM, Kleiser C, Richter A (2007) Lebensmittelverzehr bei Kindern und Jugendlichen in Deutschland. Ergebnisse des Kinder- und Jugendgesundheitssurveys (KiGGS). In: Bundesgesundheitsbl Gesundheitsforsch Gesundheitsschutz 50: 609–623

Oakley A, Brannen J, Dodd K (1992) Young people, gender and smoking in the United Kingdom. Health Promotion International 7: 75–88

Park B, Mc Partland JM, Glass M (2004) Cannabis, cannabinoids and reproduction. Prostaglandins Leukotrienes and Essential Fatty Acids 70: 189–197

Paulus P (2002) Gesundheitsförderung im Setting Schule. Bundesgesundheitsbl Gesundheitsforsch Gesundheitsschutz 45: 970–975

Poethko-Müller C, Kuhnert R, Schlaud M (2007) Durchimpfung und Determinanten des Impfstatus in Deutschland. Ergebnisse des Kinder- und Jugendgesundheitssurveys (KiGGS). Bundesgesundheitsbl Gesundheitsforsch Gesundheitsschutz 50: 851–862

Plachta-Danielzik S, Kriwy P, Müller MJ (2008) Die Schulintervention der Kieler Adipositas-Präventionsstudie (KOPS). Prävention und Gesundheitsförderung 3: 206–212

Pössel P, Horn A, Hautzinger M (2006) Vergleich zweier schulbasierter Programme zur Prävention depressiver Symptome bei Jugendlichen. Z Klin Psychol Psychother 35: 109–116

Pössel P, Baldus C, Horn AB, Groen G, Hautzinger M (2005) Influence of general self-efficacy on the effects of a school-based universal primary prevention program of depressive symptoms in adolescents. J Child Psychol Psychiatry 46: 982–994

Pope HG Jr, Gruber AJ, Hudson JI, Cohane G, Huestis MA, Yurgelun-Todd D (2003) Early-onset cannabis use and cognitive deficits: what is the nature of the association? Drug and Alcohol Dependence 69: 303–310

Popkin, BM, Duffey, K, Gordon-Larsen, P (2005) Environmental influences on food choice, physical activity and energy balance. Physiol Behav 86: 603–613

Pott E, Schmid H (2002) Suchtprävention durch Gesundheitserziehung und Aufklärung. In: Bundesgesundheitsbl Gesundheitsforsch Gesundheitsschutz 45: 943–951

Rakete G, Strunk M, Lang P (2010) Tabakprävention in Schulen. Ein Erfolgsmodell. Bundesgesundheitsbl Gesundheitsforsch Gesundheitsschutz 53: 170–177

Ravens-Sieberer U, Erhart M (2008) Die Beziehung zwischen sozialer Ungleichheit und Gesundheit im Kindes- und Jugendalter. In: Richter M, Hurrelmann K, Klocke A, Melzer W, Ravens-Sieberer U (Hrsg) Gesundheit, Ungleichheit und jugendliche Lebenswelten. Ergebnisse der zweiten internationalen Vergleichsstudie im Auftrag der Weltgesundheitsorganisation WHO. Juventa, Weinheim München

Ravens-Sieberer U, Wille N, Bettge S, Erhart M (2007) Psychische Gesundheit von Kindern und Jugendlichen in Deutschland. Ergebnisse aus der BELLA-Studie im Kinder- und Jugendgesundheitssurvey (KiGGS). Bundesgesundheitsbl Gesundheitsforsch Gesundheitsschutz 50: 871–878

Rehbein F, Kleimann M, Mößle T (2009) Computerspielabhängigkeit im Kindes und Jugendalter. Empirische Befunde zu Ursachen, Diagnostik und Komorbiditäten unter besonderer Berücksichtigung spielimmanenter Abhängigkeitsmerkmale. http://www.kfn.de/versions/kfn/assets/fb108.pdf (Zugriff am 23.06.2010)

Richter M (2005) Die Bedeutung sozialer Ungleichheit für die Gesundheit im Jugendalter. Gesundheitswesen 67: 709–718

Richter M, Hurrelmann K (2004) Jugend und Drogen – Eine Studie zum wachsenden Bedarf an jungenspezifischer Suchtprävention. Blickpunkt der Mann 2: 6–10

Richter M (2003) Anlage und Methode des Jugendgesundheitssurveys. In: Hurrelmann K, Klocke A, Melzer W, Ravens-Sieberer U. Jugendgesundheitssurvey. Internationale Vergleichsstudie im Auftrag der Weltgesundheitsorganisation WHO. Juventa, Weinheim München

Ritchie LD, Crawford PB, Hoelscher DM, Sothern MS (2006) Position of the American Dietetic Association: Individual-, family-, school-, and community-based interventions for pediatric overweight. J Am Dietetic Assoc 106: 925–945

Robert Koch-Institut, Bundeszentrale für gesundheitliche Aufklärung (Hrsg) (2008) Erkennen – Bewerten – Handeln: Zur Gesundheit von Kindern und Jugendlichen in Deutschland. Robert Koch-Institut, Berlin

Robert Koch-Institut, Bundeszentrale für gesundheitliche Aufklärung, Bundesinstitut für Arzneimittel und Medizinprodukte, Deutsches Institut für Medizinische Dokumentation und Information – DIMDI, Paul-Ehrlich-Institut (Hrsg) (2007) Ergebnisse des Kinder- und Jugendgesundheitssurveys. Bundesgesundheitsbl Gesundheitsforsch Gesundheitsschutz 50: 533–902

Schenk L, Knopf H (2007) Mundgesundheitsverhalten von Kindern und Jugendlichen in Deutschland. Erste Ergebnisse aus dem Kinder- und Jugendgesundheitssurvey (KiGGS). Bundesgesundheitsbl Gesundheitsforsch Gesundheitsschutz 50: 653–658

Schick A, Cierpka M (2005) Prävention gegen Gewaltbereitschaft an Schulen: Das Faustlos-Curriculum. In: Cierpka M (Hrsg) Möglichkeiten der Gewaltprävention. Vandenhoeck & Ruprecht, Göttingen

Schillhuber K, Böhm B (2010) Aktives spielen an der Videokonsole zur Steigerung der sportmotorischen Fitness. Praxis der Psychomotorik 35: 46–49

Schlack R, Hölling H (2007) Gewalterfahrungen von Kindern und Jugendlichen im subjektiven Selbstbericht. Erste Ergebnisse aus dem Kinder- und Jugendgesundheitssurvey (KiGGS). Bundesgesundheitsbl Gesundheitsforsch Gesundheitsschutz 50: 819–826

Schneider M (2004) Langfristige Folgen des chronischen Cannabiskonsums. Sucht 50: 309–319

Schweizerische Fachstelle für Alkohol- und andere Drogenprobleme (Hrsg) (2004) Tabak. Zahlen & Fakten. sfa/ispa, Lausanne

Shell Deutschland Holding (Hrsg) (2006) Jugend 2006. Eine pragmatische Generation unter Druck. 15. Shell Jugendstudie. Fischer, Frankfurt am Main

Solowij N, Grenyer BF (2002) Are the adverse consequences of cannabis use age-dependent? Addiction 97: 1083–1086

Sorof J, Daniels S (2002) Obesity hypertension in children: a problem of epidemic proportions. Hypertension 40:441–447

Sowden AJ, Arblaster L (2008) Mass media interventions for preventing smoking in young people. Cochrane Database of Systematic Reviews (4): CD001006

Starker A, Lampert T, Worth A, Oberger J, Kahl H, Bös K (2007) Motorische Leistungsfähigkeit. Ergebnisse des Kinder- und Jugendgesundheitssurveys (KiGGS). Bundesgesundheitsbl Gesundheitsforsch Gesundheitsschutz 50: 775–783

Strong W, Malina R, Blimkie C et al. (2005) Evidence based physical activity for school-age youth. J Pediatrics 146: 732–737

Surall D, Siefen R (2002) Prävalenz und Risikofaktoren des Drogenkonsums von türkischen und Aussiedler Jugendlichen im Vergleich zu deutschen Jugendlichen. In: Bundesministerium für Gesundheit (Hrsg) Migration und Sucht. Nomos Verlagsgesellschaft, Baden-Baden

Taylor DR, Hall W (2003) Respiratory health effects of cannabis: position statement of the Thoracic Society of Australia and New Zealand. Int Med J 33: 310–313

Thefeld W, Bergmann KE, Burger M, Hölling H, Mensink GBM, Thamm M (2002) Der Kinder- und Jugendgesundheitssurvey: Ermittlung des Gesundheitsverhaltens von Eltern und Kindern. Das Gesundheitswesen (S1): 36–42

Thomas H, Ciliska D, Micucci S, Wilson-Abra J, Dobbins M (2004) Effectiveness of physical activity enhancement and obesity prevention programs in children and youth. Effective Public Health Practice Project, Hamilton, Ontario

Tobler NS, Roona MR, Ochshorn P, Marshall DG, Sterke AV, Kimberly SM (2000) School-based adolescent drug prevention programs: 1998 meta-analysis. J Primary Prevent 20: 275–336

Tobler NS (1997) Meta-analysis of adolescent drug prevention programs: results of the 1993 meta-analysis. NIDA Research Monographs 170: 5–68

Trost S, Kerr L, Ward D, Pate R (2001) Physical activity and determinants of physical activity in obese and non-obese children. Int J Obesity Rel Metab Disord 25: 822–829

U.S. Department of Health and Human Services (2008) Physical Activity Guidelines for Americans. http://www.health.gov/paguidelines/pdf/paguide.pdf (Zugriff am 22.06.2010)

Walter U, Lux R (2007) Tabakkonsum: Folgen und Prävention unter sex- und genderspezifischer Perspektive. In: Neises M, Schmidt-Ott G (Hrsg) Gender, kulturelle Identität und Psychotherapie. Pabst Publishers, Lengerich

Walter U, Krauth C, Kurtz V, Salman R, Machleidt W (2007) Gesundheit und gesundheitliche Versorgung von Migranten unter besonderer Berücksichtigung von Sucht. Nervenarzt 78: 1058–1061

Walter, U, Lux R (2006) Prävention – Brauchen wir unterschiedliche Strategien bei Frauen und Männern? In: Regitz-Zagrosek V, Fuchs J (Hrsg) Geschlechterforschung in der Medizin. Peter Lang, Frankfurt

Whitaker R, Wright J, Pepe M, Seidel K, Dietz W (1997) Predicting obesity in young adulthood from childhood and parental obesity. N Engl J Med 337: 869–873

Wilson W, Mathew R, Turkington T, Hawk T, Coleman RE, Provenzale J (2000) Brain morphological changes and early marijuana use: a magnetic resonance and positron emission tomography study. J Addictive Dise 19: 1–22

Windel I (2005) Gesund leben lernen - Gesundheitsmanagement in Schulen. Schulische Gesundheitsförderung unter besonderer Berücksichtigung sozial benachteiligter Schülerinnen und Schüler. Gesundheitswesen. 67:137–140

World Health Organization (2009) On behalf of the European Observatory on Health Systems, Observatory Studies Series No 19. Health in the European Union: Trends and Analysis (2009). http://www.euro.who.int/observatory/Studies/20100201_1 (Zugriff am 03.06.2010)

World Health Organization Regional Office for Europe (2008) Health Policy for Children and Adolescents. No. 5. Inequalities in young people`s health. HBSC international report from the 2005/2006 survey. Kopenhagen

World Health Organization (2007) Lexicon of alcohol and drug terms published by the World Health Organization. http://www.who.int/substance_abuse/ terminology/who_lexicon/en/index.html (Zugriff am 01.11.2007)

World Health Organization (2005) Waterpipe Tobacco Smoking: Health Effects, research Needs and Recommended Actions by Regulators. http://www.who.int/tobacco/global_interaction/tobreg/Waterpipe%20recommendation_Final.pdf (Zugriff am 23.07.2010)

World Health Organization Regional Office for Europe (2004) Health Policy for Children and Adolescents. No. 4. http://www.euro.who.int/eprise/main/who/informationsources/publications/catalogue/20040518_1 (Zugriff am 05.10.2009)

Zubrägel S, Settertobulte W (2003) Körpermasse und Ernährungsverhalten von Jugendlichen. In: Hurrelmann K, Klocke A, Melzer W, Ravens-Sieberer U. (Hrsg) Jugendgesundheitssurvey. Internationale Vergleichsstudie im Auftrag der Weltgesundheitsorganisation WHO. Juventa, Weinheim München

Zucker AN, Stewart AJ, Pomerleau CS, Boyd CJ (2005) Resisting gendered smoking pressures: critical consciousness as a correlate of women's smoking status. Sex Roles 53: 261–272

Jugendliche im Spiegel des Versorgungsgeschehens: Analyse der Routinedaten der KKH-Allianz für die Altersgruppe der 12- bis 21-Jährigen

Hans Dörning, Andrea Schneider, Ulla Walter

Die routinemäßig bei Krankenkassen gespeicherten leistungsbezogenen Daten bieten die größte Dichte an zentralen gesundheitsrelevanten Informationen über die deutsche Bevölkerung. Sie werden daher seit einigen Jahren verstärkt genutzt, um einen differenzierten Einblick in die gesundheitliche Versorgung in Deutschland zu erhalten. Allein bei der KKH-Allianz liegen solche leistungsbezogenen Daten von ca. 2 Millionen Versicherten – Mitglieder und mitversicherte Angehörige – jährlich vor. Sie können u. a. einen fundierten Eindruck darüber vermitteln, welchen Stellenwert bestimmte Krankheiten bei den Versicherten der KKH-Allianz insgesamt sowie bei ausgewählten Versichertengruppen haben. Außerdem können sie Auskunft darüber geben, wie sich der Stellenwert von Krankheiten im zeitlichen Verlauf entwickelt, d. h. inwieweit eher eine Zu- oder Abnahme in der Vorkommenshäufigkeit bestimmter Erkrankungen im Zeitverlauf feststellbar ist.

Analysen der personenbezogenen anonymisierten Routinedaten der KKH-Allianz können damit wichtige krankheitsbezogene Hinweise für eine zielgruppenspezifische Ausrichtung und Ausgestaltung präventiver Maßnahmen und Programme geben, um das Effektivitäts- und Effizienzpotenzial evidenzbasierter präventiver Aktivitäten wirkungsvoll auszuschöpfen.

Die nachfolgend dargestellten Ergebnisse von Routinedatenanalysen zu Krankheiten bei der Gruppe der 12- bis 21-jährigen Versicherten basieren auf den Daten der KKH-Allianz zu den beiden besonders relevanten Leistungsgruppen »stationäre Leistungen« und »ambulant-ärztliche Leistungen«. Es wurden Daten von über 200.000 Versicherten ausgewertet. Zusätzlich wurden punktuell Daten zu der ebenfalls zentralen Leistungsgruppe »Arzneimittel« verwendet. Um empirisch fundierte Hinweise über die Relevanz von Krankheiten und Krankheitsgruppen auch im zeitlichen Verlauf zu erhalten, wurden in der Regel die Daten aus den Kalenderjahren 2004 bis 2008 ausgewertet und Jahresvergleiche durchgeführt. Bei ausgewählten Analysen wurden zusätzlich dazu auch stationäre Daten aus den Kalenderjahren 2000 bis 2003 verwendet. Grundlage der Analysen waren dabei vorrangig die nach der ICD-10 verschlüsselten Daten der KKH-Allianz.

Die nachfolgend dargestellten Ergebnisse beruhen sowohl auf versichertenbezogenen Analysen auf der Ebene von Diagnosekapiteln (Diagnosekapitel 1 bis 21), der obersten Gliederungsstufe der ICD-10, als auch auf Analysen auf der weitaus differenzierteren Ebene von dreistelligen Einzeldiagnosen.

> **Infobox**
>
> **ICD-10**
> Bei der ICD-10 handelt es sich um die 10. Revision einer international einheitlichen hierarchischen Systematik zur Erfassung und Klassifizierung von Krankheiten. Das Klassifikationssystem ist in 21 Kapitel unterteilt (z. B. Diagnosekapitel »Psychische und Verhaltensstörungen«). Jedes Kapitel untergliedert sich wiederum in mehrere gleichartige Diagnosegruppen (z. B. Diagnosegruppe »Psychische und Verhaltensstörungen durch psychotrope Substanzen«). Jede Diagnosegruppe
>
> ▼

umfasst dabei, auf der nächst tieferen Gliederungsebene, mehrere Einzeldiagnosen (z. B. die Diagnose »akute Intoxikation«). Neben den genannten drei Gliederungsebenen enthält der ICD-10 noch weitere Abstufungen (z. B. »mit Koma« als eine von mehreren Subkategorien der Einzeldiagnose »akute Intoxikation«).

4.1   Stellenwert einzelner Krankheiten bei 12- bis 21-Jährigen

Im Folgenden wird dargestellt, welche Diagnosekapitel und welche spezifischen Krankheiten aus dem Gesamtspektrum der mehr als 1600 dreistelligen Einzeldiagnosen bei der Versichertengruppe der 12- bis 21-Jährigen am häufigsten in den Routinedaten der KKH-Allianz erfasst sind. In diesem Zusammenhang werden auch, auf der Grundlage von Datenauswertungen über in der Regel insgesamt fünf Kalenderjahre, Analyseergebnisse zur Entwicklung des Stellenwertes der einzelnen Diagnosekapitel und der besonders relevanten Einzeldiagnosen im zeitlichen Verlauf dargestellt.

Zunächst wird der Stellenwert der einzelnen Diagnosekapitel und Einzeldiagnosen im ambulant-ärztlichen Bereich beschrieben. Daran anschließend wird das Versorgungsgeschehen im stationären Bereich fokussiert.

4.1.1   Diagnosen im ambulant-ärztlichen Bereich

Relevanz einzelner Diagnosekapitel

Die nachfolgende Grafik (□ Abb. 4.1) gibt einen ersten Überblick zum Stellenwert der versichertenbezogen zugeordneten ambulanten Diagnosen nach Diagnosekapiteln. Angegeben ist der Anteil der 12- bis 21-Jährigen, bei denen innerhalb der einzelnen Jahre 2004 bis 2008 im Rahmen der ambulant-ärztlichen Versorgung jeweils mindestens einmalig innerhalb eines Jahres eine Diagnose aus den einzelnen Diagnosekapiteln dokumentiert wurde.

In den Beobachtungsjahren 2004 bis 2008 dominieren bei der Gruppe der 12- bis 21-Jährigen insbesondere Krankheiten des Atmungssystems, zu denen z. B. Erkältungskrankheiten, Grippe und Mandelentzündungen zählen (Diagnosekapitel 10, zwischen 52,9% und 57,5% der Diagnosen). Den zweiten Platz nehmen Diagnosen aus dem Kapitel 21 »Faktoren, die den Gesundheitszustand beeinflussen« ein. Diese Diagnoseschlüssel werden vorrangig im Kontext mit der Durchführung von Früherkennungsmaßnahmen, Impfungen und kontrazeptiven

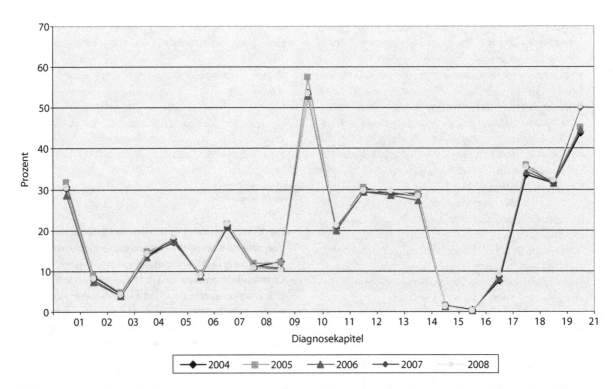

□ **Abb. 4.1.** Anteil an 12- bis 21-Jährigen mit mindestens einer ambulanten Diagnose aus einem Diagnosekapitel im Kalenderjahr in Prozent

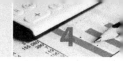

Maßnahmen vergeben und enthalten somit keine direkten Erkrankungshinweise.

Auf Rangplatz drei folgen »Symptome und abnorme klinische und Laborbefunde (Diagnosekapitel 18, zwischen 33,5% und 35,9%), d. h. objektive und subjektive Symptome wie Bauch- und Beckenschmerzen, Übelkeit und Erbrechen sowie Schwindel und Taumel oder auch Kopfschmerz, die nicht eindeutig einer spezifischen Erkrankung zuweisbar sind. Den vierten Rangplatz belegen »Verletzungen und Vergiftungen« (Diagnosekapitel 19, zwischen 31,4% und 31,9%). Neben den Diagnosekapiteln »Krankheiten der Haut« (Kapitel 12), »Infektiöse und parasitäre Krankheiten« (Kapitel 1) sowie »Krankheiten des Urogenitalsystems« (Kapitel 14) sind mit jährlichen Diagnoseraten zwischen 28,6% und 29,2% auch Krankheiten des Muskel-Skelett-Systems (Kapitel 13) noch von besonderer Relevanz.

Bemerkenswert ist zudem, insbesondere wenn man das Alter der Versicherten berücksichtigt, die Diagnosehäufigkeit in Zusammenhang mit Diagnosen aus dem Kapitel 5, d. h. den psychischen und Verhaltensstörungen. Bei 17,1% bis 17,9% aller 12- bis 21-jährigen KKH-Allianz Versicherten wird mindestens einmal im Kalenderjahr eine Diagnose aus diesem Kapitel gestellt (vgl. auch ◘ Tabelle 4.1).

Um einen Eindruck darüber zu gewinnen, inwieweit der Stellenwert der einzelnen Diagnosekapitel bei der spezifischen Gruppe der 12- bis 21-Jährigen auch dem Stellenwert in der Gesamtversichertenpopulation der KKH-Allianz entspricht, wurde in einem weiteren Analyseschritt zusätzlich auch der Anteil der Gesamtversicherten in der KKH-Allianz ermittelt, der mindestens einmalig eine Diagnose aus dem jeweiligen Diagnosekapitel erhalten hat.

◘ **Tabelle 4.1.** Anteil an 12- bis 21-Jährigen mit mindestens einer ambulanten Diagnose aus einem Diagnosekapitel im Kalenderjahr in Prozent

Diagnosekapitel		2004	2005	2006	2007	2008
01	Infektiöse und parasitäre Krankheiten	30,77	31,66	28,70	30,10	30,31
02	Neubildungen (»Krebskrankheiten«)	8,61	8,87	7,44	7,78	8,16
03	Blut und Immunsystem	4,39	4,79	3,85	3,95	4,22
04	Endokrinologie, Ernährung und Stoffwechsel	13,91	14,56	13,42	13,97	14,00
05	Psychische und Verhaltensstörungen	17,05	17,61	17,31	17,88	17,62
06	Nervensystem	9,15	9,36	8,72	8,91	9,02
07	Auge und Augenanhangsgebilde	21,32	21,40	20,98	20,73	21,17
08	Ohr und Warzenfortsatz	10,99	11,84	11,22	10,81	11,10
09	Krankheiten des Kreislaufsystems	12,25	12,00	10,86	10,54	11,17
10	Atmungssystem	53,52	57,50	52,92	53,78	54,26
11	Verdauungssystem	20,56	20,19	19,95	20,94	20,59
12	Haut	30,33	30,41	29,45	29,35	29,82
13	Muskel-Skelett-System	28,73	29,05	28,63	29,21	29,04
14	Urogenitalsystem	28,89	29,20	27,39	28,28	28,39
15	Schwangerschaft, Geburt und Wochenbett	1,67	1,59	1,43	1,42	1,50
16	Zustand mit Ursprung in der Perinatalperiode	0,45	0,24	0,23	0,25	0,29
17	Angeborene Fehlbildungen	7,71	8,13	8,01	8,62	8,35
18	Symptome und abnorme klinische und Laborbefunde	33,52	35,89	34,31	35,38	34,91
19	Verletzungen, Vergiftungen	31,53	31,86	31,53	31,39	31,70
21	Faktoren, die den Gesundheitszustand beeinflussen	43,71	45,01	44,68	50,07	46,75

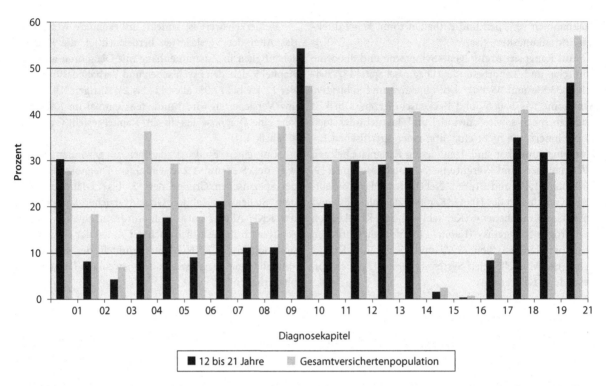

◼ **Abb. 4.2.** Anteil an Versicherten in der Gesamtversichertenpopulation und in der Altersgruppe »12 bis 21 Jahre« mit mindestens einer ambulanten Diagnose aus einem Diagnosekapitel im Kalenderjahr (Durchschnittswerte aus 2004 bis 2008) in Prozent

In ◼ Abb. 4.2 ist der gemittelte Anteil der beiden Versichertengruppen (12- bis 21-Jährige vs. Gesamtversichertenpopulation) über die Kalenderjahre 2004 bis 2008 dargestellt, der innerhalb eines Kalenderjahres mindestens einmalig eine ambulant-ärztliche Diagnose aus den einzelnen Diagnosekapiteln aufweist. Aus der Abbildung wird deutlich, dass die Gruppe der 12- bis 21-Jährigen in insgesamt vier Diagnosekapiteln höhere Diagnoseraten aufweist als die Gesamtversichertenpopulation der KKH-Allianz (Kapitel 1: »Infektiöse und parasitäre Krankheiten«; Kapitel 10: »Krankheiten des Atmungssystems«; Kapitel 12: »Krankheiten der Haut«; Kapitel 19: »Verletzungen und Vergiftungen«).

Besonders ausgeprägt höhere Diagnoseraten werden insbesondere in Zusammenhang mit dem Diagnosekapitel 10 »Krankheiten des Atmungssystems« evident. Gemittelt über die Jahre 2004 bis 2008 sind in der Gesamtversichertenpopulation der KKH-Allianz jährlich durchschnittlich 46,2% von einer Diagnose aus diesem Diagnosekapitel betroffen. In der Gruppe der 12- bis 21-Jährigen weisen dem gegenüber durchschnittlich 54,3% mindestens einmal jährlich eine einschlägige Diagnose auf.

In 16 der angeführten 20 Diagnosekapitel ist dagegen die Gesamtversichertenpopulation der KKH-Allianz durch höhere Diagnoseraten gekennzeichnet. Die stärksten Unterschiede zeigen sich dabei in den Diagnosekapiteln 9 (»Krankheiten des Kreislaufsystems«, also Herz-Kreislauf-Erkrankungen) und 4 (»Endokrine, Ernährungs- und Stoffwechselkrankheiten«, also u. a. Krankheiten der Schilddrüse, Diabetes mellitus, Adipositas und sonstige Überernährung sowie Stoffwechselstörungen). Während in der Gesamtversichertenpopulation im Schnitt bei 37,4% (Kapitel 9) bzw. 36,3% (Kapitel 4) jährlich eine Diagnose aus dem jeweiligen Diagnosekapitel dokumentiert ist, sind es bei den 12- bis 21-Jährigen »lediglich« 11,2% (Kapitel 9) bzw. 14,0% (Kapitel 4).

Relevanz von Einzeldiagnosen

Um differenziertere Aussagen über die Relevanz von Krankheiten in der Gruppe der 12- bis 21-Jährigen im Versichertengut der KKH-Allianz machen zu können, wurden zusätzliche Datenanalysen auf der Aggregationsebene von dreistelligen Einzeldiagnosen durchgeführt. Dabei wurden zunächst die 100 Einzeldiagnosen selektiert, die in der Gesamtgruppe der 12- bis 21-Jährigen gemittelt über die Kalenderjahre 2004 bis 2008 versichertenbezogen am häufigsten vergeben wurden. Zusätzlich wurden für diese 100 Einzeldiagnosen die Anteile an

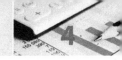

Betroffenen in den beiden Subgruppen »12 bis 16 Jahre« und »17 bis 21 Jahre« sowie in der Gesamtversichertenpopulation der KKH-Allianz bestimmt.

In der Gesamtgruppe der 12- bis 21-Jährigen stellen »kontrazeptive Maßnahmen« (Z30), also Maßnahmen der Empfängnisverhütung, die am weitesten verbreitete ambulante Diagnose in den Jahren 2004 bis 2008 dar. Bei insgesamt 24,66% dieser Population wurde diese Diagnose im Durchschnitt pro Jahr mindestens einmal dokumentiert. Nachvollziehbar erscheint, dass bei der Subgruppe der 17- bis 21-Jährigen diese Diagnose häufiger gestellt wird (36,17%) als bei der Subgruppe der 12- bis 16-Jährigen (10,62%)[3].

Auf Rang zwei folgt im Schnitt über alle fünf Beobachtungsjahre (2004 bis 2008) die »akute Infektion der oberen Atemwege« (J06), die sowohl in der Gesamtgruppe der 12- bis 21-Jährigen (bei 22,26%) als auch in den beiden Subgruppen »12 bis 16 Jahre« (bei 21,69%) und »17 bis 21 Jahre« (bei 22,71%) nahezu gleich häufig diagnostiziert wird. Rang drei belegen »Akkommodationsstörungen«, also Diagnosen einer Fehlsichtigkeit, die im Durchschnitt bei 14,59% der 12- bis 21-Jährigen bzw. bei 18,58% der 12- bis 16-Jährigen und bei 11,31% der 17- bis 21-Jährigen erfasst sind. Einen erwartungsgemäß vorderen Rangplatz in der Altersgruppe der 12- bis 21-Jährigen (Rang 4 mit 12,15%) bzw. der Subgruppen »12 bis 16 Jahre« (Rang 7 mit 10,79%) und »17 bis 21 Jahre« (Rang 5 mit 13,27%) belegt auch die »Akne« (L70) als typisches Pubertätsproblem.

Auch »Asthma bronchiale« (J45) und »Adipositas« (E66) zählen in der Gesamtgruppe der 12- bis 21-Jährigen wie auch in beiden Subaltersgruppen zu den häufig gestellten Diagnosen (J45: z. B. Rang 14 bei den 12- bis 16-Jährigen; E66: z. B. Rang 33 bei den 12- bis 16-Jährigen).

Bemerkenswert erscheint, dass bereits in der Altersgruppe der 12- bis 21-Jährigen sowie in der Regel auch bei beiden Subgruppen (»12 bis 16 Jahre« und »17 bis 21 Jahre) sowohl mehrere Schmerzdiagnosen, wie z. B. »Bauch- und Beckenschmerzen« (R10), »Rückenschmerzen« (M54), »Kopfschmerzen« (R51), »Migräne« (G43) und »sonstige Kopfschmerzsyndrome« (G44), als auch verschiedene Diagnosen aus dem Diagnosekapitel »psychische Störungen« unter den TOP-100-Diagnosen rangieren. Dazu zählen beispielsweise »somatoforme Störungen« (F45), »Reaktionen auf schwere Belastungen und Anpassungsstörungen« (F43), »depressive Episode« (F32) sowie »andere Angststörungen« (F41). »Hyperkinetische Störungen« (F90) finden sich dagegen erwartungsgemäß

insbesondere in der jüngeren Altersgruppe (»12 bis 16 Jahre«) unter den relevantesten Diagnosen in der ambulanten Versorgung.

Auf den hohen Stellenwert von psychischen Problemen in der Altersgruppe der 12- bis 21-Jährigen sowie in beiden Subaltersgruppen deuten auch die relativ hohen Diagnoseraten in Bezug auf z. B. »sonstige nichtinfektiöse Gastroenteritis und Kolitis« (K52), »Gastritis und Duodenitis« (K29), »Übelkeit und »Erbrechen« (R11), »Schwindel und Taumel« (R42) sowie »Unwohlsein und Ermüdung« (R53) hin. Diese Diagnosen müssen ebenso wie die meisten der oben angeführten Schmerzdiagnosen vermutlich zum Teil als Missempfindungen und Beschwerden im psychosomatischen Lebensraum angesehen werden.

4.1.2 Diagnosen im stationären Bereich

Relevanz einzelner Diagnosekapitel

Auch im Zusammenhang mit dem stationären Bereich wurde zunächst analysiert, welche Diagnosekapitel bei der Altersgruppe der 12- bis 21-jährigen KKH-Allianz Versicherten von besonderer Relevanz sind. In ◻ Abb. 4.3 sind jeweils die Anteile der Versicherten mit mindestens einem Krankenhausaufenthalt pro Kalenderjahr in den Jahren 2004 bis 2008 mit einer Hauptentlassungsdiagnose aus dem jeweiligen Diagnosekapitel dargestellt.

Offensichtlich ist, dass in den fünf Analysejahren bei den 12- bis 21-Jährigen durchgängig insbesondere Krankheiten aus dem Diagnosekapitel »Verletzungen und Vergiftungen« (Kapitel 19) den höchsten Stellenwert haben. Zwischen 1,62% und 1,72% der 12- bis 21-Jährigen hat im Schnitt mindestens einmal jährlich einen Krankenhausaufenthalt mit einer Diagnose aus diesem Diagnosekapitel.

Relativ häufig sind in dieser Altersgruppe auch noch Krankenhausaufenthalte in Zusammenhang mit Diagnosen aus den beiden Diagnosekapiteln »Krankheiten des Verdauungssystems« (Kapitel 11) und »Psychische und Verhaltensstörungen« (Kapitel 5) zu verzeichnen. So liegt der Anteil an 12- bis 21-Jährigen mit mindestens einem stationären Aufenthalt aufgrund psychischer Störungen im Jahr zwischen 2004 und 2008 zwischen 1,05% und 1,24% (vgl. auch ◻ Tabelle 4.6 im Anhang).

Abgesehen von den fünf weiteren Diagnosekapiteln »Krankheiten des Atmungssystems« (Kapitel 10), »Symptome und abnorme klinische und Laborbefunde« (Kapitel 18), »Schwangerschaft, Geburt und Wochenbett« (Kapitel 15) sowie »Krankheiten des Muskel-Skelett-Systems« (Kapitel 13) und »Krankheiten des Urogenitalsystems« (Kapitel 14) sind alle anderen Diagnosekapitel dagegen lediglich von nachgeordneter Bedeutung.

---

[3] Dem Anhang sind in Tabelle 4.5 die Top-10-Diagnosen zu entnehmen sowie die qualitative Bedeutung ausgewählter Diagnosen.

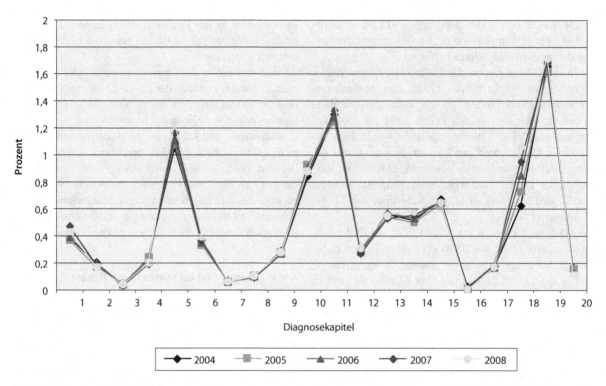

□ Abb. 4.3. Anteil an 12- bis 21-Jährigen mit mindestens einer stationären Diagnose aus einem Diagnosekapitel im Kalenderjahr in Prozent (je 100 Versicherungsjahre)

Ein Vergleich der gemittelten Diagnoseraten über die Jahre 2004 bis 2008 zwischen der Altersgruppe »12 bis 21 Jahre« und der Gesamtversichertenpopulation der KKH-Allianz ergibt zunächst, dass die Gesamtversichertenpopulation, mit Ausnahme des Kapitels 17 (»Angeborene Fehlbildungen«), in allen anderen Diagnosekapiteln über den Gesamtbeobachtungszeitraum in ausgeprägterem Maße von Krankenhausaufenthalten betroffen ist als die Altersgruppe der 12- bis 21-Jährigen. Allerdings sind die Differenzen zwischen den beiden Gruppen insbesondere bei den beiden Diagnosekapiteln »Verletzungen und Vergiftungen« (Kapitel 19) und »Psychische und Verhaltensstörungen« (Kapitel 5) nur marginal. So liegt der Anteil an Krankenhausaufenthalten aufgrund von Verletzungen und Vergiftungen in der Gesamtpopulation bei 1,78% und in der Altersgruppe »17 bis 21 Jahre« bei 1,68%. Der Anteil an stationär Behandelten aufgrund einer psychischen Störung beträgt in der Gesamtversichertenpopulation 1,15% und in der Altersgruppe der 12- bis 21-Jährigen 1,13% (□ Abb. 4.4).

Die beiden Gruppen unterscheiden sich in der Regel aber nicht nur hinsichtlich der Behandlungsraten voneinander. Auch in Bezug auf die Relevanz der einzelnen Diagnosekapitel lassen sich zumeist deutliche Unterschiede feststellen. In der Gesamtversichertenpopulation hat das Diagnosekapitel »Krankheiten des Kreislaufsystems« (Kapi-

tel 9) den höchsten Stellenwert. Gemittelt über den Gesamtbeobachtungszeitraum von 2004 bis 2008 werden jährlich im Durchschnitt 2,2% der Versicherten der KKH-Allianz mindestens einmal mit einer Diagnose aus dem Diagnosekapitel 9 stationär versorgt. Den zweiten Rangplatz mit durchschnittlich jährlich 1,96% belegt das Diagnosekapitel »Krankheiten des Muskel-Skelett-Systems« (Kapitel 13) und den dritten Rang das Diagnosekapitel »Krankheiten der Haut« mit jährlich durchschnittlich 1,94% (Kapitel 11).

Bei der Altersgruppe »12 bis 21 Jahre« hat dagegen im Mittel über den Gesamtbeobachtungszeitraum von 2004 bis 2008, wie bereits oben dargestellt, das Diagnosekapitel »Verletzungen und Vergiftungen« (Kapitel 19) die höchste Relevanz (mit 1,68%), gefolgt von den Diagnosekapiteln »Krankheiten des Verdauungssystems« (Kapitel 11: mit 1,31%) und »Psychische und Verhaltensstörungen« (Kapitel 5: mit 1,13%).

Relevanz von Einzeldiagnosen

Zur Bestimmung der Relevanz von Einzeldiagnosen in der Altersgruppe »12 bis 21 Jahre« wurden, in Anlehnung an das Vorgehen im Rahmen der ambulant-ärztlichen Analysen, die 100 dreistelligen Diagnosen selektiert, die bezogen auf den Gesamtbeobachtungszeitraum von 2004

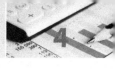

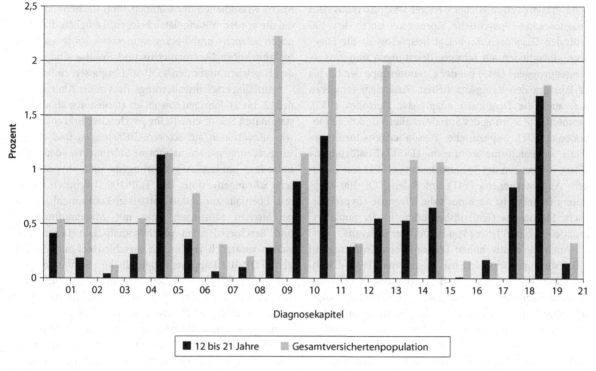

□ **Abb. 4.4.** Anteil an Versicherten in der Gesamtversichertenpopulation und in der Altersgruppe »12 bis 21 Jahre« mit mindestens einer statio-nären Diagnose aus einem Diagnosekapitel im Kalenderjahr (Durchschnittswerte aus 2004 bis 2008) in Prozent (je 100 Versicherungsjahre)

bis 2008 am häufigsten in den Daten der KKH-Allianz erfasst sind. Für diese Diagnosen wurden zudem die Diagnoseraten in den beiden Subaltersgruppen »12 bis 16 Jahre« und »17 bis 21 Jahre« sowie auch in der Gesamtversichertenpopulation ermittelt[4].

Bei insgesamt 0,43% der 12- bis 21-Jährigen sowie bei 0,46% bzw. 0,41% der beiden Subaltersgruppen »12 bis 16 Jahre« und »17 bis 21 Jahre«, wurde die Diagnose »akute Appendizitis« (K35), also Blinddarmentzündung, in der Gesamtbeobachtungszeit von fünf Jahren im Durchschnitt pro Jahr vergeben. Die akute Appendizitis belegt damit insgesamt gesehen Rangplatz eins unter allen stationären Diagnosen in dieser Altersgruppe.

Im Schnitt über alle fünf Beobachtungsjahre folgen bei der Gesamtgruppe der 12- bis 21-Jährigen »chronische Krankheiten der Gaumen- und Rachenmandeln« (J35) auf Rang zwei (0,40%). Die Subaltersgruppe der 17- bis 21-Jährigen ist dabei in stärkerem Maße von Krankenhausaufenthalten betroffen als die Gruppe der 12- bis 16-Jährigen (0,43% bzw. 0,36%). Rangplatz drei belegt die Hauptentlassungsdiagnose »Bauch- und Beckenschmerzen« (0,38%), die auch in den beiden Subaltersgruppen nahezu gleich häufig diagnostiziert wird. Bei

0,34% aller 12- bis 21-Jährigen ist zudem (mindestens) durchschnittlich ein Krankenhausaufenthalt aufgrund einer »intrakraniellen Verletzung« (S06) feststellbar, wozu u. a. Gehirnerschütterungen zählen (Rang 4).

Auf Rang fünf unter allen Krankenhausdiagnosen rangiert bei der Gesamtgruppe der 12- bis 21-Jährigen sowie bei der Subaltersgruppe der 12- bis 16-Jährigen im Schnitt über die Jahre 2004 bis 2008 gesehen mittlerweile bereits die Diagnose »psychische und Verhaltensstörungen durch Alkohol« (F10). Bei der Subaltersgruppe »17 bis 21 Jahre« belegt diese Diagnose sogar den vierten Rangplatz. In Zahlen ausgedrückt bedeutet das, dass bei 0,30% aller 12- bis 21-jährigen Versicherten der KKH-Allianz bzw. bei 0,24% aller 12- bis 16-Jährigen und 0,34% aller 17- bis 21-Jährigen mindestens einmal jährlich ein Krankenhausaufenthalt aufgrund von Alkoholproblemen zu verzeichnen ist. Die offenkundige Problematik in den beiden Subaltersgruppen wird noch verstärkt, wenn zusätzlich die Diagnose »Toxische Wirkung von Alkohol« (T51) berücksichtigt wird, die bei der Gesamtgruppe der 12- bis 21-Jährigen sowie bei der Subaltersgruppe der 12- bis 16-Jährigen ebenfalls zu den TOP-100 Diagnosen zählt.

Auffällig erscheint darüber hinaus, wie bereits bei der ambulant-ärztlichen Versorgung, die verhältnismäßig

---

4   Siehe Anhang Tabelle 4.7

hohe Präsenz verschiedener weiterer Diagnosen aus dem Diagnosekapitel »psychische Störungen« unter den 100 zentralen Diagnosen. So belegt beispielsweise die Diagnose »Reaktionen auf schwere Belastungen und Anpassungsstörungen« (F43) bei der Gesamtgruppe der 12- bis 21-Jährigen den Rangplatz sieben. Zusätzlich rangieren u. a. auch die Diagnosen »depressive Episode« (F32), »kombinierte Störung des Sozialverhaltens und der Emotionen« (F92), »spezifische Persönlichkeitsstörungen« (F60), »somatoforme Störungen« (F45), »Essstörungen« (F50), »Störungen des Sozialverhaltens« (F91) sowie »andere Angststörungen« (F41) unter den TOP-100-Diagnosen. Daneben ist auch noch die Diagnose »hyperkinetische Störungen« (F90) insbesondere in der Subaltersgruppe »12 bis 16 Jahre« von besonderer Relevanz.

Auch die relativ hohen Diagnoseraten in Bezug auf z. B. »sonstige nichtinfektiöse Gastroenteritis und Kolitis« (K52) und »Gastritis und Duodenitis« (K29) sowie Schmerzdiagnosen wie »Migräne« (G43) und »Kopfschmerzen« (R51) deuten, wie bereits in ▶ Kapitel 2.1.2 ausgeführt, zumindest teilweise auf einen Zusammenhang mit psychischen Störungen bzw. auf Missempfindungen und Beschwerden im psychosomatischen Lebensraum hin.

Neben den oben bereits erwähnten »Essstörungen« (F50) ist auch die Diagnose »Adipositas« (E66) sowohl in der Gesamtgruppe der 12- bis 21-Jährigen als auch in den beiden Subaltersgruppen unter den TOP-100-Diagnosen vertreten (z. B. Rang 20 bei den 12- bis 16-Jährigen).

4.1.3   Zwischenfazit

Auf der Ebene der Diagnosekapitel, der obersten Gliederungsstufe der internationalen statistischen Klassifikation der Krankheiten und verwandten Gesundheitsprobleme (ICD-10), wird deutlich, dass bei der Altersgruppe der 12- bis 21-Jährigen in den Jahren 2004 bis 2008 im ambulant-ärztlichen Bereich insbesondere Krankheiten des Atmungssystems, wie z. B. Erkältungskrankheiten, Grippe und Mandelentzündung, im Vordergrund stehen. Im stationären Bereich sind es dagegen Diagnosen aus dem Diagnosekapitel »Verletzungen und Vergiftungen«, die den höchsten Stellenwert in dieser Altersgruppe haben.

Auch auf der Aggregationsebene der dreistelligen Einzeldiagnosen sind zumindest in Bezug auf die TOP-10-Diagnosen zumeist deutliche Unterschiede zwischen dem ambulanten und dem stationären Bereich erkennbar. Während im ambulant-ärztlichen Bereich vor allem Diagnosen wie »kontrazeptive Maßnahmen« und »akute Infektionen der oberen Atemwege« dominieren, sind es im akutstationären Bereich »akute Appendizitis« und »chro-

nische Krankheiten der Gaumen- und Rachenmandeln«, die die vorderen Rangplätze belegen. Lediglich die Diagnosen »Bauch- und Beckenschmerzen« sowie »sonstige nichtinfektiöse Gastroenteritis und Kolitis« sind in beiden Bereichen unter den TOP-10-Diagnosen zu finden.

Auffällig erscheint allerdings, dass in der Altersgruppe der 12- bis 21-Jährigen sowohl im ambulanten als auch im stationären Sektor eine Reihe psychischer Erkrankungen, wie »Reaktionen auf schwere Belastungen und Anpassungsstörungen«, »somatoforme Störungen«, »depressive Episode«, »andere Angststörungen« und »hyperkinetische Störungen«, unter den TOP-100-Diagnosen rangieren. Ebenfalls zumindest partiell in Zusammenhang mit psychischen Störungen bzw. mit Missempfindungen und Beschwerden im psychosomatischen Lebensraum stehen zusätzlich vermutlich verschiedene, auch in beiden TOP-100-Ranglisten befindliche, Schmerzdiagnosen (neben Bauch- und Beckenschmerzen insbesondere »Kopfschmerzen« und »Migräne«) sowie Diagnosen wie »Gastritis und Duodenitis« oder die TOP-10-Diagnose »sonstige nichtinfektiöse Gastroenteritis und Kolitis«.

Als weitere im ambulanten wie im stationären Bereich relevante Einzeldiagnose ist zudem die Diagnose »Adipositas« zu nennen. In diesem Kontext ist auch die Diagnose »Essstörungen« zu erwähnen, die vor allem im stationären Bereich häufig dokumentiert wurde.

Ebenfalls fast ausschließlich im stationären Bereich haben alkoholbedingte Probleme einen besonders hohen Stellenwert. In der Altersgruppe der 12- bis 21-Jährigen sowie in den beiden Subaltersgruppen »12 bis 16 Jahre« sowie »17 bis 21 Jahre« belegt die Einzeldiagnose »psychische und Verhaltensstörungen durch Alkohol« den fünften bzw. den vierten Rangplatz unter allen dreistelligen Einzeldiagnosen.

4.2   Psychische Störungen

Die übergreifenden Analysen zum Stellenwert einzelner Krankheiten konnten belegen, dass sowohl im ambulanten als auch im stationären Sektor verschiedene psychische Erkrankungen, wie »Reaktionen auf schwere Belastungen und Anpassungsstörungen«, »somatoforme Störungen«, »depressive Episode«, »andere Angststörungen« und »hyperkinetische Störungen«, zu den TOP-100-Diagnosen bei der Versichertengruppe der 12- bis 21-Jährigen zählen.

Im Folgenden werden für die genannten Erkrankungen, mit Ausnahme der Diagnosen »hyperkinetische Störungen« und »Störungen durch Alkohol«, die in separaten Abschnitten näher beleuchtet werden, Ergebnisse von Zusatzanalysen berichtet. Diese Ergebnisse beziehen

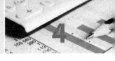

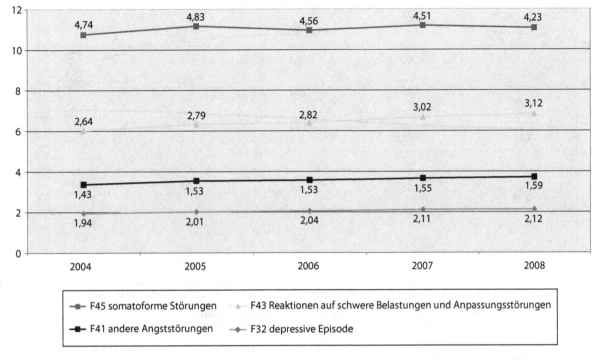

Abb. 4.5. Anteil an Versicherten mit mindestens einer ambulanten oder stationären Diagnose F32, F41, F43 oder F45 in den Kalenderjahren 2004 bis 2008 in Prozent

sich auf Auswertungen zur Entwicklung des Anteils an Betroffenen über verschiedene Kalenderjahre in der Gesamtgruppe der 12- bis 21-Jährigen sowie der beiden Subaltersgruppen »12 bis 16 Jahre« und »17 bis 21 Jahre«. Anschließend werden geschlechtsspezifische Analyseergebnisse sowie die Anteile an Diagnoseraten in den einzelnen Bundesländern dargestellt. Darüber hinaus werden Resultate zu Zusammenhängen zwischen einzelnen psychischen Erkrankungen und Diagnosen wie »Bauch- und Beckenschmerzen« (R10), »sonstige nichtinfektiöse Gastroenteritis und Kolitis« (K52), »Gastritis und Duodenitis« (K29), »Übelkeit und »Erbrechen« (R11), »Schwindel und Taumel« (R42) sowie »Unwohlsein und Ermüdung« (R53) vorgestellt.

In die Analysen wurden neben Diagnosen aus dem ambulant-ärztlichen Sektor auch die Hauptentlassungsdiagnosen aus dem stationären Bereich einbezogen.

4.2.1 Psychische Störungen bei 12- bis 21-Jährigen

Im Durchschnitt über die Beobachtungsjahre 2004 bis 2008 sind jährlich 4,57% der 12- bis 21-jährigen KKH-Allianz Versicherten von mindestens einer ambulanten oder stationären Diagnose »somatoforme Störungen«

(F45) betroffen (Subaltersgruppe »12 bis 16 Jahre«: 2,9%; Subaltersgruppe »17 bis 21 Jahre«: 5,96%).

Die Diagnose »Reaktionen auf schwere Belastungen und Anpassungsstörungen« (F43) wurde in der Gruppe der 12- bis 21-Jährigen jährlich durchschnittlich bei 2,88% ambulant oder stationär dokumentiert (Subaltersgruppe »12 bis 16 Jahre«: 2,2%; Subaltersgruppe »17 bis 21 Jahre«: 3,44%). Eine depressive Episode (F32) wurde im Mittel über die fünf Beobachtungsjahre im Durchschnitt bei 2,01% der Gesamtzielgruppe diagnostiziert (Subaltersgruppe »12 bis 16 Jahre«: 0,97%; Subaltersgruppe »17 bis 21 Jahre«: 2,93%) und eine andere Angststörung (F41) bei 1,53% (Subaltersgruppe »12 bis 16 Jahre«: 1,0%; Subaltersgruppe »17 bis 21 Jahre«: 1,96%).

Sowohl in der Gesamtaltersgruppe der 12- bis 21-Jährigen als auch in den beiden Subaltersgruppen lässt sich, mit Ausnahme der Diagnose »somatoforme Störungen« (F45), bei den drei anderen psychischen Erkrankungen, »Reaktionen auf schwere Belastungen und Anpassungsstörungen« (F43), »depressive Episode« (F32) und »andere Angststörung« (F41), ein leichter kontinuierlicher Anstieg der jährlichen Diagnoseraten zwischen 2004 und 2008 feststellen. Der höchste Anstieg ist dabei in Bezug auf die Diagnose »Reaktionen auf schwere Belastungen und Anpassungsstörungen« beobachtbar (um den Faktor 1.2; vgl. Abb. 4.5).

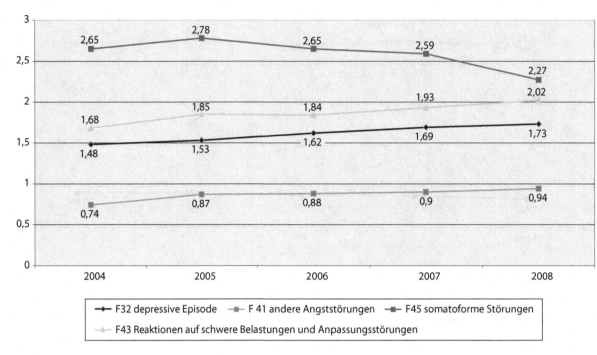

Abb. 4.6. Anteil an männlichen Versicherten zwischen 17 bis 21 Jahre mit mindestens einer ambulanten Diagnose F32, F41, F43, F45 in den Kalenderjahren 2004 bis 2008 in Prozent

Im Gegensatz dazu ist bei der Diagnose »somatoforme Störungen« ein tendenzieller Rückgang der Diagnoseraten im zeitlichen Verlauf erkennbar. So wurde z. B. im Jahr 2004 noch bei 4,74% der 12- bis 21-Jährigen zumindest einmalig eine entsprechende ambulante oder stationäre Diagnose gestellt. Im Jahr 2008 beträgt der Anteil an Betroffenen dagegen »nur« noch 4,23%.

Auch sektorenspezifische Analysen bestätigen diese Ergebnisse. Das heißt, sowohl im ambulanten als auch im stationären Sektor wird bei den 12- bis 21-jährigen KKH-Allianz Versicherten wie auch bei beiden Subaltersgruppen im Zeitverlauf eine leichte Zunahme der Diagnoseraten bei den psychischen Erkrankungen, »Reaktionen auf schwere Belastungen und Anpassungsstörungen« (F43), »depressive Episode« (F32) und »andere Angststörung« (F41) evident. Gleichzeitig ist insbesondere im ambulanten Sektor bei den kontrollierten Subaltersgruppen eine moderate Abnahme der Dokumentation von somatoformen Störungen (F45) zwischen 2004 und 2008 konstatierbar.

Berichtenswert ist darüber hinaus, dass die ambulanten Diagnoseraten bei allen vier psychischen Erkrankungen in allen fünf Beobachtungsjahren erwartungsgemäß deutlich über den stationären Diagnoseraten liegen. Zudem ist die Subaltersgruppe der 17- bis 21-Jährigen, von einer Ausnahme abgesehen, in stärkerem Maße von der Diagnose einer der vier einschlägigen psychischen

Erkrankungen betroffen als die Subaltersgruppe »12 bis 16 Jahre«. Lediglich bezogen auf die Diagnose »somatoforme Störungen« zeigt sich im stationären Sektor eine höhere Behandlungsrate auf Seiten der jüngeren Subaltersgruppe »12 bis 16 Jahre«. Gemittelt über die Jahre 2004 bis 2008 weisen die 12- bis 16-Jährigen eine stationäre Behandlungsrate von 0,07% auf, während der Anteil an Betroffenen bei den 17- bis 21-Jährigen 0,05% beträgt.

Auch bei zusätzlichen geschlechtsspezifischen Analysen ist zumindest bei der Gesamtgruppe der 12- bis 21-Jährigen eine vergleichbare Entwicklung der Diagnoseraten im zeitlichen Verlauf sowohl bei weiblichen als auch bei männlichen KKH-Allianz Versicherten nachweisbar; d. h. ein Anstieg der Diagnoseraten bei den psychischen Erkrankungen »Reaktionen auf schwere Belastungen und Anpassungsstörungen« (F43), »depressive Episode« (F32) und »andere Angststörung« (F41) bzw. ein tendenzieller Rückgang bei der Diagnose »somatoforme Störungen« (F45).

Differenziertere Analysen unter Berücksichtigung der Subaltersgruppen »12 bis 16 Jahre« und »17 bis 21 Jahre« belegen allerdings, dass nur bei männlichen Versicherten und nur bezogen auf den ambulanten Sektor ein derartiger Verlauf bei beiden Subaltersgruppen sichtbar wird (□ Abb. 4.6). Im stationären Sektor ist ein Anstieg der Behandlungsraten dagegen bei männlichen Versicherten

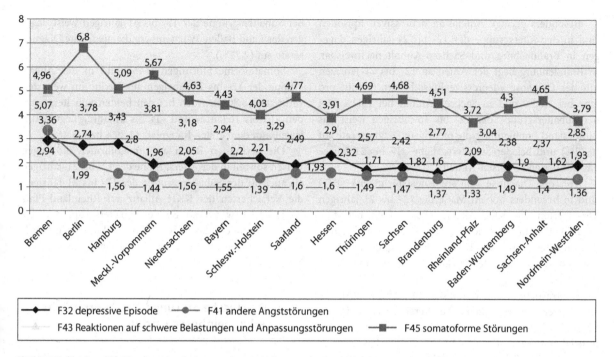

◘ Abb. 4.7. Anteil an Versicherten mit mindestens einer ambulanten oder stationären Diagnose F32, F41, F43 und F45 in den Kalenderjahren 2004 bis 2008 getrennt nach Bundesländern in Prozent

durchgängig auf die beiden Diagnosen »depressive Episode« und »Reaktionen auf schwere Belastungen und Anpassungsstörungen« beschränkt.

Bei weiblichen Versicherten der KKH-Allianz zeigt sich in beiden Subaltersgruppen eine Zunahme der ambulanten Diagnoseraten ausschließlich bei der Diagnose »Reaktionen auf schwere Belastungen und Anpassungsstörungen«. In beiden weiblichen Subaltersgruppen ist zudem ein Anstieg der stationären Behandlungsraten in Zusammenhang mit den Diagnosen »depressive Episode« und »Reaktionen auf schwere Belastungen und Anpassungsstörungen« erkennbar.

Erwähnenswert ist zudem, dass die ambulanten und stationären Diagnoseraten bei den weiblichen Versicherten beider Subaltersgruppen in der Regel weitaus höher liegen als in den korrespondierenden männlichen Subaltersgruppen. Zudem ist die Subaltersgruppe der 17- bis 21-Jährigen bei beiden Geschlechtern zumeist in stärkerem Maße von der Diagnose einer der vier einschlägigen psychischen Erkrankungen betroffen als die Subaltersgruppe »12 bis 16 Jahre«. Weibliche und männliche Versicherte zwischen 12 und 16 Jahre weisen allerdings etwas höhere stationäre Behandlungsraten in Bezug auf somatoforme Störungen auf als die jeweilige Subaltersgruppe der 17- bis 21-Jährigen. Bei männlichen Versicherten zwischen 12 bis 16 Jahre zeigen sich zusätzlich im ambulanten Sektor bei der psychischen

Erkrankung »Reaktionen auf schwere Belastungen und Anpassungsstörungen« minimal höhere Diagnoseraten als bei den 17- bis 21-Jährigen.

4.2.2 Psychische Störungen nach Bundesländern

Bei den geschlechtsstandardisierten regionenbezogenen Analysen auf Bundeslandebene wurde für jedes Bundesland der Anteil an 12- bis 21-jährigen Versicherten in der KKH-Allianz (sowie an 12- bis 16-Jährigen und 17- bis 21-Jährigen) berechnet, bei dem jeweils, gemittelt über die Jahre 2004 bis 2008, im Durchschnitt jährlich mindestens einmal eine der vier Zieldiagnosen im ambulanten oder stationären Bereich dokumentiert wurde.

Insgesamt am häufigsten wird die Diagnose »depressive Episode« (F32) in Bremen dokumentiert. Bei 2,94% aller 12- bis 21-Jährigen in Bremen wird, gemittelt über die Jahre 2004 bis 2008, im Durchschnitt jährlich mindestens einmal im ambulanten oder stationären Sektor eine depressive Episode diagnostiziert (◘ Abb. 4.7).

Auch bezogen auf die Subaltersgruppe »17 bis 21 Jahre« lässt sich die höchste Diagnoserate in Bremen belegen (4,3%). Die ausgeprägteste Diagnoserate bei der Subaltersgruppe »12 bis 16 Jahre« zeigt sich dagegen in Berlin (1,33%).

Besonders geringe Anteile an depressiven Episoden sind in der Altersgruppe der 12- bis 21-Jährigen dagegen in Brandenburg und Sachsen-Anhalt nachweisbar. In Brandenburg liegt der Anteil an 12- bis 21-Jährigen mit der Diagnose »depressive Episode« im Schnitt pro Jahr bei 1,60% und in Sachsen-Anhalt bei 1,62%. Bei der Subaltersgruppe der 12- bis 16-Jährigen weist das Bundesland Brandenburg die niedrigste Diagnoserate auf (0,72%) und bei der Subaltersgruppe »17 bis 21 Jahre« das Bundesland Sachsen-Anhalt (2,13%).

Von der Diagnose »andere Angststörungen« (F41) sind in besonders hohem Maße die 12- bis 21-jährigen Versicherten der KKH-Allianz aus Bremen betroffen (3,36%). Das Bundesland Bremen ist auch in den beiden Subaltersgruppen »12 bis 16 Jahre« und »17 bis 21 Jahre« durch die höchsten Diagnoseraten gekennzeichnet (1,72% bzw. 4,41%).

Kontrastierend dazu lassen sich die geringsten Anteile an anderen Angststörungen bei Versicherten zwischen 12 bis 21 Jahre aus dem Bundesland Rheinland-Pfalz feststellen (1,33%). Bei den 12- bis 16-Jährigen sind es Versicherte aus Schleswig-Holstein (0,78%) und bei den 17- bis 21-Jährigen Versicherte aus Mecklenburg-Vorpommern (1,70%), bei denen die niedrigsten Diagnoseraten beobachtbar sind.

Die Diagnose »Reaktionen auf schwere Belastungen und Anpassungsstörungen« (F43) wird am häufigsten bei den 12- bis 21-Jährigen aus Bremen dokumentiert (4,96%). Auch bei den Subaltersgruppen »12 bis 16 Jahre« und »17 bis 21 Jahre« liegt das Bundesland Bremen jeweils auf dem ersten Rangplatz (3,08% bzw. 6,19%).

Im Bundesland Sachsen-Anhalt wird die Diagnose »Reaktionen auf schwere Belastungen und Anpassungsstörungen« (F43) bei der Gesamtaltersgruppe »12 bis 21 Jahre« sowie auch bei der Subaltersgruppe der 12- bis 16-Jährigen in weniger ausgeprägtem Maße als in allen anderen Bundesländern vergeben (2,37% bzw. 1,49%). In

der Subaltersgruppe der 17- bis 21-Jährigen weist dagegen das Land Baden-Württemberg die niedrigste Diagnoserate auf (2,77%).

Somatoforme Störungen (F45) sind in der Altersgruppe der 12- bis 21-Jährigen aus Berlin am weitesten verbreitet (6,80%). Auch bei den beiden Subaltersgruppen »12 bis 16 Jahre« und »17 bis 21 Jahre« liegt Berlin jeweils auf dem ersten Rangplatz (4,29% bzw. 8,46%).

Die geringsten Raten an somatoformen Störungen weisen sowohl in der Altersgruppe der 12- bis 21-Jährigen als auch in der Subaltersgruppe der 17- bis 21-Jährigen die Versicherten der KKH-Allianz aus Rheinland-Pfalz auf (3,72% bzw. 4,84%). Bei der Subaltersgruppe »12 bis 16 Jahre« erreicht das Land Rheinland-Pfalz nach Nordrhein-Westfalen die zweitniedrigste Diagnoserate (2,50% bzw. 2,44%).

4.2.3 Psychische Störungen und körperliche Allgemeinbeschwerden

Die Analysen zum Stellenwert einzelner Krankheiten (vgl. Abschnitt 4.1) konnten verdeutlichen, dass verschiedene Diagnosen unter den TOP-100-Diagnosen im ambulanten und stationären Sektor rangieren, die überwiegend körperliche oder Allgemeinbeschwerden widerspiegeln, ohne im Einzelfall spezifisch Aufschluss über die einer solchen Beeinträchtigung zugrunde liegenden Faktoren zu geben. Zu diesen Beschwerden zählen »Bauch- und Beckenschmerzen« (R10), »sonstige nichtinfektiöse Gastroenteritis und Kolitis« (K52), »Gastritis und Duodenitis« (K29), »Übelkeit und »Erbrechen« (R11), »Schwindel und Taumel« (R42) sowie »Unwohlsein und Ermüdung« (R53).

Um Hinweise darüber zu erhalten, ob und in wie weit diese Beeinträchtigungen zumindest teilweise als Missempfindungen und Beschwerden im psychosomatischen

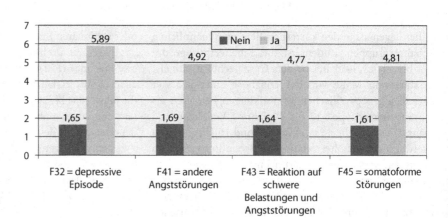

▣ **Abb. 4.8.** Anteil an 12- bis 21-Jährigen mit psychischer Diagnose F32, F41, F43 und F45 im Jahr 2008 mit und ohne mindestens einer ambulanten oder stationären Diagnose »Unwohlsein und Ermüdung«

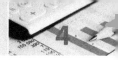

Lebensraum angesehen werden müssen, wurde analysiert, ob und in welcher Form sie mit den besonders relevanten psychischen Erkrankungen assoziiert sind.

Die geschlechtsstandardisierten Ergebnisse in ◨ Abb. 4.8 und ◨ Tabelle 4.2 machen ersichtlich, dass bei der Altersgruppe der 12- bis 21-Jährigen die Versicherten, bei denen im Jahr 2008 eine der vier hier fokussierten psychischen Erkrankungen entweder ambulant oder stationär diagnostiziert wurde, durchgängig in substanziell höherem Maße von »Bauch- und Beckenschmerzen«, »sonstiger nichtinfektiöser Gastroenteritis und Kolitis«, »Gastritis und Duodenitis«, »Übelkeit und »Erbrechen«, »Schwindel und Taumel« sowie von »Unwohlsein und Ermüdung« betroffen sind als die 12- bis 21-Jährigen ohne eine einschlägige psychische Erkrankung im Jahr 2008.

So zeigt sich z. B. im Zusammenhang mit der Diagnose »Unwohlsein und Ermüdung«, dass von den 12- bis 21-Jährigen mit einer depressiven Episode (F32) im Jahr 2008 insgesamt 5,89% auch die Diagnose »Unwohlsein und Ermüdung« (R53) aufweisen. Dem gegenüber wurde nur bei 1,65% der 12- bis 21-Jährigen ohne de-

pressive Episode in 2008 die Diagnose »Unwohlsein und Ermüdung« dokumentiert. Die Diagnosehäufigkeit in der Subgruppe mit depressiver Episode liegt somit um den Faktor 3,57 höher als in der Subgruppe ohne depressive Episode. Ähnlich ausgeprägte Unterschiede lassen sich auch in Bezug auf die psychischen Erkrankungen »andere Angststörungen« (F41), (um den Faktor 2.91), »Reaktionen auf schwere Belastungen und Anpassungsstörungen« (F43; um den Faktor 2.91) und »somatoforme Störungen« (F45; um den Faktor 2.99) nachweisen (vgl. ◨ Abb. 4.8).

Auch bezogen auf die Diagnosen »Bauch- und Beckenschmerzen« (R10), »Übelkeit und »Erbrechen« (R11), »Schwindel und Taumel« (R42), »Gastritis und Duodenitis« (K29) sowie »sonstige nichtinfektiöse Gastroenteritis und Kolitis« (K52) lassen sich ausnahmslos erhöhte Diagnoseraten bei den Subgruppen mit einer psychischen Diagnose im Jahr 2008 beobachten. Die Diagnoseraten in den Subgruppen mit einer psychischen Erkrankung liegen dabei um den Faktor 1,81 bis 3,75 höher als in den korrespondieren Subgruppen ohne psychische Diagnose (vgl. ◨ Tabelle 4.2).

◨ **Tabelle 4.2.** Anteil an 12- bis 21-Jährigen mit mindestens einer ambulanten oder stationären Diagnose R10, R11, R42, K29 und K52 im Jahr 2008 mit und ohne psychische Erkrankung in Prozent

	R10 Bauch- und Beckenschmerzen	R11 Erbrechen	R42 Schwindel und Taumel	K29 Gastritis und Duodentis	K52 sonstige nichtinfektiöse Gastroenteritis und Kolitis
Depressive Episode (F32)					
Nein	10,61	4,66	1,86	4,92	10,82
Ja	24,59	10,71	5,18	13,95	22,19
Faktor	2,32	2,30	2,78	2,84	2,05
Andere Angststörung (F41)					
Nein	10,62	4,68	1,86	5,00	10,92
Ja	28,31	11,11	6,54	12,29	19,77
Faktor	2,67	2,37	3,52	2,46	1,81
Reaktionen auf schwere Belastungen und Anpassungsstörungen (F43)					
Nein	10,45	4,60	1,86	4,89	10,76
Ja	24,85	10,49	4,33	11,92	20,15
Faktor	2,38	2,28	2,33	2,44	1,87
Somatoforme Störungen (F45)					
Nein	9,98	4,47	1,73	4,69	10,60
Ja	31,89	11,91	6,48	14,58	21,42
Faktor	3,20	2,66	3,75	3,11	2,02

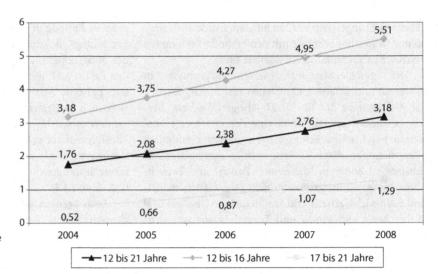

☐ **Abb. 4.9.** Anteil an Versicherten mit mindestens einer ambulanten oder stationären Diagnose »hyperkinetische Störungen« (F90) in den Kalenderjahren 2004 bis 2008 in Prozent

4.2.4 Zwischenfazit

Sowohl im ambulanten als auch im stationären Sektor lässt sich insgesamt gesehen für die Diagnosen »depressive Episode«, »andere Angststörungen« sowie »Reaktionen auf schwere Belastungen und Anpassungsstörungen« ein kontinuierlicher wenn auch nicht stark ausgeprägter Anstieg der Diagnoseraten bei der Altersgruppe der 12- bis 21-Jährigen sowie auch bei den beiden Subaltersgruppen »12 bis 16 Jahre« und »17 bis 21 Jahre« zwischen den Jahren 2004 und 2008 feststellen. Im Gegensatz dazu ist bei der Diagnose »somatoforme Störungen« ein tendenzieller Rückgang der Diagnoseraten im zeitlichen Verlauf erkennbar.

Die Subaltersgruppe der 17- bis 21-Jährigen ist im Beobachtungszeitraum von 2004 bis 2008 sowohl im ambulanten als auch im stationären Sektor häufiger von einer depressiven Episode sowie von den Diagnosen »andere Angststörungen« und »Reaktionen auf schwere Belastungen und Anpassungsstörungen« betroffen als die Subgruppe der 12- bis 16-Jährigen. Lediglich im Zusammenhang mit der Diagnose »somatoforme Störungen« und auch allein im stationären Sektor ist dagegen eine höhere Diagnoserate bei den 12- bis 16-Jährigen nachweisbar.

Getrennte Analysen nach dem Merkmal »Geschlecht« machen zudem ersichtlich, dass die ambulanten wie auch die stationären Diagnoseraten in Bezug auf alle vier fokussierten psychischen Erkrankungen bei den weiblichen Versicherten beider Subaltersgruppen durchgängig höher liegen als bei den korrespondierenden männlichen Subaltersgruppen.

Das Bundesland Bremen weist in der Regel die höchsten Diagnoseraten bei der Altersgruppe der 12- bis 21-Jährigen auf. Lediglich bei somatoformen Störungen belegt Bremen einen mittleren Rangplatz. Die niedrigsten

Diagnoseraten werden dagegen in Rheinland-Pfalz (bei anderen Angststörungen sowie bei somatoformen Störungen), Sachsen-Anhalt (bei der Diagnose »Reaktionen auf schwere Belastungen und Anpassungsstörungen«) und Brandenburg (bei depressiven Episoden) evident.

Zusatzanalysen belegen darüber hinaus, dass die zu den TOP-100-Diagnosen bei der Altersgruppe der 12- bis 21-Jährigen zählenden Allgemeinbeschwerden, wie »Bauch- und Beckenschmerzen«, »sonstige nichtinfektiöse Gastroenteritis und Kolitis«, »Gastritis und Duodenitis«, »Übelkeit und Erbrechen«, »Schwindel und Taumel« sowie »Unwohlsein und Ermüdung«, zumindest teilweise als Missempfindungen und Beschwerden im psychosomatischen Lebensraum interpretiert werden müssen. So sind die 12- bis 21-jährigen KKH-Allianz Versicherten, bei denen eine der vier psychischen Zielerkrankungen diagnostiziert wurde, durchgängig in wesentlich stärkerem Maße von einer der sechs Allgemeinbeschwerden betroffen als die 12- bis 21-Jährigen ohne eine einschlägige psychische Erkrankung.

4.3 ADHS

Das Krankheitsbild ADHS (Aufmerksamkeitsdefizit-Hyperaktivitätsstörung), umgangssprachlich auch als »Zappelphilipp-Syndrom« bekannt, wird in der ICD-10 unter der dreistelligen Einzeldiagnose »hyperkinetische Störungen« (F90) dokumentiert. Es zählt, wie bereits die Analysen zum Stellenwert einzelner Erkrankungen nachweisen konnten, sowohl im ambulanten als auch im stationären Sektor zu den TOP-100-Diagnosen bei der Altersgruppe der 12- bis 21-Jährigen (vgl. auch Abschnitte 4.1 und 4.2).

Die im Folgenden dargestellten Ergebnisse von Zusatzanalysen zu dieser Krankheit beziehen sich auf Auswertungen zur Entwicklung des Anteils an Betroffenen über verschiedene Kalenderjahre in der Gesamtgruppe der 12- bis 21-Jährigen sowie der beiden Subaltersgruppen »12 bis 16 Jahre« und »17 bis 21 Jahre«. Anschließend werden geschlechtsspezifische Analyseergebnisse sowie die Anteile an Diagnoseraten in den einzelnen Bundesländern dargestellt. Darüber hinaus werden Resultate zu Zusammenhängen zwischen dem Störungsbild ADHS und verordneten Medikamenten sowie zu Assoziationen zwischen ADHS und anderen psychischen Störungen vorgestellt.

In die Analysen wurden neben Diagnosen aus dem ambulant-ärztlichen Sektor auch die Haupt- und Nebendiagnosen zu hyperkinetischen Störungen aus dem stationären Bereich sowie Daten zu verordneten Arzneimitteln einbezogen.

4.3.1 ADHS bei 12- bis 21-Jährigen

Im Durchschnitt über die Beobachtungsjahre 2004 bis 2008 sind jährlich 2,43% der 12- bis 21-jährigen KKH-Allianz-Versicherten von mindestens einer ambulanten oder stationäre Diagnose »hyperkinetische Störungen« (F90) betroffen (Subaltersgruppe »12 bis 16 Jahre«: 4,33%; Subaltersgruppe »17 bis 21 Jahre«: 0,88%).

Bei männlichen Jugendlichen liegt der Anteil an Betroffenen in beiden Subaltersgruppen deutlich höher als bei den weiblichen Versicherten (Subaltersgruppe »12 bis 16 Jahre«: 1,83% bei Frauen bzw. 6,72% bei Männern; Subaltersgruppe »17 bis 21 Jahre«: 0,35% bei Frauen bzw. 1,42% bei Männern).

Sowohl in der Gesamtaltersgruppe der 12- bis 21-Jährigen als auch in den beiden Subaltersgruppen lässt sich ein kontinuierlicher und zugleich relativ ausgeprägter Anstieg der jährlichen Diagnoseraten zwischen 2004 und 2008 feststellen. So steigt der Anteil an Personen mit einer ADHS-Diagnose bei den 12- bis 21-Jährigen von 1,76% im Jahr 2004 auf 3,18% im Jahr 2008 an (um den Faktor 1,8). In den beiden Subaltersgruppen ist eine Zunahme der Diagnoseraten von 3,18% auf 5,51% (Subaltersgruppe »12 bis 16 Jahre«) bzw. von 0,52% auf 1,29% (Subaltersgruppe »17 bis 21 Jahre«) zu verzeichnen. Das entspricht einem Anstieg um den Faktor 1,73 bzw. um den Faktor 2,48 (◘ Abb. 4.9).

Auch bei sektorenspezifischen Analysen werden diese Ergebnisse durchgängig bestätigt. Das heißt, sowohl im ambulanten als auch im stationären Sektor ist bei den 12- bis 21-jährigen KKH-Allianz Versicherten und auch bei beiden Subaltersgruppen im Zeitverlauf eine kontinuierliche Zunahme der Diagnoseraten nachweisbar. Festzuhalten ist zudem, dass die ambulanten Diagnoseraten in allen fünf Beobachtungsjahren erwartungsgemäß deutlich über den stationären Diagnoseraten liegen.

Der Anstieg der Diagnoseraten im Zeitverlauf zeigt sich ausnahmslos auch bei den zusätzlich durchgeführten geschlechtsspezifischen Analysen. Sowohl bei männlichen als auch bei weiblichen KKH-Allianz Versicherten der Subaltersgruppen »12 bis 16 Jahre« und »17 bis 21 Jahre« ist zwischen 2004 und 2008 eine kontinuierliche Zunahme der Diagnoseraten im ambulanten und stationären Sektor konstatierbar. Bei den weiblichen Versicherten ist insgesamt ein Anstieg um den Faktor 2,18 (Subaltersgruppe »12 bis 16 Jahre«) bzw. 2,84 (Subaltersgruppe »17 bis 21 Jahre«) zu beobachten. Bei den männlichen Versicherten ist, in Bezug auf beide Sektoren, insgesamt eine Zunahme um den Faktor 1,63 (Subaltersgruppe »12 bis 16 Jahre«) bzw. 2,44 (Subaltersgruppe »17 bis 21 Jahre«) zu verzeichnen.

4.3.2 ADHS nach Bundesländern

Die geschlechtsstandardisierten regionenbezogenen Analysen auf Bundeslandebene beziehen sich für jedes Bundesland auf den Anteil an 12- bis 21-jährigen Versicherten in der KKH-Allianz (sowie an 12- bis 16-Jährigen und 17- bis 21-Jährigen), der jeweils, gemittelt über die Jahre 2004 bis 2008, im Durchschnitt jährlich mindestens einmal von der Diagnose »hyperkinetische Störungen« im ambulanten oder stationären Bereich betroffen ist.

Am häufigsten wird die Diagnose »hyperkinetische Störungen« (F90) in Rheinland-Pfalz sowie in Bayern dokumentiert. Bei 3,82% aller 12- bis 21-Jährigen in Rheinland-Pfalz bzw. bei 3,2% dieser Altersgruppe in Bayern wird, im Mittel über die Jahre 2004 bis 2008, jährlich mindestens einmal im ambulanten oder stationären Sektor eine entsprechende Diagnose vergeben (◘ Abb. 4.10).

Auch in Bezug auf die beiden Subaltersgruppen »12 bis 16 Jahre« und »17 bis 21 Jahre« sind die höchsten Diagnoseraten in Rheinland-Pfalz belegbar (12 bis 16 Jahre: 6,17%; 17 bis 21 Jahre: 1,63%).

Die geringsten Anteile an hyperkinetischen Störungen sind dagegen sowohl in der Altersgruppe der 12- bis 21-Jährigen als auch in den beiden Subaltersgruppen »12 bis 16 Jahre« sowie »17 bis 21 Jahre« ausnahmslos in Bremen nachweisbar. So liegt der Anteil an 12- bis 21-Jährigen mit einer ADHS-Diagnose in Bremen bei 1,43% und damit um den Faktor 2,67 niedriger als in Rheinland-Pfalz.

In den Subaltersgruppen »12 bis 16 Jahre« und »17 bis 21 Jahre« liegen die Diagnoseraten in Bremen bei 2,92% (Subaltersgruppe »12 bis 16 Jahre«) bzw. 0,33% (Subaltersgruppe »17 bis 21 Jahre«). Sie liegen damit in diesen beiden Subaltersgruppen um den Faktor 2,11 (bei der Subaltersgruppe »12 bis 16 Jahre«) bzw. um den Faktor 4,94 (bei der Subaltersgruppe »17 bis 21 Jahre«) unter den Diagnoseraten in Rheinland-Pfalz.

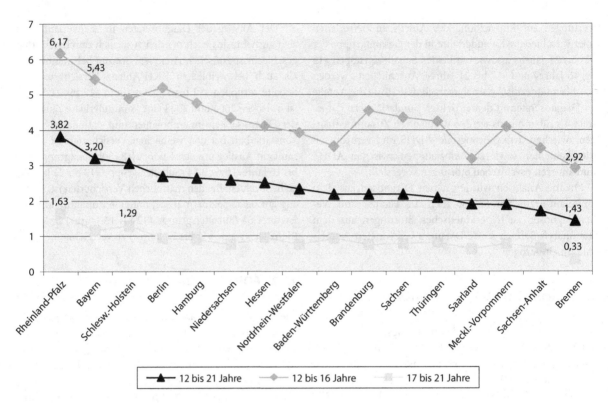

■ **Abb. 4.10.** Anteil an Versicherten mit mindestens einer ambulanten oder stationären Diagnose »hyperkinetische Störungen« (F90; Durchschnittswerte aus 2004 bis 2008) getrennt nach Bundesländern in Prozent

4.3.3 ADHS und Arzneimittelverordnungen

Eine medikamentöse Therapie bei ADHS wird als indiziert angesehen, wenn aufgrund von ADHS-Symptomen beträchtliche Probleme in der Schule oder in der Familie bestehen, so dass eine Gefährdung der weiteren Entwicklung des Kindes wahrscheinlich ist, und wenn sich ADHS-Verhaltensauffälligkeiten durch andere Therapiemaßnahmen, wie Verhaltenstherapie, nicht hinreichend reduzieren lassen.

Die medikamentöse Therapie erfolgt zumeist über eine Verordnung des Wirkstoffes »Methylphenidat« (z. B. Präparate Ritalin®, Medikinet®, und Concerta®). Dieser Wirkstoff zählt in der Gruppe der Psychopharmaka zu den Psychostimulanzien, die von der Bundesärztekammer im Rahmen einer medikamentösen Behandlung als Medikamente der ersten Wahl bezeichnet werden.

Analysen zur Verordnungshäufigkeit von Methylphenidat zeigen, dass im Mittel über die Jahre 2004 bis 2008 bei 48,25% der Jugendlichen zwischen 12 bis 21 Jahre mit einer ambulanten oder stationären ADHS-Diagnose der Wirkstoff Methylphedinat verordnet wurde. Bei 51,36% der 12- bis 16-Jährigen mit einer ADHS-Diagnose ist eine Methylphenidat-Verordnung dokumentiert sowie bei 35,45% der 17- bis 21-Jährigen.

Männlichen Jugendlichen wurde dabei zum Teil deutlich häufiger Methylphenidat verordnet als weiblichen Jugendlichen. In der Subaltersgruppe der 12- bis 16-Jährigen ist eine Verordnung des Wirkstoffs Methylphenidat bei 53,72% der männlichen und bei 42,16% der weiblichen Versicherten mit einer ADHS-Diagnose dokumentiert. Von den männlichen 17- bis 21-Jährigen mit einer ADHS-Diagnose erhielten im Mittel über die Jahre 2004 bis 2008 insgesamt 36,48% mindestens einmal diesen Wirkstoff. Bei der korrespondierenden Gruppe der weiblichen Versicherten waren es 31,34%.

Bezogen auf den Beobachtungszeitraum von fünf Kalenderjahren lässt sich insbesondere für die Subaltersgruppe der 12- bis 16-Jährigen ein moderater Anstieg des Anteils mindestens einer Methylphenidat-Verordnung bei Versicherten mit ADHS-Diagnose feststellen. Im Jahr 2004 wurde bei 49,52% der Versicherten mit ADHS-Diagnose der Wirkstoff Methylphenidat verordnet, während im Jahr 2008 bei 53,63% eine solche Verordnung in den Daten erfasst ist. In abgeschwächter Form ist dieser ansteigende Trend im Zeitverlauf auch bei der Gesamtaltersgruppe der 12- bis 21-Jährigen erkennbar (■ Abb. 4.11).

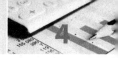

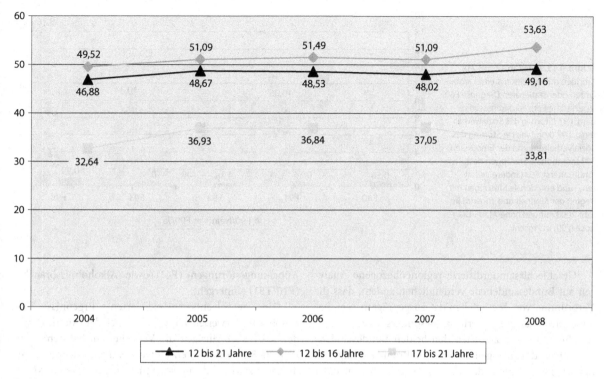

Abb. 4.11. Anteil an Versicherten mit mindestens einer Methylphenidat-Verordnung bei Personen mit ADHS-Diagnose (F90) in den Kalenderjahren 2004 bis 2008 in Prozent

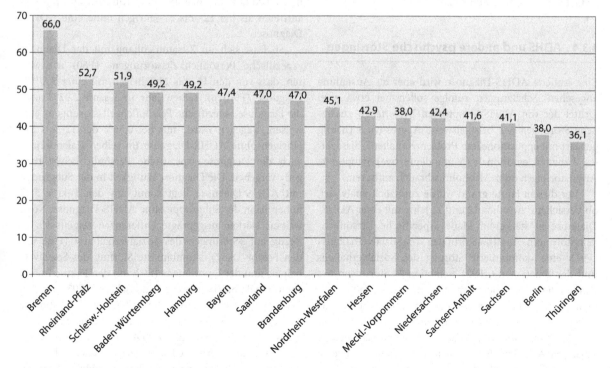

Abb. 4.12. Anteil an Versicherten mit mindestens einer Methylphenidat-Verordnung bei Personen mit ADHS-Diagnose (F90; Durchschnittswerte aus 2004 bis 2008) getrennt nach Bundesländern in Prozent

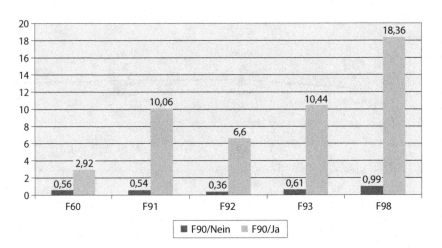

☐ **Abb. 4.13.** Anteil an 12- bis 21-Jährigen mit mindestens einer ambulanten oder stationären Diagnose F60 (spezifische Persönlichkeitsstörungen), F91 (Störung des Sozialverhaltens), F92 (kombinierte Störung des Sozialverhaltens und der Emotionen), F93 (emotionale Störungen des Kindesalters), F98 (andere Verhaltens- und emotionale Störungen mit Beginn der Kindheit und Jugend) im Jahr 2008 mit und ohne ADHS-Diagnose (F90) in Prozent

Geschlechtsstandardisierte regionenbezogene Analysen auf Bundeslandebene verdeutlichen zudem, dass die Verordnung von Methylphenidat ausgeprägten regionalen Schwankungen unterliegt. Besonders extreme Unterschiede werden zwischen den beiden Bundesländern Bremen und Thüringen evident. In Bremen erfolgt bei nahezu zwei Dritteln der 12- bis 21-Jährigen mit einer ADHS-Diagnose auch eine Methylphenidat-Verordnung (bei 66,03%). Dem gegenüber wird in Thüringen nur bei gut einem Drittel der 12- bis 21-Jährigen mit einer ADHS-Diagnose auch der Wirkstoff Methylphenidat verordnet (bei 36,13%; ☐ Abb. 4.12).

4.3.4 ADHS und andere psychische Störungen

Eine isolierte ADHS-Diagnose wird eher als Ausnahme angesehen. Schätzungen zufolge sollen bei etwa zwei Dritteln der von ADHS-Symptomen Betroffenen zusätzliche Störungen wie beispielsweise Aggressivität (häufig gepaart mit oppositionellem Problemverhalten), dissoziales Verhalten, emotionale (häufig depressive) Symptome, Angststörungen oder Alkoholmissbrauch auftreten.

Vor diesem Hintergrund wurde zusätzlich analysiert, ob Versicherte zwischen 12 und 21 Jahre mit einer ADHS-Diagnose in stärkerem Maße »spezifische Persönlichkeitsstörungen« (F60), »Störungen des Sozialverhaltens« (F91), eine »kombinierte Störung des Sozialverhaltens und der Emotionen« (F92), »emotionale Störungen des Kindesalters« (F93) oder »andere Verhaltens- und emotionale Störungen mit Beginn in der Kindheit und Jugend« (F98) aufweisen als nicht von einer ADHS-Diagnose betroffene Jugendliche. Zudem wurde empirisch geprüft, inwieweit ADHS auch mit einem verstärktem Auftreten von »depressiven Episoden« (F32), »anderen Angststörungen« (F41), »Reaktionen auf schwere Belastungen und

Anpassungsstörungen« (F43) sowie »Alkoholmissbrauch« (F10/T51) einhergeht.

Die geschlechtsstandardisierten Ergebnisse in ☐ Abb. 4.13 verweisen darauf, dass bei der Altersgruppe der 12- bis 21-Jährigen die Versicherten, bei denen im Jahr 2008 eine ADHS entweder ambulant oder stationär diagnostiziert wurde, in wesentlich ausgeprägterem Maße auch »spezifische Persönlichkeitsstörungen«, »Störungen des Sozialverhaltens«, »kombinierte Störung des Sozialverhaltens und der Emotionen«, »emotionale Störungen des Kindesalters« sowie »andere Verhaltens- und emotionale Störungen mit Beginn in der Kindheit und Jugend« auftreten als bei 12- bis 21-Jährigen ohne eine ADHS-Diagnose.

So lässt sich im Zusammenhang mit der Diagnose »spezifische Persönlichkeitsstörungen« (F60) nachweisen, dass von den 12- bis 21-Jährigen mit einer ADHS-Diagnose (F90) im selben Jahr insgesamt 2,92% auch die Diagnose »spezifische Persönlichkeitsstörungen« aufweisen. Dagegen wurde nur bei 0,56% der 12- bis 21-Jährigen ohne ADHS-Diagnose im selben Kalenderjahr auch die Diagnose »spezifische Persönlichkeitsstörungen« vergeben. Die Diagnosehäufigkeit in der Subgruppe mit ADHS-Diagnose liegt somit um den Faktor 5,23 höher als in der Subgruppe ohne ADHS-Diagnose. Noch weitaus stärker ausgeprägte Differenzen zeigen sich in Bezug auf »Störungen des Sozialverhaltens« (F91; um den Faktor 18,57), »kombinierte Störung des Sozialverhaltens und der Emotionen« (F92; um den Faktor 18,52), »emotionale Störungen des Kindesalters« (F93; um den Faktor 17,03) und »andere Verhaltens- und emotionale Störungen mit Beginn in der Kindheit und Jugend« (F98; um den Faktor 18,54; vgl. ☐ Abb. 4.13).

Ausnahmslos erhöhte Diagnoseraten lassen sich, wenn auch in deutlich abgeschwächter Form, zusätzlich bezogen auf die Diagnosen »depressive Episode« (F32), »andere

Tabelle 4.3. Anteil an 12- bis 21-Jährigen mit mindestens einer ambulanten oder stationären Diagnose F32, F41, F43 und F10/T51 im Jahr 2008 mit und ohne ADHS-Diagnose in Prozent

ADHS-Diagnose (F90)	F32 (depressive Episode)	F41 (andere Angststörungen)	F43 (Belastungen und Anpassungsstörungen	F10/T51 (Alkoholmissbrauch)
Nein	2,01	1,52	2,81	0,60
Ja	4,81	3,17	11,65	1,25
Faktor	2,40	2,09	4,14	2,10

Angststörungen« (F41), »Reaktionen auf schwere Belastungen und Anpassungsstörungen« (F43) sowie »Alkoholmissbrauch« (F10/T51) bei den Subgruppen mit einer ADHS-Diagnose konstatieren. Die Diagnoseraten in den Subgruppen mit einer ADHS-Diagnose liegen dabei um den Faktor 2,09 bis 4,14 höher als in den korrespondierenden Subgruppen ohne ADHS-Diagnose (**Tabelle 4.3**).

4.3.5 Zwischenfazit

Männliche Jugendliche sind wesentlich häufiger als weibliche Jugendliche von einer ADHS-Diagnose (»hyperkinetische Störungen«; F90) betroffen. Dabei sind es vor allem Versicherte der Subaltersgruppe »12 bis 16 Jahre«, bei denen in deutlich stärkerem Maße als bei der älteren Subaltersgruppe der 17- bis 21-Jährigen eine Aufmerksamkeitsdefizit-Hyperaktivitätsstörung diagnostiziert wird.

Im ambulanten wie auch im stationären Sektor ist ein relativ ausgeprägter und zugleich kontinuierlicher Anstieg der ADHS-Diagnoseraten bei weiblichen und männlichen Versicherten der Altersgruppe »12 bis 21 Jahre« sowie auch der beiden Subaltersgruppen »12 bis 16 Jahre« und »17 bis 21 Jahre« zwischen den Jahren 2004 und 2008 feststellbar. Die höchsten Diagnoseraten lassen sich für beide Subaltersgruppen in Rheinland-Pfalz nachweisen. Das Bundesland Bremen weist dagegen durchgängig die niedrigsten Diagnoseraten auf.

Nahezu die Hälfte aller Jugendlichen zwischen 12 und 21 Jahre mit einer ambulant oder stationär vergebenen ADHS-Diagnose wird, im Durchschnitt über die Jahre 2004 bis 2008, medikamentös mit dem Wirkstoff Methylphenidat versorgt. Am häufigsten wird männlichen Jugendlichen der Subaltersgruppe »12 bis 16« Jahre dieser Wirkstoff verordnet. Insbesondere bei dieser Subaltersgruppe lässt sich zudem von 2004 bis 2008 auch ein moderater Anstieg des Anteils von Methylphenidat-Verordnungen beobachten. Die Verordnung von Methylphenidat unterliegt dabei zusätzlich starken regionalen Schwankungen. Die mit Abstand höchste Verordnungsrate zeigt sich im Bundesland Bremen.

Die Datenanalysen bestätigen darüber hinaus, dass eine isolierte ADHS-Diagnose eher als Ausnahme bezeichnet werden kann. Jugendliche zwischen 12 und 21 Jahre mit einer solchen Diagnose sind z. B. in exorbitant erhöhtem Maße zusätzlich durch »spezifische Persönlichkeitsstörungen«, »Störungen des Sozialverhaltens«, einer »kombinierten Störung des Sozialverhaltens und der Emotionen«, »emotionalen Störungen des Kindesalters« sowie »anderen Verhaltens- und emotionalen Störungen mit Beginn in der Kindheit und Jugend« gekennzeichnet.

4.4 Störungen durch Alkohol

Bereits die übergreifenden Analysen zum Stellenwert einzelner Krankheiten in der Altersgruppe der 12- bis 21-Jährigen konnten verdeutlichen, dass die Alkoholproblematik insbesondere im stationären Sektor von besonderer Relevanz ist. So stellt beispielsweise allein die Diagnose »psychische und Verhaltensstörungen durch Alkohol« (F10) den fünfhäufigsten Behandlungsanlass im Krankenhaus im Durchschnitt über die letzten fünf Jahre dar.

Um die Problematik weitergehend zu analysieren, wurden, über die bisherigen Auswertungen über insgesamt fünf Kalenderjahre hinaus, zunächst die Verläufe der stationären Diagnoseraten in der Gesamtgruppe der 12- bis 21-Jährigen sowie der beiden Altersubgruppen (»12 bis 16 Jahre« und »17 bis 21 Jahre«) über insgesamt neun Jahre bestimmt. Nachstehend erfolgten diese Analysen zusätzlich gesondert für männliche und weibliche Versicherte der KKH-Allianz sowie getrennt nach Bundesländern. Abschließend wurden die stationären Diagnoseraten bei den Subaltersgruppen »12 bis 16 Jahre« und »17 bis 21 Jahre« mit den Diagnoseraten in anderen Altersgruppen verglichen.

In die Analysen wurde dabei neben der Diagnose »psychische und Verhaltensstörungen durch Alkohol« (F10) auch die Diagnose »Toxische Wirkung von Alkohol« (T51) einbezogen, um ein Gesamtbild über die stationäre Alkoholproblematik bei Jugendlichen und Heranwachsenden zu erhalten. Berücksichtigt wurden bei den Auswertungen zudem sowohl Haupt- als auch Nebendiagnosen.

4.4.1 Störungen durch Alkohol bei 12- bis 21-Jährigen

Insgesamt, über die Beobachtungsjahre 2000 bis 2008 betrachtet, sind im Durchschnitt jährlich 0,33% der 12- bis 21-jährigen KKH-Allianz Versicherten von mindestens einem Krankenhausaufenthalt betroffen (Subaltersgruppe »12 bis 16 Jahre«: 0,24%; Subaltersgruppe »17 bis 21 Jahre«: 0,41%).

Bei der Gesamtgruppe der 12- bis 21-Jährigen ist dabei ein kontinuierlicher jährlicher Anstieg der Krankenhausbehandlungsraten von 0,18% im Jahr 2000 auf 0,48% im Jahr 2008 feststellbar. Das bedeutet eine Zunahme der Diagnoseraten innerhalb des Gesamtbeobachtungszeitraums von neun Jahren um den Faktor 2,7 (◘ Abb. 4.14).

Auch in den beiden Subaltersgruppen »12 bis 16 Jahre« sowie »17 bis 21 Jahre« lässt sich, insgesamt gesehen, ein Anstieg der Behandlungsraten im zeitlichen Verlauf konstatieren. Die Behandlungsraten in der jüngeren Subaltersgruppe erhöhen sich in den neun Beobachtungsjahren von 0,15% auf 0,32% (um den Faktor 2,1), während in der älteren Subaltersgruppe ein Anstieg von 0,2% auf 0,6% beobachtbar ist (um den Faktor 3).

Zusätzliche geschlechtsspezifische Analysen bestätigen bei beiden Geschlechtern prinzipiell den Trend eines

Anstiegs der jährlichen Krankenhausbehandlungsraten in Zusammenhang mit Alkoholproblemen in den beiden Subaltersgruppen »12 bis 16 Jahre« und »17 bis 21 Jahre«.

Bei weiblichen Versicherten der KKH-Allianz zwischen 12 und 16 Jahre ist eine Zunahme der stationären Behandlungsraten von 0,11% im Jahr 2000 auf 0,28% im Jahr 2008 festzustellen und damit ein Anstieg um den Faktor 2,5. Bei der Subaltersgruppe »17 bis 21 Jahre« lässt sich eine Erhöhung der Diagnoseraten von 0,14% im Jahr 2000 auf 0,42% im Jahr 2008 konstatieren. Das entspricht einem Anstieg um den Faktor 3 (◘ Abb. 4.15).

Erwähnenswert ist zudem, dass sich die Behandlungsraten der beiden weiblichen Subaltersgruppen in den meisten Beobachtungsjahren nur in relativ geringem Maße unterscheiden. Das heißt, die weiblichen Versicherten zwischen 12 und 16 Jahre sind zumeist in fast ähnlich ausgeprägtem Maße von alkoholbedingten Krankenhausbehandlungen betroffen wie die 17- bis 21-jährigen Frauen.

Auch bei den männlichen Versicherten der Subaltersgruppen »12 bis 16 Jahre« sowie »17 bis 21 Jahre« lässt sich ein ausgeprägter Zuwachs der stationären Behandlungsraten im zeitlichen Verlauf belegen. So steigt die jährliche Behandlungsrate bei den 12- bis 16-Jährigen von 0,19% (im Jahr 2000) auf 0,36% (im Jahr 2008), d. h. um den Faktor 1,9, an. In der Subaltersgruppe »17 bis 21

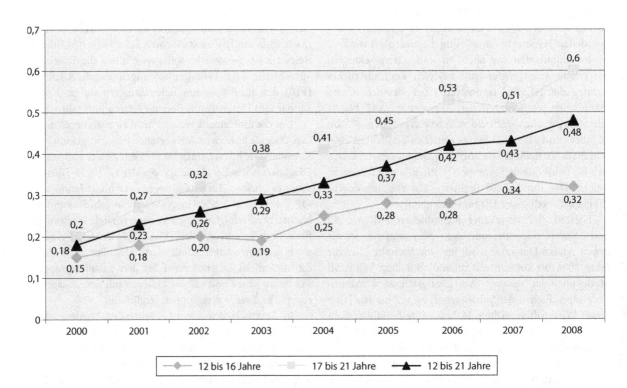

◘ **Abb. 4.14.** Anteil an Versicherten mit mindestens einer Krankenhausbehandlung in den Kalenderjahren 2000 bis 2008 aufgrund von »Störungen durch Alkohol« in Prozent (je 100 Versicherungsjahre)

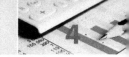

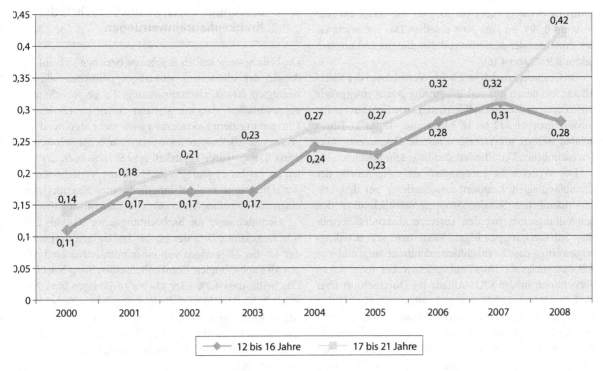

■ **Abb. 4.15.** Anteil an weiblichen Versicherten mit mindestens einer Krankenhausbehandlung im Kalenderjahr aufgrund von »Störungen durch Alkohol« in Prozent (je 100 Versicherungsjahre)

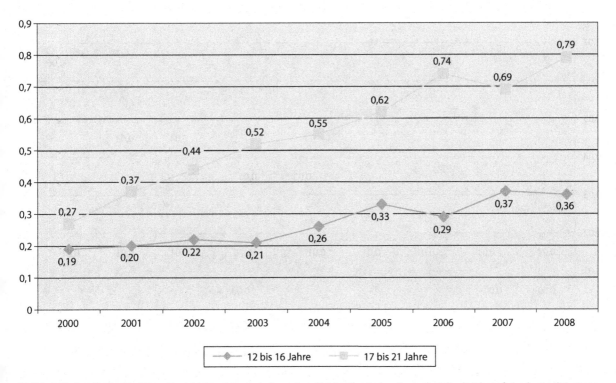

■ **Abb. 4.16.** Anteil an männlichen Versicherten mit mindestens einer Krankenhausbehandlung im Kalenderjahr aufgrund von »Störungen durch Alkohol« in Prozent (je 100 Versicherungsjahre)

Jahre« ist demgegenüber ein Anstieg von 0,27% im Jahr 2000 auf 0,79% im Jahr 2008 ablesbar. Das entspricht einer Zunahme der stationären Behandlungsraten um den Faktor 2,9 (◘ Abb. 4.16).

Im Gegensatz zu den weiblichen Versicherten der KKH-Allianz, bei denen nur verhältnismäßig gering ausgeprägte Differenzen in den Behandlungsraten zwischen den beiden Subaltersgruppen »12 bis 16 Jahre« und »17 bis 21 Jahre« sichtbar werden, unterscheiden sich die Diagnoseraten bei den männlichen Versicherten allerdings sehr deutlich.

Des Weiteren ist anzumerken, dass die Anteile der alkoholbedingten Krankenhausaufenthalte bei den beiden männlichen Subaltersgruppen merklich über den Behandlungsraten bei den korrespondierenden weiblichen Subaltersgruppen liegen. Wenn man sich allerdings vergewärtigt, dass Krankenhausaufenthalte aufgrund von Alkoholproblemen insgesamt gesehen bei männlichen Versicherten in der KKH-Allianz im Durchschnitt über die Jahre 2000 bis 2008 sehr viel verbreiteter sind als bei weiblichen Versicherten (um den Faktor 2,7), dann müssen die Unterschiede zwischen weiblichen und männlichen Versicherten insbesondere bei der Subaltersgruppe »12 bis 16 Jahre« sehr gering bewertet werden (Subaltersgruppe »12 bis 16 Jahre«: um den Faktor 1,2; Subaltersgruppe »17 bis 21 Jahre«: um den Faktor 2,2; vgl. dazu auch ◘ Abb. 4.20 und 4.21).

4.4.2 Störungen durch Alkohol – mehrfache Krankenhauseinweisungen

Die bislang vorgestellten Ergebnisse beziehen sich auf den Aspekt der mindestens einmaligen jährlichen alkoholbedingten Krankenhauseinweisung. Es ist jedoch nicht auszuschließen, dass ein gewisser Anteil an 12- bis 21-Jährigen in einem Kalenderjahr auch mehr als einmal aufgrund von Alkoholproblemen stationär behandelt werden muss. Daher wurde zusätzlich geprüft, wie hoch der Anteil an 12- bis 21-jährigen KKH-Allianz Versicherten ist, der mindestens zweimal innerhalb eines Kalenderjahres einen alkoholbedingten Krankenhausaufenthalt aufweist.

Gemittelt über die Beobachtungsjahre 2000 bis 2009 sind insgesamt 0,01% der 12- bis 16-Jährigen und 0,03% der 17- bis 21-Jährigen von einer mindestens zweimaligen alkoholbedingten Krankenhauseinweisung betroffen. Das heißt, dass 4,2% aller 12- bis 16-Jährigen bzw. 7,3% aller 17- bis 21-Jährigen, die in einem Jahr aufgrund von Alkoholproblemen stationär versorgt wurden, mindestens ein weiteres Mal in dem selben Kalenderjahr durch einen alkoholbedingten Krankenhausaufenthalt gekennzeichnet sind.

Während in der Subaltersgruppe »12 bis 16 Jahre« kein auffälliger zeitlicher Trend beobachtbar ist, zeigt sich in der Altersgruppe der 17 bis 21-Jährigen vom Jahr 2000

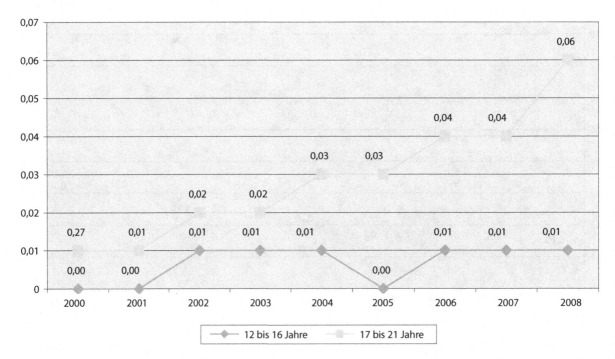

◘ **Abb. 4.17.** Anteil an Versicherten mit mindestens zweimaliger Krankenhausbehandlung im Kalenderjahr aufgrund von »Störungen durch Alkohol« in Prozent (je 100 Versicherungsjahre)

bis zum Jahr 2008 ein Anstieg der Mehrfachbehandlungsraten von 0,01% auf 0,06% und damit um den Faktor 6
(🔲 Abb. 4.17).

Geschlechtsspezifische Analysen verdeutlichen zunächst, dass im Mittel über die Beobachtungsjahre 2000
bis 2008 4,5% der weiblichen und 3,7% der männlichen
Versicherten zwischen 12 bis 16 Jahre, die innerhalb
eines Kalenderjahres alkoholbedingt in einem Krankenhaus behandelt wurden, nicht nur einmal, sondern
zumindest zweimal stationär versorgt wurden. Bei der
Subaltersgruppe der 17- bis 21-Jährigen beträgt der Anteil an Mehrfacheinweisungen im selben Kalenderjahr
7,7% (weibliche Versicherte) bzw. 7,1% (männliche Versicherte).

Auch bei den geschlechtsspezifischen Analysen lässt
sich nur in Bezug auf die Subaltersgruppe »17 bis 21
Jahre« ein Anstieg der Mehrfachbehandlungsraten im
zeitlichen Verlauf feststellen. Bei den weiblichen 17- bis
21-Jährigen wird eine Zunahme des Anteils an Versicherten mit mindestens zweimaligem alkoholbedingten Krankenhausaufenthalt von 0,01% im Jahr 2000 auf 0,04%
im Jahr 2008 sichtbar. Bei den männlichen Versicherten
dieser Subaltersgruppe lässt sich ein Anstieg von 0,02%
im Jahr 2000 auf 0,08% im Jahr 2008 belegen.

4.4.3 Störungen durch Alkohol nach Bundesländern

Über die bislang vorgestellten Auswertungen hinaus
wurden zusätzlich geschlechtsstandardisierte regionenbezogene Analysen auf Bundeslandebene durchgeführt.
Berechnet wurde für jedes Bundesland der Anteil an 12-
bis 21-jährigen Versicherten in der KKH-Allianz (sowie
der Subaltersgruppen »12 bis 16 Jahre« und »17 bis 21
Jahre«), der, gemittelt über die Jahre 2000 bis 2008, im
Durchschnitt jährlich mindestens einmal aufgrund von
Alkoholproblemen stationär behandelt wurde.

Die in 🔲 Abb. 4.18 dargestellten Ergebnisse zeigen,
dass das Bundesland Bremen sowohl in Bezug auf die
Gesamtgruppe der 12- bis 21-Jährigen als auch im Zusammenhang mit den beiden Subaltersgruppen »12 bis
16 Jahre« und »17 bis 21 Jahre« die höchsten Anteile
an alkoholbedingten stationären Behandlungen aufweist.
Insgesamt 0,61% der Gesamtgruppe der 12- bis 21-Jähri-
gen bzw. 0,72% der 17- bis 21-Jährigen sowie 0,43% der
12- bis 16-Jährigen aus Bremen sind im Durchschnitt
über die Jahre 2000 bis 2008 jährlich von mindestens
einem Krankenhausaufenthalt aufgrund von Alkoholproblemen betroffen.

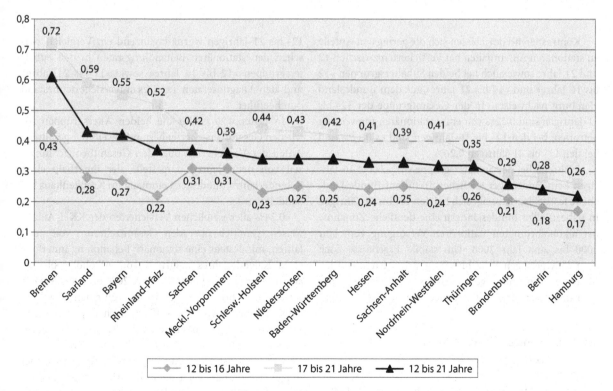

🔲 **Abb. 4.18.** Anteil an Versicherten mit mindestens einmaliger Krankenhausbehandlung im Kalenderjahr aufgrund von »Störungen durch Alkohol« getrennt nach Bundesländern in Prozent (je 100 Versicherungsjahre)

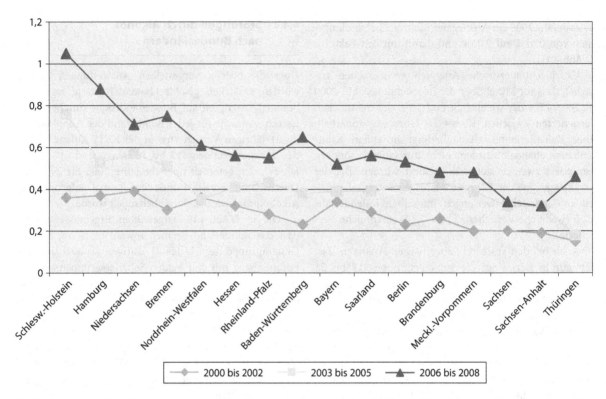

□ **Abb. 4.19.** Anteil an Versicherten mit mindestens einmaliger Krankenhausbehandlung im Kalenderjahr aufgrund von »Störungen durch Alkohol« (Durchschnittswerte aus jeweils drei Jahren) getrennt nach Bundesländern in Prozent (je 100 Versicherungsjahre)

Kontrastierend dazu lassen sich die geringsten Anteile an stationären Aufenthalten bei Versicherten zwischen 12 und 21 Jahre sowie auch bei beiden Subaltersgruppen »12 bis 16 Jahre« und »17 bis 21 Jahre« aus dem Bundesland Hamburg nachweisen. In der Gesamtgruppe der 12- bis 21-Jährigen sind 0,22% von einer stationären Einweisung betroffen, bei den 12- bis 16-Jährigen sind es 0,17% und bei den 17- bis 21-Jährigen 0,26%.

Während bei der Subaltersgruppe der 12- bis 16-Jährigen kein eindeutiger zeitlicher Trend auf Bundeslandebene feststellbar ist, zeigt sich bei den 17- bis 21-Jährigen in nahezu allen Bundesländern eine deutliche Zunahme der alkoholbedingten stationären Versorgung vom Jahr 2000 bis zum Jahr 2008. Um stabile Ergebnisse auch bei relativ geringen Fallzahlen zu gewährleisten, wurden für diese regionenbezogenen Analysen jeweils die Werte über drei Kalenderjahre berechnet (□ Abb. 4.19).

4.4.4 Störungen durch Alkohol im Altersvergleich

Zur weiteren Einschätzung des Stellenwerts alkoholbedingter Krankenhausaufenthalte in der Altersgruppe der 12- bis 21-Jährigen wurde ergänzend ein Vergleich zwischen den stationären Behandlungsraten in den Subaltersgruppen »12 bis 16 Jahre« sowie »17 bis 21 Jahre« und den Diagnoseraten im Gesamtversichertenbestand durchgeführt.

In □ Abb. 4.20 ist für die beiden Altersgruppen sowie den Gesamtversichertenbestand jeweils der gemittelte Anteil der Versicherten über den Gesamtbeobachtungszeit von neun Jahren dargestellt, der innerhalb eines Kalenderjahres mindestens einmalig im Krankenhaus behandelt wurde.

0,24% aller weiblichen Versicherten der KKH-Allianz weisen, gemittelt über den Gesamtzeitraum von neun Jahren, mindestens eine stationäre Behandlung innerhalb eines Kalenderjahres aufgrund von Alkoholproblemen auf. Im Durchschnitt über die Jahre 2000 bis 2008 liegt der Anteil an 17- bis 21-jährigen Frauen mit einem Krankenhausaufenthalt bei 0,26%. Auffällig erscheint, dass Frauen dieser Altersgruppe in stärkerem Maße von Alkoholproblemen betroffen sind als die weiblichen KKH-Allianz Versicherten insgesamt. Aus der Abbildung geht darüber hinaus hervor, dass auch schon die Altersgruppe der 12- bis 16-Jährigen in sehr starkem Ausmaß von stationären Aufenthalten aufgrund von Alkoholproblemen betroffen

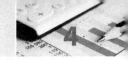

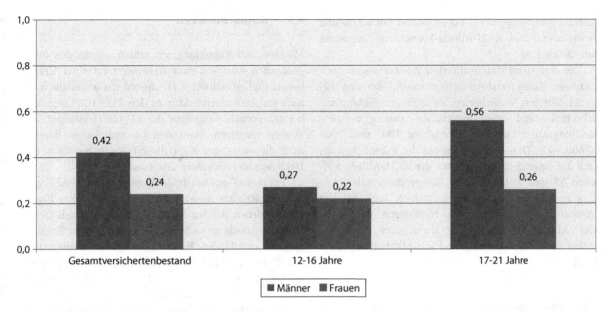

⬛ Abb. 4.20. Anteil an Versicherten mit mindestens einer Krankenhausbehandlung im Kalenderjahr aufgrund von »Störungen durch Alkohol« getrennt nach Geschlecht und Altersgruppe (Durchschnittswerte aus 2000 bis 2008) in Prozent (je 100 Versicherungsjahre)

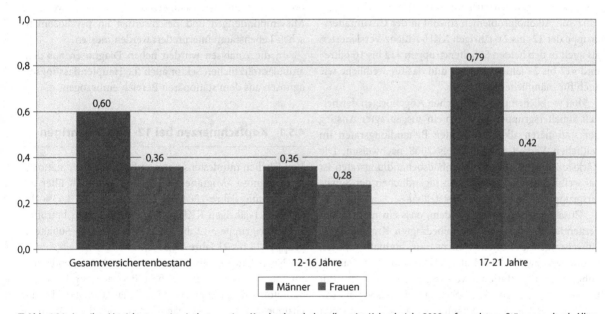

⬛ Abb. 4.21. Anteil an Versicherten mit mindestens einer Krankenhausbehandlung im Kalenderjahr 2008 aufgrund von »Störungen durch Alkohol« getrennt nach Alter in Prozent (je 100 Versicherungsjahre)

ist. Der Anteil an alkoholbedingten Krankenhausaufenthalten bei den weiblichen Jugendlichen dieser Altersgruppe liegt mit 0,22% nur geringfügig unter dem Anteil aller weiblichen KKH-Allianz Versicherten (⬛ Abb. 4.20).

Bei den männlichen Versicherten der KKH-Allianz liegt der Anteil der Personen mit mindestens einer statio-

nären Behandlung innerhalb eines Kalenderjahres aufgrund von Alkoholproblemen mit 0,42% insgesamt höher als bei den weiblichen Versicherten. Die Gruppe der 17- bis 21-Jährigen weist mit einer durchschnittlichen jährlichen Behandlungsrate von 0,56% einen deutlich höheren Anteil an Krankenhausbehandlungen auf als die vorausgehende Altersgruppe (»12 bis 16 Jahre«) mit 0,27% und als die männlichen KKH-Allianz Versicherten insgesamt (vgl. ◘ Abb. 4.20).

Die ergänzend durchgeführten Auswertungen nach einzelnen Kalenderjahren zeigen sowohl bei den 12- bis 21-jährigen Versicherten als auch im Gesamtversichertenbestand einen merklichen Anstieg der Behandlungsraten zwischen den Jahren 2000 und 2008 (◘ Abb. 4.21). Dabei weisen sowohl die männlichen als auch die weiblichen Versicherten der KKH-Allianz zwischen 17 und 21 Jahre einen überproportionalen Anstieg in den Diagnoseraten auf. Doch auch bei der Subaltersgruppe der 12- bis 16-jährigen weiblichen KKH-Allianz Versicherten ist ein Anstieg der Krankenhausbehandlungen aufgrund von Alkoholproblemen sichtbar.

4.4.5 Zwischenfazit

Die Analysen zu alkoholbedingten Krankenhausaufenthalten in den Jahren 2000 bis 2008 aus unterschiedlichen Perspektiven machen ausnahmslos die besondere Relevanz von Alkoholproblemen sowohl in der Gesamtaltersgruppe der 12- bis 21-jährigen KKH-Allianz Versicherten als auch in den beiden Subaltersgruppen »12 bis 16 Jahre« und »17 bis 21 Jahre« deutlich und das für weibliche wie auch für männliche Versicherte.

Bei weiblichen und männlichen Angehörigen der beiden Subaltersgruppen lässt sich ein ausgeprägter Anstieg der stationären alkoholbedingten Behandlungsraten im zeitlichen Verlauf von 2000 bis 2008 nachweisen. Die stärkste Zunahme der Krankenhausbehandlungsraten ist bei weiblichen und männlichen Jugendlichen der Subaltersgruppe »17 bis 21 Jahre« feststellbar.

Zusatzanalysen belegen zudem, dass ein nicht unbedeutender Teil der von alkoholbedingten Krankenhauseinweisungen Betroffenen nicht nur einmal, sondern mindestens zweimal im Kalenderjahr aufgrund von Alkoholproblemen stationär versorgt werden musste. Ein besonders hoher Anteil an »Mehrfacheinweisungen« wie auch ein besonders ausgeprägter Zuwachs im zeitlichen Verlauf von 2000 bis 2008 zeigt sich bei den weiblichen und männlichen Angehörigen der Subaltersgruppe »17 bis 21 Jahre«.

Bei regionenbezogenen Auswertungen lassen sich, sowohl bezogen auf die 12- bis 16-Jährigen als auch die 17-bis 21-Jährigen, für das Bundesland Bremen die mit Abstand höchsten Anteile an alkoholbedingten stationären Behandlungsraten konstatieren. Die geringste Betroffenheitsquote wird dagegen durchgängig in Hamburg evident.

4.5 Kopfschmerzen

Migräne und Kopfschmerzen zählen, gemäß den übergreifenden Analysen zum Stellenwert einzelner Krankheiten (vgl. Abschnitt 4.1), sowohl im ambulanten als auch im stationären Sektor zu den TOP-100-Diagnosen bei der Versichertengruppe der 12- bis 21-Jährigen. Zusätzlich rangieren, zumindest im ambulanten Bereich, auch die »sonstigen Kopfschmerzsyndrome« unter den 100 besonders relevanten Diagnosen.

Für diese Krankheitsbilder werden nachfolgend Ergebnisse zusätzlicher Auswertungen vorgestellt. Diese Ergebnisse beziehen sich wiederum auf Analysen zur Entwicklung des Anteils an weiblichen und männlichen Betroffenen über verschiedene Kalenderjahre in der Gesamtgruppe der 12- bis 21-Jährigen sowie der beiden Subaltersgruppen »12 bis 16 Jahre« und »17 bis 21 Jahre«. Neben ebenfalls dargestellten bundeslandspezifischen Analyseergebnissen werden abschließend Resultate zu Zusammenhängen zwischen den Diagnosen »Migräne« und »Kopfschmerzen« und verschiedenen psychischen Störungen berichtet. Die letztgenannten Analysen sollten Aufschluss darüber geben, ob Migräne und Kopfschmerzen zumindest teilweise als Missempfindungen und Beschwerden im psychosomatischen Lebensraum interpretiert werden müssen.

In die Analysen wurden neben Diagnosen aus dem ambulant-ärztlichen Sektor auch die Hauptentlassungsdiagnosen aus dem stationären Bereich einbezogen.

4.5.1 Kopfschmerzen bei 12- bis 21-Jährigen

Von jährlich mindestens einer ambulanten oder stationären Diagnose »Migräne« (G43) sind, gemittelt über die Beobachtungsjahre 2004 bis 2008, insgesamt 3,63% der 12- bis 21-jährigen KKH-Allianz Versicherten betroffen (Subaltersgruppe »12 bis 16 Jahre«: 2,54%; Subaltersgruppe »17 bis 21 Jahre«: 4,53%).

Noch häufiger als Migräne wurde bei Jugendlichen im Durchschnitt über die fünf Beobachtungsjahre das Symptom »Kopfschmerz« (R51) diagnostiziert. In der Gruppe der 12- bis 21-Jährigen wurde diese Diagnose bei jährlich durchschnittlich 7,87% dokumentiert (Subaltersgruppe »12 bis 16 Jahre«: 7,8%; Subaltersgruppe »17 bis 21 Jahre«: 7,93%). Im Mittel bei 2,14% der 12- bis 21-Jährigen wurde zudem jährlich die Diagnose »sonstige Kopfschmerzsyndrome« (G44) gestellt.

Weibliche Versicherte zwischen 12 und 21 Jahre sind von allen drei Diagnosen stärker betroffen als männliche Jugendliche (G43: 4,91% bei Frauen, 2,37% bei Männern; G44: 2,76% bei Frauen, 1,58% bei Männern; R51: 9,26% bei Frauen, 6,49% bei Männern).

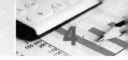

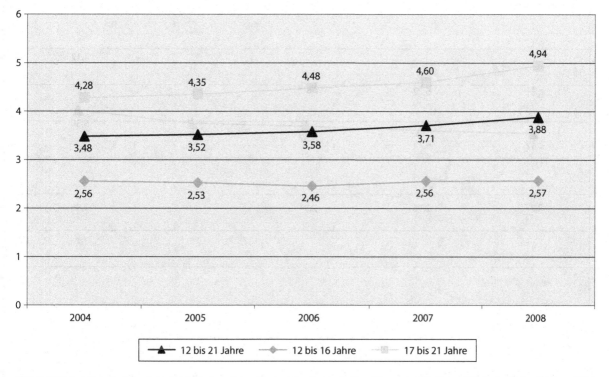

Abb. 4.22. Anteil an Versicherten mit mindestens einer ambulanten oder stationären Diagnose »Migräne« (G43) in den Kalenderjahren 2004 bis 2008 in Prozent

Sowohl in der Gesamtaltersgruppe der 12- bis 21-Jährigen als auch in der Subaltersgruppe »17 bis 21 Jahre« lässt sich, bezogen auf die Diagnose »Migräne«, ein moderater und kontinuierlicher Anstieg der jährlichen Diagnoseraten zwischen 2004 und 2008 nachweisen. Bei der Gesamtaltersgruppe der 12- bis 21-Jährigen steigt die Diagnoserate von 3,48% im Jahr 2004 auf 3,88% im Jahr 2008 und bei der Subaltersgruppe der 17- bis 21-Jährigen von 4,28% auf 4,94% an. Bei der Subaltersgruppe der 12- bis 16-Jährigen ist dagegen keine Veränderung in der Diagnoserate im zeitlichen Verlauf feststellbar (Abb. 4.22).

Während sich bei dem Symptom »Kopfschmerz« (R51) ebenfalls keine Entwicklungstendenz der Diagnoseraten im Zeitverlauf beobachten lässt, ist bei sonstigen Kopfschmerzsyndromen (G44) tendenziell eine leichte Reduktion der Betroffenenanteile in der Gesamtgruppe der 12- bis 21-Jährigen sowie in der Subaltersgruppe der 12- bis 16-Jährigen erkennbar. So sinkt die Diagnoserate bei den 12- bis 21-Jährigen von 2,18% im Jahr 2004 auf 2,14% im Jahr 2008 und in der Subaltersaltersgruppe »12 bis 16 Jahre« von 1,8% auf 1,55% ab.

Sektorenspezifische Analysen bestätigen in Bezug auf die Diagnose »Migräne« die dargestellten Ergebnisse. Das heißt, sowohl im ambulanten als auch im stationären Sektor wird bei den 12- bis 21-jährigen KKH-Allianz Versicherten wie auch bei der Subaltersgruppe »17 bis 21 Jahre« im Zeitverlauf eine moderate Zunahme der Diagnoserate evident.

Im Zusammenhang mit dem Symptom »Kopfschmerz« (R51), bei dem sektorenübergreifend keine Veränderungen im zeitlichen Verlauf sichtbar werden, lässt sich dagegen bei der Gesamtgruppe der 12- bis 21-Jährigen sowie auch bei der Subaltersgruppe der 12- bis 16-Jährigen zumindest im stationären Sektor ein Anstieg der Krankenhausbehandlungsraten in den letzten Jahren konstatieren.

Bei der Diagnose »sonstige Kopfschmerzsyndrome« (G44) verweisen die sektorenspezifischen Analyseergebnisse darauf, dass die leichte Reduktion der Diagnoseraten in den Jahren 2004 bis 2008 bei der Gesamtaltersgruppe der 12- bis 21-Jährigen sowie der Subaltersgruppe der 12- bis 16-Jährigen ausschließlich auf einem Rückgang im ambulant-ärztlichen Sektor beruht.

Zusätzlich durchgeführte sektorenübergreifende und sektorspezifische geschlechtsbezogene Analysen bestätigen nahezu durchgängig die bislang berichteten Ergebnisse. So ist beispielsweise sowohl bei weiblichen als auch bei männlichen Versicherten in der Gesamtaltersgruppe der 12- bis 21-Jährigen sowie in der Subaltersgruppe der 17- bis 21-Jährigen ein Anstieg der sektorenübergreifenden Migränediagnoseraten belegbar (Abb. 4.24).

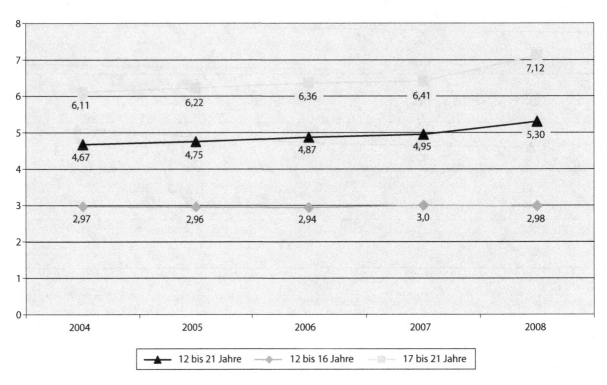

□ **Abb. 4.23.** Anteil an weiblichen Versicherten mit mindestens einer ambulanten oder stationären Diagnose »Migräne« (G43) in den Kalenderjahren 2004 bis 2008 in Prozent

4.5.2 Kopfschmerzen nach Bundesländern

Die geschlechtsstandardisierten regionenbezogenen Analysen auf Bundeslandebene machen ersichtlich, dass gemittelt über die Jahre 2004 bis 2008 eine Migräne (G43) bei der Gesamtgruppe der 12- bis 21-Jährigen am häufigsten in Thüringen diagnostiziert wird. Bei 4,58% dieser Altersgruppe in Thüringen wird im Durchschnitt jährlich mindestens einmal im ambulanten oder stationären Sektor die Diagnose »Migräne« gestellt (vgl. □ Abb. 4.24).

Thüringen weist auch bezogen auf die beiden Subaltersgruppen »12 bis 16 Jahre« und »17 bis 21 Jahre« die höchsten Diagnoseraten auf (12 bis 16 Jahre: 3,1%; 17 bis 21 Jahre: 5,43%).

Die geringsten Anteile an Migränediagnosen finden sich in der Altersgruppe der 12- bis 21-Jährigen dagegen in Schleswig-Holstein. Der Anteil an 12- bis 21-Jährigen mit der Diagnose »Migräne« beträgt im Mittel pro Jahr 2,86%. Bei der Subaltersgruppe der 12- bis 16-Jährigen ist die niedrigste Diagnoserate im Bundesland Bremen (1,78%) und bei der Subaltersgruppe »17 bis 21 Jahre« im Bundesland Hamburg (3,51%) belegbar.

Sonstige Kopfschmerzsyndrome (G44) werden in der Altersgruppe der 12- bis 21-Jährigen am ausgeprägtesten in Hamburg diagnostiziert (2,96%). In der Subalters-

gruppe der 12- bis 16-Jährigen sind es ebenfalls die Versicherten aus Hamburg, die durch besonders hohe Diagnoseraten gekennzeichnet sind (2,64%). Die höchsten Diagnoseraten in der Subaltersgruppe »17 bis 21 Jahre« zeigen sich im Bundesland Bremen.

Die geringsten Raten an sonstigen Kopfschmerzsyndromen lassen sich sowohl in der Altersgruppe der 12- bis 21-Jährigen als auch in der Subaltersgruppe der 17- bis 21-Jährigen bei Versicherten der KKH-Allianz aus Schleswig-Holstein beobachten (1,94% bzw. 2,03%). Die niedrigste Diagnoserate bei der Subaltersgruppe »12 bis 16 Jahre« zeigt sich im Land Bremen (1,48%).

Das Symptom »Kopfschmerz« (R51) wird am häufigsten bei den 12- bis 21-Jährigen aus Mecklenburg-Vorpommern diagnostiziert (9,63%). Auch bei den Subaltersgruppen »12 bis 16 Jahre« und »17 bis 21 Jahre« liegt das Bundesland Mecklenburg-Vorpommern weit vorn (10,12% bzw. 9,37%). Nur im Bundesland Sachsen-Anhalt wird bei der Subaltersaltersgruppe »12 bis 16 Jahre« häufiger die Diagnose »R51« gestellt.

Das Bundesland Schleswig-Holstein weist nicht nur in Bezug auf die Diagnosen »Migräne« und »sonstige Kopfschmerzsyndrome« besonders niedrige Diagnoseraten bei der Altersgruppe der 12- bis 21-Jährigen auf. Auch die Diagnose »Kopfschmerz« (R51) wird in die-

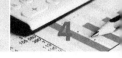

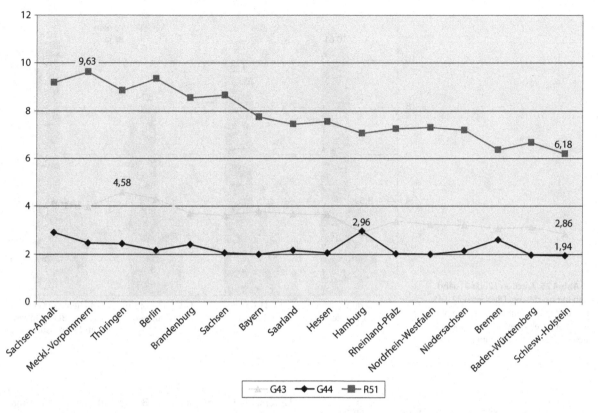

Abb. 4.24. Anteil an Versicherten mit mindestens einer ambulanten oder stationären Diagnose »Migräne« (G43), »sonstige Kopfschmerzen« (G44), »Kopfschmerzen« (R51) (Durchschnittswerte aus 2004 bis 2008) getrennt nach Bundesländern in Prozent

sem Bundesland bei der Gesamtaltersgruppe »12 bis 21 Jahre« sowie auch bei der Subaltersgruppe der 12- bis 16-Jährigen in weniger ausgeprägtem Maße als in allen anderen Bundesländern vergeben (6,18% bzw. 5,41%). Nur in der Subaltersgruppe der 17- bis 21-Jährigen liegt das Land Baden-Württemberg (6,75%) als einziges Bundesland noch unterhalb der Diagnoseraten in Schleswig-Holstein (6,86%).

4.5.3 Kopfschmerzen und psychische Störungen

Die zu den TOP-100 im ambulanten und/oder stationären Sektor zählenden Diagnosen »Kopfschmerz« und »sonstige Kopfschmerzsyndrome« können als körperliche oder Allgemeinbeschwerden bzw., wie bei der Diagnose »Migräne«, als neurologische Krankheit bezeichnet werden, ohne dass im Einzelfall definitiv Klarheit darüber besteht, ob sie nicht in einem spezifischen Kontext mit unterschiedlichen psychischen Störungsbildern stehen.

Um auch hier Aufschluss darüber zu erhalten, ob und inwieweit diese Schmerzdiagnosen zumindest par-

tiell Missempfindungen und Beschwerden im psychosomatischen Lebensraum widerspiegeln, wurden etwaige Zusammenhänge zwischen den drei Beschwerdebildern und besonders relevanten psychischen Erkrankungen empirisch überprüft.

Die in Abb. 4.25 sowie in Tabelle 4.4 dargestellten geschlechtsstandardisierten Ergebnisse verdeutlichen, dass bei der Altersgruppe der 12- bis 21-Jährigen die Versicherten, bei denen im Jahr 2008 eine der drei hier im Fokus stehenden Schmerzdiagnosen ambulant oder stationär dokumentiert wurde, auch überproportional von einer »depressiven Episode«, »anderen Angststörungen«, »Reaktionen auf schwere Belastungen und Anpassungsstörungen« sowie von »somatoformen Störungen« betroffen sind.

Von den Jugendlichen zwischen 12 und 21 Jahren mit der Diagnose »Migräne« sind im Jahr 2008 insgesamt 10,61% auch von einer depressiven Episode (F32) betroffen. Im Gegensatz dazu liegt der Anteil an 12- bis 21-Jährigen mit der Diagnose »Migräne«, bei denen in 2008 keine depressive Episode dokumentiert wurde, bei lediglich 3,69%. Die Diagnosehäufigkeit in der Subgruppe mit depressiver Episode liegt somit um den Faktor 2,88 höher als in der Subgruppe ohne depressive Episode. Ähnliche

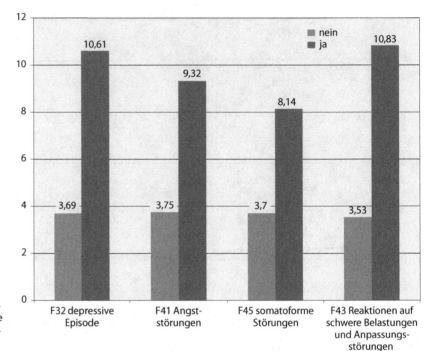

◨ **Abb. 4.25.** Anteil an 12- bis 21-Jährigen mit psychischer Diagnose F32, F41, F43 und F45 im Jahr 2008 mit und ohne mindestens einer ambulanten oder stationären Diagnose »Migräne«

◨ **Tabelle 4.4.** Anteil an 12- bis 21-Jährigen mit mindestens einer ambulanten oder stationären Diagnose G44 und R51 im Jahr 2008 mit und ohne psychische Erkrankung in Prozent

	G44 Sonstige Kopfschmerzen	R51 Kopfschmerzen
Depressive Episode (F32)		
Nein	2,05	7,71
Ja	5,31	15,95
Faktor	2,59	2,07
Andere Angststörung (F41)		
Nein	2,08	4,68
Ja	28,31	11,11
Faktor	2,67	2,37
Reaktionen auf schwere Belastungen und Anpassungsstörungen (F43)		
Nein	10,45	4,60
Ja	24,85	10,49
Faktor	2,38	2,28
Somatoforme Störungen (F45)		
Nein	9,98	4,47
Ja	31,89	11,91
Faktor	3,20	2,66

Unterschiede sind auch in Bezug auf die psychischen Erkrankungen »andere Angststörungen« (F41; um den Faktor 2,49), »Reaktionen auf schwere Belastungen und Anpassungsstörungen« (F43; um den Faktor 2,2) und »somatoforme Störungen« (F45; um den Faktor 3,07) belegbar (vgl. ◨ Abb. 4.25).

In Zusammenhang mit den Diagnosen »sonstige Kopfschmerzsyndrome« (G44) sowie »Kopfschmerz« (R51) lassen sich ebenfalls ausnahmslos erhöhte Diagnoseraten bei den Subgruppen mit einer psychischen Diagnose im Jahr 2008 nachweisen. Die Diagnoseraten in den Subgruppen mit einer psychischen Erkrankung liegen dabei um den Faktor 2,07 bis 3,2 höher als in den korrespondierenden Subgruppen ohne psychische Diagnose (vgl. ◨ Tabelle 4.4).

4.5.4 Zwischenfazit

Weibliche Jugendliche sind im Beobachtungszeitraum 2004 bis 2008 von allen drei Diagnosen »Migräne«, »Kopfschmerz« und »sonstige Kopfschmerzsyndrome« merklich häufiger betroffen als männliche Jugendliche. Dabei ist es vor allem die ältere Subaltersgruppe der 17- bis 21-Jährigen, die sektorenübergreifend die höchsten Diagnoseraten aufweist.

Insgesamt gesehen lässt sich für die Diagnose »Migräne« für weibliche und männliche Angehörige der

Gesamtaltersgruppe der 12- bis 21-Jährigen sowie der Subaltersgruppe »17 bis 21 Jahre« ein kontinuierlicher wenn auch nicht besonders stark ausgeprägter Anstieg der Diagnoseraten feststellen. Während sich bei dem Symptom »Kopfschmerz« sektorübergreifend keine Veränderungen im zeitlichen Verlauf beobachten lassen, ist bei der Diagnose »sonstige Kopfschmerzsyndrome« insgesamt ein tendenzieller Rückgang der Diagnoseraten bei der Gesamtaltersgruppe der 12- bis 21-Jährigen sowie der Subaltersgruppe der 12- bis 16-Jährigen erkennbar.

Das Bundesland Schleswig-Holstein weist durchgängig bei allen drei kontrollierten Erkrankungen die niedrigsten Diagnoseraten bei der Gesamtaltersgruppe der 12- bis 21-Jährigen auf. Die höchsten Raten zeigen sich dagegen in Thüringen (bei Migräne), Hamburg (bei sonstigen Kopfschmerzsyndromen) und Mecklenburg-Vorpommern (bei dem Symptom »Kopfschmerz«).

Analysen zum Zusammenhang zwischen den drei Schmerzdiagnosen und relevanten psychischen Erkrankungen belegen darüber hinaus, dass Jugendliche, die von Migräne, Kopfschmerz oder sonstigen Kopfschmerzsyndromen betroffen sind, überproportional häufig auch von einer depressiven Episode, Angststörungen, Reaktionen auf schwere Belastungen und Anpassungsstörungen sowie somatoformen Störungen betroffen sind.

4.6 Fazit

Die Auswertungen der Leistungsinanspruchnahme der KKH-Allianz, die so genannten Routinedaten, die für das vorliegende *Weißbuch Prävention* auf Krankheiten bei der Altersgruppe der 12- bis 21-jährigen KKH-Allianz Versicherten ausgerichtet waren, liefern empirisch fundierte Hinweise für zielgruppenorientierte präventive Interventionen. Die Datengrundlage bilden die Jahre 2004 bis 2008.

Handlungsbedarf besteht bei der Altersgruppe der 12- bis 21-Jährigen. Bereits unter den TOP-100-Diagnosen rangieren im ambulanten und/oder im stationären Bereich vielfältige psychische Erkrankungen, wie »Reaktionen auf schwere Belastungen und Anpassungsstörungen«, »somatoforme Störungen«, »depressive Episode«, »andere Angststörungen«, »hyperkinetische Störungen« sowie »psychische und Verhaltensstörungen durch Alkohol«. Dabei weisen die 12- bis 21-Jährigen beispielsweise in Bezug auf die Krankheiten »Reaktionen auf schwere Belastungen und Anpassungsstörungen« sowie »psychische und Verhaltensstörungen durch Alkohol« höhere Krankenhausbehandlungsraten als die Gesamtversichertenpopulation der KKH-Allianz auf.

Erschwerend kommt hinzu, dass eine Reihe von zumindest partiell in Zusammenhang mit psychischen Erkrankungen stehende Diagnosen ebenfalls zu den TOP-100-Diagnosen im ambulanten und/oder stationären Bereich zählen. Als weitere Einzeldiagnose, die im ambulanten wie auch im stationären Bereich unter den TOP-100-Diagnosen rangiert, ist zusätzlich die Diagnose »Adipositas« zu nennen. Vor allem im stationären Sektor wird zudem noch die Diagnose »Essstörungen« häufig dokumentiert.

Analysen zu alkoholbedingten Krankenhausaufenthalten konnten verdeutlichen, dass männliche Jugendliche zwar in stärkerem Maße von alkoholbedingten Krankenhausaufenthalten betroffen sind als weibliche Jugendliche. Die Unterschiede zwischen beiden Geschlechtern sind allerdings insbesondere in der Subaltersgruppe der 12- bis 16-Jährigen sehr gering. Des Weiteren zeigt sich, dass in den vergangenen Jahren sowohl bei weiblichen als auch bei männlichen Jugendlichen ein ausgeprägter Anstieg der Behandlungsraten zu verzeichnen ist. Die stärkste Zunahme der Krankenhausbehandlungsraten ist bei weiblichen wie auch bei männlichen Jugendlichen der Subaltersgruppe »17 bis 21 Jahre« zu beobachten. Feststellbar ist zudem, dass ein nicht unbedeutender Teil der von alkoholbedingten Krankenhauseinweisungen Betroffenen nicht nur einmal, sondern im selben Kalenderjahr mindestens ein weiteres Mal aufgrund von Alkoholproblemen stationär versorgt werden musste. Dabei ist es wiederum die Subaltersgruppe der 17- bis 21-Jährigen beiderlei Geschlechts, die durch einen besonders hohen Anteil an Mehrfacheinweisungen gekennzeichnet ist.

Von der ADHS-Diagnose sind männliche Jugendliche wesentlich häufiger als weibliche Jugendliche betroffen, vor allem die jüngeren Subaltersgruppe der 12- bis 16-Jährigen. Nahezu die Hälfte aller Jugendlichen mit einer ADHS-Diagnose wird dabei medikamentös mit dem Wirkstoff »Methylphenidat« versorgt.

Weitere psychische Erkrankungen mit einem zentralen Stellenwert stellen »Reaktionen auf schwere Belastungen und Anpassungsstörungen«, »somatoforme Störungen«, »depressive Episoden« sowie »andere Angststörungen« dar, von denen zumeist die Subaltersgruppe »17 bis 21 Jahre« stärker betroffen ist als die Subaltersgruppe »12 bis 16 Jahre«. Zugleich sind es die weiblichen Jugendlichen, die in der Regel in deutlich stärkerem Maße diese psychischen Erkrankungen aufweisen als männliche Jugendliche.

Die Ergebnisse der dargestellten Datenanalysen machen zum einen deutlich, dass präventive Maßnahmen bei den hier angeführten und bei der Altersgruppe der 12- bis 21-Jährigen besonders zentralen Krankheiten schon *per se* von hoher Relevanz sind. Die Differenziertheit der Analyseergebnisse verweist darüber hinaus aber auch auf die Notwendigkeit zielgruppenspezifischer präventiver Aktivitäten, da die Analysen die hohe Betroffenheit und das deutlich erhöhte Risiko bestimmter Versichertengruppen aufzeigen konnten.

Deutlich wird die hohe Relevanz der Förderung der psychischen Gesundheit. Wesentliche Ansätze stellen hierbei die Unterstützung von Coping-Fähigkeiten und Lebenskompetenzen dar, die Stärkung von Empowerment, Resilienz, Selbstwirksamkeit und Kohärenz, die Möglichkeiten der Partizipation, des Stressmanagements, lebenslanges Lernen, aber auch körperliche Fitness. Erfolg versprechend sind Lebenskompetenzprogramme, die sich durch eine theoretische Fundierung und eine in der Regel fundierte Evaluation auszeichnen. Auf entsprechende präventive Ansätze wird in ► Kap. 3 und ► Kap. 7 eingegangen.

2.7   Anhang

◻ **Tabelle 4.5.** Anteil an Versicherten mit mindestens einer ambulanten Diagnose im Kalenderjahr (Durchschnittswerte aus 2004 bis 2008) in Prozent

ICD	Diagnose	12–21 Jahre		12–16 Jahre		17–21 Jahre		Gesamt
		Rang	Anteil	Rang	Anteil	Rang	Anteil	Anteil
Z30	Kontrazeptive Maßnahmen	1	24,66	8	10,62	1	36,17	16,39
J06	Akute Infektionen der oberen Atemwege	2	22,26	1	21,69	2	22,71	15,85
H52	Akkommodationsstörungen/Refraktionsfehler	3	14,59	2	18,58	9	11,31	19,39
L70	Akne	4	12,15	7	10,79	5	13,27	3,49
N94	Schmerz im Zusammenhang mit weiblichen Genitalorganen und Menstruationszyklus	5	11,89	23	6,61	4	16,22	5,97
N89	Sonst. nichtentzündliche Krankheiten der Vagina	6	11,70	41	4,39	3	17,70	13,12
J03	Akute Tonsillitis	7	11,19	4	11,29	11	11,11	5,93
J30	Vasomotorische und allergische Rhinopathie	8	10,79	5	11,28	12	10,38	7,56
R10	Bauch- und Beckenschmerzen	9	10,49	11	9,04	8	11,68	10,72
K52	Sonststige nichtentzündliche Gastroenteritis/Kollitis	10	9,94	25	6,57	6	12,70	6,99
M54	Rückenschmerzen	11	9,75	27	6,28	7	12,60	23,67
R51	Kopfschmerz	16	7,85	16	7,77	17	7,91	4,55
J45	Asthma bronchiale	18	7,24	14	8,04	24	6,58	6,09
K29	Gastritis und Duodenitis	35	5,04	59	2,61	22	7,04	6,72
R11	Übelkeit und Erbrechen	39	4,60	39	4,45	42	4,71	3,16
F45	Somatoforme Störungen	41	4,54	55	2,86	29	5,93	8,82
E66	Adipositas	46	4,44	33	5,04	50	3,94	8,00
G43	Migräne	54	3,62	61	2,52	43	4,52	4,42
F43	Reaktionen auf schwere Belastungen und Anpassungsstörungen	60	2,80	70	2,12	56	3,35	4,47
F90 ▼	Hyperkinetische Störungen	68	2,40	42	4,29	158	0,86	0,86

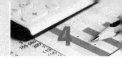
□ Tabelle 4.5. *Fortsetzung*

ICD	Diagnose	12–21 Jahre		12–16 Jahre		17–21 Jahre		Gesamt
		Rang	Anteil	Rang	Anteil	Rang	Anteil	Anteil
G44	Sonstige Kopfschmerzsyndrome	75	2,15	84	1,71	65	2,51	1,87
R42	Schwindel und Taumel	81	2,02	86	1,68	71	2,29	3,39
F32	Depressive Episode	82	2,01	141	0,95	60	2,88	8,49
R53	Unwohlsein und Ermüdung	84	1,82	89	1,62	84	1,97	2,25
F41	Andere Angststörungen	98	1,52	136	0,99	86	1,95	3,55

□ Tabelle 4.6. Anteil an 12- bis 21-Jährigen mit mindestens einer stationären Diagnose aus einem Diagnosekapitel im Kalenderjahr in Prozent (je 100 Versicherungsjahre)

Diagnosekapitel		2004	2005	2006	2007	2008
01	Infektiöse und parasitäre Krankheiten	0,38	0,37	0,39	0,47	0,43
02	Neubildungen (»Krebskrankheiten«)	0,20	0,17	0,20	0,18	0,17
03	Blut u. Immunsystem	0,04	0,04	0,04	0,03	0,04
04	Endokrinologie, Ernährung und Stoffwechsel	0,23	0,24	0,22	0,19	0,20
05	Psychische und Verhaltensstörungen	1,05	1,08	1,11	1,16	1,24
06	Nervensystem	0,36	0,33	0,35	0,36	0,39
07	Auge und Augenanhangsgebilde	0,06	0,06	0,06	0,06	0,06
08	Ohr und Warzenfortsatz	0,09	0,10	0,10	0,09	0,10
09	Krankheiten des Kreislaufsystems	0,27	0,28	0,27	0,29	0,28
10	Atmungssystem	0,84	0,93	0,91	0,87	0,88
11	Verdauungssystem	1,30	1,25	1,28	1,33	1,40
12	Haut	0,28	0,28	0,29	0,27	0,31
13	Muskel-Skelett-System	0,56	0,54	0,57	0,53	0,55
14	Urogenitalsystem	0,51	0,50	0,53	0,55	0,58
15	Schwangerschaft, Geburt und Wochenbett	0,67	0,64	0,65	0,65	0,65
16	Zustand mit Ursprung in der Perinatalperiode	0,02	0,01	0,01	0,01	0,00
17	Angeborene Fehlbildungen	0,17	0,16	0,17	0,18	0,17
18	Symptome und abnorme klinische und Laborbefunde	0,62	0,73	0,85	0,95	1,06
19	Verletzungen, Vergiftungen	1,66	1,62	1,72	1,68	1,72
21	Faktoren, die den Gesundheitszustand beeinflussen	0,16	0,16	0,13	0,12	0,11

□ Tabelle 4.7. Anteil an Versicherten mit mindestens einer stationären Diagnose im Kalenderjahr (Durchschnittswerte aus 2004 bis 2008) in Prozent (je 100 Versicherungsjahre)

ICD	Diagnose	12–21 Jahre		12–16 Jahre		17–21 Jahre		Gesamt
		Rang	Anteil	Rang	Anteil	Rang	Anteil	Anteil
K35	Akute Appendizitis	1	0,43	1	0,46	2	0,41	0,15
J35	Chronische Krankheiten der Gaumen- und Rachen-mandeln	2	0,40	3	0,36	1	0,43	0,22
R10	Bauch- und Beckenschmerzen	3	0,38	2	0.40	3	0,36	0,22
S06	Intrakranielle Verletzung	4	0,34	4	0,341	5	0,34	0,22
F10	Psychische und Verhaltensstörungen durch Alkohol	5	0,30	5	0,24	4	0,34	0,25
K52	Sonstige nichtinfektiöse Gastroenteritis/Kollitis	6	0,17	8	0,15	8	0,19	0,12
F43	Reaktionen auf schwere Belastungen und Anpas-sungsstörungen	7	0,16	11	0,13	7	0,19	0,13
A09	Diarrhoe und Gastroenteritis, vermutlich infektiösen Ursprungs	8	0,16	6	0,18	10	0,14	0,16
S83	Luxation, Verstauchung, Zerrung des Kniegelenkes und von Bändern des Kniegelenkes	9	0.16	16	0,11	6	0,20	0,08
G40	Epilepsie	10	0,13	9	0,14	13	0,13	0,13
F32	Depressive Episode	16	0,10	31	0,05	12	0,13	0,19
F92	Kombinierte Störung des Sozialverhaltens und der Emotionen	22	0,08	10	0,14	76	0,03	0,01
K29	Gastritis und Duodenitis	21	0,08	24	0,07	27	0,09	0,13
F60	Spezifische Persönlichkeitsstörungen	27	0,07	105	0,01	24	0,11	0,04
G43	Migräne	30	0,06	21	0,07	47	0,06	0,04
F45	Somatoforme Störungen	32	0,06	22	0,07	48	0,05	0,07
J45	Asthma bronchiale	36	0,06	19	0,08	66	0,04	0,05
F90	Hyperkinetische Störungen	40	0,05	18	0,09	165	0,02	0,02
R51	Kopfschmerz	43	0,05	30	0,06	68	0,04	0,03
F50	Essstörungen	44	0,05	48	0,04	44	0,06	0,02
E66	Adipositas	46	0,05	20	0,08	99	0,01	0,02
F91	Störungen des Sozialverhaltens	66	0,04	25	0,07	177	0,01	0,01
M54	Rückenschmerzen	74	0,03	97	0,01	60	0,04	0,26
F41	Andere Angststörungen	84	0,03	64	0,03	71	0,04	0,05
T51	Toxische Wirkung von Alkohol	92	0,03	62	0,29	110	0,01	0,01

Die Rolle von Ernährung und Bewegung

Jugend gilt als eine Phase, in der sich individuelle Ernährungsgewohnheiten herausbilden, die sich dann im Laufe eines Lebens oftmals unhinterfragt fortsetzen. Eine einseitige, unausgewogene Ernährung sowie mangelnde Bewegung können langfristig zu gesundheitlichen Beeinträchtigungen führen, die sich im schlimmsten Falle zu Erkrankungen z. B. des Muskel-Skelett-Apparates oder des Herz-Kreislauf-Systems steigern. Es gilt daher, so früh wie möglich präventive Maßnahmen einzuleiten, um so bereits junge Menschen zu erreichen und diese für eine gesunde Ernährungsweise sowie körperlich-sportliche Aktivitäten zu sensibilisieren (siehe auch Weißbuch Prävention 2007/2008 »Beweglich?«)

Das vorliegende Kapitel informiert über die Bedeutung von Ernährung (▶ Kap. 5.1) und Bewegung (▶ Kap. 5.2) im Jugendalter. Es zeigt auf, dass ein Mangel an Bewegung sowie eine einseitige Ernährung Risikofaktoren darstellen, die zu einem großen Teil gesellschaftlich bedingt sind. Es werden gesundheitsbeeinträchtigende Konsequenzen, die sich aus dem Zusammenspiel von unausgewogener Ernährung und mangelnder Bewegung ergeben, aufgezeigt. Welche Möglichkeiten es gibt, diese Konsequenzen durch gezielte Ansätze der Prävention zu vermeiden, runden die Darstellung ab. Abschließen wird ein Praxisprojekt zur Entwicklung eines gesunden Lebensstils bei stark übergewichtigen Kindern und Jugendlichen vorgestellt (▶ Kap. 5.3). Es verknüpft die Förderung eines gesunden Ess- und Bewegungsverhalten mit der Persönlichkeitsentwicklung.

5.1 Ernährung im Wandel?! Essverhalten und Risiken

Regine Rehaag, Gabriele Tils und Frank Waskow

5.1.1 Soziokulturelle Rahmenbedingungen

Ernährung im Wandel

Im 13. Kinder- und Jugendbericht weist die Expertenkommission auf die im raschen Wandel begriffenen Lebens- und Umweltbedingungen Heranwachsender hin (Deutscher Bundestag 2009). Kennzeichen für die Postmoderne sind zunehmende Säkularisierung und Individualisierung, der Umbruch zu einer konsumorientierten Dienstleistungsgesellschaft, die Abnahme von verbindlichen Traditionen und Werten und damit einhergehend die Pluralität von Lebensstilen, Werthaltungen und Zielen. Diese Multioptionalität und Freiheit wird jedoch zugleich als Belastung erfahren, da die Entscheidungsfindung und Verwirklichung angestrebter Ziele in die Befähigung und Eigenverantwortung des Individuums verlagert wird (»Jeder-ist-seines-Glückes-Schmied-Prinzip«) – ungeachtet persönlicher, sozialer und kultureller Ungleichheiten und Barrieren. Der Alltag wird von einer bislang nicht dagewesenen Beschleunigung und Flexibilisierung erfasst. Diese Entwicklung hat tiefgreifende Auswirkungen auf die Essgewohnheiten von Eltern und Kindern und die Esssozialisation Heranwachsender.

Der Ernährungswandel lässt sich durch folgende Strukturzüge beschreiben:

– Derhythmisierung
Essen findet immer mehr unterwegs und nebenbei statt. Es wird tendenziell von einer den Alltag und

das Gemeinschaftsleben strukturierenden Hauptsache zur Nebensache. Zudem wird Essen häufig von Medienkonsum begleitet. Gemeinsame Mahlzeiten verlieren an gemeinschaftsstiftender Bedeutung.

— Überangebot
Eine ungeheure Vielfalt, Verfügbarkeit und Präsenz von Lebensmittel- und Nahrungsangeboten bestimmt den Alltag.

— Verlust der Wertschätzung
Lebensmittel sind zu einem selbstverständlichen Konsumgut geworden, am Essen wird sogar zuerst gespart. Der Bezug zur Herkunft, Erzeugung und Verarbeitung von Lebensmitteln ist weitestgehend verloren gegangen, Ernährungs-, Koch- und Haushaltsführungskompetenzen schwinden (Eberle et al. 2006).

Bedeutung der Ernährung in der Jugendphase

Gesundes Essverhalten gehört zu den wichtigsten Gesundheitsressourcen. In der Kindheit entwickelt sich das grundlegende Verhältnis zum Essen, hier entstehen und verfestigen sich gesundheitsrelevante Verhaltensweisen. Im Jugendalter kommt der Ernährung eine besondere Bedeutung zu: Zum einen ist während der Wachstumsphase eine ausgewogene Versorgung mit allen notwendigen Nährstoffen besonders wichtig. Die Adoleszenz stellt aber auch eine sensible Übergangsphase dar, in der verschiedene Entwicklungsaufgaben bewältigt und integriert werden müssen: Die Herausbildung der Identität und der geschlechtlichen und sozialen Rolle sowie die Loslösung vom Elternhaus. Der Umgang mit dem eigenen Körper und die Ernährung spielen bei der Bewältigung dieser Entwicklungsaufgaben eine wichtige Rolle. In der gegenwärtigen Kultur gerät die Modellierung des eigenen Körpers durch Fitness und Ernährung stellvertretend zur Selbstmodellierung und zum Identitätsbeweis (Lönneker et al. 2008). Die Fähigkeit, den eigenen Körper dem vorherrschenden Attraktivitätsideal entsprechend zu formen und dadurch Selbstkontrolle zu beweisen, hat symbolische Bedeutung. Sie repräsentiert die Befähigung über Erfolg und Anerkennung i. S. eines »Selbstmanagements« (mit)bestimmen zu können. Dies wird in Fernsehformaten wie »Germany's next Top Model« durchgespielt, die stellvertretend eine Erziehungsfunktion einnehmen und Maßstäbe setzen. Sie erfreuen sich immenser öffentlicher Aufmerksamkeit und hoher Beliebtheit bei Jugendlichen, vor allem bei Mädchen (Vorbildfunktion von Heidi Klum und Dieter Bohlen).

>> Gesellschaftliche Akteure sollten auch versuchen, regelmäßig für Jugendliche attraktive öffentliche Leitbilder, Stars und Sternchen medial zu vermitteln. Allerdings muss man dabei mit großer Behutsamkeit

zu Werke gehen, damit man dabei nicht noch die Irritationen des Körperbildes verstärkt, die bei wachsenden Anteilen der Jugendlichen, gerade der Mädchen, mittlerweile schon in auffälligem Essverhalten und epidemischem Verlangen nach Schönheitschirurgie münden. **«**
Thomas Kliche, Universitätsklinikum Hamburg-Eppendorf (UKE), Forschungsgruppe Versorgung und Qualität in der Prävention

Die Ernährung ist aber auch Ausdruck für Versorgung und Selbstversorgung sowie Genuss und Lebensfreude und damit des Lebensstils. Essen hat daher im Kontext von Familie und Peer-Group situativ und funktional unterschiedliche Bedeutung (Bartsch 2008).

Familienmahlzeit und Peer-Group

Die Familie ist der Ort der primären Esssozialisation und Enkulturation. Kinder entwickeln bestimmte Essensvorlieben und -gewohnheiten gemäß den Gepflogenheiten des soziokulturellen Umfelds und der eigenen Familie. Darüber hinaus hat die Familienmahlzeit eine wesentliche gemeinschaftsstiftende und -erhaltende Funktion. Neben der Versorgung stellt das gemeinsame Essen und Trinken einen wichtigen Ankerpunkt im zunehmend hektischen und entrhythmisierten Alltag dar, der Jugendlichen Geborgenheit und Entspannung vermittelt (Nestlé 2009; Bartsch 2008). So kommt, im Vergleich zu früheren Generationen, vor allem der kommunikativen Funktion der Mahlzeit ein besonderer Stellenwert zu. Allerdings haben sich Gestaltung und Verbindlichkeit der Familienmahlzeit in den letzten Jahrzehnten gewandelt. Sie wird stärker als früher von individuellen Vorlieben der Jugendlichen bestimmt.

Das Frühstück verliert an Bedeutung. Nur noch ein Viertel der 12- bis 17-Jährigen nimmt morgens regelmäßig ein Frühstück zu sich. Es gibt eine deutliche Verschiebung vom Mittagessen zum Abendessen als familiäre Hauptmahlzeit (Mensink et al. 2007). Auch tritt die Peer-Group zunehmend in Konkurrenz zur Familienmahlzeit. Mit zunehmendem Alter verbringen Jugendliche in den Abendstunden mehr Zeit mit Freunden und nehmen seltener am Abendessen teil.

Kinder und Jugendliche haben heutzutage mehr Geld zur Verfügung als je zuvor. Sie sind daher zu einer bedeutsamen wirtschaftlichen Zielgruppe geworden, die durch ihr Konsumverhalten neue Trends setzt und an der Etablierung des Snackings maßgeblich beteiligt gewesen ist (Bartsch 2008). Der Trend zum Snacken verstärkt eine Abkopplung von festen Mahlzeitstrukturen und damit das Risiko ungesunder Ernährungsweisen. Der gewohnheitsmäßige Rückgriff auf süße »Energielieferanten« und

Snacks wie Burger und Döner kann zu einem »permanenten Kauen und Essen« verführen (Westenhöfer 2002). Ernährungsroutinen werden im Jugendalter unregelmäßiger und der Konsum gesunder Lebensmittel nimmt ab (Schmechtig 2009). Umso wichtiger ist es, in dieser Entwicklungsphase, bei aller Flexibilisierung der Lebenswelt, eine verlässliche Mahlzeitenstruktur und eine Versorgung mit ausgewogener Ernährung anzubieten.

>> Trotz vieler Kochshows im Fernsehen ist Kochen für viele eine lästige Hausarbeit, die keinen Spaß macht. Zudem genießt das Kochen einen eher geringen gesellschaftlichen Stellenwert. Wenn Jugendliche Hunger haben, wollen sie gern schnell essen. Sie bevorzugen Hot Dogs, Pizza, Nudeln, Hamburger u. Ä. Meist fehlt die Wertschätzung frischer Lebensmittel und der Bezug zu Produktion bzw. Herkunft. Die notwendigen Fertigkeiten oder Kompetenzen werden nicht »automatisch« weitergegeben, da immer weniger Kinder und Jugendliche zu Hause die Chance haben, Fertigkeiten zu üben, Lebensmittel kennen zu lernen und Erfahrungen zu sammeln. <<
Helga Strube, Ernährungsmedizinische Beraterin (DGE), Deutsche Gesellschaft für Ernährung, Sektion Niedersachsen, Hannover

Infobox

Snacking – ein Element jugendlicher Esskultur
Snacking stellt ein für die jugendliche Entwicklungsphase charakteristisches Essverhalten dar.

Snacks können losgelöst von festen Orten, Zeiten und sozialer Gemeinschaft jederzeit als Zwischenmahlzeit verzehrt werden. Sie werden von Jugendlichen besonders deshalb geschätzt, da sie eine Abgrenzung und Loslösung vom »Familientisch« ermöglichen und Autonomie bieten.

Snacks sind durch weitreichende Verfügbarkeit und problemlose Mitnahme gekennzeichnet. Vor- und Zubereitung entfallen, Kenntnisse der Nahrungszubereitung sind somit nicht notwendig. Snacken findet häufig unbewusst und nebenbei statt und erschwert dadurch die Selbstkontrolle des Essverhaltens.

Snacken in der Peer-Group fördert das gemeinsame Erleben und kann zu einer sozialen Institution werden, ohne die Verbindlichkeit einer richtigen Mahlzeit zu implizieren. Jeder Snack hat ein Image, kann zur Selbstinszenierung also nicht nur als Symbol des Dazugehörens eingesetzt werden, sondern auch in der Funktion der Abgrenzung und Unterscheidung von anderen (Bartsch 2009).

Genderspezifische Ernährungszugänge

Zwischen Geschlecht und Ernährungsweise gibt es einen offensichtlichen Zusammenhang, der stark vom Umgang mit dem Körper und von Körperbildern bestimmt wird. Die Auseinandersetzung mit den pubertätsbedingten Veränderungen findet im Kontext gesellschaftlich geprägter Bilder idealer und attraktiver Körper statt. So ist das Ideal eines schlanken Körpers in westlichen Gesellschaften stärker mit der Vorstellung einer weiblichen Identität assoziiert.

Mädchen haben eine gesundheitsorientiertere Einstellung als Jungen und ernähren sich auch gesundheitsbewusster (Gerhards u. Rössel 2003). Sie essen häufiger frisches Obst und Gemüse als Jungen, sind aber auch häufiger mit ihrer Figur unzufrieden und empfinden sich als zu dick. Das Diätverhalten zeigt entsprechend ein geschlechtsspezifisches Muster. So ist der Anteil der Mädchen und jungen Frauen, die eine Diät durchführen, mehr als doppelt so hoch wie bei Jungen und jungen Männern (DGE 2008; Hähne u. Dümmler 2008). Auch von Essstörungen sind Mädchen fast doppelt so häufig betroffen wie Jungen (Mädchen 28,9%, Jungen 15,2%; Hölling u. Schlack 2007).

Während sich bei Jugendlichen bezüglich Übergewicht und Adipositasprävalenzen keine Geschlechtsdifferenzierung zeigt, findet sich bei jungen Erwachsenen zwischen 20 und 29 eine deutlich höhere Übergewichts- und Adipositasprävalenz bei den jungen Männern (Frauen 20,3%/8,7%, Männer 29,8%/10,6%; Bartsch 2009).

Ernährungswissen und Kochfähigkeiten

Das Ernährungswissen von Kindern und Jugendlichen steigt mit dem Alter, der Kenntnisstand ist von der Schulart und vor allem vom Ernährungswissen der Mütter abhängig. Kinder und Jugendliche mit dem niedrigsten Bildungsgrad (Hauptschule) zeigen beim Ernährungswissen den geringsten Kenntnisstand. Ein Zusammenhang zwischen Ernährungswissen und Übergewicht konnte jedoch nicht festgestellt werden. Das Ernährungswissen konnte durch eine Adipositasschulung zwar signifikant gesteigert werden. Der Wissenszuwachs zeigt jedoch keinen Zusammenhang mit dem Therapieerfolg (Reinehr et al. 2003). In Zusammenschau mit der Erkenntnis, dass Wissen über gesunde Ernährung insgesamt nur eine beschränkte Wirkung auf das Ernährungsverhalten hat, muss der Ansatz, die Vermittlung von Ernährungswissen ins Zentrum zu stellen, unter Präventionsgesichtspunkten grundsätzlich überdacht werden.

>> Kinder übernehmen beobachtete Verhaltensweisen von anderen, z. B. Eltern oder Gleichaltrigen, immer dann, wenn diese emotional positiv besetzt sind. <<
Helga Strube, Ernährungsmedizinische Beraterin (DGE), Deutsche Gesellschaft für Ernährung, Sektion Niedersachsen, Hannover

Im Rahmen der Nationalen Verzehrstudie II wurden 12- bis 17-Jährige zu ihren Kochfähigkeiten befragt. Etwa ein Drittel der Jugendlichen können ihrer Meinung nach sehr gut bis gut kochen. Ein weiteres Drittel schätzt die eigenen Kochkenntnisse als durchschnittlich ein. Im Vergleich zu den Jungen stufen die Mädchen ihre Kochkenntnisse höher ein (gute oder zumindest durchschnittliche Kenntnisse Mädchen 72%/Jungen 59%, überhaupt keine Kenntnisse 8% Mädchen 17% Jungen) (MRI 2008).

Lebensmittelangebote für Kinder und Jugendliche und der Einfluss der Werbung

Eine Analyse der deutschen Fernsehprogramme (18.700 Darstellungen von Ernährungssituationen in allen TV-Formaten) zeigt, dass fast die Hälfte der im Fernsehprogramm gezeigten Lebensmittel Süßigkeiten, Snacks und alkoholhaltige Getränke sind, Getreideprodukte, Gemüse und Obst eher selten gezeigt werden (Rössler 2008). Auch in der Werbung kommen Gemüse und Obst nur als Werbeträger für das Gesundheitsimage von Convenience-Produkten und andere verarbeitete Lebensmittel vor (◘ Abb. 5.1).

Rössler kommt zu dem Schluss, dass der Einfluss von Nahrungsmittelwerbung im Fernsehen auf die Lebensmittelpräferenzen von Kindern gering ist, eine Kultivierung bestimmter Vorstellungen von Essverhalten durch das Fernsehen aber nicht auszuschließen sei. Schließlich werden in Deutschland täglich 50 Stunden TV-Kinderprogramm ausgestrahlt. Die Werbung hat einen Anteil von bis zu 12–15 Minuten/TV-Stunde. Bereits ein Drittel der 6- bis 8-Jährigen nutzt mehr als 30 h/Woche den Fernseher (Merz-Abt 2009).

Die 2006 verabschiedete »Europäische Charta zur Bekämpfung der Adipositas« fordert die Werbung für energiereiche Lebensmittel und Getränke, insbesondere die an Kinder gerichtete, erheblich zu beschränken und einen Verhaltenskodex für die Werbung für Kinderlebensmittel zu entwickeln (WHO 2006). Verbraucherverbände fordern seit Jahren europaweite Regeln für die Bewerbung von Kinderlebensmitteln. Unter präventionspolitischen Gesichtspunkten sollten fette und zuckerreiche Produkte nicht mehr als gesund beworben werden dürfen. Weiterhin sei eine transparente Nährwertkennzeichnung in Form einer Nährwertampel für eine leicht verständliche Orientierung hinsichtlich des Zucker- und Fettgehalts notwendig (VZBV 2003, 2004; Hebebrand u. Simon 2008).

Eine vom Institut für Therapie- und Gesundheitsforschung (IFT Nord) durchgeführte Befragung von 3415 Schülern im Alter von 10 bis 17 Jahren kommt zu dem Ergebnis, dass ein robuster linearer Dosis-Wirkungs-Zusammenhang (»je mehr, desto mehr«) zwischen Alkohol-

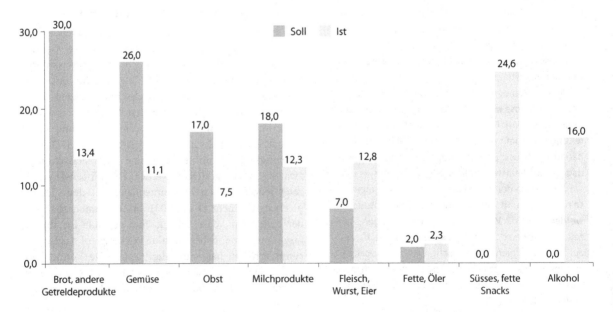

◘ **Abb. 5.1.** Lebensmittel im TV (Ist) und Verzehrsempfehlungen der DGE (Soll) im Vergleich in Prozent (nach Rössler 2008)

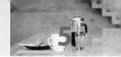

werbung und Alkoholkonsum der Kinder und Jugendlichen besteht. Die Wahrscheinlichkeit eines erhöhten Alkoholkonsums ist in der Gruppe, die am stärksten mit Alkoholwerbung in Berührung kommt, rund doppelt so hoch, wie in der Gruppe, die am wenigsten damit konfrontiert ist (Morgenstein et al. 2009).

5.1.2 Was Jugendliche heute essen

Ernährungsempfehlungen für Kinder und Jugendliche

Als Richtwert für die Ernährung von Kindern und Jugendlichen von einem bis 18 Jahre gilt die vom Forschungsinstitut für Kinderernährung entwickelte Optimierte Mischkost, kurz »optimiX« genannt (FKE 2008; ◻ Tabelle 5.1). Sie umfasst Empfehlungen für die Nährstoffzufuhr, die Lebensmittelauswahl, die Mahlzeitengewohnheiten und die Prävention ernährungsassoziierter Krankheiten von Kindern und Jugendlichen. optimiX stellt in Deutschland den Standard für Kinderernährung dar, steht im Mittelpunkt der »Qualitätsstandards für die Schulverpflegung« und ist Grundlage für die Bewertung von Verzehrserhebungen.

Die optimiX-Empfehlungen basieren auf den »Referenzwerten für die Nährstoffzufuhr« für Kinder und Jugendliche der Deutschen Gesellschaft für Ernährung (DGE) auch als D-A-CH-Referenzwerte bezeichnet (DGE 2008, 2000). Diese Referenzwerte geben an, welche Nährstoffmengen der Mensch aufnehmen sollte. Sie umfassen die Hauptnährstoffe (Proteine, Fette, Kohlenhydrate) sowie Vitamine, Mineralstoffe, Energie, Wasser und Alkohol. Die Angaben sind nach Alter und meist auch nach Geschlecht differenziert.[5]

Was Jugendliche und junge Erwachsene heute essen

Die Lebensmittelauswahl und das Essverhalten von Jugendlichen wurde im Rahmen der Teilstudie EsKiMo des Kinder- und Jugendernährungssurveys (KiGGS) erhoben. In der Zeit von Januar bis Dezember 2006 wurde die Studie vom Robert Koch-Institut und der Universität

[5] Im deutschsprachigen Raum sind seit 2000 die gemeinsam durch die Gesellschaften für Ernährung in Deutschland (DGE), Österreich (ÖGE) und der Schweiz (SGE und SVE) heraus gegebenen D-A-CH-Referenzwerte das Standardwerk für Nährstoffempfehlungen. Sie umfassen die Hauptnährstoffe (Proteine, Fette, Kohlenhydrate) sowie Vitamine, Mineralstoffe, Energie, Wasser und Alkohol. Die Angaben beziehen sich auf einen durchschnittlichen Bedarf.

◻ **Tabelle 5.1.** optimiX-Empfehlungen für die Energieaufnahme und den Lebensmittelverzehr von Jugendlichen nach Kersting u. Alexy (2008)

Alter	Einheit	10–12 Jahre	Mädchen/Jungen 13–14 Jahre	Mädchen/Jungen 15–18 Jahre
Gesamtenergie[1]	kcal/Tag	2150	2200/2700	2500/3100
Getränke	ml/Tag	1000	1200/1300	1400/1500
Gemüse	g/Tag	250	260/300	300/350
Obst	g/Tag	250	260/300	300/350
Kartoffeln	g/Tag	270	270/330	300/350
Brot, Getreide[2]	g/Tag	250	250/300	280/350
Milch, -produkte[3]	ml (g)/Tag	420	425/450	450/500
Fleisch, Wurst	g/Tag	60	65/75	75/85
Eier	Stück/Woche	2–3	2–3	2–3
Fisch	g/Tag	90	100	100
Öl, Margarine, Butter	g/Tag	35	35/40	40–45
Geduldete Lebensmittel[4]	kcal/Tag	220	220/270	250/310

Grün = pflanzliche Lebensmittel mit reichlichem Verzehr (ca. 78% Energie)
Gelb = tierische Lebensmittel mit mäßigem Verzehr (ca. 17% Energie)
Rot = fett- und zuckerreiche Lebensmittel mit sparsamen Verzehr (ca. 5% Energie)[1]
[1]Rest: 0,7% Würzmittel wie Essig, Knoblauch, Senf, Soßenpulver/[2]oder Nudeln, Reis u. a. Getreide/[3]100 ml Milch entsprechen ca. 15 g Schnittkäse oder 30 g Weichkäse/[4]je 100 kcal = 1 Kugel Eiscreme oder 45 g Obstkuchen oder 4 Butterkekse oder 2 EL Marmelade oder 30 g Fruchtgummi

Paderborn durchgeführt und die Verzehrsgewohnheiten von 6- bis 17-Jährigen erhoben. Die Ergebnisse der Studie sind der folgenden Infobox zu entnehmen.

Infobox

Ergebnisse der EsKiMo Studie (nach Mensink et al. 2007)

Regelmäßige Mahlzeiten sind ein zentraler Ansatzpunkt für die Übergewichtsprävention. Nur 24,3% der 12- bis 17-Jährigen nehmen regelmäßig ein Frühstück und nur 35,9% täglich ein Mittagessen zu sich.

Als Maßstab für das Ernährungsverhalten gilt die auf Basis der Empfehlungen der DGE vom Forschungsinstitut für Kinderernährung (FKE 2008) entwickelte Optimierte Mischkost, kurz »optimiX« genannt. Gemessen an diesen Empfehlungen essen Kinder und Jugendliche zu wenig pflanzliche Lebensmittel, insbesondere Gemüse, Obst, Brot und Kartoffeln. Die empfohlenen Verzehrsmengen für Fleisch, Fleischwaren und Wurst werden dagegen von den meisten Kindern und Jugendlichen deutlich überschritten. Besonders hoch ist der Konsum bei den 12- bis 17-Jährigen Jungen. 86% überschreiten die empfohlene Menge und nehmen zu viele tierische Fette mit einem hohen Gehalt an unerwünschten gesättigten Fettsäuren zu sich. Problematisch ist auch der hohe Konsum energiedichter Nahrung: Süßwaren, Knabberartikel, stark zuckerhaltige Müslis und Limonaden werden in zu großen Mengen verzehrt. Diese »geduldeten Lebensmittel« sollen nach Empfehlung von optimiX maximal 10% der Gesamtenergie betragen. Viele Kinder und Jugendliche überschreiten diese Empfehlung um das Dreifache und mehr.

Der Fettanteil in der Nahrung ist zwar leicht zurückgegangen, jedoch nehmen ca. 10% der Kinder und Jugendlichen immer noch mehr als 40% der Kalorien in Form von Fett auf. Der überwiegende Teil der Kinder und Jugendlichen (72% Jungen, 75% Mädchen) isst nur selten Fast Food, d. h. 1- bis 3-mal im Monat. Jungen haben einen deutlich höheren Fast-Food-Konsum, der Unterschied nimmt mit dem Alter deutlich zu. 16- bis 17-jährige Jungen nehmen fast dreimal so viel Energie über Fast Food zu sich wie Mädchen. 12- bis 17-jährige Jungen konsumieren zudem doppelt so viel Softdrinks wie Mädchen. Hier liegen u. a. die Gründe dafür, dass das Übergewichtsrisiko bei Jungen deutlich höher ist. Die wichtigsten Empfehlungen, die auch für die Gemeinschaftsverpflegung für Jugendliche und junge Erwachsene berücksichtigt werden sollten, sind entsprechend:

▼

- Softdrinks und Süßigkeiten reduzieren
- Anteil fettreduzierter Lebensmittel (Wurst- und Fleischsorten, Milchprodukte) und
- Anteil von Gemüse, Brot und Kartoffeln am Speiseplan erhöhen
- Vollkornprodukte (Brot, Nudeln, Reis) anstelle von hellen Getreideprodukten bevorzugen
- Bevorzugt Rapsöl verwenden

Für die Prävention ist der Anteil von Jugendlichen und jungen Erwachsenen, der die D-A-CH-Referenzwerte unter- bzw. überschreitet, von besonderer Relevanz. In ❑ Abb. 5.2 sind ausgewählte Nährstoffe mit Unter- bzw. Überversorgung dargestellt. Die grüne Linie steht für die D-A-CH-Empfehlung.

- Die D-A-CH-Empfehlung zur Energiezufuhr[6] wird von ca. 40% der männlichen und ca. 30% der weiblichen Jugendlichen und jungen Erwachsenen zwischen 14 und 24 Jahren überschritten, am geringsten von jungen Frauen zwischen 19 und 24 Jahren mit 20%.
- Trotz einer insgesamt hohen Proteinaufnahme (Fleisch, Milch und Milchprodukte) liegen ca. 10% der männlichen und ca. 20% der weiblichen 14- bis 24-Jährigen unter der D-A-CH-Empfehlung zur Proteinzufuhr. Dieser Unterschied hängt u. a. mit dem grundsätzlich geringeren Fleischverzehr von Mädchen und jungen Frauen sowie dem deutlich höheren Anteil von Mädchen und jungen Frauen zusammen, die sich vegetarisch ernähren.
- Die D-A-CH-Empfehlung zur Energiezufuhr aus Fett wird von drei Viertel der männlichen und rund zwei Drittel der weiblichen 14- bis 24-Jährigen überschritten. Es gilt daher, den Verzehr von Fetten mit gesättigten Fettsäuren zu senken, aber auf eine ausreichende Versorgung mit ungesättigten Fettsäuren durch Pflanzenöle, Fisch und Geflügel zu achten.
- Die D-A-CH-Empfehlung zur Cholesterinzufuhr wird von rund 70% der männlichen und 30% der weiblichen 14- bis 24-Jährigen überschritten. Die mehr als doppelt so hohe Überschreitung bei Jungen und jungen Männern hängt u. a. mit dem deutlich höheren Fleischverzehr zusammen.
- Die D-A-CH-Empfehlung zur Energiezufuhr aus Kohlenhydraten wird von ca. 60% der männlichen (14–18: 50,4%, 19–24: 68,2%) und ca. 40% der weiblichen (14–18: 34,5%, 19–24: 42,1%) 14- bis 24-Jährigen un-

---

[6] D-A-CH-Richtwerte für die Energiezufuhr bei Jugendlichen in kcal/Tag: 13–15 Jahre Jungen 2700/Mädchen 2200; 15–19 Jahre Jungen 3100/Mädchen 2500

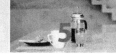

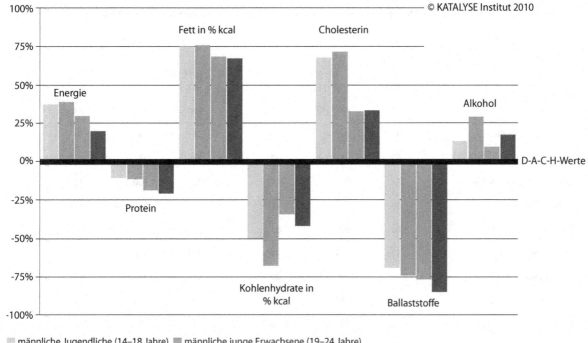

☐ **Abb. 5.2.** Anteil Jugendlicher, deren Energie- und Nährstoffzufuhr nicht den D-A-CH-Referenzwerten entspricht. (Quelle: MRI 2008, eigene Darstellung)

terschritten. Anstelle von Lebensmitteln mit isoliertem Zucker und Weißmehl wie Süßigkeiten und zuckerhaltige Getränke sollten deshalb vermehrt komplexe Kohlenhydrate beispielsweise aus stärke- und ballaststoffreichen Vollkornprodukten verzehrt werden.

– Die D-A-CH-Empfehlung zur Aufnahme von Ballaststoffen wird von männlichen 14- bis 24-Jährigen um über 70% unterschritten, von weiblichen sogar um 80%. Durch einen höheren Verzehr von Obst, Gemüse und vollwertigen Getreideprodukten kann die Versorgung verbessert werden.

– Die D-A-CH-Empfehlung zur Alkoholaufnahme liegt bei weiblichen 14- bis 24-Jährigen deutlich niedriger als bei männlichen (Männer 10, Frauen 20 g/Tag). Es überschreiten aber nicht nur junge Erwachsene (Männer 29,4%, Frauen 17,5%), sondern auch Jugendliche den jeweiligen Wert in erheblichem Maße (Männer 13,1%, Frauen 9,4%).

Bewertung der Verzehrsgewohnheiten Jugendlicher

Die nachfolgende Übersicht (☐ Tabelle 5.2) aus der Nationalen Verzehrsstudie II über den Lebensmittelverzehr von Jugendlichen und jungen Erwachsenen für ausgewählte Lebensmittelgruppen zeigt einige auffällige Unterschiede im Vergleich der Geschlechter. Auffälligkeiten sind in ☐ Tabelle 5.2 entsprechend »fett« markiert.

Mädchen und junge Frauen verzehren rund 10% mehr Gemüse und Gemüsegerichte und rund ein Drittel mehr Obst als ihre männlichen Altersgenossen.

Männliche Jugendliche und junge Männer verzehren rund 60% mehr Knabberartikel und Backwaren sowie 20–40% mehr Milch und Milchprodukte als ihre weiblichen Altersgenossen. Besonders auffällig ist der doppelt so hohe Verzehr an Fleisch und Fleischerzeugnissen sowie Fleischgerichten gegenüber den weiblichen Jugendlichen.

Im Rahmen der deutschen WHO-Jugendgesundheitsstudie wurden 10- bis 17-jährige Schüler zu ihren Verzehrsgewohnheiten befragt. Die in ☐ Abb. 5.3 dargestellten Ergebnisse zeigen, dass sich die Ernährungsgewohnheiten nach Geschlecht und Schulform unterscheiden. Mädchen nehmen deutlich mehr Obst, Gemüse und Salat zu sich, Jungen konsumieren deutlich mehr Schokolade, Süßigkeiten, Cola und andere Limonaden. Mädchen weisen eine bessere Vitaminzufuhr auf und nehmen weniger Kohlenhydrate durch Süßigkeiten und

Tabelle 5.2. Lebensmittelverzehr von Jugendlichen und jungen Erwachsenen im Gendervergleich nach MRI (2008)

Was essen Jugendliche?	Männliche Jugendliche		Im Vergleich	Weibliche Jugendliche		Im Vergleich
Ausgewählte Lebensmittel in g/Tag	14–18	19–24	Alle Männer	14–18	19–24	Alle Frauen
Brot	182	162	178	142	118	133
Backwaren	61	61	46	39	38	33
Getreide/-erzeugnisse	43	42	36	38	41	33
Getreidegerichte	67	75	50	52	58	40
Gemüse, Pilze, Hülsenfrüchte	88	94	113	98	100	129
Gemüsegerichte	83	96	110	94	95	114
Kartoffel/-erzeugnisse	80	89	83	61	56	65
Obst/-erzeugnisse	175	161	230	225	212	278
Fette und Öle	26	23	29	17	16	20
Milch/-erzeugnisse und Käse	330	289	248	240	241	227
Eier	14	21	16	11	10	12
Fleisch/-erzeugnisse	105	120	103	57	50	53
Fleischgerichte	77	92	57	37	39	30
Fisch/-erzeug. Krustentiere	6	11	15	5	7	13
Fisch- und Krustentiergerichte	9	12	14	6	9	10
Süßwaren	68	52	55	61	55	48
Knabberartikel	13	11	8	8	7	5

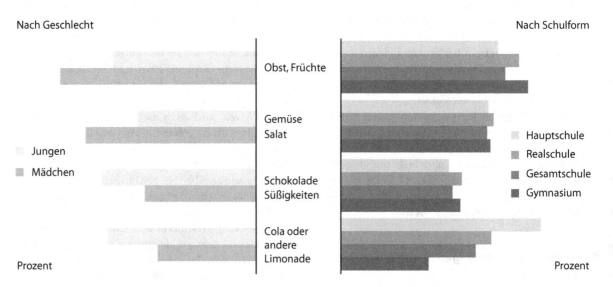

Abb. 5.3. Verzehrmengen für verschiedene Nahrungsmittelgruppen nach Schulform und Geschlecht (eigene Darstellung des Katalyse-Instituts nach Becker 2002)

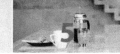

Limonaden zu sich, sie ernähren sich insgesamt gesünder als Jungen. Der rechte Teil der Abbildung zeigt, dass sich die Ernährungsgewohnheiten auch nach Bildungsstatus unterscheiden. Der auffälligste Unterschied findet sich beim Konsum von Cola und anderen Limonaden. Fast die Hälfte aller Hauptschüler (47%), aber nur 20% der Gymnasiasten trinkt fast täglich Cola und andere Limonaden.

5.1.3 Übergewicht und Adipositas – Risiko für Jugendliche und junge Erwachsene?

Übergewicht und Adipositas

Zur Beurteilung des Körpergewichts von Kindern und Jugendlichen stehen in Deutschland die Daten aus Einschulungsuntersuchungen und mit dem Kinder- und Jugendgesundheitssurvey des Robert Koch-Instituts (RKI) eine über alle Altersgruppen und Regionen repräsentative Querschnittserhebung zur Verfügung.[7] Im Rahmen der »Studie zur Gesundheit von Kindern und Jugendlichen in Deutschland« (KiGGS, 2003–2006) wurden neben Körpergröße und Körpergewicht repräsentative Daten zu vielfältigen gesundheitsrelevanten Handlungsbereichen wie Lebensmittelverzehr, Essstörungen, körperlich-sportliche Aktivität, motorische Leistungsfähigkeit und Mediennutzung erhoben.

Der Kinder- und Jugendgesundheitssurvey (KiGGS) kommt zu dem Ergebnis, dass 15% der Kinder und Jugendlichen im Alter von 3 bis 17 Jahren übergewichtig sind und 6,3% unter Adipositas leiden. Hochgerechnet auf Deutschland, entspricht dies einer Zahl von ca. 1,9 Millionen übergewichtigen Kindern und Jugendlichen, davon ca. 800.000 Adipösen (Kurth u. Schaffrath-Rosario 2007). Anders als bei den Erwachsenen finden sich keine Unterschiede zwischen Ost- und Westdeutschland (Gell-

ner u. Domschke 2008). Das Risiko für Übergewicht und Adipositas steigt mit dem Alter der Kinder und Jugendlichen.[8]

Die Entwicklung von Übergewicht und Adipositas sowie daraus resultierende gesundheitliche Folgeschäden werden sich erst über Längsschnittstudien einschätzen lassen.

Infobox

Skandalisierung Adipositas

Die Medien berichten in den letzten Jahren wiederholt, dass die Kinder in Deutschland immer dicker werden. Einen besonderen Schub hat die öffentliche Aufmerksamkeit durch eine 2007 von der »International Association for the Study of Obesity (IASO)« heraus gegebenen Pressemitteilung bekommen, die suggerierte, dass die Deutschen bei Übergewicht und Adipositas in Europa an erster Stelle stehen. Die mediale und politische Dramatisierung und Skandalisierung von Adipositas nahm weitgehend unwidersprochen ihren Lauf, obwohl die zugrunde gelegten Daten weder vergleichbar waren, noch den aktuellen Stand sachgerecht wiedergaben. Die Häufigkeit von Übergewicht und Adipositas hat in den letzten 30 Jahren zwar erheblich zugenommen, scheint aber seit 2005 eher zu stagnieren (Kersting et al. 2009).

Zumindest bei den Schulanfängern, für die über die Einschulungsuntersuchungen Daten vorliegen, scheint der Anstieg der Adipositas zum Stillstand gekommen zu sein. Bundesweit repräsentative Daten für Kinder und Jugendliche, die in der Fortschreibung belastbare Aussagen zur Entwicklung ermöglichen werden, liegen zum ersten Mal mit KiGGS vor.

Skandalisierung ist keine angemessene Umgangsform mit übergewichtigen Kindern und Jugendlichen, sie führt in einem ohnehin mit Vorurteilen und Scham besetzten Feld zu weiterer Stigmatisierung und Ausgrenzung der Betroffenen und erhöht ihren Leidensdruck (Kuhn 2007).

---

[7] Bis dahin standen für 11- bis 15-Jährige Jugendliche die deutschen Daten der internationalen *HBSC-Studie Health Behaviour in School-aged Children* zur Verfügung, die seit 1982 im Turnus von vier Jahren (letzte Erhebung 2006) als internationale Vergleichsstudie zu gesundheitsbezogenen Einstellungen und Verhaltensweisen im Auftrag der WHO durchgeführt wird und Schülerinnen und Schüler der Jahrgangsstufen 5, 7 und 9 erfasst. Er basiert zwar auf selbst berichteten Daten, subjektive Angaben zu Körpergröße und Gewicht führen allerdings zu 94% zu einer korrekten Klassifizierung des Gewichtsstatus (Strauss 1999). Für die 14- bis 18-Jährigen kann auch auf die Nationale Verzehrsstudie II (NVS II) zurückgegriffen werden, die in einer bundesweiten Stichprobe die Ernährungssituation der in Privathaushalten lebenden deutsch sprechenden Bevölkerung im Alter von 14 bis 80 Jahren erhoben hat.

[8] Der Anteil der Übergewichtigen (>90. Perzentile) steigt von 9,1% bei den 3- bis 6-jährigen über 15,4% bei den 7- bis 10-jährigen auf 18,6% bei 11-bis 13-jährigen Jungen und Mädchen an. Besonders bemerkenswert ist der starke Anstieg des Körpergewichts im Alter von 7 bis 10 Jahren. Auch der Anteil der Kinder, die an Adipositas leiden, steigt von 2,9% bei den 3- bis 6-jährigen, über 6,4% bei den 7- bis 10-jährigen und 7,2% bei den 11- bis 13-jährigen auf 8,5% bei den 14- bis 17-jährigen Jungen und Mädchen an.

Essstörungen und Untergewicht

Im Jugendalter, besonders in der Zeit der Pubertät, besteht ein erhöhtes Risiko, eine Essstörung zu entwickeln. Mehr als ein Fünftel der 11- bis 17-Jährigen (21,9%) in Deutschland zeigt entsprechende Symptome, der Anteil der Mädchen ist fast doppelt so hoch wie der der Jungen (Frauen 28,9%, Männer 15,2%). Im Alter von 11 Jahren sind Jungen und Mädchen in etwa gleich häufig betroffen (20%), danach zeigen sie eine gegenläufige Entwicklung: Bei Mädchen steigt der Anteil bis zum 17. Lebensjahr auf 30,1%, während er bei den Jungen auf 12,8% absinkt.

Bei Kindern und Jugendlichen aus Familien mit niedrigem sozialen Status ist der Anteil fast doppelt so hoch wie bei Heranwachsenden aus Familien mit hohem sozialen Status (27,6%/15,6%). Kinder und Jugendliche mit Migrationshintergrund weisen eine gegenüber deutschen Jugendlichen um 50% erhöhte Quote auf (Hölling u. Schlack 2007).

Essstörungen sind unterschiedlich verteilt: Übergewicht und Adipositas treten häufiger bei Kindern und Jugendlichen aus Familien der unteren sozialen Statusgruppen auf, während Bulimie und Anorexie tendenziell häufiger bei Kindern und Jugendlichen aus Familien mit mittlerem und höherem sozioökonomischen Status auftreten.

Nach den Ergebnissen von KiGGS weist fast ein Drittel der Jugendlichen im Alter von 13–16 Jahren ein gezügeltes Essverhalten (»restrained eating«) auf, d. h., sie versuchen, die Nahrungsaufnahme kognitiv zu kontrollieren (Hölling u. Schlack 2007). Die Einschränkung kann sich auf die Nahrungsmenge beziehen (»weniger essen«), auf die Auswahl (»kalorienreiche Lebensmittel vermeiden«, »Nachtisch weglassen«) oder auf die Zeitpunkte des Essens (»Mahlzeiten ausfallen lassen«). Gezügeltes Essverhalten ist Hauptrisikofaktor für Essanfälle und damit für Essstörungen insgesamt (Westenhöfer 2007). Die geringen Erfolgsraten der Adipositastherapie werden damit in Verbindung gebracht, dass gezügeltes Essverhalten eine ihrer klassischen Zielsetzungen ist.

Erklärungsansätze für Übergewicht und Adipositas

Sozioökonomischer Status

Eine der gesicherten Erkenntnisse der Übergewichtsforschung ist der negative Zusammenhang zwischen Sozialstatus und Übergewichtsprävalenz: je niedriger der sozioökonomische Status, umso größer ist das Risiko für

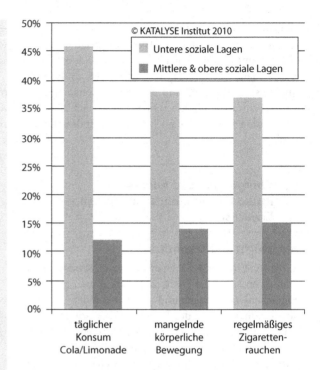

☐ **Abb. 5.4.** Verbreitung gesundheitsgefährdender Verhaltensweisen nach sozialer Lage (nach Daten aus der Shell-Jugendstudie 2006)

Übergewicht und Adipositas. Die Verteilungsunterschiede sind weltweit charakteristisch (Gellner u. Domschke 2008; Hähne u. Dümmler 2008; Schuch 2008; Kolip 2004; Czerwinski-Mast et al. 2003; Langnäse et al. 2003). Die Prävalenzrate von Untergewicht verläuft allerdings umgekehrt proportional (Zubrägel u. Settertobulte 2003). In sozial benachteiligten Gruppen weisen Gesundheits- und Ernährungsverhalten ungünstigere Muster auf (Kolip 2004). Beispielhaft lässt sich dies durch einen Vergleich von ausgewählten gesundheitsgefährdenden Verhaltensweisen aus der Shell-Jugendstudie 2006 verdeutlichen. In erheblich höherem Ausmaß konsumieren Jugendliche aus unteren sozialen Lagen täglich Cola/Limonade (46% vs. 12%), rauchen regelmäßig (38% vs. 14%) und bewegen sich nicht in ausreichendem Maß (37% vs. 15%; ☐ Abb. 5.4).

Je höher der soziale Status der Herkunftsfamilie ist, desto häufiger verzehren die Jugendlichen Obst und Gemüse und desto regelmäßiger essen sie.

Bei Jugendlichen aus Familien mit niedrigem Sozialstatus macht sich die altersbedingte Zunahme des Übergewichts überproportional bemerkbar. Ein signifikanter Sozialstatusgradient zeigt sich auch bei der Analyse der Daten des Kinder- und Jugendgesundheitssurvey (KiGGS) bezüglich der Verteilung von Körperfettanteil, Körpergewicht und Hautfaltendicke (Stolzenberg et al. 2007). Bei

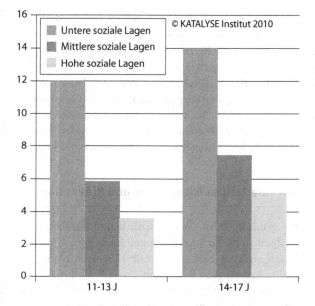

Abb. 5.5. Häufigkeit von Adipositas nach Sozialstatus (nach Müller u. Kurth 2007)

5,2% der 14- bis 17-jährigen Jugendlichen aus Familien mit hohem Sozialstatus liegt eine Adipositas vor, während bei 14% der Kinder aus Familien mit niedrigem Sozialstatus eine Adipositas diagnostiziert wurde (DGE 2008).

Übergewicht und Adipositas sind nicht mit dem Haushaltseinkommen, sondern mit dem Bildungsstand assoziiert. So lassen sich Zusammenhänge zwischen Übergewicht der Jugendlichen und Bildungsgrad der Eltern oder besuchtem Schultyp aufzeigen (Kolip 2004; SM/MELR BW 2002). Der signifikant niedrigste Anteil adipöser Menschen findet sich in der Gruppe der am höchsten Gebildeten mit dem niedrigsten Haushaltseinkommen. Übergewicht scheint demnach keine Armutsfolge zu sein, sondern Ausdruck eines Defizits an kulturellen und sozialen Ressourcen und Chancen (Zwick 2010; Abb. 5.5).

Migrationshintergrund

Zu den Risikogruppen zählen Jugendliche mit Migrationshintergrund – wobei es weniger um ethnische als um sozioökonomische Ursachen geht (Kurth u. Schaffrath-Rosario 2007). Kinder aus Familien mit Migrationshintergrund oder mit niedrigem Sozialstatus waren in allen Altersgruppen besonders häufig von Übergewicht bzw. Adipositas betroffen (DGE 2008).

Jugendliche mit beidseitigem Migrationshintergrund gehören am häufigsten der untersten sozialen Schicht an und weisen im Vergleich zu Jugendlichen ohne Migrationshintergrund einen signifikant höheren BMI auf.

Auffällig ist eine sehr unregelmäßige Mahlzeitenstruktur: Diese Jugendlichen nehmen häufig kein Frühstück bzw. kein Abendessen zu sich und verzehren mehr energiedichte Lebensmittel (Fast Food, gebratene und frittierte Kartoffelprodukte, Knabberartikel und Energy Drinks). Sie verbringen durchschnittlich mehr Zeit vor dem Fernseher und dem PC (Müller 2010).

>> Um junge Menschen mit Migrationshintergrund wirksam zu erreichen, sollten die Präventions- und Gesundheitsförderungsangebote zielgruppendifferenziert, bedarfsangemessen sowie zugehend konzipiert und organisiert werden. Vor allem sollte bei der präventiven Arbeit für junge Menschen mit Migrationshintergrund die ganze Familie mitberücksichtigt werden, da die familienorientierte und kulturspezifische Lebensweise auch auf die gesundheitsbezogenen Verhaltensmuster einen großen Einfluss hat. << Prof. Dr. Oliver Razum, Fakultät für Gesundheitswissenschaften, Universität Bielefeld

Mahlzeitenmuster

Jugendliche, die regelmäßig Mahlzeiten zu sich nehmen, leiden nicht nur seltener an Übergewicht, sie können auch ihr Körperbild und ihre Gesundheit realistischer einschätzen, als Jugendliche mit unregelmäßigen Ernährungsroutinen (Schmechtig 2009). Je regelmäßiger Jugendliche Mahlzeiten zu sich nehmen, desto niedriger ist ihr BMI (Body-Mass-Index; Müller 2010).

Medienkonsum

Laut KiGGS nimmt die für die Mediennutzung aufgewendete Zeit bei Jungen wie Mädchen mit dem Alter zu. Im Durchschnitt verbringen die 11- bis 17-jährigen Jungen täglich 3,8 Stunden und die gleichaltrigen Mädchen 2,7 Stunden mit Fernsehen/Video, Computer/Internet und Spielkonsole. In der Altersgruppe der 11- bis 13-jährigen nutzen 27,5% der Jungen und 14,7% der Mädchen Medien 5 und mehr Stunden am Tag, in der Altersgruppe der 14- bis 17-Jährigen sogar 38,3% der Jungen und 20,3% der Mädchen.

Jugendliche aus Familien mit niedrigem Sozialstatus oder geringer Schulbildung beschäftigen sich weitaus häufiger und länger mit elektronischen Medien, insbesondere mit Fernsehen/Video, Spielkonsole und Handy. Gleiches gilt für Jungen und Mädchen aus den neuen Bundesländern und für Jungen, jedoch nicht für Mädchen, mit Migrationshintergrund.

Ein Zusammenhang zwischen körperlich-sportlicher Inaktivität und Mediennutzung zeichnet sich ab einer Nutzungsintensität von 4 Stunden täglich ab. Jugendliche, die täglich mehr als 5 Stunden mit der Nutzung elektronischer Medien zubringen, sind laut KiGGS-Studie vermehrt von Adipositas betroffen (Lampert et al. 2007).

Der Medienkonsum geht mit einem Verzehr von energiedichten Lebensmitteln einher. Der Medienkonsum ist bei Jugendlichen mit einem niedrigen sozialen Status signifikant erhöht, sie verbringen mehr Zeit vor dem Fernseher, dem Computer und dem PC und haben auch häufiger eins der genannten Geräte in ihrem Zimmer (Müller 2010).

Die Ursachen für Übergewicht und Adipositas bei Kindern und Jugendlichen sind multifaktoriell. Sie resultieren aus dem Zusammenspiel der dargelegten Erklärungsansätze wie Sozialstatus, Migrationshintergrund, Medienkonsum, Verzehrsmenge und Mahlzeitenmuster mit weiteren Risikofaktoren:

- elterliches Übergewicht,
- hohes Geburtsgewicht,
- wenig Schlaf,
- wenig körperliche Aktivität,
- Rauchen der Mutter während der Schwangerschaft,
- psychische Faktoren (Kurth u. Schaffrath-Rosario 2007).

Risiken

Soziale Ausgrenzung – Stigmatisierung

Die Folgen lasten in erster Linie auf den Übergewichtigen und dies – mit Ausnahme der stark adipösen Kinder und Jugendlichen – weniger durch körperliche Einschränkungen der Beweglichkeit oder eine verringerte Lebenserwartung als vielmehr durch die soziale Randstellung, die sie erfahren. Die Wirkungen der Stigmatisierung auf das Selbstwertgefühl sind bei den sich in der Persönlichkeitsentwicklung befindlichen Kindern und Jugendlichen besonders dramatisch. Sie sind unzufrieden mit dem eigenen Körper, erleben häufig soziale Ablehnung und haben Probleme in der sozialen Interaktion. Insgesamt ist »Dick-Sein« eng mit der Entwicklung eines im Vergleich zu »normalen« Kindern niedrigeren Selbstwertgefühls verknüpft (SM/MELR BW 2002).

>> Wichtig bei der Gestaltung von jugendspezifischen Präventionsmaßnahmen ist es, kein schlechtes Gewissen zu erzeugen, Stigmatisierungen nicht zu verstärken und von jugendspezifischen Sichtweisen und Problemen auszugehen. **<<**
Prof. Dr. Eva Barlösius, Institut für Soziologie und Sozialpsychologie, Leibniz Universität Hannover

Chronische Folgekrankheiten

Präadipositas und Adipositas im Kindes- und Jugendalter erhöhen mittel- und langfristig das Risiko für Insulinresistenz, Störungen im Glukosestoffwechsel, Diabetes mellitus Typ 2, Bluthochdruck, Herz-Kreislauf-Erkrankungen, Hypercholesterinanämie, metabolisches Syndrom, Gallensteine, Fettlebererkrankungen sowie orthopädische Probleme. Damit geht eine erhöhte Mortalität im Erwachsenenalter einher. Dieses Risiko besteht z. T. auch nach Normalisierung des Körpergewichts weiter (Czerwinski-Mast et al. 2003). Auch sind übergewichtige Kinder oft anfälliger für Infektionen als schlanke. Sie zeigen zudem oft psychische Störungen (Gellner u. Domschke 2008).

5.1.4 Gesundheitsförderung und Prävention

Die grundlegenden gesellschaftlichen Veränderungen mit ihren vielfältigen Implikationen für den Ernährungsbereich stellen eine fundamentale Herausforderung für ernährungsbezogene Prävention und Gesundheitsförderung dar. Dies umso mehr, als für die präventive und therapeutische Herausforderung Übergewicht und Adipositas bei Kindern und Jugendlichen bislang noch keine überzeugende Lösung gefunden worden ist (Wabitsch u. Moß 2009).

Heranwachsende sind mit einem bislang nicht gekannten Überfluss und Verführungsangebot konfrontiert. Gleichzeitig dominieren Gesundheits- und Schönheitsideale, die Selbstkontrolle bis hin zur Askese verlangen. In der Adoleszenz kommt problemverschärfend hinzu, dass individuelle Geschmacksvorlieben an Bedeutung gewinnen und die Mahlzeiten weniger häufig gemeinsam mit der Familie stattfinden. Die Situationen des Alleine-Essens nehmen zu (Bartsch 2008).

Qualitative Studien verweisen auf ein extremes Ungleichgewicht zwischen verführerischem Angebot einerseits und verloren gegangenen »Maß-Regeln« und (Werte-)Orientierungen, die (Selbst)Kontrolle erleichtern, andererseits.[9] Deutliche Symptome hierfür sind die wachsende Fixierung auf Diäten, die mit einer Zunahme von Essstörungen einhergeht, sowie die steigende Prävalenz von Übergewicht und Adipositas. Kennzeichen der gegenwärtigen (Ess-)Kultur ist, dass Essen nicht mehr »selbstverständlich«, sondern immer stärker ambivalent erlebt wird. Aus der Befürchtung, zu viel, zu hektisch, zu ungesund zu essen resultiert ein schlechtes Gewissen (Lönneker 1998, 2008; Westenhöfer 2001). Die Heftigkeit, mit der anlässlich von Casting-Shows und Modelwettbewerben immer wieder öffentliche Diskussionen zum Thema Schönheit, Schlankheit und Magersucht aufflam-

---

9   Beispiele für tradierte Maßregeln: Beschränkung des Essens auf feste Mahlzeiten und des Über-die-Stränge-Schlagens auf Fest- und Feiertage; Ethik von Selbstkontrolle und Verzicht; religiöse Fastenvorschriften.

men, zeigt die tiefe gesellschaftliche Verunsicherung um das »rechte Maß« und das »richtige Leben«. Noch nie waren das Wissen und die Informiertheit um die Themen Gesundheit und Ernährung so präsent wie heute, auch unter Kindern und Jugendlichen. An der Diskrepanz zwischen (vermeintlich besserem) Wissen und Handeln kann dies jedoch wenig ausrichten. In diesem widersprüchlichen Feld muss sich Prävention und Gesundheitsförderung positionieren und bewähren.

Rahmenbedingungen

Ernährungsbezogene Prävention und Gesundheitsförderung haben die Aufgabe, die Rahmenbedingungen mitzugestalten, anstatt aktionistisch auf Fehlentwicklungen zu reagieren.

Punktuelle und zeitlich begrenzte Interventionen und Präventionsmaßnahmen stellen vor dem Hintergrund des grundlegenden Ernährungswandels und der proklamierten epidemischen Zunahme von Übergewicht und Adipositas keine angemessene und nachhaltige Lösung dar. Ernährungsbezogene Prävention und Gesundheitsförderung müssen einen adäquaten Umgang mit den tiefgreifenden Veränderungen in der gegenwärtigen Lebens- und Arbeitswelt finden. Angesichts der heute selbstverständlichen Berufstätigkeit von Frauen und der hohen Mobilitäts- und Flexibilitätsanforderungen der Arbeitswelt gilt es, Rahmenbedingungen zu schaffen, die die außerhäusliche Versorgung der Heranwachsenden sicherstellen, aber auch dem Verlust von Haushalts- und Ernährungskompetenzen entgegenwirken. Dies kann nur gelingen, wenn grundlegende Anforderungen an ernährungsbezogene Prävention und Gesundheitsförderung bei Kindern und Jugendlichen berücksichtigt werden:

— Stabile Settings für ernährungsbezogene Gesundheitsförderung schaffen

Das Jugendalter ist eine besonders sensible und damit auch in Bezug auf Ernährungsgewohnheiten störanfällige Phase. Ernährungsroutinen werden unregelmäßiger und der Konsum gesunder Lebensmittel nimmt ab (Schmechtig 2009). Diese entwicklungsbedingten Veränderungen sowie die zunehmenden Versorgungslücken unterstreichen die Notwendigkeit verlässlicher Strukturen und Platzanweisungen für eine alltägliche Verankerung von Ernährung. Mahlzeiten stellen einen wichtigen Bezugspunkt für Ruhe, Versorgung und Entlastung im Sinne einer Stabilisierung dar. Dies ist ein starkes Argument für eine Umstellung auf Ganztagsschulen. Sie bieten die Möglichkeit, Schulverpflegung in den Tagesablauf zu integrieren und damit zu einer Rhythmisierung des Schulalltags beizutragen (Eberle et al. 2006).

— Anschauungs- und erfahrungsbasierte Ernährungskompetenz vermitteln

Wirksamer und nachhaltiger als eine rein kognitiv orientierte Wissensvermittlung ist die Erfahrung einer regelmäßigen und qualitativ hochwertigen Ernährung im (Schul-)Alltag. Ernährungskompetenz muss anschaulich, alltagsnah und erfahrungsbasiert vermittelt werden, um zu einer selbstverständlich gehandhabten Ressource für die Lebensbewältigung zu werden. Dies kann durch didaktische Angebote gestützt werden, die Zusammenhänge zwischen Entstehung und Verzehr von Lebensmitteln herstellen und alltagspraktische Kompetenzen zum Umgang mit Lebensmitteln und zur Selbstversorgung vermitteln.

— Zielgruppenorientierte Angebotsgestaltung

Das Angebot der Schulverpflegung sollte Ernährungstrends und -gewohnheiten berücksichtigen sowie Ernährungsvorlieben Heranwachsender im Kontext einer gesundheitsfördernden Ernährung aufgreifen. Bei der Vermittlung von Kompetenzen zur Selbstversorgung ist besonderer Wert auf pragmatische Fertigkeiten und die Anforderungen moderner Lebensführung zu legen (z. B. »wie man aus wenig in kurzer Zeit etwas macht«).

— Unterschiede berücksichtigen und Chancengleichheit fördern

Einstellungen zu Körper, Gesundheit, Ernährung und gesundheitsbezogenem Verhalten unterscheiden sich zwischen Mädchen und Jungen und nach sozialer und ethnischer Herkunft der Jugendlichen. Bei der Konzeption von Präventionsprogrammen für Jugendliche muss besonderer Nachdruck auf herkunfts- und geschlechtsspezifische Zugänge gelegt werden.

In Anbetracht der Diskrepanz zwischen Gesundheitsbewusstsein und Gesundheitsverhalten appelliert die Bundesvereinigung Prävention und Gesundheitsförderung (BVPG)[10] an die gesellschaftliche (Ernährungs-) Verantwortung: Die Politik soll sich ihrer »grundsätzlichen Verantwortung für das Gut ‚Gesundheit' und damit für das ‚Allgemeinwohl' zukünftig selbstbewusster, stärker und angemessener verpflichtet fühlen«. Komplementär wird ein gesamtgesellschaftlicher Diskurs eingefordert, der Bürger und zivilgesellschaftliche Akteure

---

[10] In der Bundesvereinigung Prävention und Gesundheitsförderung e.V. (BVPG) sind derzeit 130 für Prävention und Gesundheitsförderung relevante Institutionen und Verbände in Deutschland zusammengeschlossen. Auch das Katalyse-Institut.

zu einer aktiven Auseinandersetzung mit dem Thema Gesundheit anregt und klären soll, »was die Bevölkerung braucht und was sie will«.

Der Nationale Aktionsplan: IN FORM

Auf politischer Ebene hat die Bekämpfung von Übergewicht und Bewegungsmangel hohe Priorität. Im Hinblick auf die Zunahme so genannter Zivilisationskrankheiten und der zukünftigen Sicherung der Sozial- und Gesundheitssysteme gilt den heranwachsenden Generationen besondere Aufmerksamkeit. In Fachkreisen herrscht Übereinstimmung, dass der Ernährungs- und Bewegungserziehung im Kindes- und Jugendalter eine prägende Bedeutung zukommt. Besonders zu fördern sind sozial benachteiligte Familien, die signifikant höhere Prävalenzraten von Übergewicht und Adipositas aufweisen.

Im Rahmen des 2008 verabschiedeten Nationalen Aktionsplans IN FORM will die Bundesregierung Kitas und Schulen mit Projekten und Programmen zur gesunden Ernährung und Verpflegung unterstützen. Der Schwerpunkt soll auf der praktischen Umsetzung im Alltag von Kindern und Jugendlichen liegen. Der Nationale Aktionsplan hat sich das ehrgeizige Ziel gesetzt, das Ernährungsverhalten bis zum Jahre 2020 signifikant zu verbessern und die Verbreitung von Übergewicht auf den Stand von 1990 zurückzuführen.

Die Initiative umfasst eine Vielzahl von Projekten des Bundesministeriums für Ernährung, Landwirtschaft und Verbraucherschutz (BMELV) und des Bundesministeriums für Gesundheit (BMG), die zur Verbesserung von Nahrungsversorgung und Ernährungskompetenz beitragen sollen, u. a. durch Qualitätsstandards und Vernetzungsstellen für die Schulverpflegung und Schulungen für Verpflegungsverantwortliche (»Bio kann jeder«). Der Schwerpunkt der Maßnahmen liegt auf Kindern. Explizit an Heranwachsende richtet sich die Jugendaktion GUT DRAUF der Bundeszentrale für gesundheitliche Aufklärung, die die gesundheitliche Situation von Jugendlichen im Alter von 12 bis 18 Jahren u. a. in Schulen, Einrichtungen der offenen und verbandlichen Jugendarbeit und Sportorganisationen nachhaltig verbessern will. Im Zentrum steht ein integratives Konzept für Ernährung, Bewegung und Stressbewältigung. Die Verbraucherzentralen bieten mit der Mach-Bar-Tour ein interaktives Angebot zum Thema Trendgetränke. Eine Maßnahme für die Zielgruppe Jugendlicher und junger Erwachsener bis 22 Jahre ist mit dem Ess-Kult-Tour-Projekt in Vorbereitung. Das bundesweite Vorhaben hat sich zum Ziel gesetzt Konsumkompetenzen zu stärken und Kriterien für die Beurteilung von Lebensmittelqualität, Lebensmittelkennzeichnung sowie von Werbe- und Marketingstrategien der Lebensmittelwirtschaft an die Hand zu geben.

Forschungs- und Entwicklungsbedarf

Politische Entscheider und Experten sind sich über die Notwendigkeit von Gesundheitsförderung und die Verankerung eines gesünderen Lebenswandels einig. Allerdings besteht Unsicherheit darüber, wie dieses Ziel langfristig erreicht werden kann und wie aus »Good-Practice-Beispielen« auch tatsächlich »Best-Practice-Modelle« mit konkreten Handlungsempfehlungen für verschiedene Zielgruppen, Settings und insbesondere schwer erreichbare Zielgruppen werden können (Deutsches Forum Prävention und Gesundheitsförderung 2004).

Bislang liegen kaum gesicherte Erkenntnisse über Wirksamkeit und Effizienz von Präventionsprogrammen vor (Brandt et al. 2010). Dies liegt nicht zuletzt an der Heterogenität der Interventionsansätze und der Schwierigkeit, zu derart komplexen Fragestellungen gesicherte Erkenntnisse zu generieren.

Eine Metaanalyse 19 schulbasierter Präventionsprogramme gegen Übergewicht aus den Jahren 1995 bis 2007 kam zu einem deutlichen Ergebnis (Gonzalez-Suarez et al. 2009): Interventionen, die weniger als sechs Monate dauern, zeigen keine signifikante Wirkung. Programme müssen also langfristig angelegt sein. Angesichts der ehrgeizigen Ziele des Nationalen Aktionsplans ist jedoch eine grundsätzliche Weichenstellung erforderlich, von präventiven Einzelmaßnahmen hin zu einer strukturellen Gestaltung von gesundheitsförderlichen Rahmenbedingungen. Eine nachhaltige Prävention von Übergewicht und Adipositas im Kindes- und Jugendalter ist nur möglich, wenn Jugendliche flächendeckend und breitenwirksam in ihren alltäglichen Lebenszusammenhängen erreicht werden.

Setting Schule

Nachhaltige Prävention von Übergewicht und Adipositas erfordert ein richtungsweisendes Konzept. Ein verlässliches Setting, das die Aufgaben der Gesundheitsförderung und Ernährungsversorgung im Alltag integriert und bestehende Versorgungslücken schließt, ist die Schule. In der Schule verbringen Jugendliche nicht nur den größten Teil des Tages, sie bietet auch Möglichkeiten für eine Kombination von Maßnahmen, die die Prävalenz von Übergewicht signifikant senken (Brandt et al. 2010; Gonzalez-Suarez et al. 2009). Auch aus Sicht des »Deutschen Forums Prävention und Gesundheitsförderung« ist die Ganztagsschule das indizierte Setting, um gesellschaftlich

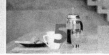

bedingten gesundheitsschädlichen Trends entgegenzuwirken. (Deutsches Forum Prävention und Gesundheitsförderung 2004).

>> Eine Herausforderung liegt darin, alle Kinder und Jugendlichen zu unterstützen. Dies ist zum Beispiel bei der Kooperation von Sportvereinen mit der Schule u.a. im Rahmen der Ganztagsförderung möglich, da alle jungen Menschen erreicht werden. **«**
Ingo Weiss, Vorsitzender der Deutschen Sportjugend im DOSB

Eine Ganztagesbetreuung kann Bewegungs- und Entspannungsangebote, ein Rhythmisierung von Unterricht und Schulalltag in Kombination mit gesunden Ernährungsangeboten zur Verfügung stellen. Sie schafft die systemischen Voraussetzungen für eine wirksame und nachhaltige Gesundheitsförderung, die Kindern und Jugendlichen aus allen sozialen Schichten zugute kommt.

Literatur

Bartsch S (2009) Einflüsse auf das Essverhalten Jugendlicher. In: Kersting M, Alexy U, Bartsch S, Hölling H, Mensink G, Methfessel B, Reese I, Schmidt S, Wunderer E (Hrsg) Kinderernährung aktuell Schwerpunkte für Gesundheitsförderung und Prävention. Ernährungs-Umschau Verlag, Frankfurt/M.

Bartsch S (2008) Jugendesskultur: Bedeutungen des Essens für Jugendliche im Kontext Familie und Peergroup. In: Forschung und Praxis der Gesundheitsförderung. Bundeszentrale für gesundheitliche Aufklärung, Köln

Becker U (2002) Die Ergebnisse der WHO-Jugendgesundheitsstudie 2002 in Hessen. Health Behavior in School-aged Children. Broschüre. Fachhochschule Frankfurt am Main

Brandt S, Moß A, Berg S, Wabitsch M (2010) Schulbasierte Prävention der Adipositas – Wie sollte sie aussehen? Bundesgesundheitsblatt 53: 207–220

Czerwinski-Mast M, Danielzik S, Asbeck I, Langnäse K, Spethmann C, Müller MJ (2003) Kieler Adipositaspräventionsstudie (KOPS) Konzept und erste Ergebnisse der Vierjahres-Nachuntersuchungen. Bundesgesundheitsbl Gesundheitsforsch Gesundheitsschutz 24: 727–731

Deutscher Bundestag (2009) Bericht über die Lebenssituation junger Menschen und die Leistungen der Kinder- und Jugendhilfe in Deutschland – 13. Kinder- und Jugendbericht – und Stellungnahme der Bundesregierung. Drucksache 16/12860

Deutsches Forum Prävention und Gesundheitsförderung (2004) Auf dem Weg zu einer gesundheitsfördernden Ganztagsschule. Deutsches Forum Prävention und Gesundheitsförderung

DGE (2008) Ernährungsbericht 2008. Deutsche Gesellschaft für Ernährung, Bonn

DGE (2000) Ernährungsbericht 2000. Deutsche Gesellschaft für Ernährung, Bonn

Eberle U, Hayn D, Rehaag R, Simshäuser U (2006) Ernährungswende. Eine Herausforderung für Politik, Unternehmen und Gesellschaft. Oekom Verlag, München

FKE (2008) Nr. 4 - optimiX: Empfehlungen für die Ernährung von Kindern und Jugendlichen; 2. überarb. Aufl. Forschungsinstitut für Kinderernährung, Dortmund

Gellner W, Domschke W (2008) Epidemiologie der Adipositas. Chirurg 79: 807–818

Gerhards J, Rössel J (2003) Das Ernährungsverhalten Jugendlicher im Kontext ihrer Lebensstile. BZgA Forschung und Praxis der Gesundheitsförderung, Köln

Gonzalez-Suarez C, Worley, A, Grimmer-Somers K, Dones V (2009) School-based interventions on childhood obesity: a meta-analysis. Am J Prev Med 37: 418–427

Hähne C, Dümmler K (2008) Einflüsse von Geschlecht und sozialer Ungleichheit auf die Wahrnehmung und den Umgang mit dem Körper im Jugendalter. In: Richter M, Hurrelmann K, Klocke A, Melzer W, Ravens-Sieberer U (Hrsg) Gesundheit, Ungleichheit und jugendliche Lebenswelten. Ergebnisse der zweiten internationalen Vergleichsstudie im Auftrag der Weltgesundheitsorganisation WHO. Juventa, Weinheim

Hebebrand J, Simon CP (2008) Irrtum Übergewicht. Zabert Sandmann, München

Hölling H, Schlack R (2007) Essstörungen im Kindes- und Jugendalter – Erste Ergebnisse aus dem Kinder- und Jugendgesundheitssurvey (KiGGS). Bundesgesundheitsbl Gesundheitsforsch Gesundheitsschutz 50: 794–799

Kersting M, Alexy U, Bartsch S, Hölling H, Mensink G, Methfessel B, Reese I, Schmidt S, Wunderer E (2009) Kinderernährung aktuell Schwerpunkte für Gesundheitsförderung und Prävention. Ernährungs-Umschau Verlag, Frankfurt/M.

Kersting M, Alexy U (2008) Die DONALD Studie – Forschung zur Verbesserung der Kinderernährung. Ernährungsumschau 1: 16

Kolip P (2004) Der Einfluss von Geschlecht und sozialer Lage auf Ernährung und Übergewicht im Kindesalter. Bundesgesundheitsbl Gesundheitsforsch Gesundheitsschutz 47: 235–239

Kuhn J (2007) Adipositas: Berichterstattung zwischen Aufklärung und Vernebelung. Prävention extra 1: 1–5

Kurth BM, Schaffrath-Rosario A (2007) Die Verbreitung von Übergewicht und Adipositas bei Kindern und Jugendlichen in Deutschland. Ergebnisse des bundesweiten Kinder- und Jugendgesundheitssurveys. In: Bundesgesundheitsbl Gesundheitsforsch Gesundheitsschutz 50: 736–743

Lampert T, Sygusch R, Schlack R (2007) Nutzung elektronischer Medien im Jugendalter. Ergebnisse des Kinder- und Jugendgesundheitssurveys (KiGGS). Bundesgesundheitsbl Gesundheitsforsch Gesundheitsschutz 50: 643–652

Langnäse K, Mast M, Danielzik S (2003) Socioeconomic gradients in body weight of German children reverse direction between the ages of 2 and 6 years. J Nutrition 133: 789–796

Lönneker J, Buggert S, Juchem K (2008) Intimate and intimidating. Understanding trends and patterns in food and eating culture. ESOMAR, Amsterdam

Lönneker J (1998) Ernährungstrends 2000+. Qualitative Wirkungsanalyse zu Esskultur und Ernährung. Gruner und Jahr Burda Verlag, Hamburg

Mensink G, Heseker H, Richter A, Stahl A, Vohmann C (2007) Forschungsbericht Ernährungsstudie als KiGGS-Modul (EsKiMo). Robert Koch-Institut (RKI), Berlin, Universität Paderborn

Merz-Abt T (2009) Über den Einfluss der Medien bei Konsum und Ernährung. Pädagogische Hochschule, Fachbereich Medienbildung Zürich, Vortrag während des Symposiums für Ernährungsfachleute 2009. Schweizer Milchproduzenten SMP am 08.09.2009

Morgenstein M, Isensee B, Sargent J, Hanewinkel R (2009) Jugendliche und Alkoholwerbung. Einfluss der Werbung auf Einstellung und Verhalten. Studie für die DAK-Krankenkasse. Institut für Therapie- und Gesundheitsforschung gGmbH, Kiel

MRI (2008) Nationale Verzehrs-Studie II. Ergebnisbericht, Teil 1 Die bundesweite Befragung zur Ernährung von Jugendlichen und Erwachsenen. Max Rubner-Institut Bundesforschungsinstitut für Ernährung und Lebensmittel, Karlsruhe

Müller C (2010) Übergewicht und Adipositas bei Jugendlichen – Zusammenspiel individueller Verhaltensweisen sowie sozialer, kultureller und familiärer Rahmenbedingungen. Dissertation, Universität Hohenheim

Müller MJ, Kurth BM (2007) Prävention von Übergewicht bei Kindern und Jugendlichen. Welche Antworten haben Medizin und »Public Health«? Prävention und Gesundheitsförderung 2: 240–248

Nestlé Deutschland AG (Hrsg) (2009) So is(s)t Deutschland – Ein Spiegel der Gesellschaft. Matthaes-Verlag, Stuttgart

Reinehr T, Kersting M, Chahda C, Andler W (2003) Nutritional knowledge of obese compared to non obese children. Nutrition Res 23: 645–649

Rössler P (2008) Ernährung im Fernsehen: Darstellung und Wirkung. Internationaler Arbeitskreis für Kulturforschung des Essens. Mitteilungen H.16: 12–23

Schmechtig N (2009) Ernährungsverhalten und Gesundheit Jugendlicher – Befunde der deutschen Studie » Health Behaviour in School-aged Children«. In: Rose L, Sturzenhecker B (Hrsg) Erst kommt das Fressen…! Über Essen und Kochen in der Sozialen Arbeit. VS Verlag für Sozialwissenschaften, Wiesbaden

Schuch S (2008) Der Einfluss sozialer Ungleichheiten auf die Gesundheit, Macht Armut übergewichtig? Ernährung 2: 52–57

Shell Jugendstudie (2006) 15. Shell Jugendstudie – Jugend 2006 Eine pragmatische Generation unter Druck. Fischer, Frankfurt/M.

SM/MELR BW (2002) Kinderernährung in Baden-Württemberg. Sozialministerium Baden-Württemberg und Ministerium für Ernährung und Ländlichen Raum Baden-Württemberg. Eigenverlag, Stuttgart

Stolzenberg H, Kahl H, Bergmann E (2007) Körpermaße bei Kindern und Jugendlichen in Deutschland. Ergebnisse des Kinder- und Jugendgesundheitssurveys (KiGGS). Bundesgesundheitsbl Gesundheitsforsch Gesundheitsschutz 50: 659–669

Strauss RS (1999) Comparison of measured and self-reported weight and height in a cross-sectional sample of young adolescents. Int J Obesity 23: 904–908

VZBV (2004) Kinderlebensmittel: zu viel Zucker, zu viel Fett, zu viele Kalorien – vzbv fordert europaweite Regeln für Werbung. Verbraucherzentrale Bundesverband. Pressemitteilung vom 26.05.2004, www.vzbv.de/start/index.php?bereichs_id=&mit_id=389&page=presse&task=mit&themen_id (Zugriff am 12.02.2010)

VZBV (2003) Stellungnahme des vzbv zum Vorschlag für eine Verordnung des Europäischen Parlaments und des Rates über nährwert- und gesundheitsbezogene Angaben über Lebensmittel. Verbraucherzentrale Bundesverband, www.vzbv.de/go/dokumentepositionen/227/4/16/index.html (Zugriff am 12.02.2010)

Wabitsch M, Moß A (2009) Evidenzbasierte Leitlinie zur Therapie der Adipositas im Kindes- und Jugendalter (S3-Leitlinie). www.a-g-a.de und www.leitlinien.net

Westenhöfer J (2007) Gezügeltes Essen Ursachen, Risiken und Chancen der versuchten Selbststeuerung des Essverhaltens. Ernährung 1: 174–178

Westenhöfer J (2002) Establishing dietary habits during childhood for long-term weight control. Ann Nutrition Metabol 1: 18–23

Westenhöfer J (2001) Essverhalten im Schlaraffenland – zwischen Genuss und schlechtem Gewissen. Forum Public Health 9: 11–12

WHO (Hrsg) (2006) Europäische Charta zur Bekämpfung der Adipositas. Europäische Ministerkonferenz der WHO zur Bekämpfung der Adipositas. Istanbul, Türkei, 15.–17. November 2006

Zugbrägel S, Settertobulte W (2003) Körpermasse und Ernährungsverhalten von Jugendlichen. In: Hurrelmann K, Klocke A, Melzer W, Ravens-Sieberer U (Hrsg) Jugendgesundheitssurvey. Internationale Vergleichsstudie im Auftrag der Weltgesundheitsorganisation WHO. Juventa, Weinheim

Zwick M (2010) Übergewicht und Adipositas im Kindes- und Jugendalter: Soziale Ursachen und Lösungsansätze. In: Heintze C (Hrsg) Adipositas und Public Health - Rahmenbedingungen, interdisziplinäre Zugänge und Perspektiven für erfolgreiche Präventionsstrategien. Juventa, Weinheim

5.2 Bewegung und körperlich-sportliche Aktivität im Kontext einer gesunden Entwicklung

Hans Peter Brandl-Bredenbeck und Ralf Sygusch

5.2.1 Neue Morbidität, Salutogenese und Ressourcen – Einleitende Bemerkungen

>> Die Sorge um die gesundheitliche Verfassung unserer Kinder und Jugendlichen ist in den letzten Jahren immer mehr zu einem öffentlichen Thema geworden. << BMFSJF 2009

Mit diesen Worten beginnt der 13. Kinder- und Jugendbericht der Bundesregierung und bringt damit die Sorge zum Ausdruck, dass die junge Generation erhebliche Defizite im Bereich der individuellen Gesundheit aufweist. Diese Defizite werden in ihrer Gesamtheit auch als »neue Morbidität« bezeichnet, die durch den Wandel von akuten zu chronischen Krankheiten, von körperlichen zu psychischen Störungen und durch Störungen der Entwicklung, der Emotionalität und des Sozialverhaltens bestimmt wird.

In der Perspektive einer sozialwissenschaftlich orientierten Sportwissenschaft werden die Ursachen für die Gesundheitsprobleme im Kindes- und Jugendalter im Rahmen sozialisationstheoretischer Ansätze erklärt (vgl. Brandl-Bredenbeck 2008; Hurrelmann 2002; Hurrelmann et al. 2007; Sygusch 2005). Danach sind Gesundheit und Krankheit das Ergebnis eines Bewältigungsprozesses von Anforderungen (u. a. in Schule, Elternhaus) und Entwicklungsaufgaben (z. B. Aufnahme von Beziehungen zu Gleichaltrigen) auf der einen Seite und zur Verfügung stehender Gesundheitsressourcen (z. B. motorische Fitness, sozialer Rückhalt, Selbstkonzept) auf der anderen Seite. Gesundheitsbeeinträchtigungen und gesundheitsriskantes Verhalten sind auf hohe Alltagsanforderungen (z. B. in Schule und Familie), unzureichend ausgebildete Ressourcen und in der Folge auf nicht gelingende Bewältigungsprozesse zurückzuführen.

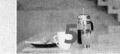

Damit werden die sozialwissenschaftlichen Bausteine eines gesundheitswissenschaftlichen Verständnisses – auf der Grundlage des salutogenetischen Ansatzes von Aaron Antonovsky (1987) – in den Mittelpunkt gerückt. Hierbei stehen vor allem die Stärkung jener Ressourcen im Fokus, »die Kinder, Jugendliche und junge Erwachsene sowohl in der Auseinandersetzung mit den Risiken und Belastungen in ihrer jeweiligen Lebenswelt als auch für die produktive Gestaltung ihrer eigenen Lebensprojekte benötigen« (BMFSJF 2009).

Bewegung und körperlich-sportliche Aktivität können in diesem Verständnis einen wesentlichen Beitrag zur präventiven Gesundheitsförderung, Gesundheitserhaltung, der Bewältigung von gesundheitlichen Problemen und zu einer positiven Persönlichkeitsentwicklung leisten (vgl. Bös u. Brehm 2006). Damit sich diese positiven Zusammenhänge einstellen können, muss allerdings sichergestellt werden, dass körperlich-sportliche Aktivität bestimmten quantitativen und qualitativen Anforderungen entspricht.

5.2.2 Körperliche Aktivität und körperliche Inaktivität

Methodische Probleme bei der Erfassung der körperlichen Aktivität

Die methodische Erfassung dieser Anforderungen stellt allerdings in groß angelegten Surveys ein zentrales Problem der sportwissenschaftlichen Forschung dar (Wagner et al. 2006; Müller et al. 2010). Bei den Erfassungsmethoden lassen sich insgesamt direkte und indirekte Methoden unterscheiden. Die Methoden reichen von Selbstauskünften zur Art und Umfang der körperlich-sportlichen Aktivität, über Messungen mit Hilfe von Schrittzählern, das Erfassen mittels Bewegungstagebüchern, die einfache Unterscheidung in Aktive und Inaktive bis hin zur Abfrage des Mitgliedstatus in einem Sportverein. Vereinzelte Studien differenzieren zudem nach Sportarten und Wettkampforientierung. Merkmale der Belastungsdosierung (Häufigkeit, Dauer, Intensität) werden aufgrund untersuchungsökonomischer Bedingungen kaum berücksichtigt.

Körperlich-sportliche Aktivität bei Heranwachsenden

Gleichwohl lässt sich insgesamt folgender Wissensstand bezüglich Bewegung und körperlich-sportlicher Aktivität kursorisch zusammenfassen: Der Organisationsgrad in Sportvereinen ist seit zwei Jahrzehnten auf hohem Niveau konstant. Etwa 60% der Kinder und immer noch etwa 45% der Jugendlichen sind Mitglied eines Sportvereins. Die individuelle Vereinskarriere hat sich im zeithistori-

schen Trend ins Kindesalter verlagert. Bereits im Alter von 12 Jahren treten mehr Kinder aus dem Verein wieder aus als ein. Insgesamt erreicht der Sportverein bis zum Ende des Jugendalters ca. 80% der Heranwachsenden mit einer durchschnittlichen Vereinszugehörigkeit von ca. 8 Jahren (Baur u. Burrmann 2000; Gogoll et al. 2003; Schmidt 2003). Insgesamt sind im Freizeitsport außerhalb des Vereins ca. 80% aller Jugendlichen mindestens einmal pro Woche sportlich aktiv (Brettschneider u. Kleine 2002).

Im Freizeit- und Vereinssport zeigt sich eine Vielfalt unterschiedlicher sportlicher Aktivitäten, die sich in quantitativen (Häufigkeit, Umfang, Intensität) und qualitativen Merkmalen (Sportarten, Leistungs- bzw. Wettkampforientierung) unterscheiden (Schmidt et al. 2003) und von denen ein unterschiedlicher Einfluss auf die Gesundheit von Kindern und Jugendlichen ausgehen dürfte (Sygusch 2000, 2005).

>> Präventive Maßnahmen für Jugendliche und junge Erwachsene sollten innovativ sein und sich an dem Lebensstil der Zielgruppe orientieren. Der Einbezug von modernen Medien und kreativen Zugängen ist wichtig. Im Bewegungsbereich könnten dies beispielsweise Sportarten wie Tanzen, Hip Hop, Skaten, Parcouring, Frisbee etc. sein neben den herkömmlichen Sportarten. Wichtig ist, dass man die Jugendlichen da abholt, wo sie »stehen«. <<
Dr. Birgit Wallmann, Zentrum für Gesundheit der Deutschen Sporthochschule Köln

Freizeitgestaltung und sportliche Aktivitäten hängen eng mit dem Bildungsniveau, dem Geschlecht und dem Alter zusammen (vgl. Leven u. Schneekloth 2007; Richter et al. 2008; Schmidt 2008; Thiel u. Cachay 2003). Eine höhere Schulbildung ist eng verbunden mit einer aktiven Freizeitgestaltung und mit höherer Sportaktivität (Gogoll et al. 2003; Schmidt 2003). Jungen sind im Freizeit- und Vereinssport überrepräsentiert. 27% der Jungen gegenüber 18% der Mädchen treiben fast täglich Sport. Auch bei Vereinsmitgliedschaften sind männliche Heranwachsende deutlich häufiger vertreten als weibliche Heranwachsende (Baur u. Burrmann 2003). Im Laufe des Kindesalters steigen sportliche Aktivitäten bis zum Höhepunkt bei 12 bis 13 Jahren an. Danach sinkt das Sportengagement bis zum Eintritt in den Erwachsenensport kontinuierlich ab (Baur u. Burrmann 2003; Gogoll et al. 2003; Schmidt 2003).

Körperliche Inaktivität bei Heranwachsenden

Körperliche Inaktivität – verstanden als Risikofaktor – nimmt durch die Lebensstile in modernen Gesellschaften immer weiter zu (Knoll et al. 2006; Woll 2006; Woll et al. 2006). Im gesamten Lebensverlauf erreicht ein immer kleiner werdender Anteil der Bevölkerung die empfohlenen Richtwerte für körperlich-sportliche Aktivität im Alltag, die für Heranwachsende zwischen 60 und 90 Minuten moderate bis intensive Aktivität an fünf bis sieben Tagen in der Woche liegen (vgl. Andersen et al. 2006; Corbin et al. 2004; EU Working Group 2008). Der »Special Eurobarometer – Sport and Physical Activity« (European Commission 2010) bestätigt diesen Trend für die meisten europäischen Länder.

Körperliche Inaktivität bedeutet zu geringe Anforderungen und Belastungen der Körpersysteme, die bei längerfristigem Ausbleiben in der Konsequenz zu Degenerationserscheinungen von Muskeln und Herz-Kreislauf-System führen und langfristig auch andere Organe betreffen kann (vgl. Brehm u. Bös 2006). Die durch Bewegungsmangel induzierten physischen Probleme (sich zum Teil auch gegenseitig bedingender und verstärkender Risikofaktoren) reichen von Bluthochdruck, erhöhten Blutzuckerwerten, Fettstoffwechselstörungen und Übergewicht bis hin zu Beeinträchtigungen im Bereich des Skelettsystems. Allerdings treten diese Beschwerden zumeist erst nach mehreren Jahren körperlich-sportlicher Inaktivität auf (Völker 2008). Auch psychosomatische Erkrankungen und psychische Befindlichkeitsstörungen werden mit fehlender körperlich-sportlicher Aktivität assoziiert (Wagner u. Brehm 2006).

Zwischenfazit

Die vorliegenden Befunde zur körperlich-sportlichen Aktivität bzw. Inaktivität führen – im Hinblick auf die Gesundheitsdiskussion – zu zwei Perspektiven (vgl. Sygusch 2005).

1. Der Anteil an Sport treibenden Kindern und Jugendlichen ist seit ca. 25 Jahren auf hohem Niveau konstant. Bewegungsmangel ist damit offenbar ein außersportliches Phänomen, das – bedingt durch eine veränderte Bewegungsumwelt – v. a. die körperliche Alltagsaktivität betrifft. Sportliche Inaktivität ist dagegen ein Phänomen einer konstanten (möglicherweise wachsenden) Minderheit von ca. 10–20% der Kinder und Jugendlichen vornehmlich unterer Bildungsniveaus.

2. Es gibt nicht *den* Sport, sondern eine Vielfalt von Aktivitäten, die sich nach quantitativen (Umfang, Intensität) und qualitativen Merkmalen (Wettkampforientierung, Sportarten) unterscheiden. Eine differenzierte Operationalisierung sportlicher Aktivität erscheint notwendig, um potentielle Gesundheitseffekte zu untersuchen und erklären zu können.

5.2.3 Zum Zusammenhang von körperlich-sportlicher Aktivität und Gesundheit

Im Allgemeinen wird ausreichender Bewegung und körperlich-sportlicher Aktivität eine durchaus beachtliche Gesundheitsrelevanz für junge Menschen zugeschrieben (Sygusch et al. 2003, 2008). Hierbei wird ein positiver Einfluss auf organische Kapazitäten (z. B. Herz-Kreislauf, Atmung, Stoffwechsel) sowie eine Verminderung der physiologischen und verhaltensbezogenen Risikofaktoren (z. B. Übergewicht, Bluthochdruck, Rauch) angenommen. Danach begünstigt Bewegung das Wachstum, die körperliche und die motorische Entwicklung; sie fördert die psychische Gesundheit, stärkt personale Ressourcen (z. B. Selbstkonzept, Selbstwert, Kontrollüberzeugung), unterstützt die soziale Integration und erhöht dadurch insgesamt die gesundheitsbezogene Lebensqualität (Lambert et al. 2006, 2007).

Vor dem Hintergrund der Diskussion um die »Neue Morbidität« und einem ressourcenorientierten Ansatz geraten zudem insbesondere die physischen und psychischen Ressourcen in den Blick. Deshalb soll im Folgenden über die subjektive Einschätzung des Gesundheitszustandes auf die Zusammenhänge eingegangen werden, die zwischen körperlich-sportlicher Aktivität und den physischen sowie psychischen Gesundheitsressourcen bestehen.

Subjektive Einschätzung des Gesundheitszustandes

Zur umfassenden Beurteilung des Gesundheitsstatus einer Person gehört auch die Selbsteinschätzung von Gesundheit und Krankheit, da diese die Dimension Wohlbefinden einbezieht. Zu wichtigen Parametern subjektiver Gesundheit zählen der allgemeine Gesundheitszustand sowie die Wahrnehmung von Krankheiten und Beschwerden.

Eine erste Annäherung zeigt, dass insgesamt die subjektive Einschätzung des eigenen Gesundheitszustands bei sportlich aktiven Heranwachsenden besser ausgeprägt ist als dies für die inaktiven Altersgleichen gilt (Gogoll 2004; Sygusch 2000). Zudem gilt: Bei zunehmendem Aktivitätsmaß bewerten Sportler ihren allgemeinen Gesundheitszustand – unabhängig vom Geschlecht – positiver als Nichtsportler (u. a. Gogoll 2004; Sygusch 2000). Diese positive Einschätzung steigt mit der Trainingshäufigkeit und Wettkampfausrichtung. Hochaktive männliche Wettkampfsportler geben den besten Gesundheitszustand an und heben sich deutlich von gelegentlich aktiven Breitensportlern ab (Gogoll 2004; Sygusch 2000). Im Längsschnitt belegt Röthlisberger (1998), dass eine positive Selbsteinschätzung des Gesundheitszustandes durchaus

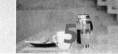

auf den Einfluss von – zumindest intensiver – Sportaktivität zurückzuführen ist.

» In der Praxis gilt es, Angebote bereit zu stellen, die gemäß der Lebensthemen der Kinder und Jugendlichen - Körper spüren, Grenzen suchen, Identität finden - die Möglichkeit geben, sich selbst zu erfahren, ohne die eigenen Grenzen oder die Grenzen anderer zu verletzen. Ziel sollte es nicht sein, Kindern und Jugendlichen Angst vor Gewalt, Sucht, Suchtmitteln und Rechtsextremismus zu machen. Sie sollen aufmerksam werden und mit offenen Augen die Gefährdungen wahrnehmen. Ziel ist, ihre eigene Identität zu stärken und sie zu befähigen, ein Leben zu führen, ohne ihre psychische, physische und soziale Gesundheit zu gefährden. Dazu müssen sie ihre eigenen individuellen Bedürfnisse kennen, diese klar benennen und vor allem auch vertreten können. «
Ingo Weiss, Vorsitzender der Deutschen Sportjugend im DOSB

Zum Zusammenhang von sportlicher Aktivität, Krankheiten und Beschwerden im Jugendalter ist die Befundlage uneinheitlich. Einige Studien ermitteln generelle Unterschiede zu Gunsten von Sportlern (z. B. Baur u. Burrmann 2000; Brettschneider u. Kleine 2002), andere identifizieren kaum Unterschiede, die z. T. auch nur in Teilgruppen hervortreten (Gogoll 2004; Röthlisberger 1998; Sygusch 2000; Ulmer u. Bös 2004). Von chronischen Krankheiten (u. a. Allergien, Asthma) sind lediglich hochaktive Jungen weniger betroffen, bei psychosomatischen Beschwerden (u. a. Kopfschmerzen, Magenbeschwerden) liegt ein Trend zu Gunsten hochaktiver Mädchen vor. Insgesamt ist ein zunehmend geringeres Auftreten psychosomatischer Beschwerden in der Rangfolge Freizeitsport, Breitensport im Verein und Wettkampfsport auszumachen. Darüber hinaus kristallisiert sich eine Polarisierung nach geschlechtstypischen Sportarten heraus: Weiblich ästhetisch orientierte Sportlerinnen (Tänzerinnen, Turnerinnen) geben das größte Beschwerdemaß an, männlich körperorientierte Jungen (Kraft- und Kampfsportler) das geringste (Gogoll 2004; Sygusch 2000).

Physische Gesundheitsressourcen

Gute Ausdauer, Kraft, Beweglichkeit und Koordination – verstanden als physische Gesundheitsressourcen – können u. a. durch die Stärkung des Herz-Kreislauf-Systems sowie die Stabilisierung des Halte- und Bewegungsapparates als Ressource gegen Risikofaktoren, spezifische Beschwerden (z. B. Rücken) sowie Unfälle wirksam sein. Im Zusammenhang mit der Bewegungsmangeldiskussion wird häufig eine zunehmende Verschlechterung der

motorischen Leistungsfähigkeit bzw. Fitness angeführt und die Forderung nach einer verstärkten Aktivierung in Schule und Verein begründet.

Die Befundlage zu diesem säkularen Trend ist jedoch uneinheitlich. In der Mehrzahl bestätigen die vorliegenden Studien eine negative Entwicklung. Bös (2003) findet eine Verschlechterung der motorischen Fitness in den letzten 25 Jahren von ca. 10%, besonders bei der Ausdauer und der Beweglichkeit. In der WIAD-AOK-DSB-II-Studie (Klaes et al. 2003) wurden deutliche Verschlechterungen sogar im 2-Jahres-Vergleich ermittelt. Danach ist z. B. die Ausdauerleistung um bis zu 20% gesunken. Gegen eine generelle Verschlechterung der Fitness sprechen die Befunde von Klein et al. (2004). Eine geringere Leistung gegenüber älteren Referenzdaten finden diese Autoren nur bei der Kraft und der Beweglichkeit. Die Ausdauerwerte sind weitgehend unverändert, bei der Koordination liegen sogar bessere Werte vor. Ähnliche Ergebnisse erzielen auch die Untersuchungen von Kretschmer u. Wirszing (2008). Die Widersprüchlichkeit dieser Befunde, eine nur bedingte Vergleichbarkeit der Stichproben sowie z. T. sehr unterschiedliche Testverfahren mahnen eine vorsichtige Interpretation an. Zwar ist nach dem gegenwärtigen Wissensstand eine Verschlechterung der motorischen Fitness über längere Zeiträume von ca. 20 Jahren (Bös 2003; Bös et al. 2009; Opper et al. 2005) durchaus anzunehmen. Generelle Entwicklungen, Ursachen und deren Zusammenwirken können bislang aber nicht hinreichend aufgeklärt werden.

Eine Vielzahl an Studien belegt, dass Heranwachsende, die regelmäßig sportlich aktiv sind, fitter sind als solche, die unregelmäßig oder gar nicht aktiv sind (vgl. Emrich et al. 2004; Klaes et al. 2003). Dies gilt auch, wenn die Vereinsmitgliedschaft als Parameter für sportliche Aktivität zugrundegelegt wird. Bezogen auf einzelne Parameter zeigen sich Effekte vor allem bei der Kraft, Koordination, Schnellkraft und Beweglichkeit. Bei der Ausdauer konnten dagegen nur schwache Zusammenhänge ermittelt werden (vgl. Bös et al. 2002; Brettschneider u. Kleine 2002).

Mit Blick auf die physischen Ressourcen ist zudem anzumerken, dass in der Altersgruppe der Heranwachsenden Defizite im körperlichen Bereich noch nicht so stark wahrgenommen werden, da sich deren negative Wirkungen meist erst über einen längeren Zeitraum auf die individuelle Gesundheit auswirken.

Psychosoziale Gesundheitsressourcen

Im Kontext der Stärkung psychosozialer Ressourcen durch körperlich-sportliche Aktivität sind in der Sportwissenschaft insbesondere das allgemeine Selbstkonzept, das körperbezogene Selbstkonzept und die Selbstwirksamkeit gut erforscht.

Selbstkonzept, Körperkonzept und Selbstwertgefühl

Für das Jugendalter gibt es eine Vielzahl von Studien und durchaus differenzierte Befunde. Die meisten Studien belegen, dass Sportler ein positiveres globales Selbstbild besitzen als Nicht-Sportler (u. a. Brettschneider u. Kleine 2002; Brettschneider 2003; Burrmann 2004; Conzelmann u. Hänsel 2008; Conzelmann u. Müller 2005; Spät u. Schlicht 2000; Stiller u. Alfermann 2005; Wagner u. Alfermann 2006). Darüber hinaus wurden in (fast) allen Studien geschlechtertypische Unterschiede ermittelt, wobei sich die männlichen Jugendlichen in der Regel ein insgesamt besseres globales Selbstbild attestieren. Mit Blick auf die weiblichen Jugendlichen ist festzustellen, dass die sportlich aktiven jungen Frauen sich in ihrer Selbsteinschätzung deutlich positiver sehen als ihre inaktiven Altersgenossinnen (vgl. Alfermann et al. 2003; Brettschneider u. Kleine 2002). Die genannten Zusammenhänge konnten auch in international vergleichenden Studien für unterschiedliche Kulturen festgestellt werden (vgl. Brettschneider u. Brandl-Bredenbeck 1997; Brettschneider et al. 2005).

Einige Studien (z. B. Gerber u. Pühse 2005) weisen darauf hin, dass die gefundenen Unterschiede – je nach Operationalisierung sportlicher Aktivität – auf hohem Gesamtniveau nur gering ausfallen. Dabei zeigt sich ein leichter Effekt zu Gunsten von Wettkampfsportlern. Beim Sportartenvergleich konnten meist keine bedeutsamen Differenzen ermittelt werden (Sygusch 2000).

Auch beim Selbstbild der körperlichen bzw. sportlichen Leistungsfähigkeit zeigt sich ein Vorteil zu Gunsten der Sportler. Dabei heben sich Wettkampfsportler sowie Aktive aus Torschuss- und Wurfspielen von Breitensportlern bzw. Sportlerinnen aus ästhetisch-kompositorischen Sportarten ab. Die Befundlage zum Selbstbild der körperlichen Attraktivität ist weniger konsistent. Die meisten Studien deuten jedoch auch hier an, dass sportlich Aktive ein positiveres Selbstbild besitzen als weniger oder gar nicht Aktive. Im Sportartenvergleich liegen keine Unterschiede vor (Baur u. Burrmann 2000; Brettschneider u. Kleine 2002; Fox 2000; Spät u. Schlicht 2000; Sygusch 2000).

Wenige Hinweise gibt es bislang dafür, ob die insgesamt positiveren Angaben der Sportler tatsächlich auf Sozialisationseffekte des Sports zurückzuführen sind oder ob es sich um Selektionseffekte handelt. Brettschneider u. Kleine (2002) zeigen im Längsschnitt, dass eine Stärkung des globalen Selbstbildes und des Körper-

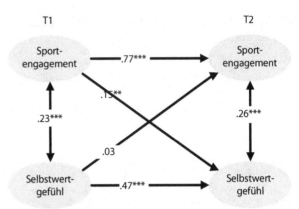

□ **Abb. 5.6.** Sportengagement und Selbstwertgefühl von Heranwachsenden im Längsschnitt. Signifikanzniveau *p<0,05; **p<0,01; ***p<0,001 (nach Sygusch et al. 2009)

konzepts bei Vereinsmitgliedern und Nichtmitgliedern nahezu parallel verläuft. Vereinzelt zeigen Studien positive Veränderungen des Körperkonzepts über mehrere Jahre bei sportlich hoch aktiven gegenüber wenig aktiven Jugendlichen (Burrmann 2004) oder im Vergleich von jugendlichen Leistungssportlern und »normalen« Sportlern (Heim 2002).

Auf der Datengrundlage der Längsschnittstudie von Brettschneider u. Kleine (2002) haben Sygusch et al. (2009) den Zusammenhang zwischen Sportengagement und Selbstwertgefühl und zusätzlich die Wirkungsrichtung zwischen diesen beiden Aspekten betrachtet (□ Abb. 5.6).

Demnach besitzen zu den beiden Messzeitpunkten (im Zweijahresabstand) die Heranwachsenden, die ein hohes Sportengagement aufweisen, auch ein höheres Selbstwertgefühl als jene, die wenig sportlich aktiv sind. In längsschnittlicher Perspektive wird ersichtlich, dass die Sozialisationshypothese (Self-Enhancement-Hypothesis) plausibler als die Selektionshypothese (Skill-Development-Hypothesis) ist, denn das Sportengagement zum ersten Messzeitpunkt beeinflusst signifikant das Selbstwertgefühl zum zweiten Messzeitpunkt, während das Selbstwertgefühl keine Wirkung auf ein längerfristiges Sportengagement erzielt.

5.2.4 Körperlich-sportliche Aktivität und die Gefährdung von Gesundheit

Über die möglichen positiven Zusammenhänge von körperlich-sportlicher Aktivität und Gesundheit hinaus, gibt es auch die Kehrseite der Medaille, bei der Gesundheit im Kontext von körperlich-sportlicher Aktivität beeinträchtigt wird. Mögliche Beeinträchtigungen sind etwa im Leistungs- und Spitzensport offensichtlich. Gerade bei jungen Menschen gibt es allerdings auch im Breitensport gesundheitsbeeinträchtigende Verhaltensweisen, die im Kontext von körperlich-sportlicher Aktivität bedeutsam sind und als jugendliches Risikoverhalten in der Literatur thematisiert werden.

Gesundheit im Leistungs- und Spitzensport

Im Leistungs- und Spitzensport ist ein besonderer Umgang mit Gesundheit festzustellen. Zur Erbringung sportlicher Höchstleistungen ist Gesundheit eine notwendige Voraussetzung und gleichzeitig wird sie in Grenzbereichen auch immer wieder bewusst aufs Spiel gesetzt. Einerseits besitzen Spitzenathleten und -athletinnen ein ausgeprägtes Körperbewusstsein, ernähren sich gesund, rauchen nicht und trinken kaum Alkohol. Andererseits führen chronische Über- und Fehlbelastungen zu Verletzungen und Verletzungsserien. Hierbei kommt es zur Chronifizierung von Beschwerdebildern, die häufig – trotz vorhandener Strukturen – zu spät behandelt werden und denen mit einer erhöhten Schmerzakzeptanz und der Einnahme von Schmerzmitteln begegnet wird. Psychosoziale Probleme werden ebenfalls weitgehend tabuisiert (Thiel et al. 2010).

Essstörungen

Ernährungsbedingtes Risikoverhalten ist primär ein Problem leistungssportlich engagierter weiblicher Jugendlicher (in Sportarten wie Turnen, Rhythmische Sportgymnastik und Langstreckenlauf), wenngleich es zunehmend Hinweise auf problematisches Ernährungsverhalten auch unter männlichen Sportlern gibt – insbesondere in Sportarten mit Gewichtsklassen und in Sportarten, in denen ein geringes Gewicht von Vorteil ist (z. B. Skispringen). Während in der Gesamtbevölkerung etwa 5% unter Essstörungen leiden, sind es unter Sportlerinnen zwischen 17% und 39% (Platen 1998). Auf der einen Seite verbergen sich hier Sportlerinnen, die Schlanksein zum Zwecke der Leistungssteigerung anstreben und andererseits gibt es auch viele junge Frauen, die möglicherweise bereits Essstörungen aufweisen und zudem Sport als Mittel zur Gewichtsreduktion einsetzen (Velde u. Platen 1998; Platen 2000).

Körperliche Aktivität und jugendliches Risikoverhalten

Jugendliches Risikoverhalten kann einerseits als Experimentierverhalten und andererseits als Bewältigungsverhalten im Kontext jugendlicher Entwicklungsaufgaben auftreten. Körperliche Aktivität – so eine weitverbreitete

Annahme – macht Kinder stark und kann sie somit vor unangemessenem Risikoverhalten schützen (vgl. BZgA u. DOSB 2007). Allerdings weist die empirische Befundlage durchaus auch auf den ambivalenten Charakter des vereinsorganisierten Sports für unterschiedliche Bereiche des Risikoverhaltens hin.

Tabak- und Alkoholkonsum

Insbesondere für die vereinsorganisierten Jugendlichen liegt eine Reihe von Studien zum Zusammenhang von Sportaktivität und Alkohol- und Nikotinkonsum vor. Hierbei bleibt ernüchternd festzustellen, dass Unterschiede zwischen jugendlichen Vereinsmitgliedern und Nicht-Mitgliedern bzw. zwischen sportlich aktiven und sportlich inaktiven Jugendlichen kaum festzustellen sind. Einerseits rauchen sportlich aktive junge Menschen etwas weniger als ihre inaktiven Altersgenossen. Andererseits gibt es mit Blick auf den Alkoholkonsum bestimmte sportliche Milieus, in denen mehr Alkohol konsumiert wird als bei den Nicht-Sportlern (vgl. Brandl-Bredenbeck u. Brettschneider 2003; Brettschneider u. Kleine 2002; Fritz 2006; Gomolinsky 2005; Schmid 2002). Auch Längsschnittbefunde können einen protektiven Charakter des sportlichen Engagements nicht nachweisen (Brettschneider u. Kleine 2002). Diese Zusammenhänge zwischen sportlicher Aktivität und dem Konsum von Tabak und Alkohol lassen sich auch international in ähnlicher Weise belegen (vgl. Brandl-Bredenbeck 2008).

Unfälle und Verletzungen

Vereinzelte Interventionsstudien zeigen, dass eine gute motorische Fitness einen günstigen Einfluss auf die Unfallhäufigkeit haben kann (z. B. Obst-Kitzmüller 2002). In repräsentativen Querschnittstudien kann dieser Zusammenhang jedoch nicht belegt werden. Sowohl im Kindes- als auch im Jugendalter sind motorisch Fitte und Sportvereinsmitglieder häufiger von Schul- und Freizeitunfällen betroffen als Inaktive (Bös et al. 2002). Bei den Jungen macht der Anteil an Freizeit- und Sportunfällen ab dem 15. Lebensjahr bis zu 75% der Gesamtunfälle aus, bei den Mädchen ca. 50% (Statistisches Bundesamt 2001). Unter regelmäßigen Sportlern berichten 28% (Mädchen) bzw. 36% (Jungen) von mindestens einer Verletzung im Jahresverlauf. Verletzungsursachen sind Unfälle und Überlastungen häufig in Folge falscher Trainingsgestaltung, Bagatellisierung vorliegender Beeinträchtigungen, Übermotivation, koordinative Defizite während akuter Wachstumsphasen, Muskeldysbalancen etc. (Mellerowicz et al. 2000).

5.2.5   Fazit und Ausblick

Insgesamt ist zu konstatieren, dass es eine Reihe von positiven Korrelationen zwischen körperlich-sportlicher Aktivität und unterschiedlichen gesundheitsbezogenen Parametern gibt. Allerdings ist eine allzu optimistische Einschätzung bezüglich einer automatischen Wirkung von Bewegung und körperlicher Aktivität zu relativieren (vgl. u. a. Burrmann 2008; Gerber 2008; Gerlach 2008; Schmidt 2008; Schmidt et al. 2003). Denn die hier skizzierten Zusammenhänge von körperlich-sportlicher Aktivität und Gesundheit wurden zumeist nur im Rahmen von Querschnittsstudien und unter Zuhilfenahme eines Globalkonstrukts (Aktive vs. Inaktive; Vereinsmitglied vs. Nicht-Mitglied) untersucht. Die Erfassung der körperlich-sportlichen Aktivität hinsichtlich präziser quantitativer und qualitativer Parameter steht in groß angelegten Studien ebenfalls noch aus. Auch die Gesundheitsparameter werden in den Studien zumeist über subjektive Auskunftsverfahren erfasst.

Im Kontext einer sozialwissenschaftlich basierten Diskussion zu Gesundheit und Bewegung setzt sich jüngst auch die Erkenntnis durch, dass zukünftig Fragen des Gender Mainstreaming besondere Aufmerksamkeit erfahren müssen (vgl. Hartmann-Tews u. Combrink 2008).

Vor dem Hintergrund eines salutogenetischen Verständnisses von Gesundheit kann resümierend festgehalten werden, dass Bewegung und körperlich-sportliche Aktivität positiv mit physischen Gesundheitsressourcen (z. B. Ausdauer, Kraft), mit psychosozialen Gesundheitsressourcen (z. B. Selbstwert, soziale Unterstützung) und auch mit einem Gesamtmaß für den allgemeinen Gesundheitszustand (z. B. emotionales und körperliches Wohlbefinden auf der Grundlage subjektiver Einschätzung) korrelieren, während dies nicht in gleichem Maße für die physischen (z. B. Übergewicht und Blutlipide) und psychischen Belastungssymptome (ADHS, Probleme mit Gleichaltrigen) gilt. Auch Völker (2008) bestätigt, dass physische und physiologische Korrelate in jungen Jahren noch nicht als Indikatoren für Krankheit in gehäuftem Maße auftreten. Gleichwohl weist er – mit Verweis auf die »Tracking«-Forschung – mit Nachdruck darauf hin, dass bewegungsbezogene gesundheitsrelevante Prävention im Heranwachsendenalter ansetzen muss. Auch wenn es keine Belege dafür gibt, dass aus gesunden, fitten und aktiven Kindern auch gesunde, fitte und aktive Erwachsene werden, so ist andererseits die Persistenz von Inaktivität und nicht vorhandener Fitness von der Kindheit über das Jugendalter ins Erwachsenenalter gut belegt (vgl. Anderssen et al. 2005; Völker 2008).

Literatur

Alfermann D, Stiller J, Würth S (2003) Das physische Selbstkonzept bei sportlich aktiven Jugendlichen in Abhängigkeit von sportlicher Leistungsentwicklung und Geschlecht. Z Entwicklungspsychol Pädagogische Psychol 3: 135–143

Andersen LB, Harro M, Sardinha LB, Froberg K, Ekelund U, Brage S, Anderssen SA (2006) Physical activity and clustered cardiovascular risk in children: a cross-sectional study. Lancet 9532: 299–304

Anderssen N, Wold B, Torsheim T (2005) Tracking of physical activity in adolescence. Res Q Exerc Sport 2: 119–129

Antonovsky A (1987) Unraveling the mystery of health. How people manage stress and stay well. Jossey-Bass, San Francisco

Baur J, Burrmann U (2003) Aufwachsen mit Sport in Ostdeutschland. In: Schmidt W, Hartmann-Tews I, Brettschneider WD (Hrsg) Erster Deutscher Kinder- und Jugendsportbericht. Hofmann, Schorndorf

Baur J, Burrmann U (2000) Unerforschtes Land. Jugendsport in ländlichen Regionen. Meyer & Meyer, Aachen

Bös K, Worth A, Opper E, Oberger J, Woll A (Hrsg) (2009) Das Motorik-Modul Motorische Leistungsfähigkeit und körperlich-sportliche Aktivität von Kindern und Jugendlichen in Deutschland. Nomos, Baden-Baden

Bös K, Brehm W (Hrsg) (2006) Handbuch Gesundheitssport. Hofmann, Schorndorf

Bös K (2003) Motorische Leistungsfähigkeit von Kindern und Jugendlichen. In: Schmidt W, Hartmann-Tews I, Brettschneider WD (Hrsg) Erster Deutscher Kinder- und Jugendsportbericht. Hofmann, Schorndorf

Bös K, Heel J, Romahn N, Tittlbach S, Woll A, Worth A, Hölling H (2002) Untersuchungen zur Motorik im Rahmen des Kinder- und Jugendgesundheitssurveys. Gesundheitswesen 65: 80–87

Brandl-Bredenbeck HP (2008) Sportengagement und jugendliches Risikoverhalten – Fakten und Trends. In: Brandl-Bredenbeck HP (Hrsg) Bewegung, Spiel und Sport in Kindheit und Jugend. Eine europäische Perspektive. Meyer & Meyer, Aachen

Brandl-Bredenbeck HP, Brettschneider WD (2003) Sportliche Aktivität und Risikoverhalten bei Jugendlichen. In: Schmidt W, Hartmann-Tews I, Brettschneider WD (Hrsg) Erster Deutscher Kinder- und Jugendsportbericht. Hofmann, Schorndorf

Brettschneider WD, Brandl-Bredenbeck HP, Hofmann J (2005) Sportpartizipation und Gewaltbereitschaft bei Jugendlichen: Ein deutsch-israelischer Vergleich. Meyer & Meyer, Aachen

Brettschneider WD (2003) Sportliche Aktivität und jugendliche Selbstkonzeptentwicklung. In: Schmidt W, Hartmann-Tews I, Brettschneider WD (Hrsg) Erster Deutscher Kinder- und Jugendsportbericht. Hofmann, Schorndorf

Brettschneider WD, Kleine T (2002) Jugendarbeit in Sportvereinen – Anspruch und Wirklichkeit. Eine Evaluationsstudie. Hofmann, Schorndorf

Brettschneider WD, Brandl-Bredenbeck HP (1997) Sportkultur und jugendliches Selbstkonzept: eine interkulturell vergleichende Studie zwischen Deutschland und den USA. Juventa, Weinheim

Brehm W, Bös K (2006) Gesundheitssport: Ein zentrales Element der Prävention und Gesundheitsförderung. In: Bös K, Brehm W (Hrsg) Handbuch Gesundheitssport. Hofmann, Schorndorf

Bundesministerium für Familie, Senioren, Frauen & Jugend (BMFSFJ) (2009) 13. Kinder und Jugendbericht. Bericht über die Lebenssituation junger Menschen und die Leistung der Kinder- und Jugendhilfe in Deutschland. URL: http://www.bmfsfj.de/RedaktionBMFSFJ/Broschuerenstelle/Pdf-Anlagen/13-kinder-jugendbericht,property=pdf,bereich=bmfsfj,sprache=de,rwb=true.pdf (Zugriff am 08.12.2009)

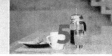

Burrmann U (2008) Sozialisationsforschung in der Sportwissenschaft – Bilanzierung und Perspektiven. In: Nagel S, Schlesinger T, Weigelt-Schlesinger Y, Roschmann R (Hrsg) Sozialisation und Sport im Lebenslauf. Czwalina, Hamburg

Burrmann U (2004) Effekte des Sporttreibens auf die Entwicklung des Selbstkonzeptes Jugendlicher. Z Sportpsychol 2: 71–82

BZgA (Bundeszentrale für gesundheitliche Aufklärung), DOSB (Deutscher Olympischer Sportbund) (2007) Alkoholprävention im Sport im Rahmen der Suchtwoche 2007. Projektbericht und Auswertung. URL: http://www.kinderstarkmachen.de/files/dokusuchtwoche.pdf (Zugriff am 07.03.2008)

Conzelmann A, Hänsel F (Hrsg) (2008) Sport und Selbstkonzeptentwicklung. Struktur, Dynamik und Entwicklung. Hofmann, Schorndorf

Conzelmann A, Müller M (2005) Sport und Selbstkonzeptentwicklung. Ein Situationsbericht aus entwicklungstheoretischer Perspektive. Z Sportpsychol 4: 108–118

Corbin CB, Pangrazi RP, Le Measurier GC (2004) Physical activity for children: current patterns and guidelines. President's Council on Physical Fitness and Sports Research Digest 2: 1–8

Emrich E, Klein M, Papathanassiou V, Pitsch W, Schwarz M, Urhausen A (2004) Soziale Determinanten des Freizeit- und Gesundheitsverhaltens saarländischer Schülerinnen und Schüler – Ausgewählte Ergebnisse der IDEFIKS-Studie (Teil 3). Dtsch Z Sportmed 55: 222–231

European Commission (2010) Special Eurobarometer 72.3. Sport and Physical Activity. Brüssel

EU Working Group »Sport & Health« (2008) EU Physical Activity Guidelines. Recommended Policy Actions in Support of Health-Enhancing Physical Activity. URL: http://ec.europa.eu/sport/library/doc/c1/pa_guidelines_4th_concolidation_draft_en.pdf (Zugriff am 24.2.2010)

Fox KR (2000) The effects of exercise on self-perceptions and self-esteem. In: Fox KR, Boutcher SH (Hrsg) Physical activity and psychological well-being. Routledge, London

Fritz T (2006) Stark durch Sport – stark durch Alkohol? In: Forum Sportwissenschaft (Band 12). Czwalina, Hamburg

Gerber M (2008) Sport, Stress und Gesundheit bei Jugendlichen. Hofmann, Schorndorf

Gerber M, Pühse U (2005) Selbst- und Körperkonzepte bei Jugendlichen mit unterschiedlichem Sportengagement. Spectrum der Sportwissenschaft 17: 26–44

Gerlach E (2008) Sportengagement und Persönlichkeitsentwicklung. Eine längsschnittliche Analyse der Bedeutung sozialer Faktoren für die Persönlichkeit von Heranwachsenden. Meyer & Meyer, Aachen

Gogoll A (2004) Belasteter Geist – Gefährdeter Körper. Sport, Stress und Gesundheit im Kindesalter- und Jugendalter. Hofmann, Schorndorf

Gogoll A, Kurz D, Menze-Sonneck A (2003) Sportengagements Jugendlicher in Westdeutschland. In: Schmidt W, Hartmann-Tews I, Brettschneider WD (Hrsg) Erster Deutscher Kinder- und Jugendsportbericht. Hofmann, Schorndorf

Gomolinsky U (2005) Sportengagement und Risikoverhalten. Untersuchungen zum Rauschmittelkonsum von Jugendlichen. Hofmann, Schorndorf

Hartmann-Tews I, Combrink C (Hrsg) (2008) Gesundheit, Bewegung und Geschlecht. Beiträge aus dem interdisziplinären Genderkompetenzzentrum in den Sportwissenschaften. Academia, Sankt Augustin

Heim R (2002) Jugendliche Sozialisation und Selbstkonzeptentwicklung im Hochleistungssport. Eine empirische Studie aus sportpädagogischer Perspektive. Meyer & Meyer, Aachen

Hurrelmann K, Klotz T, Haisch J (Hrsg) (2007) Lehrbuch Prävention und Gesundheitsförderung. Hans Huber, Bern

Hurrelmann K (2002) Einführung in die Sozialisationstheorie. Beltz, Weinheim Basel

Klaes L, Cosler D, Rommel A, Zens YCK (2003) WIAD-AOK-DSB-Studie II. Bewegungsstatus von Kindern und Jugendlichen in Deutschland. Kurzfassung einer Untersuchung im Auftrag des Deutschen Sportbundes und des AOK-Bundesverbandes. Eigendruck, Frankfurt/M.

Klein M, Emrich E, Schwarz M, Papathanassiou V, Pitsch W, Kindermann W, Urhausen A (2004) Sportmotorische Leistungsfähigkeit von Kindern und Jugendlichen im Saarland – Ausgewählte Ergebnisse der IDEFIKS-Studie (Teil 2). In: Dtsch Z Sportmed 55: 211–222

Knoll M, Banzer W, Bös K (2006) Aktivität und physische Gesundheit. In: Bös K, Brehm W (Hrsg) (2006) Handbuch Gesundheitssport. Hofmann, Schorndorf

Kretschmer J, Wirzing D (2008) Mole – Motorische Leistungsfähigkeit von Grundschulkindern in Hamburg. Moeve, Hamburg

Lampert T, Mensink G, Romahn N, Woll A (2007) Körperlich-sportliche Aktivität von Kindern und Jugendlichen in Deutschland. Ergebnisse des Kinder- und Jugendgesundheitssurveys (KiGGS). Bundesgesundheitsbl Gesundheitsforsch Gesundheitsschutz 50: 634–642

Lampert T, Starker A, Mensink G (2006) Sport und Bewegung. Präsentation im Rahmen des Symposiums zur KiGGS-Studie am 25.09.2006 in Berlin. URL: http://www.kiggs.de/experten/downloads/dokumente/ ppt_SportBewegung.pdf (Zugriff am 04.07.2009)

Leven I, Schneekloth U (2007) Die Freizeit. Anregen lassen oder Fernsehen. In: World Vision Deutschland e. V. (Hrsg) Kinder in Deutschland 2007. 1. World Vision Kinderstudie. Fischer, Frankfurt/M.

Mellerowicz H, Matussek J, Wilke S, Leier T, Asamoah V (2000) Sportverletzungen und Sportschäden im Kindes- und Jugendalter – eine Übersicht. Dtsch Z Sportmed 5: 78–84

Müller C, Winter C, Rosenbaum D (2010) Aktuelle objektive Messverfahren zur Erfassung körperlicher Aktivität im Vergleich zu subjektiven Erhebungsmethoden. Dtsch Z Sportmed 1: 11–18

Obst-Kitzmüller F (2002) Akzeptanz und Wirkung zusätzlicher Sportstunden in der Grundschule. Eine empirische Untersuchung zu Auswirkungen eines täglichen Schulsportunterrichtes auf die motorische und psychosoziale Entwicklung und auf das Unfallgeschehen bei Grundschulkindern. Unveröffentlichte Dissertation, Karlsruhe

Opper E, Worth A, Bös K (2005) Kinderfitness – Kindergesundheit [Themenheft Sport und Gesundheit]. Bundesgesundheitsblatt 8: 854–862

Platen P (2000) Störungen des Essverhaltens bei Sportlerinnen. Dtsch Z Sportmed 51: 105–106

Platen P (1998) Die Triade der sporttreibenden Frau – Essverhaltensstörungen, Störungen des Menstruationszyklus und Osteoporose. In: Petzsche K (Hrsg) Mädchen und Frauen im Sport. Czwalina, Hamburg

Richter M, Hurrelmann K, Klocke A, Melzer W, Ravens-Sieberer U (Hrsg) (2008) Gesundheit, Ungleichheit und jugendliche Lebenswelten. Ergebnisse der zweiten internationalen Vergleichsstudie im Auftrag der Weltgesundheitsorganisation WHO. Juventa, Weinheim

Röthlisberger C (1998) Sport als gesundheitsstärkender Faktor in der psychischen Entwicklung der Adoleszenz. Eine Übersicht über das zweijährige gesundheitspsychologische Magglinger-Projekt. In: Geissbühle S (Hrsg) Sport und Gesellschaft. Lang, Bern

Schmid H (2002) Sport, Alkohol, Tabak und illegale Drogen in der Entwicklung von Jugendlichen und jungen Erwachsenen. Eine Längsschnittuntersuchung. Z Gesundheitspsychol 10: 36–48

Schmidt W (Hrsg) (2008) Zweiter Deutscher Kinder- und Jugendsportbericht. Schwerpunkt: Kindheit. Hofmann, Schorndorf

Schmidt W, Hartmann-Tews I, Brettschneider WD (Hrsg) (2003) Erster Deutscher Kinder- und Jugendsportbericht. Hofmann, Schorndorf

Schmidt W (2003) Kindheit und Sport im Ruhrgebiet. Eine repräsentative Untersuchung an sog. Lücke-Kindern. Unveröffentlichtes Manuskript, Universität Essen

Späth U, Schlicht W (2000) Sportliche Aktivität und Selbst- und Körperkonzept in der Phase der Pubeszenz. Psychol Sport 7: 51–66

Statistisches Bundesamt (Hrsg) (2001) Statistisches Jahrbuch 2001 für die Bundesrepublik Deutschland. Metzler-Poerschl, Stuttgart

Stiller J, Alfermann D (2005) Selbstkonzept im Sport. Z Sportpsychol 12: 119–126

Sygusch R, Brandl-Bredenbeck HP, Burrmann U (2009) Normative Implikationen sportbezogener Jugendforschung. In: Balz E (Hrsg) Sollen und Sein in der Sportpädagogik. Beziehungen zwischen Normativem und Empirischem. Shaker, Aachen

Sygusch R, Tittlbach S, Brehm W, Opper E, Lampert T, Bös K (2008) Zusammenhänge zwischen körperlich-sportlicher Aktivität und Gesundheit von Kindern. In: Schmidt W (Hrsg) Zweiter Deutscher Kinder- und Jugendsportbericht. Hofmann, Schorndorf

Sygusch R (2005) Jugendsport – Jugendgesundheit. Bundesgesundheitsbl Gesundheitsforschv Gesundheitsschutz 48: 863–872

Sygusch R, Brehm W, Ungerer-Röhrich U (2003) Gesundheit und körperliche Aktivität bei Kindern und Jugendlichen. In: Schmidt W, Hartmann-Tews I, Brettschneider WD (Hrsg) Erster Deutscher Kinder- und Jugendsportbericht. Hofmann, Schorndorf

Sygusch R (2000) Sportliche Aktivität und subjektive Gesundheitskonzepte. Eine Studie zum Erleben von Körper und Gesundheit bei jugendlichen Sportlern. Hofmann, Schorndorf

Thiel A, Mayer J, Digel H (2010) Gesundheit im Spitzensport. Eine sozialwissenschaftliche Analyse. Hofmann, Schorndorf

Thiel A, Cachay K (2003) Soziale Ungleichheit im Sport. In: Schmidt W, Hartmann-Tews I, Brettschneider WD (Hrsg) Erster Deutscher Kinder- und Jugendsportbericht. Hofmann, Schorndorf

Ulmer J, Bös K (2004) Gesunde Persönlichkeitsentwicklung und Sportengagement bei salvadorianischen und deutschen Jugendlichen. Sportwissenschaft 35: 201–217

Velde C, Platen P (1998) Essverhaltensstörungen bei Sportlerinnen. In: Behm K, Petzsche K (Hrsg) Mädchen und Frauen im Sport. Czwalina, Hamburg

Völker K (2008) Wie Bewegung und Sport zur Gesundheit beitragen – Tracking-Pfade von Bewegung und Sport zur Gesundheit. In: Schmidt W (Hrsg) Zweiter Deutscher Kinder- und Jugendsportbericht. Hofmann, Schorndorf

Wagner P, Alfermann D (2006) Allgemeines und physisches Selbstkonzept. In: Bös K, Brehm W (Hrsg) (2006) Handbuch Gesundheitssport. Hofmann, Schorndorf

Wagner P, Woll A, Singer R, Bös K (2006) Körperlich-sportliche Aktivität: Definitionen, Klassifikationen und Methoden. In: Bös K, Brehm W (Hrsg) Handbuch Gesundheitssport. Hofmann, Schorndorf

Wagner P, Brehm W (2006) Körperliche Aktivität und psychische Gesundheit. In: Bös K, Brehm W (Hrsg) Handbuch Gesundheitssport. Hofmann, Schorndorf

Woll A, Tittlbach S, Bös K (2006) Aktivität und Gesundheit im Erwachsenenalter. In: Bös K, Brehm W (Hrsg) Handbuch Gesundheitssport. Hofmann, Schorndorf

Woll A (2006) Sportliche Aktivität, Fitness und Gesundheit im Lebenslauf. Eine internationale Längsschnittstudie. Hofmann, Schorndorf

5.3   Interdisziplinäre Schulung für stark Übergewichtige: Das Programm move & eat & more

Hanna-Kathrin Kraaibeek, Catrin Drewes

Übergewichtige Kinder laufen Gefahr, im Erwachsenenalter mit hohen gesundheitlichen Risiken konfrontiert zu werden. Und die Zahl der übergewichtigen Kinder wächst weiter. Grund für die steigenden Gewichtsprobleme bei Kindern sind neben einer Prädisposition auch die veränderten Konsumgewohnheiten mit zu fettem und süßem Essen. Hinzu kommen Stress, zu viel Zeit vor dem Fernseher oder Computer und zu wenig Bewegung. Damit beginnt ein Teufelskreis: denn wenn ein Kind erst übergewichtig ist, wird es erst recht keinen Sport treiben, sich noch mehr zurückziehen, fernsehen, PC spielen und Essen als Ersatzbefriedigung heranziehen. Um aus diesem Teufelskreis herauszufinden, bedarf es der Veränderung von Perspektiven und Wertvorstellungen, die nur mit der Unterstützung der Familie und des Umfeldes funktionieren kann. Die Eltern geben Orientierung und gelten als Vorbild, wobei es darauf ankommt, die positiven Aspekte zu stärken. Übergewicht von Kindern und Jugendlichen kann also nur im Kontext und interdisziplinär erfolgreich behandelt werden. move & eat & more ist ein solches interdisziplinäres Konzept zur Gewichtsreduktion und Verhaltensänderung bei Kindern und Jugendlichen. Es ist damit ein Baustein in der zielgruppenspezifischen Gesundheitsförderung und vertritt eine Aufgabe, die gesamtgesellschaftlich an Bedeutung gewonnen hat und nur mit gemeinsamen Anstrengungen zu lösen ist. Im Folgenden wird am Beispiel von move & eat & more daher ein systemübergreifender Ansatz präsentiert.

5.3.1   Ziele und Zielgruppen zur Gewichtsreduktion im Kindes- und Jugendalter

Das Angebot von move & eat & more umfasst die Ziele des Leitfadens Prävention, gemeinsame und einheitliche Handlungsfelder und Kriterien der Spitzenverbände der Krankenkassen zur Umsetzung von §§ 20 und 20a SGB V vom 21. Juni 2000 in der Fassung vom 2. Juni 2008 (GKV Spitzenverband 2008) und der Leitlinien der Arbeitsgemeinschaft Adipositas im Kindes- und Jugendalter (AGA) der Deutschen Adipositas-Gesellschaft (AGA 2009). Im Vordergrund stehen ein präventiver als auch ein rehabilitativer Ansatz eines interdisziplinären Schulungsprogramms zur Therapie von übergewichtigen Kindern und Jugendlichen.

Das Angebot zur Prävention (§ 20 SGB V) unterstützt das Ziel, Erkrankungen des Kreislaufsystems zu reduzieren

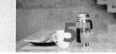

und gesundheitsförderliche Module der Ernährung, Bewegung und Verhaltensänderung in die Lebenswelt der Kinder und Jugendlichen zu integrieren. Unter Einbeziehen der Familie wird darauf geachtet, Ess- und Bewegungsverhalten zu verbessern, um somit einer Gewichtszunahme entgegenzuwirken oder eine Gewichtsreduktion zu fördern.

Der rehabilitative Ansatz schließt Kinder und Jugendliche im Alter von 8 bis 18 Jahren ein, die bereits ein erhebliches Übergewicht, Risikofaktoren und/oder Begleiterkrankungen aufweisen. Dieses Angebot wird von den Krankenkassen im Rahmen »Ergänzender Maßnahmen zur Rehabilitation« (§ 43 Abs. 1 Nr. 2 SGB V) erstattet. move & eat & more führt das Programm in Kooperation mit der KKH-Allianz an ausgewählten Standorten in Deutschland durch. Die maßgeblichen Ziele des Programms lauten:

- Langfristige Gewichtsreduktion und -stabilisierung
- Verbesserung des Ess- und Bewegungsverhaltens unter Einbeziehung von Familie und Umfeld
- Vermeidung von Inaktivität bzw. Förderung von Aktivität
- Erlernen eines flexiblen Essverhaltens der optimierten Mischkost
- Erlernen einer langfristigen Verhaltensänderung und von Bewältigungsstrategien
- Vermittlung von Freude an der Bewegung
- Verbesserung des Selbstwertgefühls und des Körperbewusstseins

Zielgruppen der Gewichtsreduktion

Das Angebot umfasst einen präventiven und einen rehabilitativen Ansatz. Das rehabilitative Programm nach § 43 Abs. 1 Nr. 2 SGB V wird von den Krankenkassen erstattet, wenn folgende Voraussetzungen erfüllt sind:

- BMI ab 97. Perzentile mit Begleiterkrankungen oder Adipositas-assoziierten Risikofaktoren
- BMI 90-97. Perzentile und einer behandlungsbedürftigen Begleiterkrankung
- Ab BMI > 99,5 Perzentile und vorliegenden Risikofaktoren und/oder Begleiterkrankungen

Weitere Einschlusskriterien sind:
- ärztliche Bescheinigung des Kinder-/Jugendarztes
- ausreichende Motivation der Familie ist geprüft

5.3.2 Relevanz einer Intervention bei übergewichtigen Kinder und Jugendlichen

Epidemiologie

In Deutschland ist ein erheblicher Anstieg der übergewichtigen Kinder und Jugendlichen zu verzeichnen. Auf der Basis der aktuellen Referenzwerte der AGA sind derzeit im Durchschnitt 15% der Kinder und Jugendlichen zwischen 3 und 17 Jahren in Deutschland übergewichtig. Der Anteil der Übergewichtigen im Vergleich zu den 80er und 90er Jahren hat sich um 50% erhöht (Robert Koch-Institut 2006). Bereits 6,3% der Zielgruppe in diesem Alter sind adipös und auch die Rate der jungen Übergewichtigen steigt mit dem Lebensalter. Auffällig ist ein starker Anstieg des Übergewichts im Grundschulalter (Robert Koch-Institut 2006).

Der Grundstein für das Übergewicht wird häufig in jungen Jahren gelegt, das Bestehenbleiben des Übergewichts im Erwachsenenalter – die Persistenz – ist hoch: 71% der 8-jährigen Jungen und 67% der 8-jährigen Mädchen bleiben mit 15 Jahren übergewichtig.

Begleit- und Folgeerkrankungen

Die Begleit- und Folgeerkrankungen nehmen schon bei übergewichtigen Kindern und Jugendlichen erhebliche Ausmaße an. Einige Erkrankungen führen bereits in jungen Jahren zu Symptomen, andere Erkrankungen bleiben zunächst eher unbemerkt, bestimmen aber durch z. B. Gefäßveränderungen die Mortalität (Ebbeling et al. 2002; Flodmark et al. 2004). Zu diesen Erkrankungen gehören:
- Fettstoffwechselstörungen (Dyslipidämie)
- Bluthochdruck (arterielle Hypertonie)
- Zuckerstoffwechselstörungen (Glukosetoleranzstörungen, Diabetes mellitus Typ 2)
- Chronische Entzündung

Diese möglichen, krankhaften Auswirkungen für das Erwachsenenalter sollten bei Programmen zur Gewichtsreduktion übergewichtiger Kinder und Jugendlicher entsprechend Beachtung finden. Die Risiken für diese Folgeerkrankungen sind durch das Ausmaß des Übergewichts und durch eine genetische Disposition zu einer Insulinresistenz bestimmt. Hieraus entstehen Folgeerkrankungen wie Dyslipidämie, arterielle Hypertonie oder Zuckerstoffwechselstörungen (Ebbeling et al. 2002; Flodmark et al. 2004; Reinehr et al. 2005a, b; Reinehr et al. 2002, 2004). Die Zielgruppe der zu schulenden Teilnehmer befindet sich häufig in der Pubertät. Dabei ist zu beachten, dass es zu einem Anstieg der Insulinresistenz kommen kann, so dass hiermit assoziierte Folgeerkrankungen bei pubertären Kindern und Jugendlichen häufiger auftreten. Meist schwer adipöse Jugendliche bilden zudem psychische Erkrankungen aus, wie z. B. Depressionen oder Angststörungen (Britz et al. 2000).

Eine häufige, wenig messbare Begleiterscheinung ist die seelische Beeinträchtigung der Betroffenen. Übergewichtige Kinder und Jugendliche leiden unter mangelndem Selbstwertgefühl und akzeptieren ihren Körper nicht. Ausgrenzung und Spott aus dem Umfeld verstärken diese seelische Belastung, die sich auch im Erwachsenenalter auswirken kann.

Infobox

Folgeerkrankungen im Zusammenhang mit Adipositas bei Kindern und Jugendlichen

- Bluthochdruck: etwa 1/3 (keine Daten auf Basis von 24-Stunden-Blutdruckmessung)
- Fettstoffwechselstörungen: etwa 1/4
- Hyperurikämie (Gicht): etwa 1/5 (Reinehr et al. 2002)
- Glukosetoleranzstörungen: etwa 1/3 ab Beginn der Pubertät, vorher wesentlich seltener (Wabitsch et al. 2004; Wiegand et al. 2004)
- Diabetes mellitus Typ 2 (»Altersdiabetes«): maximal 1% ab Beginn der Pubertät, vorher absolute Ausnahme (Reinehr et al. 2004; Wabitsch et al. 2004).
- Nichtalkoholische Fettleberkrankheit (NASH): etwa 7–10% (anhand von Blutwerten, keine Biopsie)
- Polyzystisches Ovarsyndrom: bis zu 1/5 aller adipösen Mädchen ab dem 14. Lebensjahr. Diese Erkrankung führt zu Regelbeschwerden, Sterilität und einem erhöhtem Brust- und Gebärmutterkrebsrisiko (Reinehr et al. 2002)
- Psychische Erkrankungen bei stark adipösen Jugendlichen, z. B. Depression 43%, Angststörung 40%, Somatisierungsstörung 15%, Essstörung 17%

Grad der Aktivität bzw. Inaktivität bei jungen Übergewichtigen

Evidente Ergebnisse jüngerer Zeit belegen, dass ein Zusammenhang zwischen der Entwicklung von Adipositas und körperlicher Inaktivität im Kindes- und Jugendalter besteht (Berkey et al. 2003). Programme mit dem Fokus auf der Steigerung von Alltagsaktivitäten erscheinen daher effektiver als solche, die ein limitiertes Sportprogramm anbieten (Andersen et al. 1999). Insofern richtet sich das Interesse in Schulungsprogrammen wie move & eat & more stärker auf das Ziel, die Inaktivität zu reduzieren als darauf, eine Steigerung der Aktivität zu bewirken (Epstein et al. 1995).

Die Angebote, die Kinder und Jugendliche zur Inaktivität verführen, haben in den vergangenen Jahren deutlich zugenommen. Wenn das TV- bzw. Medienverhalten zugrunde gelegt wird, so beträgt die durchschnittliche Zeit vorm Fernseher 50 bis 90 Minuten. Hier ist zwar eine Stagnation des klassischen Fernsehens seit 1994 zu beobachten. Gleichzeitig hat aber die Internetnutzung von Jugendlichen zwischen 1997 und 2006 von durchschnittlich 6,3 auf 97 Minuten pro Tag zugenommen (van Egmond-Fröhlich et al. 2007). Hier setzt ein Modul des Schulungsprogramms move & eat & more an. Mit einfachen Interventionen zur Verminderung der körperlichen Inaktivität wie z. B. die Reduzierung des Medienkonsums (TV, Video und virtuelle Spiele) können signifikante Ergebnisse zur Gewichtsabnahme erzielt werden (Robinson 1999; Gortmaker et al. 1996).

Weiterhin entscheidend für eine erfolgreiche Intervention ist, Familie und Umfeld in die Verminderung der inaktiven Freizeitgestaltung einzubeziehen. Dies gilt sowohl für eine Ernährungsumstellung als auch die Steigerung des körperlichen Aktivitätsgrades im Alltag (Gidding et al. 2006; Beets et al. 2006; Korsten-Reck et al. 2005).

5.3.3 Innovative Ansätze des Therapieprogramms move & eat & more

Bei move & eat & more handelt es sich um ein interdisziplinäres Schulungsprogramm für übergewichtige und adipöse Kinder und Jugendliche. Es ist ein ambulantes, standortbezogenes Angebot, das als präventive sowie als rehabilitative Patientenschulung genutzt werden kann. Ärzte, Sport- und Ernährungswissenschaftler sowie Psychologen entwickelten ein Konzept, das auf die Bedürfnisse der spezifischen Zielgruppe junger Übergewichtiger zugeschnitten ist. Der Begriff »more« umschreibt dabei die entscheidenden Faktoren, die zum Erfolg des Programms beitragen: Die Einbeziehung der Familie, der Teamgedanke in der Schulungsgruppe und die therapeutische Unterstützung der eigenen Persönlichkeitsentwicklung. Das Konzept richtet sich an Kinder und Jugendliche im Alter von 8 bis 18 Jahren mit ihren Familien und umfasst damit eine Altersspanne sowohl kindlicher als auch pubertärer Entwicklungsstufen bis hin zum Eintritt in das Erwachsenenalter. Das Schulungsprogramm im Bereich Rehabilitation ist vom Medizinischen Dienst der Krankenversicherungen Hamburg mit überregionaler Gültigkeit anerkannt.

Inaktivität reduzieren, Aktivität fördern

»Wir bringen Menschen in Bewegung!« lautet der Leitsatz von move & eat & more. Ein zentraler Punkt des Programms ist die Förderung von Aktivität bzw. die Vermeidung von Inaktivität, unterstützt von aktuellen evidenten Ergebnissen zur Aktivität von Kindern und Jugendlichen (Reilly u. McDowell 2003). Aktivität bezieht sich hier

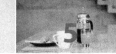

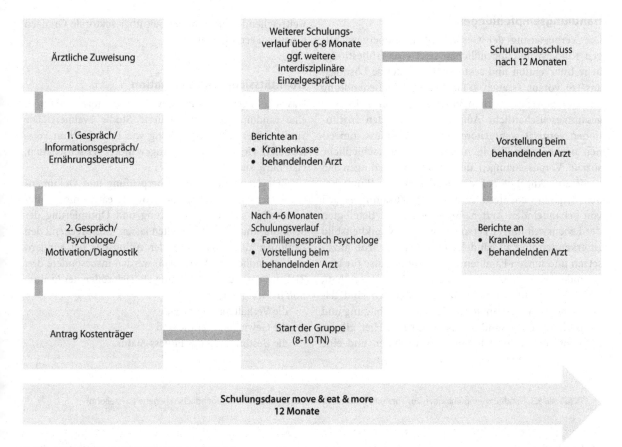

Abb. 5.7. Die Stationen des Therapieprogramms

nicht nur auf die jungen Übergewichtigen, sondern auf die gesamte Familie. Diese ist ebenfalls angeleitet, sich mit dem Kind zu »bewegen« und damit einen Rhythmus hinführend zu Verhaltensänderungen zu ermöglichen. Ein Angebot stellt die Elternschulung dar, die sich speziell auf die Perspektive der versorgenden Familie und ihres sozialen Umfeldes konzentriert.

Motivierend wirkt auf die jungen Teilnehmer das Setting in altersgerechten Gruppen, sei es beim Kochen, Tanzen oder in Gesprächen. Hier geht es nicht um Konkurrenzabnehmen, sondern um Austausch, Verstandenwerden und das Miteinander, um ein gemeinsames Ziel zu erreichen. (Kunze u. Wabitsch 2006).

Die Säulen des Therapieprogramms

Ein interdisziplinäres Schulungsteam begleitet die jungen Patienten ein Jahr lang in enger Zusammenarbeit mit Haus-, Kinder- und Jugendärzten. Zu dem Team zählen ärztliche, ernährungswissenschaftliche und psychologische Berater sowie Physiotherapeuten. Anders als bei sta-

tionären Konzepten setzt move & eat & more auf Standortnähe, um den Übergewichtigen von Anfang an das optimale Umfeld für eine Verhaltensänderung anzubieten. Dazu kooperieren die move & eat & more Standorte mit einem klinischen Zentrum oder einer ambulanten, ärztlichen Praxis. Großer Wert wird auf die Einbindung von Kooperationspartnern wie z. B. Sportvereine gelegt, die nachhaltig den Grad der Aktivität steigern oder beibehalten sollen (Abb. 5.7).

Innovative Aspekte von move & eat & more

- Einbeziehung der Eltern, Geschwister, Umfeld
- Angebot von Elternschulungen
- Psychosoziale Betreuung unter Berücksichtigung der besonderen Situation, in der sich die Kinder und Jugendlichen befinden
- Schulung von übergewichtigen Jugendlichen auch höheren Alters (bis 18 Jahre)
- Vernetzung mit sozialem Umfeld z. B. in Form von Sportvereinen

Handlungsempfehlungen

Die Verbesserung der Gesundheit von übergewichtigen Kindern und Jugendlichen setzt eine frühestmögliche Intervention und sektorenübergreifende Lösungsansätze voraus (s. auch ◻ Tabelle 5.3). Die Behandlung des Übergewichts – schon in jungen Jahren – ist eine gesamtgesellschaftliche Aufgabe, die von den Institutionen vernetzt wahrgenommen werden muss, um einen nachhaltigen Erfolg zu erzielen. Unterschiedliche soziale Voraussetzungen der Zielgruppe bedingen ein vernetztes Angebot auf verschiedenen Handlungsebenen. Explizit bedeutet dies eine enge Zusammenarbeit von behandelnden Ärzten, Betreuern sowie Beteiligten der Lebenswelt junger Personen, um das Krankheitsbild zu erkennen und zu handeln. Dabei gilt es, früh anzusetzen und jungen Familien rechtzeitig Impulse für eine gesunde Lebensweise zu vermitteln. Schwangerschaft, frühkindliche Erziehung, Kitas und Schulen sind dabei wichtige Ansatzpunkte zur Bewusstseinsbildung und Ausbildung von gesunder Lebensführung. Hier gilt es, Angebote und Informationen zu verknüpfen und eine weitreichende Zusammenarbeit über sektorale Grenzen hinaus zu ermöglichen.

Qualitätssicherung/Evaluation

Das Schulungsprogramm move & eat & more wird durch eine randomisierte, kontrollierte Studie evaluiert. Die Studie findet unter der Leitung von Prof. Joachim Westenhöfer, Hochschule für Angewandte Wissenschaften, Hamburg, statt.

Ziel der Studie ist die Überprüfung und Dokumentation der Wirksamkeit von move & eat & more. Hieraus sollen sich eine Bewertung und Optimierung der Schulungsmaßnahmen ableiten lassen. Entsprechend den Leitlinien zur Behandlung der Adipositas bei Kindern und Jugendlichen (AGA 2006) werden insbesondere drei Zielparameter der Behandlung als Zielgrößen der Evaluation hervor gehoben:

- die Verhaltensänderung,
- die Gewichtsabnahme und
- die Bestimmung des Fitness-Status.

◻ **Tabelle 5.3.** Handlungsempfehlungen zur Therapie von übergewichtigen Kindern und Jugendlichen (eigene Darstellung)

Ziele	Aktivitäten
Krankheitsbild erkennen und handeln	Enge Zusammenarbeit von move & eat & more mit zuweisenden Ärzten, Schulen, Jugendämtern und weiteren Settings
Interventionen einleiten und nachhaltig begleiten	Einbindung von Kinder- und Jugendärzten in das Schulungsprogramm; ausführliche Bestandsaufnahme der Familienstruktur und -aktivitäten; Erarbeitung einer individuellen, familienbezogenen Lösungsstrategie
Bewusstsein schaffen	Innerhalb der Familie Kompetenzen erwerben, um grundsätzlich den Lebensstil zu ändern; Erlernen kleiner Schritte; Erlernen, selbst Verantwortung für einen gesunden Lebensstil zu übernehmen
Einbeziehen der Familie	Angebot von Elternschulungen, individuelle psychosoziale Beratung; Hinzuziehen von externen Beratungsinstitutionen der Sozial- und Gesundheitsbehörden; Protokollierung der Umsetzung
Der Persistenz von Übergewicht frühestmöglich entgegenwirken	Frühes Bewusstsein für gesunde Lebensführung schaffen; (kleine) Erfolgserlebnisse schaffen; Persönlichkeit und Selbstvertrauen der jungen Übergewichtigen fördern
Teufelskreislauf von Inaktivität und Gewichtszunahme zu durchbrechen	Motivation für aktive Alltagsbewältigung stärken durch gemeinsames Kochen, Einkaufen und Alltagsplanung; einfache Strategien zum Zeit- und Selbstmanagement; Einbindung in externe Sportvereine und -angebote
Entstehung psychosozialer Probleme verhindern	Bedürfnisse speziell der Betroffenen von Beginn an eruieren; Problemfelder bewusst machen; Defizite in der Familie und im sozialen Umfeld analysieren und Lösungsansätze erarbeiten
Folgeerkrankungen verhindern	Aufmerksamkeit schaffen; eigenes Körpergefühl durch physiotherapeutische Maßnahmen verbessern; Gewichtsreduktion bzw. Gewichtskonstanz durch Änderung des Ess- und Bewegungsverhaltens
Förderung der Nachhaltigkeit	Von Beginn an Anpassung an die Alltagsbedingungen; Spaß für Bewegung und gesunde Ernährung erzeugen; Erfolgserlebnisse sichtbar machen; Rückfallprophylaxe einüben; Selbstvertrauen ausbauen

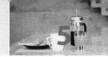

Die Evaluation soll untersuchen, ob durch die Maßnahme die angestrebten Verhaltensänderungen erreicht werden und ob diese Veränderungen zu einer Verringerung der Adipositas führen. Probanden sind Kinder und Jugendliche ab einem Alter von 10 Jahren. Die Rekrutierung der Probanden erfolgt durch den Hausarzt der jeweiligen Region an verschiedenen Standorten. Neben der Interventionsgruppe wird es eine Kontrollgruppe geben. Es werden die Veränderungen der Zielparameter innerhalb eines Jahres gemessen. Um die Nachhaltigkeit zu prüfen, wird es 3 und 5 Jahre nach Beginn der Therapie einen weiteren Follow-up-Messzeitpunkt geben, an dem erneut die Zielparameter erhoben werden.

Mittels Fragebögen zu verschiedenen Modulen werden die Kinder bzw. Jugendlichen, die Eltern und zum Ende der Schulung auch die Therapeuten befragt. Die Fragebögen untersuchen z. B. das Ernährungs- und Essverhalten, eine Selbst- und Kompetenzeinschätzung oder z. B. Fragen zur Lebensqualität. Weiterhin gibt es einen Aktivitäts- und einen Beurteilungsbogen am Ende der Therapie.

5.3.4 Fazit

Die vorgestellten Interventionen verdeutlichen den hohen Anspruch, der von einem interdisziplinären Ansatz zur Therapie von Kindern und Jugendlichen ausgeht. Entscheidend ist, überhaupt einen Einstieg in die Therapie zu finden und zwar im Zusammenspiel mit der Familie und des sozialen Netzes. Zum Erfolg führen eher niederschwellige Angebote zur Überwindung der Inaktivität, erste kleine Schritte in Richtung Bewusstsein für einen anderen, gesünderen Lebensstil. Das Schulungsteam arbeitet mit hohem Engagement, einen Anschub innerhalb der Familien zu bewirken und Angebote miteinander zu vernetzen. Besonders wichtig, aber auch zeitintensiv, ist die Koordination von weiterführenden Maßnahmen, z. B. wenn es um die psychosoziale Unterstützung der Familien in Form von Erziehungsberatung geht. In jedem Fall erfordert eine nachhaltige Wirkung solcher Programme ein breitflächiges, gesamtgesellschaftliches Angebot gesundheitsförderlicher Interventionen in jeder Lebensphase.

Literatur

Andersen RE, Wadden TA, Bartlett SJ, Zemel B, Verde TJ, Franckowiak SC (1999) Effects of lifestyle activity vs structured aerobic exercise in obese women: a randomized trial. J Am Med Assoc 281: 335–340

AGA (Arbeitsgemeinschaft Adipositas im Kindes- und Jugendalter) (2006). Leitlinien der Arbeitsgemeinschaft Adipositas im Kindes- und Jugendalter

AGA (2009) Leitlinie 2009 der AGA zur Therapie der Adipositas im Kindes- und Jugendalter (S3). www.a-g-a.de (Zugriff am 26.07.2010)

Beets MW, Vogel R, Forlaw L, Pitetti KH, Cardinal BJ (2006) Social support and youth physical activity: the role of provider and type. Am J Health Behav 30: 278–289

Berkey CS, Rockett HR, Gillman MW, Colditz GA (2003) One year changes in activity and inactivity among 10-15 year-old boys and girls: relationship to change in body mass index. Pediatrics 111: 836–843

Britz B, Siegfried W, Ziegler A, Lamertz C, Herpertz-Dahlmann BM, Remschmidt H, Wittchen HU, Hebebrand J (2000) Rates of psychiatric disorders in a clinical study group of adolescents with extreme obesity via a population based study. Int J Obes 24: 1707–1714

Ebbeling CB, Pawlaw DB, Ludwig DS (2002) Childhood obesity: public-health crisis, common sense cure. Lancet 360: 473–482

Epstein LH, Valoski AM, Vara LS, McCurley J, Wisniewski L, Kalarchian MA, Klein KR, Shrager LR (1995) Effects of decreasing sedentary behaviours an increasing activity on weight change in obese children. Health Psychol 14: 109–115

Flodmark CE, Lissau I, Moreno LA, Pietrobelli A, Widhalm K (2004) New insights into the field of children and adolescents' obesity: the European perspective. Int J Obes Relat Metab Disord 28: 1189–1196

Gidding SS, Dennison BA, Birch LL, Daniels SR, Gillman MW, Lichtenstein AH, Rattay KT, Steinberger J, Stettler N, Van Horn L (2006) Dietary recommendations for children and adolescents: a guide for practitioners. Pediatrics 117: 544–559

GKV Spitzenverband (2008) Leitfaden Prävention, Gemeinsame und einheitliche Handlungsfelder und Kriterien der Spitzenverbände der Krankenkassen zur Umsetzung von §§ 20 und 20a SGB V vom 21. Juni 2000 in der Fassung vom 2. Juni 2008

Gortmaker SL, Must A, Sobol AM, Peterson K, Colditz GA, Dietz WH (1996) Television watching as a cause of increasing obesity among children in the United States, 1986-1990. Arch Pediatr Adolesc Med 150: 356–362

Korsten-Reck U, Kromeyer-Hauschild K, Korsten K, Rücker G, Dickhuth HH, Berg A (2005). Freiburg Intervention Trial for Obese Children (FITOC): results of a clinical observation study. Int J Obes (London) 29: 356–361

Kunze D, Wabitsch M (2006) Leitlinie zur Prävention und Therapie von Übergewicht und Adipositas im Kindes- und Jugendalter. URL: www.a-g-a.de

Reilly JJ, McDowell ZC (2003) Physical activity interventions in the prevention and treatment of paediatric obesity: systematic review an critical appraisal. Proc Nutr Soc 62: 611–619

Reinehr T, Andler W, Kapellen T, Kiess W, Richter-Unruh A, Schönau E, Seewi O, Heinze E, Wabitsch M (2005a) Clinical characteristics of type 2 diabetes mellitus in overweight European Caucasian adolescents. Exp Clin Endocrinol Diabetes 113: 167–170

Reinehr T, Stoffel-Wagner B, Roth CL, Andler W (2005b) High sensitive C-reactive protein, tumor necrosis factor-alpha and cardiovascular risk factors before and after weight loss in obese children. Metabolism 54: 1155–1161

Reinehr T, Bürk G, Andler W (2002) Diagnostik der Adipositas im Kindesalter. Pädiatr Prax 60: 463–474

Robert Koch-Institut (2006) KIGGS 2006, Studie zur Gesundheit von Kindern und Jugendlichen in Deutschland. RKI, Berlin

Robinson TN (1999) Reducing children's television viewing to prevent obesity: a randomized controlled trial. JAMA 282: 1561–1567

van Egmond-Fröhlich A, Mößle T, Ahrens-Eipper S, Schmid-Ott G, Hüllinghorst R, Warschburger P (2007) Übermäßiger Medienkonsum

von Kindern und Jugendlichen: Risiken für Psyche und Körper.
Dtsch Ärztebl 104: A-2560/B-2262/C-2194

Wabitsch M, Hauner H, Hertrampf M, Muche R, Hay B, Mayer H,
Kratzer W, Debatin KM, Heinze E (2004) Type 2 diabetes mellitus
and impaired glucose regulation in Caucasian children and adolescents with obesity living in Germany. Int J Obes Relat Metab
Disord 28: 307–313

Wiegand S, Maikowski U, Blankenstein O, Biebermann H, Tarnow P,
Grüters A (2004) Type 2 diabetes and impaired glucose tolerance
in European children and adolescents with obesity – a problem
that is no longer restricted to minority groups. Eur J Endocrinol
151: 199–206

Suchtmittelkonsum

Der Konsum von Alkohol und Tabak ist in unserer Gesellschaft weit verbreitet. Rund drei Viertel der erwachsenen Bevölkerung trinken zumindest gelegentlich Alkohol und fast ein Drittel rauchen. Suchtmittelkonsum stellt auch bei Jugendlichen und jungen Erwachsenen ein gängiges Verhalten dar.

Risikobehaftete Konsummuster, die sich im Jugendalter etablieren, sind relativ stabil und erhöhen die Wahrscheinlichkeit für eine eingeschränkte Lebensqualität und frühzeitigen Tod. Der Grad zwischen Gewohnheit und den ersten Anzeichen einer Abhängigkeitsproblematik kann schmal sein, ein Übergang vollzieht sich oftmals schleichend und unmerklich. Aus einer entstandenen Abhängigkeitsproblematik können sich für die Betroffenen und deren Angehörige weitreichende Konsequenzen ergeben, welche sich von körperlichen Schädigungen sowie psychischen und sozialen Problemen bis hin zum verfrühten Tod erstrecken.

Das vorliegende Kapitel befasst sich mit den legalen Drogen Tabak und Alkohol. In Kapitel 6.1 werden Grundlagen zu wirksamen Kampagnen beschrieben, die Jugendliche erreichen. Praktische Beispiele von Kampagnen der Bundeszentrale für gesundheitliche Aufklärung werden in Kapitel 6.2 vorgestellt. Erläutert werden zielgruppenorientierte mediale Gesundheitskampagnen sowie personalisierte Maßnahmen und Strategien, die Einblicke in die jugendorientierte Suchtprävention bieten. Welche Faktoren zu der Entwicklung einer Alkoholabhängigkeit beitragen, zeigt Kap. 6.4. Einen breiten Überblick über deutsche und internationale familienbasierte Interventionen zur Prävention und Behandlung von Substanzmittelkonsum bzw. -abhängigkeit bündelt Kap. 6.4. Die

politischen Dimension des Substanzkonsums wird im folgenden Kapitel deutlich. Die niedersächsische Drogenbeauftragte beantwortet Fragen zum Status quo und zu zukünftigen Herausforderungen bzgl. der Reduzierung des Suchtmittelkonsums bei Jugendlichen und jungen Erwachsenen (Kap. 6.5). Wie eine Präventionskampagne im Setting Schule umgesetzt werden kann, zeigt abschließend das Praxisprojekt »Tom und Lisa feiern eine Party« (Kap. 6.6).

6.1 Jugendliche gezielt erreichen: Strategien für erfolgreiche Kommunikationskampagnen

Heinz Bonfadelli

Gesundheitskommunikation ist seit den 1990er Jahren zu einem immer wichtiger werdenden Feld der empirischen Kommunikationswissenschaft geworden (z. B. Ray u. Donohew 1990; Atkin u. Wallack 1990; Jazbinsek 2000; Hornick 2002; Hurrelmann u. Leppin 2001; Bleicher u. Lampert 2003). Neben inhaltsanalytischen Untersuchungen zum Thema »Gesundheit in den Medien« hat sich die anwendungsorientierte (Evaluations-)Forschung insbesondere mit der Wirksamkeit von öffentlichen Kommunikationskampagnen beschäftigt, die sich zu Themen wie »Rauchen«, »Alkohol«, »Drogenmissbrauch« oder »AIDS« speziell an die Zielgruppen der Jugendlichen und jungen Erwachsenen richten (z. B. Rogers u. Storey 1988; Salmon 1989; Windahl et al. 2009; Rice u. Atkin 2002, 2003; Bonfadelli 2004b).

Strategisch geplante, systematische und zielgruppenorientierte Massenmedienkampagnen mit gesundheitsbezogenen Botschaften sind mehr oder weniger erfolgreich in der Sensibilisierung, im Schaffen von Problembewusstsein, in der Vermittlung von Wissen sowie in der Beeinflussung von Einstellungen und Verhaltensweisen. Sie sollen das Risikobewusstsein erhöhen, Risikoverhalten minimieren oder neue Formen des gesundheitsbewussten Verhaltens anregen. Und aktuelle Metaanalysen (z. B. Snyder u. Hamilton 2002) zeigen, dass solche Kampagnen tatsächlich wirksam sind bzw. wirksam sein können, wenn sie auf sozialwissenschaftlicher Basis konzipiert, realisiert und evaluiert werden.

Mittlerweile gibt es eine breite Palette unterschiedlicher *theoretischer Perspektiven* (vgl. Bonfadelli u. Friemel 2010), welche zusammen mit *Evaluationsansätzen* (Valente 2002) die theoriebasierte Planung, Realisation und Evaluation von Gesundheitskampagnen erlauben. Für Kampagnenpraktiker sind diese wissenschaftlichen Erkenntnisse bereits in eine beträchtlichen Zahl von Leitfäden umgesetzt, welche rezeptbuchartig die erfolgreiche Konzeption von Kommunikationskampagnen erlauben (z.B. Simmons 1990, Baker et al. 1992, Maibach u. Parrott 1995).

6.1.1 Öffentliche Gesundheitskampagnen: Definition und Abgrenzungen

Der Begriff »öffentliche Kommunikationskampagne« (Rogers u. Storey 1988; Rice u. Atkin 2002; Bonfadelli 2004b) umfasst
1. die Konzeption, Durchführung und Kontrolle von
2. systematischen und zielgerichteten
3. Kommunikationsaktivitäten zur
4. Förderung von Problembewusstsein und Beeinflussung von Einstellungen und Verhaltensweisen gewisser
5. Zielgruppen in Bezug auf
6. soziale Ideen, Aufgaben oder Praktiken, und zwar im
7. positiven d.h. gesellschaftlich erwünschten Sinn.

Der Einsatz von öffentlichen Kommunikationskampagnen in den klassischen Massenmedien (Presse und Fernsehen), den Spezialmedien (Plakate und Broschüren) und neu im Internet, aber auch via interpersonaler Kommunikation in der nicht medienvermittelten Öffentlichkeit (z. B. Schule, Ärzte) hat seit den 1980er und 1990er Jahren als Strategie zur Lösung mannigfacher gesellschaftlicher Probleme deutlich zugenommen.
a) *Nach »Außen«* können Kampagnen abgegrenzt werden von *technischen Strategien* der Problemlösung (z. B. Drogenentzugsprogramme oder separate Fumoirs) und

b) von *gesetzgeberischen Maßnahmen* wie Geboten und Verboten (z. B. Verbot des Alkoholverkaufs an Minderjährige oder Rauchverbot in öffentlichen Räumen). Nicht zuletzt die damit verknüpften Probleme im Vollzug und in der Sanktionierung haben
c) *ökonomischen Strategien* wie Lenkungsabgaben (z. B. Besteuerung von Alkohol und Tabak) oder finanziellen Anreizen Auftrieb gegeben.

Obwohl solche nichtkommunikativen Maßnahmen der Problemlösung oft unverzichtbar sind, erweisen sie sich meist als nicht hinreichend. Sie bedürfen mindestens der Ergänzung durch Kommunikationskampagnen, um sie den Bürgern gegenüber zu begründen und zu legitimieren. Umgekehrt erhöhen flankierende Maßnahmen technischer, gesetzgeberischer und ökonomischer Art wiederum die Wirkung von Kommunikationskampagnen.

Nach »*Innen*« müssen Kommunikationskampagnen gegenüber anderen kommunikativen Strategien wie Werbung und PR, aber auch der Massenkommunikation abgegrenzt werden:
a) *Werbung* ist ebenfalls intendiert und basiert auf kommunikativen Mitteln, und Kommunikationskampagnen benutzen in der Werbung erprobte Botschaften und den Werbeteil von Medien als Kanäle. Öffentliche Kommunikationskampagnen wollen jedoch nicht wie die Werbung den Absatz von Produkten erhöhen und das Kaufverhalten im Interesse des Anbieters stimulieren.
b) *Public Relations* wiederum hat als Organisationsfunktion interessengeleitet die Aufgabe, Vertrauen für Organisationen, aber auch für staatliche Instanzen wie beispielsweise in der Schweiz das Bundesamt für Gesundheit in der Öffentlichkeit zu schaffen. Dementsprechend steht das Image des Auftraggebers selbst und nicht das Gesundheitsverhalten im öffentlichen Interesse im Zentrum.
c) Schließlich bestehen systematische Unterschiede zwischen der *Massenkommunikation* und öffentlichen Kommunikationskampagnen. Obwohl die Massenmedien Gesundheitsfragen oder das gesellschaftliche Problem »Sucht« regelmäßig thematisieren, geschieht dies tendenziell für ein heterogenes und breites Publikum, das sie informieren und orientieren wollen. Dementsprechend steht nicht die intendierte und geplante Beeinflussung von homogenen Zielgruppen mittels speziell darauf zugeschnittener uniformer Botschaften während einer bestimmten Zeitperiode und mit einem spezifischen Anliegen wie bei öffentlichen Gesundheitskampagnen im Zentrum.

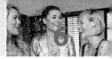

Abgrenzungen und Schnittstellen zu anderen Maßnahmen im Gesundheitsbereich wie Gesundheitsintervention, Gesundheitsprävention, Gesundheitsförderung, Gesundheitsbildung, Gesundheitsarbeit sind konzeptionell eher unscharf, da diese ebenso auf Kommunikation und Information beruhen, intendiert und geplant sind sowie die gezielt Beeinflussung von als schädlich erkannten Verhaltensweisen anstreben. Allerdings beruhen diese Gesundheitsstrategien stärker auf interpersonaler Kommunikation, die in institutionelle Kontexte (Arbeitsbereich, Schule, Freizeit) eingebunden ist.

6.1.2 Fokus »Sucht« einerseits und »Jugend« andererseits

Die folgenden Ausführungen fokussieren auf den Gegenstandsbereich der »Suchtproblematik«. Inhaltlich fallen darunter Bereiche wie Alkohol, Tabak und illegale Drogen; in jüngster Zeit werden allerdings auch substanzunabhängige Verhaltensweisen wie Spiel- und Internetsucht oder sog. Smart Drugs bzw. leistungssteigerndes Doping vermehrt als gesellschaftliche Probleme diskutiert. Auf der *Verhaltensebene* bestehen Unschärfen, insofern Gesundheitskampagnen auf den »problematischen« Konsum zielen, wobei unscharf mit Begriffen wie »Abhängigkeit«, »Missbrauch« oder »problematischem Konsum« gearbeitet wird. Trendmäßig ist ein Wechsel vom ausschließlich abstinenzorientierten Ansatz in Richtung auf Schadensminderung bzw. risikoarmen Konsum erkennbar. Bei der *Legitimation von Gesundheitskampagnen* handelt es nicht zuletzt immer auch um ein Spannungsfeld, insofern zwischen dem Anspruch auf (Konsum-)Freiheit und individueller Selbstverantwortung einerseits und den gesellschaftlichen Kosten sowie der Verantwortung des Staates andererseits abgewogen werden muss.

>> Die wirkliche Herausforderung besteht in einem Zurückdrängen des Einflusses der Tabaklobbyisten auf Gesetzgebungsprozesse. Sie haben bislang massiv interveniert, sobald wirksame Maßnahmen in der Tabakprävention vorgeschlagen wurden. Ebenfalls wurde bislang ein Verbot aller derjenigen Tabakzusatzstoffe verhindert, die Kindern und Jugendlichen das Rauchen erleichtern und das Suchtpotential erhöhen. <<
Dr. Martina Pötschke-Langer, Deutsches Krebsforschungszentrum, Stabsstelle Krebsprävention, Heidelberg

Gleichzeitig wird auf das *Alterssegment der Jugendlichen und jungen Erwachsenen* fokussiert. Jugendschutz gehört unbestritten zu den wichtigen staatlichen Aufgaben

im Gesundheitsbereich, nicht zuletzt darum, weil viele Muster des problematischen Substanzkonsums und der Suchtabhängigkeiten in der Jugend, d. h. im Übergang zum Erwachsenenalter erworben werden.

6.1.3 Systemmodell öffentlicher Gesundheitskampagnen

Die Konzeption von modernen Kommunikationskampagnen basiert auf *Systemmodellen* (Simmons 1990; Bonfadelli 2004b), die Kampagnen prozessorientiert als Set von sieben zusammenhängenden Aufgaben bzw. Komponenten betrachten, und zwar von der Problemanalyse, über die Definition von Zielen, die Segmentation von Zielgruppen, die Konstruktion von Kampagnenbotschaften und die Wahl geeigneter Kanäle bis zur Evaluation der Effektivität, die nachfolgend kurz beschrieben werden (◘ Abb. 6.1).

Kampagnenkontext

Die Entscheidung für eine Gesundheitskampagne, deren Konzeption und Realisierung wird vielfach von einer Gesundheitsorganisation wie dem Bundesamt für Gesundheit in der Schweiz (BAG) oder der Bundeszentrale für gesundheitliche Aufklärung in Deutschland (BZgA) getroffen, um ein als gravierend angesehenes Gesundheitsproblem (Tabak, Alkohol, Sucht) bei einer Zielgruppe (Jugendliche oder junge Erwachsene) zu lösen, und zwar mit einer kommunikativen Strategie. Als Voraussetzung gilt, dass die involvierten *gesellschaftlichen Stakeholder* von der Schwere des Gesundheitsproblems überzeugt sind; zudem braucht es einen Konsens, dass das Problem mit einer kommunikativen Strategie erfolgversprechend angegangen werden kann. Dabei sollten die Ansichten der *Stakeholder* (Administration, Politiker, Verbände, Experten, Medien) bezüglich der Kampagnenziele, den anvisierten Zielgruppen und der Problemlösestrategie sowie den gewählten Botschaften möglichst übereinstimmen. Falls Uneinigkeit über die tangierten gesellschaftlichen Wertvorstellungen, die Zielsetzung oder den gesellschaftlichen Nutzen der Kampagne besteht, ist deren erfolgreiche Durchführung gefährdet (Salmon 1989).

Als »*Best Practice*« kann festgehalten werden, dass alle relevanten Stakeholder möglichst frühzeitig in den Prozess der Entscheidungsfindung und Kampagnenplanung miteingebunden werden sollten. »*Herausforderungen und Gefahren*« bestehen dann, wenn ein Dissens zwischen den Kampagnenplanern und den involvierten Stakeholdern besteht oder die Kampagenplaner den scheinbar bestehenden Konsens überschätzen.

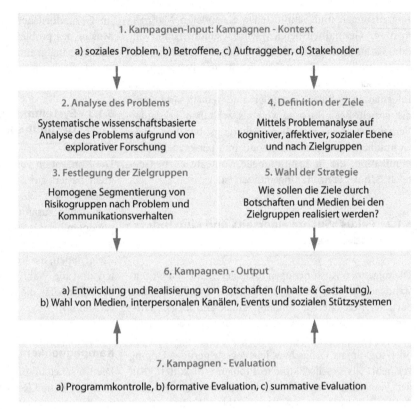

1. Kampagnen-Input: Kampagnen - Kontext

a) soziales Problem, b) Betroffene, c) Auftraggeber, d) Stakeholder

2. Analyse des Problems

Systematische wissenschaftsbasierte
Analyse des Problems aufgrund von
explorativer Forschung

4. Definition der Ziele

Mittels Problemanalyse auf
kognitiver, affektiver, sozialer Ebene
und nach Zielgruppen

3. Festlegung der Zielgruppen

Homogene Segmentierung von
Risikogruppen nach Problem und
Kommunikationsverhalten

5. Wahl der Strategie

Wie sollen die Ziele durch
Botschaften und Medien bei den
Zielgruppen realisiert werden?

6. Kampagnen - Output

a) Entwicklung und Realisierung von Botschaften (Inhalte & Gestaltung),
b) Wahl von Medien, interpersonalen Kanälen, Events und sozialen Stützsystemen

7. Kampagnen - Evaluation

a) Programmkontrolle, b) formative Evaluation, c) summative Evaluation

◻ Abb. 6.1. Systemmodell von Kommunikationskampagnen (eigene Darstellung)

Analyse des Problems

Der Erfolg von Kommunikationskampagnen basiert auf einer systematischen und unvoreingenommenen Problemanalyse auf wissenschaftlicher Basis. Insbesondere müssen die bestehenden Erkenntnisse über die betroffenen Jugendlichen und jungen Erwachsenen als relevante Zielgruppe, die Ursachen des Problems, intervenierende Faktoren und Veränderungsmöglichkeiten gesammelt und ausgewertet werden. Ist der vorhandene Wissensstand nicht ausreichend, muss vorgängig eine Situationsanalyse durchgeführt werden. Abzuklären ist auch, ob Problemwahrnehmung und Problemlösung eher auf *individueller oder gesellschaftlicher Ebene* liegen und inwiefern Kommunikation bzw. weitere soziale oder ökonomische Einflussfaktoren eine Rolle spielen, aber auch welche *Barrieren* Verhaltensänderungen entgegenstehen.

Als »*Best Practice*« kann eine Gesundheitskampagne dann gelten, wenn deren Planung auf einer sorgfältigen und wissenschaftlich fundierten Problemanalyse beruht. Abzuklären ist auch, wie die Betroffenen selbst Problemursachen und Lösungsansätze perzipieren. »*Herausforderungen und Gefahren*«: Wegen bestehender Interessenskonstellationen geschieht die Problemanalyse einseitig aus der Sicht des Auftraggebers, betont zu stark nur das einzelne Individuum und berücksichtigt kontextuelle Faktoren zu wenig. Zudem: Nicht alle Probleme sind Kommunikationsprobleme.

Festlegung und Segmentierung von Zielgruppen

Moderne Gesundheitskampagnen sollten wegen der technisch bedingten Einseitigkeit der Massenmedien ohne Feedbackmöglichkeit explizit auf spezifizierte Zielgruppen hin ausgerichtet sein. Dies ist durch die Kampagnenbotschaften bedingt, die vorgängig entwickelt und auf die Zielgruppen der Kampagne hin zugeschnitten werden sollten. Auch ist das Kommunikationsverhalten der Zielgruppen für die optimale Medienwahl von Bedeutung. Flexible Anpassung der Botschaften und Feedback durch die Zielgruppen sind nur im Internet möglich.

Es gibt verschiedene *Verfahren zur Segmentierung von Zielgruppen,* wobei neben Soziodemographie und Lebensstiltypologien vor allem der konkrete *Bezug zum Problem* und die *Phase im Prozess der Verhaltensänderung* entscheidend sind. Zielgruppen sind beispielsweise

a) nicht durch das Problem betroffen,
b) selbst nicht betroffen, aber als Bezugspersonen relevant,

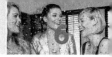

c) betroffen, aber noch nicht sensibilisiert,

d) sensibilisiert, aber handeln noch nicht,

e) sensibilisiert und schon mit gewünschtem Verhalten.

Bei Kommunikationskampagnen, die sich an Jugendliche richten, stellen sich spezifische Herausforderungen (vgl. Shanahan et al. 2000; Flynn et al. 2007). Allerdings ist zu betonen, dass »Jugend« als alleiniges Kriterium für die Zielgruppensegmentierung nicht genügt. Zudem gibt es »die Jugend« als homogene Gruppe nicht. *Entwicklungspsychologisch* gilt für das Jugendalter, dass starke Eindrücke gesucht werden (Sensation Seeking), was bei der Gestaltung der Kampagnenbotschaften zu berücksichtigen ist.

>> Präventive Maßnahmen sollten alle eine soziale Komponente beinhalten und dabei den Umgang mit den zahlreichen jugendlichen Subkulturen in gleicher Weise lehren, wie die Prozesse der Abgrenzung von der Primärgruppe und der Suche nach Autonomie und Individuation unterstützen helfen. <<
Prof. Dr. Bernd Röhrle, Klinische Psychologie und Psychotherapie, Philipps-Universität Marburg

In *sozialer Hinsicht* sind die »Peers« als Referenzgruppen für Jugendliche besonders wichtig. Diese können als Meinungsführer (im Schul- und Freizeitkontext) in Kampagnen eingebunden werden. In *medialer Hinsicht* ist der Einsatz von zielgruppenspezifischen Medien wichtig: Kino-Spots und Jugendmagazine, aber auch das Internet als Leitmedium. Jugendliche bewegen sich in (pluralistischen) Szenen, wobei die Kenntnis der entsprechenden Szenen-Codes wichtig ist. Spezifische Strategien umfassen szeneorientiertes Event-Sponsoring oder Szene-Medien wie Flyers und Cards. Bei der Gestaltung der Botschaften ist auf *jugendspezifische Ansprache* zu achten, aber auch schwierig, da diese von Jugendlichen oft als »pseudo-jugendlich« abgelehnt wird. *Glaubwürdigkeit*, aber ohne sich anzubiedern, ist für den Erfolg von jugendspezifischen Kampagnen wichtig, etwa durch den Einsatz von Stars mit *Vorbildfunktion*. Umgekehrt sollten jugendorientierte Kommunikationskampagnen keinen »erhobenen Zeigefinger« benutzen; Jugendliche wollen nicht von »Erwachsenen« belehrt werden.

Als *»Best Practice«* gelten eine problembezogene und nicht nur eine soziodemografisch äußerliche Segmentierung der Zielgruppen sowie die Berücksichtigung der Mediennutzung der Zielgruppen. Gerade bei der Zielgruppe »Jugendliche« sind vorgängig durchgeführte Pretests besonders wichtig. *»Herausforderungen und Gefahren«* bestehen, wenn Kampagnen sich zu unspezifisch »an die gesamte Bevölkerung« oder »an die Jugend« wenden.

Definition von Kampagnenzielen

Einer Kampagne müssen immer explizit formulierte Ziele zugrunde liegen, weil diese die Voraussetzung für die Wahl einer geeigneten Strategie und die inhaltliche Bestimmung der Botschaften bilden. Auch kann die Effektivität einer Kampagne nur evaluiert werden, wenn vorgängig die zu erreichenden Ziele *möglichst konkret und zeitbezogen* formuliert worden sind.

Kampagnenziele können auf der *kognitiven, affektiven oder konnativen (Verhaltens-)Ebene* definiert werden. Auf Ebene des Verhaltens können die Kampagnenziele weiter variiert werden, indem

1. bestehende Verhaltensmuster beispielsweise des Nichtrauchens bestätigt und verstärkt werden sollen;
2. neue Verhaltensweisen gelernt und ausgeübt werden sollten wie etwa das engagierte Verhalten von Nichtrauchern gegenüber rauchenden Kollegen oder
3. existierende Verhaltensmuster wie das habitualisierte Rauchen in Richtung des Nichtrauchens verändert werden sollten.

Als *»Best Practice«* – auf eine kurze Formel gebracht – sollten Kampagnenziele »SMART« sein (vgl. The Health Communication Unit 1999):

- S pecific   konkret
- M easurable   messbar
- A ttainable   erreichbar
- R ealistic   realistisch
- T ime-limited   mit explizitem Zeitbezug

Wahl der Strategie

Die gewählte Strategie stellt die Verbindung zwischen den Zielen der Kommunikationskampagne und den Botschaften her. Der Zielgruppe muss möglichst konkret aufgezeigt werden, wie die Ziele erreicht werden sollen und auch können.

a) Viele Kampagnen basieren nach wie vor allein auf einer *kognitiven Strategie*, indem mit Information rationale Einsicht angestrebt wird. Beispiel: »Es ist wissenschaftlich erwiesen, dass Rauchen gesundheitsschädigend ist.« Weil im Alltag aber meist Diskrepanzen zwischen Einsicht und Verhalten bestehen, ist die kognitive Strategie zu ergänzen

b) durch *affektive Strategien* mit Betonung von Belohnung und Benefits, aber auch Sanktionen und

c) *soziale Strategien* mit Bezug auf Gruppennormen und sozialem Druck. Sie basiert auf der Prämisse, dass Menschen soziale Wesen sind, die sich an den Normen und Verhaltensweisen anderer Menschen orientierten und durch andere Menschen beeinflusst werden.

Auf kognitiver Ebene wird im Bereich der Gesundheits-kampagnen vor allem die von Bandura (2002) entwickelte *sozial-kognitive Lerntheorie* erfolgreich angewandt. Sie geht davon aus, dass der Zielgruppe prägnante, attraktive und verhaltensrelevante Modelle angeboten werden müssen, die dann gelernt und imitiert werden. In Ergänzung und als Weiterentwicklung der Lerntheorie kommt heute dem *Efficacy-Konzept* wachsende Bedeutung zu: Die Zielgruppen müssen davon überzeugt werden, dass sie einerseits fähig sind, das propagierte Verhalten selbst auszuführen – Selbstwirksamkeit –, und andererseits müssen sie davon überzeugt werden, dass das propagierte Verhalten tatsächlich auch zum entsprechenden Ziel (Reduktion des Risikos) führt: *Handlungswirksamkeit.*

In der Gesundheitspsychologie einerseits und in der Risikokommunikationsforschung andererseits sind die sozial-kognitive Lerntheorie zusammen mit dem Selbstwirksamkeitskonzept in noch umfassendere *Ansätze des Gesundheits- und Risikoverhaltens* integriert worden, wie beispielsweise das Health-Belief-Modell oder die Theorie des geplanten Verhaltens. In diesen Modellen (vgl. Knoll et al. 2005) werden folgende Einflussfaktoren als Prädiktoren für gesundheits- bzw. sicherheitsbewusstes Verhalten herausgestellt:
- Einschätzung der Bedrohung als Resultat der perzipierten *Schwere einer Gefahr* durch die Zielgruppe (1) einerseits und der perzipierten eigenen *Vulnerabilität* (2) andererseits.
- Einschätzung der Bewältigung als Resultat von perzipierter *Selbstwirksamkeit* (3) sowie *Handlungswirksamkeit* (4) andererseits, und zwar in Abwägung mit den *Handlungskosten* (5).

Als Fazit ergibt sich, dass die Zielgruppe die Bedrohung bzw. das eigene Risiko im Sinne einer *Kosten-Nutzen-Abwägung* beurteilt und entsprechende *Schutzmaßnahmen* in der Folge unternimmt oder eben nicht. Entscheidend sind dabei nicht zuletzt die persönlich je unterschiedlichen Wahrnehmungen und Bewertungen, die durch Kommunikationskampagnen beeinflusst werden können.

»Good Practice«: Relevantes Wissen vermitteln, persönliche Betroffenheit erzeugen, Gratifikationen/Benefits bzw. Sanktionen betonen, soziale Unterstützung ansprechen bzw. sozialen Druck aufbauen und gangbare Wege aufzeigen. *»Herausforderungen«* und *»Gefahren«:* Kampagnen sollten nicht nur die kognitive Ebene (rationalistischer Bias!) ansprechen, Kampagnenbotschaften sollten aber auch nicht zur stark nur auf Furchtappelle reduziert werden, die aufgrund von Dissonanzprozessen vielfach sog. »Bumerang-Effekte« nach sich ziehen, d. h. die selektive Vermeidung oder Zurückweisung der Kampagnenbotschaften.

Kampagnenbotschaften: Aufmerksamkeit generieren und verständlich sein

Die Kampagnenbotschaften sind das zentrale und sichtbarste Element einer Kommunikationskampagne. Nach dem *Input-Output-Modell* von McGuire (2001) müssen in einem ersten Schritt die Botschaften verbal und visuell so gestaltet sein, dass sie bei der Zielgruppe *Aufmerksamkeit generieren*, insbesondere auch darum, weil Aufmerksamkeit in der Mediengesellschaft ein *knappes Gut* darstellt. In einem weiteren Schritt müssen die Kampagnenbotschaften *verstanden* und die relevante Information gelernt werden. Dazu postuliert die *sozial-kognitive Lerntheorie* (Bandura 2002), dass Kampagnenbotschaften im Sinne des stellvertretenden Lernens als Modell für eigenes Verhalten gelernt und übernommen werden können, wobei mediatisierende Faktoren wie Deutlichkeit, Komplexität, affektive Valenz und funktionaler Wert eine Rolle spielen. Darüber hinaus besteht nach der *Knowledge-Gap-Perspektive* (Bonfadelli 2004a) immer die Gefahr, dass bereits bestehende Wissensklüfte bei Unterprivilegierten und weniger Gebildeten nicht eingeebnet, sondern noch verstärkt werden. In Bezug auf den dritten und vierten Schritt, die *Akzeptanz und Umsetzung* ins eigene Verhalten, sollte nach der modernen Kampagnenforschung *der persönliche Nutzen und weniger das zugeschriebene Risiko im Zentrum stehen.* Damit der versprochene *Kernnutzen* auch perzipiert und angenommen wird, sollten die Botschaften klar, einfach und möglichst konkret sein. ◘ Tabelle 6.1 fasst die zentralen Probleme bei der Entwicklung von Kampagnenbotschaften, die praxisbezogenen Fragen und die zugehörige Kommunikationstheorie zusammen.

Während *Furchtappelle* – Kampagnen mit sog. Drohfinger – in der theoretischen Literatur und der empirischen Forschung kontrovers diskutiert werden und sich auf formativer Forschung abstützen sollten, arbeiten moderne Kampagnen eher mit *Humor*, der aber von den Zielgruppen verstanden werden muss und nicht vom zentralen Kampagnenthema ablenken darf. Dabei sind alters-, bildungs- und kulturspezifische Randbedingungen nicht zu unterschätzen.

Seit einiger Zeit wird auch das sog. *Edutainment* (Lampert 2003) stärker diskutiert, d. h. die Integration von Kampagnenbotschaften beispielsweise in die Handlung von Soap Operas, analog zum Product Placement in der Werbung.

In theoretischer Hinsicht ist für die Konzeption der Kampagnenbotschaften nicht zuletzt das *Elaboration-Likelihood-Modell* (Petty et al. 2002) relevant, das von *zwei Kommunikationssituationen* ausgeht: Nur bei *hoher Involviertheit*, d. h. wenn das Kampagnenthema für die Zielgruppe relevant ist, kann davon ausgegangen werden, dass sich die Zielgruppe vertieft mit den Kampagnenbotschaften befasst und die Argumente auf einer rationalen

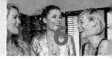

	Problem	Praxisbezogene Fragen	Kommunikationstheorie
1.	Kontakt zu Zielgruppen und Konfrontation mit der Kampagne	Kampagnenbotschaften: – Wie häufig und wie lange? – Welche Medien wie kombinieren?	– Timing und Frequenz – Ermüdungseffekte – Info-Seeking – Media Mix, Two-Step-Flow
2.	Aufmerksamkeit und Interesse wecken für Kampagnenbotschaften	– Emotionalisierung? – Unterhaltende Elemente? – Personalisierung?	– Furchterregung – Low-Involvement-Konzept – Uses-and-Gratifications-Ansatz
3.	Verstehen und Lernen	– Einfachheit, Klarheit – Voraussetzungen? – Explizit sein – Zielgruppenbezug?	– Info-Verarbeitung – Schema-Theorie – Message Strategie – Knowledge Gaps
4.	Überzeugung und Zustimmung erzielen	– Einsatz von Kommunikatoren? – Bei Bedürfnissen ansetzen	– Konsistenz-Theorien – Kanalisierung
5.	Ausführung und Festigung	– Konkrete Verhaltensbeispiele – Alternativen nennen – Auf Erfolg hinweisen – Soziale Unterstützung bzw. Druck – Eigenaktivität, Verantwortung	– Sozial-kognitive Lerntheorie – Reinforcement: Verstärkung – Bezugsgruppen und Normen – Meinungsführer – Self-Efficacy-Theorie

⬛ **Tabelle 6.1.** Prozessorientierte Entwicklung von Kampagnenbotschaften (eigene Darstellung)

Basis systematisch gegeneinander abwägen wird. Gerade im Kampagnenbereich ist jedoch oft von *Situationen mit tiefer Involviertheit* auszugehen, in der die Zielgruppe die Kampagnenbotschaften nur mit geringer Aufmerksamkeit und eher flüchtig und nebenbei zur Kenntnis nimmt. In solchen Situationen sind emotionalisierte und personalisierte Kampagnenbotschaften mit starker Visualisierung im Vorteil.

»*Good Practice*«: So wenig Informationen wie möglich, aber so viel wie nötig. Kampagnenbotschaften sollten zudem Aufmerksamkeit erzeugen (mit Humor), eine hohe Verständlichkeit haben, positiv, d. h. mit Betonung auf Gewinn »geframt« sein (Rothman u. Salovey 1997) und relevante sowie realistische Verhaltensalternativen aufzeigen. »*Gefahren*«: Zu viel schon Bekanntes, aber zu wenig neue Informationen mit Relevanz; Drohfinger im Kontext von Furchtappellen, mit der Gefahr von Bumerang-Effekten.

Kampagnenkanäle: Media-Mix und interpersonale Kommunikation kombinieren

Nach der Diffusions- und Innovationsforschung (Rogers 2000) sind *klassische Massenmedien* (Presse, Radio, TV, Plakate) als Transportkanäle für Kampagnenbotschaften ein kostengünstiges Mittel, möglichst große Zielgruppen anzusprechen. Die geringe Involviertheit und limitierte Interaktivität der klassischen Medien beschränkt jedoch deren Effektivität für Verhaltensänderungen. Kampagneninformationen fließen aber nicht selten über Mei-

nungsführer zu den weniger aktiven Menschen, die in *soziale Netzwerke* (Maxwell 2002) eingebunden sind: »Zwei-Stufen-Fluss« der Kommunikation (Windahl et al. 2009). Dabei spielt *interpersonale Kommunikation* in Form von Gesprächen eine wichtige Rolle, weil sie eine stärkere Partizipation erfordert, individuelles Feedback möglich ist, die Glaubwürdigkeit relativ hoch ist und sozialer Druck ausgeübt werden kann. Allerdings ist der Einsatz von interpersonaler Kommunikation (z. B. Lehrpersonen in Schulen, Sozialarbeiter oder Ärzte) deutlich teurer, nicht zuletzt wegen der anfallenden Schulungskosten. Die Kommunikationskanäle sind in ⬛ Tabelle 6.2 zusammenfassend aufgeführt.

Effektivität und Evaluation von Kampagnen

Die wissenschaftlich basierte Evaluation gehört heute zum Standard von professionellen Kommunikationskampagnen (Valente 2002). Dabei sind zu unterscheiden:

- **Effekte:** Alle Veränderungen, die auf die Kommunikationskampagne zurückgeführt werden können, also auch unerwünschte Nebenwirkungen.
- **Effektivität:** umfasst nur jene Wirkungen, die als Zielsetzungen der Kampagne intendiert waren, und vergleicht die tatsächlich realisierten mit den erwarteten Zielsetzungen.
- **Effizienz:** Die Effektivität der Kampagne wird zusätzlich in Beziehung gesetzt zum getätigten Einsatz wie ökonomische, materielle, zeitliche Ressourcen.

▣ Tabelle 6.2. Eingesetzte Kanäle bei öffentlichen Kommunikationskampagnen (eigene Darstellung)

Massenmedien als Werbeträger	Vom Auftraggeber gestaltete Botschaften im Werbeteil von TV, Radio, Zeitungen, Zeitschriften, Plakaten, Kino als wichtigster Kanal. Vorteil: große Reichweite; Nachteil: Beachtung und Glaubwürdigkeit des Werbeteils eher gering
Kleinmedien	Broschüren, Flyer, Leporellos; Info-Dichte relativ hoch
Public Relations (PR) Medien-Events, Partnerschaften	Werbemittel als »Paid Media« müssen durch sog. »Free Media« ergänzt werden. Für PR und Events gilt: Wie Medienaufmerksamkeit erzielen? Medienpartnerschaften als gegenseitige Kooperation: Konflikte?
Produktion redaktioneller Angebote	»Edutainment«: Kampagnenbotschaften via Sponsoring in populäre Unterhaltungsserien einbetten. Pro: Beachtung & Involviertheit hoch, Glaubwürdigkeit im Unterschied zur Werbung größer.
Internet	Internet kombiniert Aspekte der Massenkommunikation (potentiell große Reichweite) mit solchen der interpersonalen Kommunikation (Tailoring; Interaktivität und Feedback); aber aktive Nutzung als Voraussetzung
Interpersonale Kommunikation	Mehr Partizipation und Feedback möglich; Einfluss größer. Meinungsführer: Glaubwürdigkeit und Potential für Beeinflussung. Neben Beratungsstellen auch Telefon-Hotlines

Grundsätzlich geht man heute aufgrund der vorhandenen Evaluationsforschung (Hornick 2002) davon aus, dass Kampagnen wirksam sein können, und zwar unter der Voraussetzung, dass a) eine sorgfältige Problemanalyse durchgeführt wurde, b) explizite Ziele formuliert wurden, c) eine Segmentierung nach Zielgruppen erfolgte, d) ein Mix von medialen und interpersonalen Kanälen zum Transport der Kampagnenbotschaften eingesetzt wurde und e) schließlich eine wissenschaftlich fundierte Evaluation durchgeführt wurde. Snyder u. Hamilton (2002) bilanzieren aufgrund ihrer Metaanalyse der Evaluation von Kampagnen im Gesundheitsbereich, dass diese tatsächlich wirksam sind.

Es werden folgende Formen der Evaluation unterschieden:

- **Formative Evaluation:** Wird in der ersten Phase der Kampagnenentwicklung vor allem zur genaueren Kenntnis der Zielgruppen und zum Austesten von Kampagnenbotschaften (z. B. Furchtappelle oder Humor) eingesetzt. Wichtigste Instrumente: narrative Interviews oder Fokusgruppengespräche.
- **Prozessevaluation:** Sollte mehr als nur das Controlling der geplanten Kampagnenaktivitäten umfassen. Wichtig ist, während der gesamten Planungs- und Durchführungsphase der Kampagne alle relevanten Einflussfaktoren zu überwachen (Monitoring), und zwar insbesondere die relevanten Stakeholder (Analyse der Medienberichterstattung), aber auch den Einsatz und die Effizienz der benutzten Kampagnenkanäle.
- **Summative Evaluation** als Outcome- und Impact-Evaluation: In der *Outcome-Evaluation* werden Wirkungen der Kampagne ermittelt wie Reichweite und Wissensvermittlung bei der Zielgruppe, aber auch die

Medienresonanz. Die *Impact-Evaluation* bewertet darüber hinaus die Effektivität der Kampagne hinsichtlich der tatsächlich erfolgten Veränderungen, und zwar auf verschiedenen Ebenen wie Einstellungs- und Verhaltensbeeinflussung.

Weil Kommunikationskampagnen meist durch weitere flankierende technische oder juristische Maßnahmen wie Bestrafung bei Nichtbefolgung begleitet werden, ist es oft kaum möglich, die erfolgten Verhaltensänderungen eindeutig nur den kommunikativen Instrumenten zuzurechnen. Vielfach kann auch kein optimales sog. Experimentalsetting mit »Vorher-Nachher«-Messung und Kontrollgruppe ohne Kampagneneinfluss durchgeführt werden, was die Abschätzung des Einflusses von Drittfaktoren schwierig macht.

Schließlich macht die Wissenskluftperspektive darauf aufmerksam, dass nicht nur die Gesamtwirkung einer Kampagne betrachtet werden darf, die durchaus erfreulich sein kann, sondern vor allem die Wirkung bei den anvisierten Problemgruppen. Oft sind die Effekte bei den schon sensibilisierten Gruppen mit geringem Risiko am größten, während die Effektivität der Kampagne bei den engeren Problemgruppen vergleichsweise klein ausfallen kann; als Folge davon verstärken sich tendenziell die Klüfte zwischen den verschiedenen Gruppen.

»Good Practice«: Eine finanziell ausreichend dotierte und nach wissenschaftlichen Kriterien durchgeführte Evaluation ist von Beginn weg als integraler Bestandteil der Kampagne geplant. *»Herausforderungen und Gefahren«:* Es ist (aus Kostengründen) keine bzw. nur eine rudimentäre Evaluation vorgesehen. Die Evaluation be-

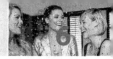

rücksichtigt einseitig nur die Medienresonanz der Kampagne, aber keine sogenanten »harten Daten«.

» Nicht zu vergessen ist, dass wir noch zu wenig über die Erfolge und Wirksamkeit der Maßnahmen wissen, weil die Ressourcen für eine Evaluation häufig fehlen. Auch der geschlechterspezifische Ansatz bei der Ansprache der Zielgruppen sollte verstärkt beachtet werden. «
Helga Strube, Ernährungsmedizinische Beraterin (DGE), Deutsche Gesellschaft für Ernährung, Sektion Niedersachsen, Hannover

6.1.4 Leitsätze für erfolgreiche Kampagnenpraxis

Zusammenfassend formulieren Flay und Burton (1990) sieben notwendige Bedingungen für erfolgreiche öffentliche Kommunikationskampagnen:

- Entwickle Botschaften von hoher Qualität, wähle Quellen und Kampagnenkanäle aufgrund von Bedürfnis- und Problemanalysen, angewandter Kommunikationstheorie und Formativer Forschung.
- Verbreite die Kampagnenbotschaften zu den Zielgruppen möglichst häufig, konsistent und über eine hinreichend lange Dauer.
- Erziele Aufmerksamkeit bei den potentiellen Empfängern.
- Stimuliere interpersonale Kommunikation zur Unterstützung des Kampagnenthemas.
- Verändere das Bewusstsein, das Wissen und/oder das Verhalten der Zielgruppen.
- Bewirke sozialen Wandel durch zusätzliche Veränderungen auf kommunaler und politischer Ebene.
- Setze Summative Evaluation ein, um Wissen über die Bedingungen der maximalen Effektivität der Kampagne zu generieren.

Bei Beachtung dieser wissenschaftsbasierter Leitsätze können jugendorientierte Kommunikationskampagnen im Gesundheitsbereich durchaus wirksam sein.

Literatur

Atkin C, Wallack L (Hrsg) (1990) Mass communication and public health. complexities and conflicts. Sage, London New Delhi

Backer TE, Rogers EM, Sopory P (1992) Designing health communication campaigns: what works? Sage, London New Delhi

Bandura A (2002) Social cognitive theory of mass communication. In: Bryant J, Zillmann D (Hrsg) Media effects. Advances in theory and research. Erlbaum, Mahwah

Bleicher J, Lampert C (2003) Gesundheit und Krankheit als Themen der Medien- und Kommunikationswissenschaft. Medien und Kommunikationswissenschaft 51: 347–352

Bonfadelli H, Friemel T (2010) Kommunikationskampagnen im Gesundheitsbereich. Grundlagen und Anwendungen. UVK, Konstanz

Bonfadelli H (2004a) Medienwirkungsforschung I: Grundlagen und theoretische Perspektiven. UVK, Konstanz

Bonfadelli H (2004b) Medienwirkungsforschung II: Anwendungen in Politik, Wirtschaft und Kultur. UVK, Konstanz

Flay B, Burton D (1990) Effective mass communication strategies for health campaigns. In: Atkin C, Wallace L (Hrsg) Mass communication and public health. Sage, London New Delhi

Flynn BS, Worden JK, Bunn JY, Dorwaldt AL, Connolly SW, Ashikaga T (2007) Youth audience segmentation strategies for smoking-prevention mass media campaigns based on message appeal. Health Education Behavior 34: 578–593

Hornick RC (Hrsg) (2002) Public health communication: evidence for behavior change. Sage, Mahwah

Hurrelmann K, Leppin A (Hrsg) (2001) Moderne Gesundheitskommunikation: vom Aufklärungsgespräch zur E-Health. Hans Huber, Bern

Jazbinsek D (Hrsg) (2000) Gesundheitskommunikation. VS, Wiesbaden

Knoll N, Scholz U, Rieckmann N (2005) Einführung in die Gesundheitspsychologie. Reihardt, München Basel

Lampert C (2003) Gesundheitsförderung durch Unterhaltung? Zum Potenzial des Entertainment-Education-Ansatzes für die Förderung des Gesundheitsbewusstseins. Medien & Kommunikationswissenschaft 51: 461–477

McGuire W (2001) Input and output variables currently promising for constructing persuasive communications. In: Rice RE, Atkin C (Hrsg) Public communication campaigns. Sage, Thousand Oaks London New Delhi

Maibach E, Parrott, RL (Hrsg) (1995) Designing health messages. Approaches from communication theory and public health practices. Sage: Thousand Oaks London New Delhi

Maxwell KA (2002) Friends: The role of peer influence across adolescent risk behaviors. J Youth Adolesc 31: 267–277

Ray EB, Donohew L (Hrsg) (1990) Communication and health: systems and applications. Erlbaum, Hillsdale

Petty RE, Priester JR, Briñol P (2002) Mass media attitude change: implications of the elaboration likelihood model of persuasion. In: Bryant J, Zillmann D (Hrsg) Media effects. Advances in theory and research. Erlbaum, Mahwah

Rice R, Atkin C (Hrsg) (2003) Public communication campaigns. Sage, Thousand Oaks London New Delhi

Rice R, Atkin, C (2002) Communication campaigns: Theory, design, implementation, and evaluation. In: Bryant J, Zillmann D (Hrsg) Media effects. Advances in theory and research. Sage, Mahwah

Rogers EM (2000) Diffusion theory: A theoretical approach to promote community-level change. In: Peterson, JL, DiClemente RJ (Hrsg) Handbook of HIV prevention. Kluwe, New York

Rogers E, Storey D (1988) Communication campaigns. In: Berger CR, Chaffee S (Hrsg) Handbook of communication science. Sage, Beverly Hills London New Delhi

Rothman A, Salovey P (1997) Shaping perceptions to motivate healthy behavior: the role of message framing. Psychological Bulletin 121: 3–19

Salmon CT (Hrsg) (1989) Information campaigns: balancing social values and social change. Sage, Newberry Park London New Delhi

Shanahan P, Elliott B, Dahlgren N (2000) Review of public information campaigns addressing youth risk-taking. A Report to the National Youth Affairs Research Scheme. Hobart, Tasmania

Simmons RE (1990) Communication campaign management. A systems approach. Longman, New York London

Snyder L, Hamilton M (2002) A meta-analysis of U.S. health campaign effects on behavior: emphasize enforcement, exposure and new information, and beware the secular trend. In: Hornik RC (Hrsg) Public health communication. Evidence for behavior change. Erlbaum, Mahwah

The Health Communication Unit (1999) Overview of health communication campaigns. The Centre for Health Promotion. University of Toronto

Valente T (2002) Evaluating health promotion programs. Oxford University Press, Oxford

Windahl S, Signitzer B, Olson, JT (2009) Using communication theory. An introduction to planned communication. Sage, London

6.2 Kampagnen zur Suchtprävention in der Praxis

Anne Pauly, Peter Lang und Elisabeth Pott

Der folgende Beitrag stellt die Arbeitsweise der Bundeszentrale für gesundheitliche Aufklärung (BZgA) anhand ausgewählter erprobter Kampagnen zur Verhaltensprävention vor. Die Kampagnen widmen sich den Themen Nikotin- und Alkoholkonsum bei Jugendlichen.

6.2.1 Grundlagen bundesweiter Suchtprävention

Missbräuchlicher Substanzkonsum, stoffgebundene Abhängigkeitserkrankung oder suchtartiges Verhalten im Zusammenhang mit Glücksspiel oder Mediengebrauch sind Diagnosen für psychische Erkrankungen, Störungen und Verhaltensweisen, deren Genese auf zahlreichen Erklärungstheorien basiert. So können die komplexen Entstehungsbedingungen von Abhängigkeitserkrankungen beispielsweise nach lerntheoretischen Konzepten im Sinne des erlernten Suchtverhaltens (Bandura 1977) oder nach ökologischen Modellen des Mensch-Mittel-Milieu-Ansatzes (Kielholz u. Ladewig 1973) verstanden werden.

Trotz dieser Erklärungsmodelle werden Wissenschaft und Praxis der Suchtprävention durch neue Entwicklungen im Konsum traditioneller Suchtmittel oder bisher nicht beobachtete Verhaltensweisen, die zu Abhängigkeitserkrankungen führen, vor Herausforderungen gestellt: Die aktuelle Drogenaffinitätsstudie der BZgA zeigt beispielsweise, dass zwar der Anteil der jugendlichen regelmäßigen Alkoholkonsumenten im Alter von 12 bis 17 Jahren insgesamt rückläufig ist – er sank von 21% im Jahr 2004 auf rund 17% im Jahr 2008 – sich aber bestimmte Trinkmuster nicht im gleichen Sinne verändert haben: Jugendliche in dieser Altersgruppe praktizierten zu einem konstant hohen Anteil in den letzten 30 Tagen vor Befragung Rauschtrinken. Der Anteil dieser riskant konsumierenden Jugendlichen liegt zwischen 2004 und 2008 durchschnittlich bei etwa 20% der befragten Jugendlichen, in besonderem Maße sind davon männliche Jugendliche betroffen (BZgA 2008).

Weiterer Indikator für eine neue Trendentwicklung im Alkoholkonsum ist die gestiegene Zahl von Alkoholintoxikationen mit Krankenhausaufenthalt bei Jugendlichen: Zwischen 2001 und 2008 hat sich die Zahl der betroffenen Jugendlichen von rund 9000 auf knapp 25.000 mehr als verdoppelt (Statistisches Bundesamt 2009).

Wenn sich Konsummotive oder Konsumgewohnheiten einer Zielgruppe nachhaltig verändern, müssen auch die Ansatzpunkte zur Vorbeugung von Suchtentstehung angepasst werden. Gesellschaftliche Anforderungen, die z.B. aus dem veränderten Alkoholkonsum von Jugendlichen erwachsen, sind in der Suchtprävention aktiv aufzugreifen und zu bearbeiten. Dazu ist ein vorausschauendes, an den Gesundheitsressourcen orientiertes Handeln notwendig, das auf Instrumente aus den Bereichen der *Verhältnisprävention* und der *Verhaltensprävention* zurückgreifen kann (BZgA 2007a).

Verhaltensprävention kennzeichnet universalpräventive, selektive oder indizierte Maßnahmen, die auf die Verhaltensebene der gesamten Bevölkerung oder von Teilzielgruppen wirken (Mrazek u. Haggerty 1994). So werden z.B. bestimmte Zielgruppen mittels Wissensvermittlung über Sucht und Abhängigkeit und die Steigerung an Fähigkeiten und Kompetenzen suchtfreier Verhaltensweisen dazu in die Lage versetzt, im Sinne ihrer Gesunderhaltung richtige Entscheidungen für sich zu treffen und verantwortungsvoll mit suchterzeugenden Substanzen umzugehen.

Maßnahmen der *Verhältnisprävention* zielen auf soziale und strukturelle Veränderung, und damit auf eine Veränderung der allgemeinen Lebensverhältnisse. Hierzu zählen insbesondere gesetzliche Regelungen bezüglich Vertrieb, Verfügbarkeit, Produktqualität, Besteuerung oder Werbung (Bühler u. Kröger 2006), um möglichen Suchtgefahren effektiv zu begegnen.

Der nachfolgende Beitrag konzentriert sich auf den Bereich der Verhaltensprävention. Zur Darstellung der Arbeits- und Vorgehensweise der BZgA werden die »rauchfrei«-Jugendkampagne der BZgA sowie die beiden Kampagnen »NA TOLL!« und »Alkohol? Kenn dein Limit.« als Beispiele für nationale Mehrebenen-Präventionskampagnen beschrieben. Eine Mehrebenen-Kampagne umfasst aufeinander abgestimmte Präventionsmaßnahmen in den Bereichen der Massenmedien (TV-/Kinospots, Anzeigen), des Internets und der personalen Kommunikation (Peers, Multiplikatoren, Mitmach-Aktionen). Die Kampagnenziele werden mittels der Maß-

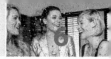

nahmenelemente verfolgt und durch Evaluation auf ihre Wirksamkeit kontrolliert und angepasst.

6.2.2 Die »rauchfrei«-Jugendkampagne

Im Jahr 2002 startete die BZgA die »rauchfrei«-Jugend-kampagne zur Förderung des Nichtrauchens im Jugend-alter als Folge der kontinuierlichen Erhöhung der ju-gendlichen Raucherquote zwischen den Jahren 1990 und 2001.

Die »rauchfrei«-Jugendkampagne wendet sich an die 12- bis 17-Jährigen und gliedert sich in die drei Zielbe-reiche:
1. Verhinderung des Rauchbeginns,
2. Förderung eines möglichst frühen Ausstieg aus dem Nikotinkonsum und
3. Schutz vor Passivrauchen.

Das Phasenmodell der Medienwirkung von McGuire und Rogers bildet die Grundlage des Interventionskonzepts (Singhal u. Rogers 1999, s. auch ▶ Kap. 6.1) und beschreibt im Wesentlichen folgende Voraussetzungen für die Errei-chung der angestrebten Präventionsziele:
– Wahrnehmung, Verständnis und Akzeptanz von wir-kungsvollen Kommunikationsangeboten und Inter-ventionsmaßnahmen durch die Zielgruppe
– Ausreichende Reichweite, Intensität und Verbreitung der Maßnahmen

Werden diese Anforderungen erfüllt, kann die Zielgruppe zum Thema erhöhtes Wissen, neue Verhaltenskompetenz sowie erhöhte Selbstwirksamkeitserwartung entwickeln. Dies kann nach dem Stufenmodell von Prochaska u. DiClemente (1986) dazu führen, dass die Zielgruppe eine Bereitschaft zur Verhaltensänderung entwickelt (z. B. Überlegungen, mit dem Rauchen aufzuhören) und daraus eine tatsächliche Verhaltensänderung resultiert (Rauchausstieg bzw. Nikotinverzicht), die im besten Fall langfristig beibehalten wird.

Den Wirkungsmodellen von McGuire und Rogers sowie Prochaska und DiClemente folgend, werden Kam-pagnenziele systematisch durch abgestimmte und aufein-ander aufbauende Maßnahmen angesteuert. Gewünschte Teilziele sind in diesem Zusammenhang (Lang u. Strunk 2010):
– Erhöhte Aufmerksamkeit und Kommunikation Ju-gendlicher zum Thema »Nichtrauchen«
– Differenzierter und entscheidungsrelevanter Infor-mationszuwachs zum Thema »Nichtrauchen«
– Konzipierung, Implementierung und Kommunika-tion von Beratungs- und Ausstiegsangeboten

– Förderung rauchfreier Settings (z. B. Schulen, Ju-gendevents)
– Förderung der Kooperation auf Kommunal-, Landes- und Bundesebene zur Tabakprävention im Kindes- und Jugendalter

Aufbau der Mehrebenenkampagne

Um bundesweite Präventionseffeke zu erzielen, ist eine multimethodische Kampagnendurchführung erforder-lich. Durch den kombinierten Einsatz massenmedialer, personaler sowie internetbezogener Maßnahmen – er-gänzt durch Kooperationen auf kommunaler und Länder-ebene – sollen sowohl die oben beschriebenen Ziele und Teilziele als auch die Nachhaltigkeit der Präventionsange-bote erreicht werden. In ◘ Abb. 6.2 wird der strukturelle Aufbau der »rauchfrei«-Jugendkampagne dargestellt.

Seit Kampagnenbeginn im Jahr 2002 ist ein umfang-reiches, zeitlich und inhaltlich aufeinander abgestimmtes Maßnahmenbündel entwickelt und realisiert worden, das sich auf folgende Kommunikationsbereiche bezieht:
1. Massenkommunikation
   TV- und Kinospots, Plakate und Anzeigen der »rauchfrei«-Jugendkampagne sollen die *Aufmerk-samkeit der jugendlichen Zielgruppe* für das Thema »Nichtrauchen« erhöhen und auf niedrigschwelligem Niveau zur Bildung sozialer Normen in Bezug auf das Nichtrauchen beitragen.
   Die Entwicklung und Streuung von Broschüren und Flyern erlaubt Jugendlichen eine differenzierte und *entscheidungsrelevante Auseinandersetzung* mit dem Thema Nichtrauchen. Jugendliche können so eine Haltung zum Nichtrauchen entwickeln. Zur Information und Aufklärung werden seit 2003 eine Basisbroschüre (»Let's talk about smoking«) sowie geschlechtsspezifische Hilfen zum Rauchverzicht für Mädchen und für Jungen (»Stop smoking – Girls«, »Stop smoking – Boys«) angeboten, die regelmäßig aktualisiert werden.
   Darüber hinaus werden *Beratungs- und Ausstiegs-möglichkeiten* mittels Telefon- und Internetangeboten kommuniziert.
2. Internetbasierte Kommunikation
   Die jugendnahe Kommunikation über die Internet-seite von www.rauch-frei.info ist eine weitere Inter-ventionsebene innerhalb der »rauchfrei«-Kampagne. Die Nutzung des Internets bei Jugendlichen im Alter von 12 bis 19 Jahren liegt nach aktuellen Studien bei 98% (vgl. MPFS 2009). Wegen dieser guten Erreich-barkeit bietet sich das Medium Internet an, um junge Nutzerinnen und Nutzer über Suchtverhalten und Risiken zu *informieren*. So kann gleichzeitig eine *kri-*

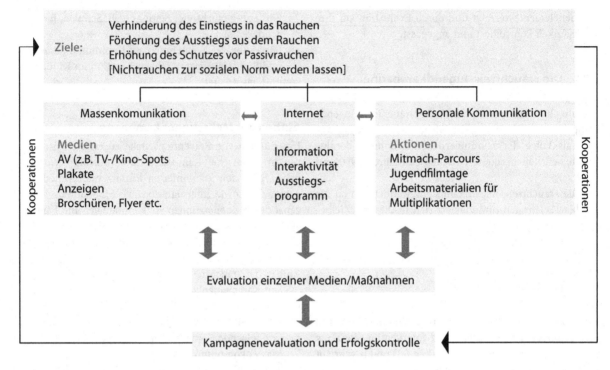

□ Abb. 6.2. Strukturschema der Jugendkampagne »rauchfrei« (eigene Darstellung)

tische Einstellung mit dem Ziel gefördert werden, eine Änderungsbereitschaft des individuellen Konsumverhaltens zu erreichen (Prochaska u. DiClemente 1986).

Neben einem ausführlichen Informationsangebot ist es den Nutzerinnen und Nutzern von www.rauch-frei.info seit 2005 möglich, an einem internetbasierten Ausstiegsprogramm teilzunehmen. Konzeptionelle Grundlagen des interaktiven Programms sind das »Transtheoretische Modell der Verhaltensänderung« (Prochaska et al. 1992), das lerntheoretische »Modell der Selbstregulation« (Kanfer 1986) und das Konzept der »Motivierenden Intervention« (Miller u. Rollnick 1999). Die Wirksamkeit des Ausstiegsprogramms liegt im Bereich anderer webbasierter Rauch-Ausstiegsprogramme. Bei einer konservativen Erfolgsbewertung auf der Grundlage einer Intention-to-treat-Analyse (ITT-Analyse) weisen etwa 9% der Programmteilnehmenden drei Monate nach dem gewählten Ausstiegstag eine Nikotinabstinenz auf (Tossmann et al. 2008).

3. Personale Kommunikation
Die direkte und persönliche Ansprache soll Jugendliche zu einer gesundheitsförderlichen Gestaltung des eigenen Verhaltens motivieren. Innerhalb der »rauchfrei«-Jugendkampagne wird besonders das

Setting Schule stark genutzt, da hier die *höchste Erreichbarkeit* der Zielgruppe der 12- bis 17-Jährigen gewährleistet ist und vielfältige Möglichkeiten der *personalkommunikativen Förderung des Nichtrauchens* durchführbar sind (BZgA 2006). Weiterer Vorteil der schulbezogenen Tabakpräventionsmaßnahmen ist die Durchführung *interaktiv ausgerichteter Maßnahmen*, die sich unter Berücksichtigung der Konzepte der Lebenskompetenzförderung sowie der sozialen Einflussnahme als besonders wirksam erwiesen haben (u. a. Tobler et al. 2000; Bühler u. Kröger 2006).

Eine eindeutig festgelegte und stringent umgesetzte Schulpolitik zum Nichtrauchen kann das Rauchverhalten von Schülerinnen und Schülern reduzieren (Evans-Whipp et al. 2004). Rauchverbote als isolierte Einzelmaßnahmen haben im schulischen Bereich allerdings wenig Einfluss auf das Rauchverhalten. Wirksam werden schulische Programme zur Förderung des Nichtrauchens, wenn neben *Restriktionen* auch *Interventionsmaßnahmen* für das individuelle Verhalten angeboten werden, etwa im Sinne von Verstärkung des Nichtrauchens oder Hilfen zum Rauchverzicht (Hamilton et al. 2003). In diesem Zusammenhang ist im Rahmen der »rauchfrei«-Kampagne das Konzept der *rauchfreien Schule* realisiert worden,

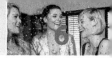

das inzwischen bundesweit Eingang in den Schulall-tag gefunden hat (Lang u. Strunk 2010; Rakete et al. 2010).

Direkte Unterstützung der Schulen vor Ort bietet die BZgA durch den Mitmachparcours »KlarSicht« und die Jugendfilmtage »Nikotin und Alkohol – Alltags-drogen im Visier«. Der *Mitmachparcours »KlarSicht zu Tabak und Alkohol*«, der an Schulen von einzelnen Jahrgangsklassen durchlaufen wird, ist ein interakti-ves und spielerisch angelegtes Aufklärungsangebot, das sich an Jugendliche im Alter zwischen 13 und 16 Jahren richtet. Die Jugendlichen setzen sich in Kleingruppen an sieben moderierten Stationen mit Tabak und Alkohol kritisch auseinander. Die etwa 32.000 Schülerinnen und Schüler, die den Parcours seit 2004 durchlaufen haben, werden so in die Lage versetzt, über Einstellungen zu legalen Suchtmitteln zu diskutieren und das eigene Konsumverhalten zu reflektieren. Die Parcours-Elemente werden als sehr ansprechend und interessant erlebt. Über 80% der Jugendlichen können nach eigener Beurteilung nach dem Parcours die Folgen von Alkohol- und Tabak-konsum besser einschätzen. Nichtraucher werden in ihrer Haltung bestärkt und etwa die Hälfte der Rauchenden wollen ihren Konsum überdenken oder reduzieren (Umfangreiche Informationen zum Mit-machparcours unter http://www.klarsicht.bzga.de).

Die seit 2005 angebotenen *Jugendfilmtage »Nikotin und Alkohol – Alltagsdrogen im Visier*« wenden sich ebenfalls an Schulklassen. Kooperierende Institu-tionen sind Kinos und kommunale Einrichtungen der Suchtprävention. Im Kino werden, orientiert an den thematischen Schwerpunktsetzungen im Be-reich Alkohol- und/oder Tabakkonsum, ausgewählte Filme als Impulse eingesetzt. Anknüpfend an die Filme können sich Schülerinnen und Schüler mit den Themen Nikotin und Alkohol kritisch auseinan-dersetzen. Dies ist unter Präventionsaspekten erfolg-versprechend, wenn die Filmthemen im Unterricht vor- oder nachbereitet werden (Lang u. Strunk 2010). Um dies zu gewährleisten, werden Lehrkräften im Vorfeld der Jugendfilmtage Workshops angeboten.

Kampagnenevaluation und Erfolgskontrolle

Die drei dargestellten Kommunikationsebenen werden durch die Evaluation einzelner Medien oder auch gan-zer Maßnahmenbereiche auf ihre Wirksamkeit überprüft. Durch regelmäßige repräsentative Wiederholungsbefra-gungen bei der Zielgruppe wird – neben einer Vielzahl von Variablen – auch die Entwicklung der folgenden Kampagnenindikatoren untersucht:

1. Erreichbarkeit: Wird die Zielgruppe von der Kampa-gne erreicht, wenn ja in welchem Ausmaß?
2. Wirkung: Tritt die beabsichtigte Wirkung ein?

Für den Zeitraum zwischen 2001 und 2008 ist durch mehrere bundesweite Repräsentativbefragungen eine kurzzyklische Darstellung des jugendlichen Rauchverhal-tens erreicht worden (Lang u. Strunk 2010, BZgA 2001, BZgA 2002, BZgA 2004, BZgA 2006, BZgA 2007b, BZgA 2009a). Dass die Aufmerksamkeit für den »rauchfrei«-Slogan innerhalb der Zielgruppe der 12- bis 17-Jährigen seit 2003 von rund 16% auf 67% im Jahr 2008 gestiegen ist, kann als positives Ergebnis für den Kampagnenindi-kator der *Erreichbarkeit* gewertet werden. Darüber hinaus zeigt der Rückgang der Raucherquote in der Zielgruppe der 12- bis 17-Jährigen von 28% im Jahr 2001 auf 15% im Jahr 2008 ein positives Ergebnis in Bezug auf den Kampa-gnenindikator *Wirkung*. Diesen Effekt ausschließlich auf die BZgA-Jugendkampagne »rauchfrei« zurück zu führen, ist angesichts der mittlerweile großen Zahl an Maßnah-men zur Förderung des Nichtrauchens bei Jugendlichen zwar nicht möglich, dennoch kann zusammenfassend festgehalten werden, dass das Zusammenspiel verschie-dener Maßnahmen zur Förderung des Nichtrauchens auf Verhaltens- und Verhältnisebene insgesamt zum Erfolg geführt hat.

Die Verfestigung der sozialen Norm des Nichtrau-chens soll auch in Zukunft bei Kindern und Jugendlichen gefördert werden, daher wird die »rauchfrei«-Jugend-kampagne weiterhin hinsichtlich ihrer Wirkungszusam-menhänge überprüft, ggf. verfeinert und angepasst.

Auf diese Weise kann die Kampagne in Verbindung mit weiteren Maßnahmen der Tabakprävention zur För-derung des Nichtrauchens in Deutschland entscheidend mit beitragen.

6.2.3 »NA TOLL!« und »Alkohol? Kenn dein Limit.« – Einsatz von Peer-Teams als ergänzende Präventionsstrategie

Zur Förderung eines kritisch distanzierten und verant-wortungsvollen Umgangs mit Alkohol setzt die Bun-deszentrale für gesundheitliche Aufklärung für die Ziel-gruppe der Jugendlichen ein Präventionskonzept um, das im Wesentlichen aus zwei Teilkampagnen besteht: »NA TOLL!« für die Zielgruppe der 12- bis 16-Jährigen und »Alkohol? Kenn dein Limit.« für die Zielgruppe der 16- bis 20-Jährigen. Die Teilkampagnen sind in einem integ-rierten Konzept miteinander verknüpft (BZgA 2009b).

Die Jugendkampagne »NA TOLL!« informiert Ju-gendliche unter 16 Jahren zum Thema Alkohol, fördert kritische Einstellungen gegenüber Alkoholkonsum und unterstützt Verhaltenskompetenzen zur Verhinderung der Entwicklung schädlicher Konsummuster (Strüber et al. 2009). Neben massenmedialer Kommunikationsmaßnahmen mittels TV- und Kinospots zielt »NA TOLL!« besonders auf den Wissenszuwachs von Jugendlichen durch Gleichaltrige, die so genannten Peers (Peer-Education).

Bei »Alkohol? Kenn dein Limit.« stehen neben der Initiierung der Selbstreflexion und der Verstärkung kritischer Einstellungen gegenüber Alkohol ebenfalls von Peers initiierte Gespräche und Diskussionen zum Thema Alkohol mit der Zielgruppe der älteren Jugendlichen im Vordergrund.

Im Wesentlichen sind beide Teilkampagnen zur Alkoholprävention vom Strukturschema mit der multimethodischen »rauchfrei«-Jugendkampagne vergleichbar (vgl. ◻ Abb. 6.2). Sie umfassen als Mehrebenenkampagnen ebenfalls audiovisuelle Medien und Plakate/Anzeigen (*Massenkommunikation*) sowie informative und interaktive *Internetportale* (www.bist-du-staerker-als-alkohol.de, www.kenn-dein-limit.info). Im Bereich der *personalkommunikativen Maßnahmen* bildet der Ansatz der »Peer Education« einen besonderen Schwerpunkt, der nachfolgend beschrieben wird.

Durch die systematische Umsetzung der miteinander vernetzten Kampagnenelemente werden Synergieeffekte angestrebt, die zum einen zu steigender Bekanntheit der beiden Kampagnen innerhalb der Zielgruppen führen sollen. Zum anderen kann durch die Vermittlung von Information und dem damit verbundenen Wissenszuwachs durch die Kampagnenangebote auf die Einstellungen und Überzeugungen der Zielgruppen Einfluss genommen werden. Dies soll zu einem altersangemessenen Reflexionsprozess des eigenen Konsumverhaltens führen, der die Voraussetzung für die Bildung kritischer Einstellung gegenüber riskantem Alkoholkonsum ist. Über diesen Weg wird eine Änderung des Verhaltens hin zu einem verantwortungsbewussten Umgang mit Alkohol eingeleitet.

Personale Kommunikation: »Peer-Education«

Der Ansatz der »Peer Education« ist zentraler Bestandteil der »NA TOLL!«- und der »Alkohol? Kenn dein Limit.«-Jugendkampagnen. Besonders im Jugendalter beeinflussen Gleichaltrige den Lebensstil und die Verhaltensweisen von Jugendlichen (vgl. Backes u. Schönbach 2001). Die größere soziale Nähe, die Jugendliche untereinander herstellen können, ist somit eine günstige Voraussetzung zur Initiierung von sozialen Lernprozessen. Gesundheitsförderungsprogramme werden dann gut angenommen, wenn diejenigen, die die Botschaften vermitteln, von der

Zielgruppe akzeptiert werden (vgl. Backes u. Schönbach 2001). In beiden Kampagnen werden vor diesem Hintergrund Peers durch entsprechende Schulung befähigt, mit der Zielgruppe über Alkoholkonsum zu diskutieren und sie zu einem risikoarmen Umgang mit Alkohol anzuregen (Strüber et al. 2009). Die Zielgruppen der »NA TOLL!« und »Alkohol? Kenn dein Limit.«-Kampagnen werden im Freizeitbereich (z. B. bei Musikveranstaltungen, Stadtfesten) oder in Urlaubssituationen (z. B. am Strand, auf Campingplätzen) von den »Peer«-Teams angesprochen, da es hier besonders häufig zu missbräuchlichem Alkoholkonsum bei Jugendlichen kommt (BZgA 2009b). Leitthemen bilden in den Peer-Gesprächen Fragen

- zum eigenen Trinkverhalten,
- zu den Alkoholwirkungserwartungen,
- zu möglichem Risikoverhalten aufgrund von Alkoholkonsum (z. B. Gewalt, Sexualverhalten) und
- Schutzfaktoren bei Alkoholkonsum (z. B. Einhaltung von Trinkgrenzen und -regeln).

Im Anschluss an die Gespräche verteilen die Peers Informationsmaterialien, die eine Vertiefung zu den Themen Alkohol und missbräuchlichem Konsum ermöglichen. Darüber hinaus erhält die Zielgruppe Kampagnen-Give-aways, die zum einen die Kampagnenbekanntheit in Bezug auf Logo und Motto erhöhen und zum anderen auf die Internetportale der beiden Kampagnen www.bist-du-staerker-als-alkohol.de und www.kenn-dein-limit.info verweisen. Dort können Jugendliche weitere Informationen abrufen, aber auch konkrete Hilfemöglichkeiten recherchieren.

Die Evaluation der beiden Jugendkampagnen dient der kontinuierlichen Weiterentwicklung und Verbesserung der Interventionsstrategien.

Literatur

Backes H, Schönbach K (2001) Peer Education – ein Handbuch für die Praxis. BZgA, Köln

Bandura A (1977) Social learning theory. General Learning Press, New York

Bühler A, Kröger CH (2006) Expertise zur Prävention des Substanzmissbrauchs. In: BZgA (Hrsg) Forschung und Praxis der Gesundheitsförderung, Band 29. BZgA, Köln

Bundeszentrale für gesundheitliche Aufklärung (BZgA) (2001) Die Drogenaffinität Jugendlicher in der Bundesrepublik Deutschland 2001. BZgA, Köln. URL: http://www.bzga.de/pdf.php?id=0213c90d8a47b66830d4c0bcc12cee00 (Zugriff am 28.01.2010)

Bundeszentrale für gesundheitliche Aufklärung (BZgA) (2002) Jugendliche Raucher – Veränderung des Rauchverhaltens und Ansätze für die Prävention. Ergebnisse der Wiederholungsbefragung »Drogenaffinität Jugendlicher in der Bundesrepublik Deutschland 2001«. BZgA, Köln

Bundeszentrale für gesundheitliche Aufklärung (BZgA) (2004) Die Drogenaffinität Jugendlicher in der Bundesrepublik Deutschland

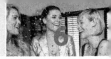

2004 – Eine Wiederholungsbefragung der Bundeszentrale für gesundheitliche Aufklärung – Teilband. BZgA, Köln

Bundeszentrale für gesundheitliche Aufklärung (BZgA) (2006) Förderung des Nichtrauchens. Eine Wiederholungsbefragung der Bundeszentrale für gesundheitliche Aufklärung. BZgA, Köln

Bundeszentrale für gesundheitliche Aufklärung (BZgA) (2007a) Bilanzbericht 2004–2006. BZgA, Köln

Bundeszentrale für gesundheitliche Aufklärung (BZgA) (2007b) Förderung des Nichtrauchens bei Jugendlichen 2007 – Eine Repräsentativbefragung der Bundeszentrale für gesundheitliche Aufklärung. BZgA, Köln.

Bundeszentrale für gesundheitliche Aufklärung (BZgA) (2008) Die Drogenaffinität Jugendlicher in der Bundesrepublik Deutschland 2008. Alkohol-, Tabak- und Cannabiskonsum. Erste Ergebnisse zu aktuellen Entwicklungen und Trends. BZgA, Köln

Bundeszentrale für gesundheitliche Aufklärung (BZgA) (2009a) Die Drogenaffinität Jugendlicher in der Bundesrepublik Deutschland 2008 – Verbreitung des Tabakkonsums bei Jugendlichen und jungen Erwachsenen. BZgA, Köln

Bundeszentrale für gesundheitliche Aufklärung (BZgA) (2009b). Alkoholspiegel. Hintergrundinformationen zur Alkoholprävention der Bundeszentrale für gesundheitliche Aufklärung (BZgA). BZgA, Köln

Evans-Whipp T, Beyers JM, Lloyd S, Lafazia AN, Toumbourou JW, Arthur MW, Catalano RF (2004) A review of school drug policies and their impact on youth substance use. Health Promotion International 19: 227–234

Hamilton G, Cross D, Lower T, Resnicow K, Williams P (2003) School policy: What helps to reduce teenage smoking? Nicotine & Tobacco Research 5: 507–517

Kanfer FH (1986) Implications of a self-regulation model of therapy for treatment of addictive behaviors. In: Miller WR, Heather N (Hrsg) Treating addictive behaviors. Process of change. Plenum Press, New York

Kielholz P, Ladewig D (1973) Abhängigkeit von Drogen. dtv, München

Lang P, Strunk M (2010) Tabakprävention der Bundeszentrale für gesundheitliche Aufklärung. Die »rauchfrei«-Jugendkampagne. In: Bundesgesundheitsbl Gesundheitsforsch Gesundheitsschutz 53: 125–132

MPFS (Medienpädagogischer Forschungsverbund Südwest) (Hrsg) (2009) JIM-Studie 2009. Jugend, Information, (Multi-)Media. Basisstudie zum Medienumgang 12- bis 19-Jähriger in Deutschland. Stuttgart

Mrazek PJ, Haggerty RJ (1994) Reducing Risks for mental disorders. Frontiers for preventive intervention research. National Academy Press, Washington

Miller WR, Rollnick S (1999) Motivierende Gesprächsführung. Lambertus, Freiburg im Breisgau

Prochaska JO, DiClemente CC, Norcross JC (1992) In search of how people change: applications to addictive behaviors. Am J Psychol 47: 1102–1114

Prochaska JO, DiClemente CC (1986) Toward a comprehensive model of change. In: Miller WR, Heather N. (Hrsg) Treating addictive behaviors: Processes of change. Plenum Press, New York

Rakete G, Strunk M, Lang M (2010) Tabakprävention in Schulen. In: Bundesgesundheitsbl Gesundheitsforsch Gesundheitsschutz DOI 10.1007/s00103-009-1011-5:1-8

Singhal A, Rogers EM (1999) Entertainment-education. A communication strategy for social change. Lawrence Erlbaum Associates, London

Statistisches Bundesamt (2009) Aus dem Krankenhaus entlassene vollstationäre Patienten (einschl. Sterbe- und Stundenfälle)

2000–2008. F10.0 – Psychische und Verhaltensstörungen durch Alkohol Akute Intoxikation (akuter Rausch). URL: http://www.destatis.de (Zugriff am 23.03.2010)

Strüber E, Lieb C, Dorn T (2009) Die Alkohol-Jugendkampagne »NA TOLL!« der BZgA. Konzeptionelle Grundlagen und Umsetzung. Prävention 4: 116–119

Tobler NS, Roona MR, Ochshorn P, Marshall DG, Streke AV, Stackpole KM (2000) School-based adolescent drug prevention programs: 1998 meta-analysis. J Primary Prevent 20: 337–352

Tossmann P, Jonas B, Tensil M, Nowotny G, Lang P (2008) Rauchfrei – Ein internetbasiertes Ausstiegsprogramm für junge Raucherinnen und Raucher. Sucht 54: 38–42

6.3 Alkoholabhängigkeit: Risikofaktoren und Präventionsmöglichkeiten

Annemarie Heberlein, Thomas Hillemacher, Bert te Wildt und Stefan Bleich

6.3.1 Prävalenz

Die Alkoholabhängigkeit ist durch starkes Alkoholverlangen, Kontrollverlust bezüglich des Alkoholkonsums und ein typisches Alkoholentzugssyndrom gekennzeichnet. Etwa 1,2 Mio. bzw. 2,4% der Einwohner Deutschlands sind alkoholabhängig (DHS 2010). Aktuell wird besonders bei Jugendlichen phasischer Alkoholkonsum in hohen Mengen mit teils schweren Alkoholintoxikationen und der Notwendigkeit der stationären Behandlung beobachtet (Binge-Drinking; Schöberl et al. 2008). Dies stellt möglicherweise einen Risikofaktor für die Entwicklung einer späteren Alkoholabhängigkeit dar (Clark et al. 2006).

6.3.2 Risikofaktoren

Die Alkoholabhängigkeit ist eine multifaktoriell verursachte Erkrankung, deren Entstehung sowohl durch die individuelle genetische Vulnerabilität als auch durch entscheidende Lebenserfahrungen bestimmt wird. Das so genannte »Drei-Faktoren-Modell der Suchtentstehung« beschreibt wesentliche Einflussfaktoren auf die Entwicklung des Substanzmissbrauchs und der Substanzabhängigkeit in Wechselwirkungen zwischen

1. der Persönlichkeit des Betroffenen und seiner individuellen genetischen Vulnerabilität,
2. entscheidenden Umweltfaktoren und Lebensereignissen und
3. dem Abhängigkeitspotential der Substanz.

Eine Übersicht über Risikofaktoren für die Entwicklung einer Alkoholabhängigkeit zeigt die nachstehende Infobox.

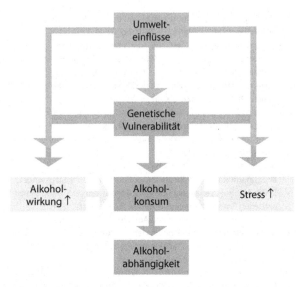

Abb. 6.3. Gen-Umwelt-Interaktion als Entstehungsmodell der Alkoholabhängigkeit (eigene Darstellung)

Infobox

Risikofaktoren für die Entwicklung der Alkoholabhängigkeit (nach Kendler et al. 2007)
- Alkoholabhängigkeit eines Elternteils oder beider Eltern
- Alkoholkonsum der Mutter während der Schwangerschaft (v. a. 1. Trimenon)
- Psychiatrische Erkrankungen in der Familie (z. B. Schizophrenie, Depression)
- Bestimmte Persönlichkeitsfaktoren (erhöhte Impulsivität, antisoziale Verhaltenszüge)
- Negative Eltern-Kind-Interaktionsmuster
- Psychiatrische Erkrankungen in der Kindheit (Aufmerksamkeits-Defizit-(Hyperaktivitäts-)Syndrom, Depression)
- Soziale Einflussfaktoren (Peer-Group, Verfügbarkeit von Alkohol)

6.3.3 Gen-Umwelt-Interaktion

Lebensereignisse können sich auf die epigenetische Regulation der Genexpression auswirken und so die Genexpression dynamisch regulieren. Präklinische Studienergebnisse zeigen, dass frühe Lebensereignisse, die mit einem hohen Ausmaß an Stress verbunden sind, durch epigenetische Mechanismen zu gesteigerten Stressreaktionen führen können (Murgatroyd et al. 2009). Zusammenhänge zwischen veränderter epigenetischen Regulation und dem Alkoholtrinkverhalten konnten an verschiedenen Genen, unter anderem am Beispiel des Dopamintransportergens gezeigt werden (Hillemacher et al. 2009). Eine Rückwirkung der genannten Risikofaktoren auf die epigenetische Regulation von Genen, die mit Suchterkrankungen in Zusammenhang gebracht werden, ist noch nicht abschließend untersucht.

6.3.4 Genetische Prädisposition

Neben psychodynamischen Einflussfaktoren zeigt eine Vielzahl an Studien die Bedeutung der genetischen Prädisposition für die Entstehung der Alkoholabhängigkeit (Kendler et al. 2007). Wesentliche genetische Polymorphismen wurden auf der Ebene
1. des Alkoholmetabolismus,
2. der Wahrnehmung und Verarbeitung von Angst und Stress,
3. bestimmter Persönlichkeitseigenschaften wie erhöhter Impulsivität und
4. der euphorisierenden Wirkungen des Alkohols durch Stimulation des dopaminergen Systems untersucht.

Umwelteinflüsse und die individuelle genetische Vulnerabilität tragen durch Veränderung der Alkoholwirkung (z. B. Dopamin) oder durch Veränderung der Stressverarbeitung (z. B. Serotonin, Glutamat, CRH) gemeinsam zur Entstehung der Alkoholabhängigkeit bei. Im Folgenden werden entsprechende Studienergebnisse exemplarisch vorgestellt (Abb. 6.3).

Alkoholmetabolismus

Die Kumulation des Alkoholabbauprodukts Acetaldehyd ist mit unangenehmen Begleiterscheinungen wie z. B. mit Übelkeit und Schwindel verbunden. Isoformen der Acetaldehyd-Dehydrogenase, die mit einem verzögerten Abbau des Acetaldehyds im Körper verbunden sind, scheinen dementsprechend protektiv zu wirken (Luczak et al. 2006).

Alkoholwirkung

Alkohol bewirkt eine Steigerung der Dopaminausschüttung im mesolimbischen System, was euphorisierend wirkt. Eine genetisch bedingte Reduktion der zentralen Dopaminausschüttung scheint auch die Suchtentstehung

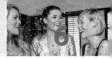

zu beeinflussen. Dementsprechend zeigen Studienergebnisse einen Zusammenhang zwischen dem Alkoholtrinkverhalten und genetischen Polymorphismen, die mit einer Verringerung der Dopamin-Rezeptor-Expression (TaqIA, C957T) oder beschleunigtem Dopamin-Abbau (Val158Met) assoziiert sind (Noble 2003).

Stress und Impulsivität

Stress gilt als wesentlicher Faktor, der den Alkoholkonsum, die Entstehung der Alkoholabhängigkeit und auch den Alkoholrückfall nach erfolgreichem Alkoholentzug bei alkoholabhängigen Patienten beeinflussen kann. Erste Studienergebnisse zeigen Zusammenhänge zwischen der genetischen Veranlagung zu verstärkten Stressreaktionen (z. B. Polymorphismen des NMDA-Rezeptors des Glutamat-Systems bzw. des Corticotropin-Releasing-Hormon (CRH)-Rezeptors) und dem Konsum von Alkohol (Blomeyer et al. 2008; Ridge et al. 2009). Auch bestimmte Polymorphismen des Neurotransmitters Serotonin, der unter anderem modulierend auf die Stressreaktion wirkt, scheinen die Entstehung einer Alkoholabhängigkeit zu begünstigen (Nilsson et al. 2005).

6.3.5 Prävention

Eine wichtige Voraussetzung für die Prävention der Alkoholabhängigkeit ist die frühzeitige Identifizierung von Personen, die ein hohes Risiko aufweisen. Hierfür liegen standardisierte Fragebogen (z. B. Alcohol Use Disorders Identification Test) vor. Zudem ist die frühzeitige Diagnose und Behandlung psychiatrischer Komorbiditäten prognostisch von entscheidender Bedeutung.

Entscheidend für die langfristige Prognose ist die frühzeitige Intervention durch motivierende Gespräche und die Aufklärung über das individuelle Abhängigkeitsrisiko (Barnett et al. 2004). Vor allem Frühinterventionen, die im zeitlichen Zusammenhang zu Alkoholintoxikationen stehen und den Alkoholkonsum empathisch und vorwurfsfrei thematisieren, können den Alkoholkonsum bei jungen Erwachsenen erfolgreich reduzieren (Barnett et al. 2004). Andere Studienergebnisse zeigen, dass auch Online-Angebote (Collins et al. 2002) das Alkoholtrinkverhalten von Jugendlichen positiv beeinflussen können.

Besonders effektiv scheint sich bei Kindern und Jugendlichen die Kombination psychoedukatorischer und psychotherapeutischer Elemente im Rahmen von Frühinterventionsprogrammen und eine anschließende ambulante Weiterbetreuung auszuwirken. Das Bundesgesundheitsministerium untersucht diese Form der kombinierten Frühintervention im Pilotprojekt »HaLt – Hart am Limit« (Stolle et al. 2009).

Literatur

Barnett NP, Tevyaw TO, Fromme K, Borsari B, Carey KB, Corbin WR, Colby SM, Monti PM (2004) Brief alcohol interventions with mandated or adjudicated college students. Alcohol Clin Exp Res 28: 966–975

Blomeyer, D, Treutlein J, Esser G, Schmidt MH, Schumann G, Laucht M (2008) Interaction between CRHR1 gene and stressful life events predicts adolescent heavy alcohol use. Biological Psychiatry 63: 146–151

Clark DB, Chung T, Martin C (2006) Alcohol use frequency as a screen for alcohol use disorders in adolescents. Int J Adolesc Med Health 18: 181–187

Collins SE, Carey KB, Sliwinski MJ (2002) Mailed personalized normative feedback as a brief intervention for at-risk college drinkers. J Stud Alcohol Drugs 63: 559–567

DHS Deutsche Hauptstelle für Suchtfragen e.V. (2010) Jahrbuch Sucht 2010. Neuland Verlag, Geesthacht

Hillemacher T, Frieling H, Hartl T, Wilhelm J, Kornhuber J, Bleich S (2009) Promoter specific methylation of the dopamine transporter gene is altered in alcohol dependence and associated with craving. J Psychiatr Res 43: 388–392

Kendler KS, Myers J, Prescott CA (2007) Specificity of genetic and environmental risk factors for symptoms of cannabis, cocaine, alcohol, caffeine, and nicotine dependence. Arch Gen Psychiatry 64: 1313–1320

Luczak SE, Shea SH, Hsueh AC, Chang J, Carr LG, Wall TL (2006) ALDH2*2 is associated with a decreased likelihood of alcohol-induced blackouts in Asian American college students. J Stud Alcohol Drugs 67: 349–353

Murgatroyd C, Patchev AV, Wu Y, Micale V, Bockmühl Y, Fischer D, Holsboer F, Wotjak CT, Almeida OFX, Spengler D (2009) Dynamic DNA methylation programs persistent adverse effects of early-life stress. Nature Neurosci 12: 1559–1566

Nilsson KW, Sjöberg RL, Damberg M, Alm PO, Ohrvik J, Leppert J, Lindström L, Oreland L (2005) Role of the serotonin transporter gene and family function in adolescent alcohol consumption. Alcohol Clin Exp Res 29: 564–570

Noble EP (2003) D2 dopamine receptor gene in psychiatric and neurologic disorders and its phenotypes. Am J Med Gen Part B: Neuropsychiatric Genetics 116B: 103–125

Ridge JP, Dodd PR (2009) Cortical NMDA receptor expression in human chronic alcoholism: influence of the TaqIA allele of ANKK1. Neurochem Res 34: 1775–1782

Schöberl S, Nickel P, Schmutzer G, Siekmeyer W, Kiess W (2008) Alkoholintoxikation bei Kindern und Jugendlichen. Eine retrospektive Analyse von 173 an einer Universitätskinderklinik betreuten Patienten. Klin Pädiatr 220: 253–258

Stolle M, Sack PM, Thomasius R (2009) Binge drinking in childhood and adolescence: epidemiology, consequences, and interventions. Dtsch Ärztebl Int 106: 323–328

6.4 Wirksamkeit familienbasierter Interventionen zur Prävention und Behandlung von Substanzabhängigkeit

Anja Busse[11]

Familie ist ein wichtiges Lebensumfeld für Jugendliche. Sie kann als Ressource und Protektivfaktor eine wichtige Rolle spielen, aber auch zur Stressursache und zum Risikofaktor werden (Eickhoff u. Zinnecker 2000). Der Fokus in diesem Beitrag wird exemplarisch auf der Prävention und Therapie von Substanzmissbrauch liegen. Familienbasierte Ansätze haben sich im Hinblick auf unterschiedliche Problemstellungen im Leben Jugendlicher als effektiv erwiesen, so z. B. jugendliche Delinquenz, emotionale oder Verhaltensstörungen. Familienbasierte Suchtpräventionsmaßnahmen (Foxcroft et al. 2002) und Behandlungsansätze (Rowe u. Liddle 2006; Williams u. Chang 2000) scheinen oftmals wirksamer zu sein als andere Verfahren für Jugendliche, wenn auch noch keine endgültigen Schlüsse gezogen werden können (Cuijpers 2002; Curtis u. Ronan 2004).

6.4.1 Risiko- und Protektivfaktoren

Familienbezogene Strategien der Suchtprävention und -behandlung Jugendlicher zielen auf die Stärkung des protektiven Potentials von Familien und eine Verringerung des Risikopotentials stressvoller familiärer Beziehungen ab. Im Alter zwischen 12 und 21 Jahren machen Jugendliche entwicklungsbezogene biologische, kognitive, psychologische und soziale Veränderungen durch. Der Körper und die Denkmuster verändern sich, die Entwicklung der eigenen Identität tritt in den Vordergrund und Jugendliche beginnen mehr Zeit außerhalb der Familie und mit Gleichaltrigen zu verbringen (Spooner et al. 2001). Wie auch die soziodemographische Daten der Deutschen Suchthilfestatistik (Pfeiffer-Gerschel et al. 2009a, b) zeigen, ist es zumeist dieser Lebensabschnitte in dem Drogenkonsum und Drogenmissbrauch initiiert wird. Es scheint, dass das Experimentieren mit Drogen und der gelegentliche Konsum eher mit dem Einfluss der Gleichaltrigengruppe in Verbindung gebracht werden kann, wohingegen regelmäßiger Drogenkonsum und Drogenabhängigkeit eher mit biologischen und psychologischen Faktoren assoziiert werden können (Spooner et al. 2001). Wissenschaftliche Studien zeigen, dass eine positive Familienumgebung, besonders eine gefühlsbetonte und nichtkonfliktive Eltern-Kind-Beziehung (Brook et

al. 1998) ein Protektivfaktor in Bezug auf Drogenkonsum Jugendlicher ist (Bengel et al. 2009; CSAP 2000; Kumpfer u. Turner 1990), wohingegen eine stressvolle Familienumgebung mit einer erhöhten Wahrscheinlichkeit von Substanzkonsum assoziiert ist. Es zeigt sich auch, dass Gleichaltrige zwar der entscheidende Faktor bei der Initiierung von Substanzkonsum Jugendlicher sind, unterstützende Familienbeziehungen und angemessenes elterliches Erziehungsverhalten aber ausschlaggebend sind, wenn sich Jugendliche gegen Drogenkonsum entscheiden (Kumpfer u. Alder 2006).

> ❱❱ Die Eltern sind nach wie vor wie in der Kinderphase die Koordinatoren und Moderatoren des Erziehungs- und Sozialisationsprozesses. ❰❰
> Prof. Dr. Klaus Hurrelmann, Public Health and Education, Hertie School of Governance, Berlin

6.4.2 Familienbasierte Präventionsansätze

Die theoretischen und empirischen Grundlagen familienbasierter Programme sind ausführlich beschrieben worden (Kumpfer u. Alder 2006; Liddle et al. 2006; UNODC 2009). Verschiedene Studien legen nahe, dass Interventionen, die auf die Reduktion von Familienkonflikten und eine Erhöhung elterlicher Erziehungskompetenz abzielen, zu einer erhöhten Familienkohäsion, elterlicher Aufsicht und Fürsorge führen. Ein protektives Familienklima wiederum kann zu einer Reduktion problematischer Verhaltensweisen wie Substanzmissbrauch beitragen (Mayer 1995). Eine Reihe familienbasierter Präventionsprogramme konnten ihre Effektivität in der Reduzierung von Substanzkonsum und symptomatischem Verhalten, das mit späterem Substanzmissbrauch assoziiert ist (z. B. Aggression, Gewalt, Depression, Schulversagen, mangelnde soziale Kompetenzen), nachweisen (Kumpfer u. Alder 2006). Präventionsprogramme, die mit einzelnen Jugendlichen ohne Familienbezug arbeiten, sind sogar teilweise im Hinblick auf ihre negativen systemischen Auswirkungen auf die Familiendynamik diskutiert worden (Szapocznik 1997).

Nach Kumpfer und Alder (2006), Bezug nehmend auf Empfehlungen des Centers for Substance Abuse Prevention (CSAP 1998) in den USA, gibt es vier Kategorien von familienbasierten Interventionen, die als in ihrer Wirksamkeit bestätigt betrachtet werden können, von denen aber nur drei für die hier besprochene Zielgruppe der 12- bis 21-Jährigen angemessen sind:

– **Verhaltenstrainings für Eltern:** Solche Trainings finden je nach Zielgruppe als universelle oder selektive Prävention Anwendung. Es sind in der Regel Inter-

---

[11] *Hinweis: Die hier vertretene Sichtweise ist die der Autorin und entspricht nicht unbedingt der Sichtweise der Vereinten Nationen.*

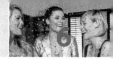

vention nur für Eltern, die durch einen kompetenten Trainer angeleitet werden. Mindestens zwölf ein- oder zweistündige Sitzungen gehören zu einem solchen Verhaltenstraining, das auf die Stärkung der elterlichen Erziehungskompetenz abzielt. Zudem zielt es auf eine verbesserte Eltern-Kind-Kinderaktion ab. Verhaltenstrainings für Eltern wurden von Patterson und seinem Team (Patterson et al. 1982) entwickelt. Auch das Triple-P-Programm (Sanders 1999) kann als Verhaltenstraining angewendet werden.

— Familienkompetenzprogramme: Programme dieser Kategorie können je nach Zielgruppe als universelle, selektive oder indizierte Präventionsprogramme umgesetzt werden. Sie kombinieren in der Regel mehrere Komponenten wie Verhaltenstrainings für Eltern, Übungen zur Verbesserung der Familienbeziehungen und Kommunikationsübungen und bestehen typischerweise aus parallelen Sitzungen für Kinder und Eltern, gefolgt von einer Mehrfamiliengruppe gemeinsam für Eltern und Kindern, die die Chance zum Üben des zuvor Gelernten bietet. Ein Beispiel für ein solches Verfahren wäre das »Strengthening Families Program« (Kumpfer et al. 1989, 2002). Familienkompetenzprogramme zielen auf die Stärkung von Fertigkeiten der Eltern, der Kinder und der gesamten Familie ab (Kumpfer u. Alder 2006; UNODC 2009). Verglichen mit anderen Präventionsprogrammen sind Familienkompetenzprogramme ungefähr 15-mal effektiver als reine Informationsprogramme für Jugendliche und noch dreimal effektiver als Lebenskompetenzprogramme (Foxcroft et al. 2002; Faggiano et al. 2005).

— Familientherapie wendet sich an Jugendliche mit diagnostizierten emotionalen Schwierigkeiten oder Verhaltensproblemen, die unbehandelt zu schwereren Auffälligkeiten inklusive Drogenkonsum führen können. Diese Programme haben auch einen präventiven Effekt für die Geschwister der diagnostizierten Patienten. Familientherapien werden typischerweise von trainierten Therapeuten in einem klinischen Setting durchgeführt. Vier Familientherapieprogramme wurden von CSAP als wirksam zur Prävention von Drogenkonsum eingeschätzt:
  – Structural Family Therapy/Brief Strategic Family Therapy (Szapocznik u. Williams 2000)
  – Functional Family Therapy (Alexander u. Parson 1982)
  – Parenting Adolescents Wisely (Gordon et al. 1998)
  – (Multidimensional) Family Therapy (Liddle et al. 2001)

Es muss je nach Situation, Zielgruppe, verfügbaren Ressourcen und den jeweiligen Zielen entschieden werden, welcher Ansatz und welches Programm angemessen ist (Kumpfer u. Alder 2006). Familienbasierte Programme wurden bereits als universelle, selektive und indizierte Präventionsansätze umgesetzt (UNODC 2009, 2010). Ausführliche Übersichten über evidenzbasierte familienbasierte Präventionsprogramme existieren, beziehen sich aber vor allem auf amerikanische Programme (Kumpfer 1999; Lang u. Krongard 1999; Velleman et al. 2000; UNODC 2010). Zu den evidenzbasierten Programmen für die Zielgruppe der 12- bis 21-Jährigen gehören die in ◻ Tabelle 6.3 genannten Programme (UNODC 2010).

◻ **Tabelle 6.3.** Wirksame familienbasierte Suchtpräventionsprogramme für Jugendliche (eigene Darstellung nach UNODC 2010)

Programm	Weitere Informationen
Triple P – Positive Parenting Programme	www.triplep.net
Multisystemic Therapy (MST)	www.mstservices.com
Guiding Good Choices	www.sdrg.org; www.channing-bete.com/ggc
Parenting Wisely	www.parentingwisely.com
Families and Schools Together	www.familiesandschools.org
Staying Connected with Your Teen	www.sdrg.org; www.channing-bete.com/ggc
Family Matters	www.familymatters.net
Strengthening Families Program	www.strengtheningfamiliesprogram.org/
Multidimensional Family Therapy	www.med.miami.edu/ctrada/
Families Facing the Future	www.sdrg.org
Resilient Families	www.rch.org.au/cah/research.cfm?doc_id=10588

◘ Tabelle 6.4. Wirksame familienbasierte Suchtbehandlungsprogramme für Jugendliche (eigene Darstellung)

Programm	Weitere Informationen
Multisystemic Therapy (MST) Henggeler et al. 2002, Littell et al. 2007a	www.mstservices.com www.mstinstitute.org www.musc.edu/fsrc
Brief Strategic Family Therapy (BSFT) Szapocznik et al. 2003	www.brief-strategic-family-therapy.com www.cfs.med.miami.edu www.nrepp.samhsa.gov www.nida.nih.gov/BTDP/Effective/Effective.html
Functional Family Therapy (FFT) Littell et al. 2007b, Waldron et al. 2001	www.fftinc.com www.functionalfamilytherapy.com
Multidimensional Family Therapy (MDFT) Liddle, 2002, Liddle et al. 2005	www.chestnut.org/li/cyt/findings/ www.miami.edu/ctrada
Family Behavioural Therapy (FBT) Azrin et al. 2001	www.unlv.edu/centers/achievement/index.html www.nida.nih.gov/BTDP/Effective/Azrin.html
Adolescent Community Reinforcement Approach (ACRA) Godley et al. 2001	www.robertjmeyersphd.com/acra.html www.nrepp.samhsa.gov
Family Support Network (FSN) Dennis et al. (2004)	www.kap.samhsa.gov/products/manuals/cyt/pdfs/cyt3.pdf

Von den in ◘ Tabelle 6.3 genannten Programmen werden nur das Triple-P-Programm und Families and Schools Together (FAST) bisher in Deutschland implementiert (Walper 2006; UNODC 2010). Nach Angaben aus Dot.sys, dem Dokumentationssystem der Suchtvorbeugung der Bundeszentrale für gesundheitliche Aufklärung (BZgA) und der Länder, wurden 7,8% der im Jahr 2008 durchgeführten Präventionsmaßnahmen in Deutschland im Familiensetting durchgeführt, im Vergleich zu 42% im Umfeld Schule (EMCDDA 2009). Die im REITOX-Deutschland Bericht 2009 (EMCDDA 2009) gelisteten Modellprogramme und Forschungsprojekte mit Förderung des Bundes enthalten ein Frühinterventionsprojekt (AverCa – Aufbau einer effektiven Versorgungsstruktur zur Früherkennung und Frühintervention jugendlichen Cannabismissbrauchs, www.averca.de), das neben einer virtuellen Plattform für Suchteinrichtungen auch untersucht, durch welche sekundärpräventiven Angebote die Eltern junger Cannabiskonsumenten erreicht werden können, wobei deutlich wurde, dass derartige Angebote, die auch Eltern ansprechen, in Deutschland nur punktuell bestehen.

6.4.3 Familienbasierte Behandlungsansätze

Familienbasierte Interventionen sind nicht nur effektiv in der Suchtprävention, sondern zählen auch zu den effektivsten Suchttherapiemethoden gerade für Jugendliche

(Rowe u. Liddle 2006; Williams u. Chang 2000). Durch eine Literaturrecherche im Rahmen einer Public Health Abschlussarbeit (Busse 2008) konnten Behandlungsansätze identifiziert werden (◘ Tabelle 6.4), die als psychosoziale Intervention bei jugendlicher Drogenproblematik eingesetzt werden und durch mindestens einen Randomized Controlled Trial unterstützt werden.

Die meisten der durch die Literaturrecherche identifizierten Ansätze mit nachgewiesener Wirksamkeit (MST, MDFT, BSFT, FFT) sind Weiterentwicklungen klassischer Familientherapie (auch systemische Therapie genannt), besonders der strukturellen (Minuchin 1974) und der strategischen Therapie (Haley 1973). FBT ist verhaltenstheoretisch begründet und setzt typische verhaltenstherapeutische Techniken wie Modellierung, Verstärkung oder Stimuluskontrolle ein, wobei Eltern in Kommunikationstrainings und Vereinbarungen einbezogen werden. ACRA ist ein verhaltenstheoretischer Ansatz, der mit Familien sowohl durch separate als auch durch gemeinsame Sitzungen für Eltern und Jugendliche arbeitet und Gemeinderessourcen als positive Verstärker in den therapeutischen Prozess einbezieht. FSN ist ein Zusatzmodul, das in Kombination mit Standardtherapieverfahren für jugendliche Drogenproblematik eingesetzt wird und Elemente wie Elterntrainings, Hausbesuche und Case Management kombiniert.

Die genannten evidenzbasierten familienbasierten Suchttherapiemethoden sind in den USA entwickelt

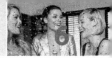

worden. Der Wissenschaftliche Beirat Psychotherapie Deutschland (2003) erkennt Verhaltenstherapie, wozu FBT und ACRA zählen, für Jugendliche als wissenschaftlich anerkannt an und hat auch systemische Therapieverfahren zu denen MST, MDFT, BSFT und FFT zählen, im Jahr 2008 als wissenschaftlich anerkannt begutachtet (Wissenschaftlicher Beirat Psychotherapie 2008) und sieht eine Indikation für systemische Therapie bei Drogen- und Substanzmittelmissbrauch Jugendlicher. Die im REITOX-Deutschland-Bericht 2009 (EMCDDA 2009) gelisteten Modellprogramme und Forschungsprojekte mit Förderung des Bundes enthalten mit der INCANT Studie (Ganter 2006, www.incant.de, www.incant.eu) einen familienbasierten Behandlungsansatz: Multidimensional Family Therapy (MDFT) wird im Rahmen der Studie in seiner Wirksamkeit in einigen europäischen Ländern untersucht. Eine Berliner Therapieeinrichtung nimmt für Deutschland an dem Projekt teil. Zwischenergebnisse deuten daraufhin, dass MDFT kürzer, intensiver und den Standardtherapien überlegen ist (Ganter 2006).

6.4.4 Schlussfolgerung

Familienbasierte Verfahren der Suchtprävention und -behandlung Jugendlicher, die wirksam Protektivfaktoren und Risikofaktoren im Familiensetting beeinflussen, existieren. Diese Ansätze werden in Deutschland aber meist nur punktuell bzw. in Modellprojekten eingesetzt (EMCDDA 2009; Ganter 2006). Bestehende Ansätze der familiären Prävention (Walper 2006; Busche-Baumann et al. 2003; Deutscher Kinderschutzbund Landesverband Niedersachsen 2002–2004; Hurrelmann et al. 2006; Cina et al. 2006; Graf u. Walper 2002) und Therapie (Ganter 2006) in Deutschland sollten weiterhin wissenschaftlichen Evaluationen unterzogen werden, um nicht nur theoretisch sondern auch empirisch ihre Wirksamkeit zu begründen. Einige Prinzipien, die die Effektivität präventiver und therapeutischer Familienprogramme erhöhen bzw. ihre soziokulturelle Adaption und Implementierung erleichtern, sind andernorts beschrieben worden (CSAT 2004, Kumpfer u. Alder 2006, UNODC 2009, Winters 1999).

Literatur

Alexander J, Parson B (1982) Functional Family Therapy. Brooks/Cole Publishing Company, Monterey, CA

Azrin NH, Donohue B, Teichner GA, Crum T, Howell J, Decato LA (2001) A controlled evaluation and description of individual-cognitive-problem-solving and family-behaviour therapies in dually diagnosed conduct-disordered and substance-dependent youth. J Child Adolesc Substance Abuse 11: 1–43

Bengel J, Meinders-Lücking F, Rottmann N (2009) Schutzfaktoren bei Kindern und Jugendlichen – Stand der Forschung zu psychosozialen Schutzfaktoren für Gesundheit. In: Forschung und Praxis der Gesundheitsförderung. Band 35. Bundeszentrale für gesundheitliche Aufklärung BZgA, Köln

Brook JS, Whiteman M, Finch S, Cohen P (1998) Mutual attachment, personality, and drug use: pathways from childhood to young adulthood. Genet Soc Gen Psychol Monogr 124: 492–510

Busche-Baumann M, Chodzinski C, Wolgem R (2003) Evaluationsbericht. Starke Kinder-Starke Eltern®. Evaluation der Elternkurse des Deutschen Kinderschutzbundes e.V. für den Raum Niedersachsen durch ein Forschungsteam des Zentrums für Interdisziplinäre Frauen- und Geschlechterforschung (ZIF) der HAWK Hildesheim/Holzminden/Göttingen

Busse A (2008) Family-based substance abuse and drug dependence treatment for adolescents: Evidence-based approaches and transportability to the context of low- and middle-income countries. Unveröffentlichte Magisterarbeit. Medizinische Hochschule Hannover

Cina A, Bodenmann G, Hahlweg K, Dirscherl T, Sanders M (2006) Triple P (Positive Parenting Program): Theoretischer und empirischer Hintergrund und erste Erfahrungen im deutschsprachigen Raum. Z Familienforsch 18: 66–88

CSAP (Center for Substance Abuse Prevention) (2000) The national cross-site evaluation of high risk youth programs: Final Report, CSAP, Substance Abuse and Mental Health Services Administration, Rockville, MD

CSAP (Center for Substance Abuse Prevention) (1998) Family-centered approaches to prevent substance abuse among children and adolescents: A guideline. Prevention Enhancement Protocol System (PEPS). Contract Number 272-92-1011. Superintendent of Documents, US Government Printing Office, Washington, DC

CSAT (Center for Substance Abuse Treatment) (2004) Substance Abuse and Family Therapy. Treatment Improvement Protocol (TIP) Series, No. 39. DHHS Publication No. (SMA) 05-4006. Substance Abuse and Mental Health Administration, Rockville, MD

Cuijpers P (2002) Prevention of cannabis use and misuse. In: Minstry of Public Health of Belgium (Hrsg) International Scientific Conference on Cannabis, Ministry of Public Health. Rodin Foundation, Brüssel

Curtis NM, Ronan KR (2004) Multisystemic treatment: a meta-analysis of outcome studies. J Family Psychol 18: 411–419

Dennis M, Godley SH, Diamond G, Tims FM, Babor T, Donaldson J, Liddle H, Titus JC, Kaminer Y, Webb C, Hamilton N, Funk R (2004) The cannabis youth treatment study: Main findings from two randomized trials. J Subst Abuse Treatment 27: 197–213

Deutscher Kinderschutzbund Landesverband Niedersachsen e.V. (2002-2004) Abschlussbericht: Starke Kinder-Starke Eltern®. Elternkurse in Niedersachen

Eickhoff C, Zinnecker J (2000) Schutz oder Risiko. Familienumwelten im Spiegel der Kommunikation zwischen Eltern und Kindern. In: Forschung und Praxis der Gesundheitsförderung Band 11. Bundeszentrale für gesundheitliche Aufklärung BZgA, Köln

EMCDDA (2009) Bericht 2009 des nationalen REITOX-Knotenpunktes an die EBDD. Deutschland. Neue Entwicklungen, Trends und Hintergrundinformationen zu Schwerpunktthemen. Drogensituation 2008/2009

Faggiano F, Vigna-Tagliantti F, Versino E, Zambon A, Borraccino A, Lemma P (2005) School-based prevention for illicit drug' use (Review). The Cochrane Library, Issue 3

Foxcroft DR, Ireland D, Lister-Sharp DJ, Lowe G, Breen R (2002) Primary Prevention for alcohol misuse in young people. Cochrane

Database Systematic Review. CD003024. The Cochrane Library – Update Software, Oxford

Ganter A (2006) Multidimensional family therapy for adolescent clients with cannabis use disorders-results and experience from the INCANT pilot study. Prax Kinderpsychol Kinderpsychiatr 55: 520–532

Godley SH, Meyers RJ, Smith JE, Karvinen T, Titus JC, Godley MD, Dent G, Passetti L, Kelberg P (2001) The Adolescent Community Reinforcement Approach for Adolescent Cannabis Users, Cannabis Youth Treatment (CYT) Series, Volume 4. DHHS Pub. No. 01-3489. Center for Substance Abuse Treatment, Substance Abuse and Mental Health Services Administration, Rockville, MD

Gordon DA, Arbruthnot J, Gustafson KA, McGreen P (1998) Home-based behavioral-systems family therapy with disadvantaged juvenile delinquents. Am J Family Ther 16: 243–255

Graf J, Walper S (2002) Familienteam – Das Miteinander stärken. Kursleitermanual für den Elternkurs. Unveröffentlichtes Manuskript, Fakultät für Psychologie und Pädagogik: Ludwig-Maximilians-Universität München

Haley J (1973) Strategic therapy when a child is presented as the problem. J Am Acad Child Psychiatry 12: 641–659

Henggeler SW, Clingempeel WG, Brondino MJ, Pickrel SG (2002) Four-year follow-up of multisystemic therapy with substance-abusing and substance-dependent juvenile offenders. J Am Acad Child Adolesc Psychiatry 41: 868–874

Hurrelmann K, Marzinzik K, Kluwe S (2006) Evaluation des STEP Elterntrainings. Abschlussbericht der wissenschaftlichen Begleitforschung. Fakultät für Gesundheitswissenschaften. Universität Bielefeld

Kumpfer KL, Alder S (2006) Dissemination of research-based family interventions for the prevention of substance abuse. In: Sloboda Z, Bukoski WJ (Hrsg) Handbook of drug abuse prevention. Theory, Science and Practice. Springer, Berlin Heidelberg New York

Kumpfer KL (1999) Strengthening America's families: exemplary parenting and family strategies for delinquency prevention. University of Utah and U.S. Department of Justice

Kumpfer KL, Turner CW (1990) The social ecology model of adolescent substance abuse: Implications for prevention. Int J Addict 25: 435–463

Kumpfer KL, Alvarado R, Tait C, Turner C (2002) Effectiveness of school-based family and children's skills training for substance abuse prevention among 6–8-year-old rural children. Psychol Addict Behav 16 (Suppl 4): S65–S71

Kumpfer KL, DeMarsh JP, Child W (1989) Strengthening families program: Children's skills training curriculum manual, parent training manual, children's skill training manual, and family skills training manual (Prevention Services to Children of Substance-abusing Parents). Social Research Institute, Graduate School of Social Work, University of Utah

Lang C, Krongard M (1999) strengthening families and protecting children from substance abuse. Northeast Center for the Application of Prevention Technologies (CAPT). Funded by The Center for Substance Abuse Prevention (CSAP), Substance Abuse and Mental Health Services Administration Grant # 5U1JSP08133-02

Littell JH, Popa M, Forsythe B (2007a) Multisystemic therapy for social, emotional, and behavioral problems in youth aged 10–17. Cochrane Database of Systematic Reviews. Issue 3

Littell JH, Winsvold A, Bjorndal , Hammerstrom KT (2007b) Functional family therapy for families of youth (age 11–18) with behaviour problems (Protocol) Cochrane Database of Systematic Reviews. Issue 2, Art No.:CD006561. DOI: 10.1002/14651858.CD006561

Liddle HA, Santisteban DA, Levant RF, Bray JH (Hrsg) (2006) Family psychology. American Psychological Association, Washington

Liddle HA, Rodriguez RA, Dakof GA, Kanzki E, Marvel FA (2005) Multidimensional Family Therapy: A science based treatment for adolescent drug abuse. In: Lebow J (Hrsg) Handbook of clinical family therapy. John Wiley and Sons, New York

Liddle HA (2002) Multidimensional family therapy for adolescent cannabis users, Cannabis Youth Treatment Series, Volume 5. DHHS Pub.No.02-3660 Rockville, MD:Center for Substance Abuse Treatment, Substance Abuse and Mental Health Services Administration

Mayer GR (1995) Preventing antisocial behavior in the schools. J Applied Behav Anal 28: 467–478

Minuchin S (1974) Families and family therapy. Harvard University Press, Oxford

Patterson G, Chamberlain P, Reid JD (1982) A comparative evaluation of a parent training program. Behav Ther 13: 638–650

Pfeiffer-Gerschel T, Hildebrand A, Wegmann L (2009a) Deutsche Suchthilfestatistik 2008. Alle Bundesländer. Tabellenband für ambulante Beratungsstellen. Bezugsgruppe: Zugänge/Beender ohne Einmalkontakte. IFT Institut für Therapieforschung, München

Pfeiffer-Gerschel T, Hildebrand A, Wegmann L (2009b) Deutsche Suchthilfestatistik 2008. Alle Bundesländer. Tabellenband für stationäre Rehabilitationseinrichtungen. Bezugsgruppe: Beender. IFT Institut für Therapieforschung, München

Rowe CL, Liddle HA (2006) Treating adolescent substance abuse: state of science. In: Liddle HA, Rowe CL (Hrsg) Adolescent substance abuse. research and clinical advances. Cambridge University Press, Cambridge

Sanders MR (1999) Triple P-positive parenting programme: Towards an empirically validated multilevel parenting and family support strategy for the prevention of behavioural and emotional problems in children. Clin Child Family Psychol Rev 1: 71–90

Spooner C, Hall E, Lynskey M (2001) Structural determinants of youth drug use. ANCD research paper 2. URL: www.ancd.org.au/publications/pdf/rp2_youth_drug_use.pdf (Zugriff am 18.01.2008)

Szapocznik J, Hervis O, Schwartz S (2003). Brief strategic family therapy for adolescent drug abuse. Therapy manuals for drug addiction. National Institute on Drug Abuse. NIH Pub. No. 03-4751

Szapocznik J (1997) Cultural competency and family program implementation. Plenary session presented at 3rd National Training Conference on Strengthening America's Families. Westin City Center, Washington DC, March 23–25, 1997, zitiert nach Kumpfer KL, Alder S (2006) Dissemination of research-based family interventions for the prevention of substance abuse. In: Sloboda Z, Bukoski WJ (Hrsg) Handbook of drug abuse prevention. Theory, Science and Practice. Springer, Berlin Heidelberg New York

UNODC (2010) Compilation of evidence-based family-skills training programmes. UNODC, Wien

UNODC (2009) Guide to implementing family skills training programmes for drug abuse prevention. United Nations Publication, New York

Velleman R, Mistral W, Sanderling L (2000) Taking the Message Home: involving parents in drug prevention. Report prepared for the Home Office, University of Bath

Waldron HB, Slesnick N, Brody JL, Peterson TR, Turner CW (2001) Treatment outcomes for adolescent substance abuse at 4- and 7-month assessments. J Consult Clin Psychol 69: 802–813

Walper S (2006) Belastungen in der Familie und Ansätze der Prävention. In: KKH und MHH (Hrsg) Stress? Ursachen, Erklärungsmodelle und präventive Ansätze. Springer, Berlin Heidelberg New York

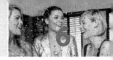

Williams RJ, Chang SY (2000) A comprehensive and comparative review of adolescent substance abuse treatment outcome. Clin Psychol Sci Pract 7: 138–166

Winters KC (1999) Treatment of adolescents with substance use disorders. Treatment Improvement Protocol (TIP) Series 32. Substance Abuse and Mental Health Services Administration. Center for Substance Abuse Treatment. DHHS Publication No. (SMA) 99-3283. Rockville, MD

Wissenschaftlicher Beirat Psychotherapie (2008) Gutachten zur wissenschaftlichen Anerkennung der Systemischen Therapie. URL: http://www.wbpsychotherapie.de/page.asp?his=0.1.17.71.83 (Zugriff 08.07.2010)

Wissenschaftlicher Beirat Psychotherapie (2003) Stellungnahme des Wissenschaftlichen Beirats Psychotherapie nach § 11PsychThG zur Verhaltenstherapie. URL: http://www.wbpsychotherapie.de/page.asp?his=0.1.17.73.74 (Zugriff am 08.07.2010)

6.5 Probleme des Suchtmittelkonsums aus der Perspektive einer Drogenbeauftragten – ein Interview

Das Redaktionsteam der MHH/ISEG sprach mit der Drogenbeauftragten des Landes Niedersachen, Frau Dr. Sabine Brägelmann-Tan, über ihre Tätigkeit, die Präventionsmaßnahmen für die Zielgruppe Jugendliche und über zukünftige Schwerpunkte.

Was sind die Tätigkeitsfelder einer Drogenbeauftragten?
Als Referentin für Suchtfragen im Niedersächsischen Ministerium für Soziales, Frauen, Familie, Gesundheit und Integration und Drogenbeauftragte des Landes vertrete ich die Aufgaben und Interessen des Landes Niedersachsen in der Suchtprävention und Suchthilfe und habe ein sehr vielschichtiges und komplexes Aufgabenspektrum unter meiner Verantwortung.

Hierzu gehört die Verwaltung des Suchtetats des Landes inklusive der Gestaltung der entsprechenden Förderrichtlinie, die Qualitätskriterien und Rahmen gebende Standards in der Suchthilfe vorschreibt. Vom Land gewünschte Schwerpunktsetzungen in der Suchtprävention und Suchthilfe werden insbesondere durch diese finanziellen Leistungen gesteuert. In Zusammenarbeit mit der Niedersächsischen Landesstelle für Suchtfragen, den Trägern der Wohlfahrtspflege und in gemeinsamer Finanzierung mit den Kommunen werden so im Flächenland Niedersachsen ca. 76 Fachstellen für Sucht und Suchtprävention mit diversen Nebenstellen finanziell unterstützt, die neben suchtmittelübergreifender Beratung und Nachsorge nach ambulanten und stationären Entwöhnungstherapien, auch selbst ambulante Therapien nach den Qualitätsstandards der Deutschen Rentenversicherung anbieten. Auch ist die Suchtprävention als eigener Schwerpunkt in vielen dieser Fachstellen verankert.

Neben der fachlich-inhaltlichen Tätigkeit ist es aber auch Aufgabe einer Drogenbeauftragten, die besondere Wichtigkeit der Suchtprävention und Suchthilfe und die Notwendigkeit einer adäquaten gesundheitlichen Versorgung von Suchtmittel missbrauchenden oder abhängigkeitserkrankten Menschen immer wieder in den Vordergrund gesamtgesellschaftlicher Diskussion zu rücken.

In meiner Tätigkeit ist suchtfachliches Wissen in vielen Facetten genau so gefragt, wie fundierte administrative Kenntnisse in verwaltungsrechtlichen Vorschriften und Verfahrensabläufen und Kenntnisse anderer Fachbereiche wie z. B. Jugendhilfe und -schutz, Gesundheitsförderung, Krankenhauswesen, Psychiatrie oder Arzneimittel- und Betäubungsmittelrecht, die thematisch häufig Schnittstellen in der suchtfachlichen Betrachtung sind.

Was erachten Sie als besonders wichtig bei der Ausübung Ihrer Tätigkeit?
Meine Tätigkeit ist gekennzeichnet durch einen Spagat zwischen Fachlichkeit, Verwaltungsdenken und Handeln, Politik und Medien, der Balance zwischen Sinnvollem, Notwendigem, Möglichem und Machbarem, der Abstimmung von Visionen mit Realitäten. Hier das notwendige Gespür zu entwickeln, halte ich für besonders wichtig.

Was wurde in der Drogenpolitik in den vergangenen Jahren, bezogen auf die Gesundheit von Jugendlichen und Adoleszenten erreicht? Welche Maßnahmen haben sich besonders bewährt?
Jugendliche und Adoleszente können bereits von psychotropen Substanzen wie Tabak, Alkohol, Cannabis und anderen illegalen Drogen abhängig erkrankt sein. Auch exzessives Spielverhalten, z. B. bei der Computernutzung, gerät immer mehr in den Fokus der Suchtbetrachtung. Obwohl hier die fachliche Diskussion noch nicht abgeschlossen ist, müssen wir von der Notwendigkeit der staatlichen Steuerung ausgehen, die gegebenenfalls neben gesetzlichen Veränderungen auch den Ausbau von Beratungs- und Hilfestrukturen vorsieht.

In der Suchthilfe, d. h. in der Betreuung und Therapie von Abhängigkeit machen Jugendliche nur einen kleinen Teil der Klientel aus. Diese benötigen alters- und zielgruppenspezifische therapeutische Angebote, häufig im stationären Bereich, die insbesondere auch den Defiziten im Reifungsprozess in der Entwicklung gerecht werden. Hierzu hat sich seit Mitte der 90er Jahre viel getan. Es gibt gelungene Beispiele in Niedersachsen.

Bezogen auf die Jugend steht in der Drogen- und Suchtpolitik aber insbesondere die Suchtprävention im Vordergrund. Es gilt zu verhindern, dass z. B. aus Alkohol missbrauchenden Jugendlichen alkoholabhängige Erwachsene werden. Auch dem Cannabiskonsum muss weiterhin große Beachtung geschenkt werden, da aus suchtfachlicher Sicht im Gegensatz zu den Erkenntnissen aus den 90er Jahren von einer deutlichen Suchtgefährdung bei Cannabiskonsum ausgegangen werden muss. Auch wenn viel getan wird, gibt es weiterhin Handlungsbedarf.

Es gibt auch Handlungsfelder, wo sich viel an der Einstellung in der Bevölkerung verändert hat. Tabakrauchen war über Jahrzehnte gesamtgesellschaftlich akzeptiert und wurde – trotz bekannter schwerer gesundheitlicher Gefahren – nicht als Abhängigkeit im Sinne einer Erkrankung, sondern als Laster gesehen. Gerade bei der Einstellung zum Tabakrauchen kann man heute erhebliche Veränderungen in der Gesellschaft feststellen. Hier haben die Politik, die wissenschaftliche Fachwelt, die Akteure im Gesundheitssystem und auch die Medien in den letzten Jahren – zumindest häufig – an einem Strang gezogen. In Niedersachsen hat besonders das Niedersächsische Nichtraucherschutzgesetz nochmals festgeschrieben, was den Menschen aus der Seele spricht: Unterhaltung und Fröhlichsein in Restaurants und Kneipen bedarf keiner Dunstwolke, die noch am nächsten Tag einen üblen Geruch auf Haar, Haut und in der Kleidung hinterlässt. Andererseits gilt es aber auch, Nikotinabhängige in ihrer Not Ernst zu nehmen und Hilfen zur Entwöhnung anzubieten.

Es ist sehr schwierig, genau die Maßnahmen der Suchtprävention festzumachen, die ausschlaggebend für diese positiven Veränderungen waren und sind. Suchtprävention ist immer Querschnittsaufgabe vieler gesellschaftlich relevanter Fragestellungen mit den unterschiedlichsten Zuständigkeiten in der Ausführung, insbesondere aber auch in der Finanzierung. So wirkt direkte Gesundheitsförderung in Schulen, aber sicherlich auch schon ein gutes Schulklima suchtpräventiv, ebenso Testkäufe von alkoholischen Getränken im Einzelhandel zur Überprüfung der Jugendschutzbestimmungen. Dieses sind zwei typische Beispiele für verhaltenspräventive und verhältnispräventive Maßnahmen zur Beeinflussung der Entstehung von Abhängigkeit.

Es lässt sich sagen: originär suchtpräventive Maßnahmen mit setting- und zielgruppenbezogenen Ansätzen sind notwendig und sinnvoll, denn sie nützen.

Andererseits wird man dem Problem des Missbrauchs von Sucht auslösenden Substanzen, wie z. B. Alkohol, Nikotin und Cannabis durch Jugendliche und Erwachsene nicht alleinig durch Suchtpräventionsmaßnahmen in den Griff bekommen. Die ursächlichen Probleme sind vielschichtig und liegen tief in der Gesellschaft. Arbeitslosigkeit, Armut und soziale Verelendung sind häufig wesendliche Ursachen für Substanzmittelmissbrauch.

Arbeitsmarktpolitische und familienpolitische Entscheidungen können somit einen direkten Einfluss auf den Missbrauch von legalen und illegalen Drogen durch Jugendliche haben, indem sie z. B. das soziale Umfeld im Elternhaus stabilisieren und der Jugend eine Zukunft geben.

Wo sollten die Schwerpunkte in den kommenden Jahren liegen?
Die Drogen- und Suchtpolitik des Bundes und der Länder zielen insbesondere auf vier Handlungsfelder: Prävention, Therapie, Schadensminderung und Repression. Diese vier Ansätze und Perspektiven halte ich weiterhin für wichtig.

Es ist unbequem, aber ohne Repression, d. h. staatliche Ausübung von Gewalt, kommen wir im Thema Drogen und Sucht nicht aus. In der Suchthilfe haben wir es überwiegend mit Erkrankten zu tun, die unseren Schutz bedürfen. Gerade im Bereich der illegalen Drogen ist es aber absolut notwendig, dass auch der Täteraspekt zugelassen wird. Verstöße gegen das Betäubungsmittelgesetz und dessen Ausführungsbestimmungen müssen im Rahmen des Notwendigen und unter Anerkennung einer eventuellen Erkrankung geahndet werden. Auf internationaler Ebene ist alles dafür zu tun, dass der illegale Handel mit Drogen und Rohsubstanzen zur Herstellung von Drogen unterbunden und sanktioniert wird.

Aber auch der exzessiv Alkohol trinkende Jugendliche, der sich durch eigenes Handeln so in Gefahr begibt, dass er durch das Gesundheitssystem aufgefangen werden muss, sollte entsprechend seines Alters gesellschaftliche Verantwortung tragen müssen. Auch auf die verantwortlichen Eltern muss angemessen zugegangen werden.

Gesundheitsförderliches Handeln, das suchtpräventives Handeln subsumiert, muss in allen Entscheidungsbereichen von Politik, Wirtschaft, Medien und Gesellschaft präsent sein. Hierzu gehört auch eine Vorbildfunktion von Entscheidungsträgern aus Politik und Wirtschaft und der Personen, die mit Erziehungsaufgaben betraut sind inklusive der Eltern, im Umgang mit Suchtmitteln, hier insbesondere Tabak und Alkohol. Es sollte selbstverständlich sein, dass »der erste Stich« beim Münchener Oktoberfest einem alkoholfreien Bierfass gilt. Warum eigentlich nicht?

Verhaltens- und verhältnispräventive Maßnahmen in der Suchtprävention müssen ausgewogen, aber auch konsequent konzipiert, angewandt und durchgeführt werden.

Brauchen wir mehr bzw. andere gesetzliche Maßnahmen zur Prävention von Suchtmittelmissbrauch?
Gesetze sind nur dann sinnvoll, wenn sie umsetzbar sind, d. h. die Möglichkeit der Vollziehung inkl. möglicher Sanktionen gegeben ist und sie nicht über ihr Ziel hinausschießen. In der Bundesrepublik Deutschland haben wir ein filigranes Netz an abgestuften Gesetzen, Verord-

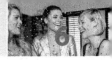

nungen, Richtlinien, Leitlinien mit Zuständigkeiten bei Bund, Länder, Kommunen, Körperschaften des öffentlichen Rechts, juristischen Personen, Privatpersonen u. a. Neue Gesetze, aber auch Gesetzesänderungen führen leider häufig zu Widersprüchen und Unklarheiten in völlig anderen Rechtsgebieten. Gesetzliche Änderungen sind somit nur bedingt Ziel führend und die Konsequenzen, gegebenenfalls sogar neue Problemfelder, sollten im Voraus bedacht werden.

So wird derzeit über eine Verschärfung der gesetzlichen Regelungen für Alkoholwerbung diskutiert. Der derzeitige Forschungsstand bestätigt, dass Alkohol bezogene Werbung den Missbrauch von Alkohol durch Jugendliche fördert. Weiterhin stimmt es, dass die Selbstverpflichtung des Zentralverbandes der deutschen Werbewirtschaft durch die »Verhaltensregeln über die kommerzielle Kommunikation für alkoholhaltige Getränke« nicht die erhoffte Wirkung zeigt. Grundsätzlich ist somit der Ansatz richtig, über eine verschärfte Gesetzgebung nachzudenken. Ein vollständiges Verbot von Alkoholwerbung wäre die weitreichendste Konsequenz. Hiervon würden aber sowohl europäische, als auch diverse innerstaatliche Gesetze und Regelungen tangiert. Eine Umsetzung könnte erhebliche Probleme bereiten. Es ist somit sehr wichtig, im Vorfeld unterschiedliche Rechtsgebiete zu beleuchten.

Gibt es Aspekte, die Ihnen besonders am Herzen liegen?
Abschließend stellt sich die Frage, welche Priorität die Gesellschaft der Gesundheit und der Verhütung von Krankheit und Leid, aber auch von enormen gesamtgesellschaftlichen Kosten, einräumt. Hier sind immer wieder die politischen Entscheidungsträger gefragt, sich klar und ausdrücklich zu positionieren. Hierzu gehört auch eine ausreichende und langfristig gesicherte Finanzierung des Versorgungssystems inklusive der notwendigen Versorgungsforschung.

Vielen Dank für das Gespräch.

6.6 Tom und Lisa feiern eine Party – ein Projekt zur Alkoholprävention an Schulen

Heidi Kuttler

In der Präventionsarbeit sind Kinder und Jugendliche eine wichtige Zielgruppe. Sie sind aufgrund ihrer altersbedingten Vulnerabilität, gepaart mit Unerfahrenheit und oft hoher Risikobereitschaft, besonders gefährdet, ihrer Gesundheit durch Alkoholmissbrauch zu schaden. Der erste Alkoholkonsum findet im Schnitt im Alter von

13,2 Jahren statt, das Alter bei der ersten Rauscherfahrung wird von 15-Jährigen mit durchschnittlich 13,9 Jahren angegeben, also nur ein gutes halbes Jahr nach dem ersten Konsum. Ein hoher Anteil der Jugendlichen – je nach Studie zwischen einem Fünftel bis mehr als die Hälfte – hatte schon einmal einen Vollrausch (Ravens-Sieberer u. Nickel 2008). Diese Zahlen illustrieren, dass für eine relativ hohe Anzahl von Jugendlichen der Einstieg in den Alkoholkonsum mit riskanten, exzessiven Trinkmustern einhergeht. Mit dem neu konzipierten Klassenworkshop »Tom & Lisa« sollen 13- bis 15-Jährige in der Phase des Experimentierens begleitet werden. Die große Chance für die Prävention liegt darin, dass im Jugendalter riskantes Trinkverhalten noch nicht eingefahren ist. Da Jugendliche sich in ihrem Verhalten stark an Einstellungen und Haltungen von Gleichaltrigen orientieren, regen die Workshops eine sachliche und kritische Reflexion der Jugendlichen mit ihren Altersgenossen in der Klasse an. Wesentliche Kompetenzen, die für einen risikoarmen Umgang mit Alkohol nötig sind, sollen vermittelt bzw. ausgebaut werden. Auf diese Weise sollen Jugendliche gut informiert ihre Entscheidungen treffen und ihren Einstieg in den Alkoholkonsum an Regeln und Normen orientieren, die Gesundheitsschäden vermeiden helfen.

Der aus zwei Modulen à zwei Stunden bestehende Workshop berücksichtigt, dass für die meisten Jugendlichen nicht die Risiken einer Abhängigkeitsentwicklung im Vordergrund stehen, sondern vielmehr die akuten Gefahren durch Alkoholkonsum wie Unfälle, Gewalt, Suizid oder ungeschützter Geschlechtsverkehr (Kuttler 2008). Kinder und Jugendliche, die kaum oder gar nicht an Alkohol gewöhnt sind, können bereits ab einem Blutalkoholwert von weniger als 1,5 Promille das Bewusstsein verlieren (Wolstein 2010). Wenn wir von tragischen Todesfällen hören, ist es selten die toxische Wirkung des Alkohols direkt, die zum Tode führt, sondern das Aspirieren von Erbrochenem und der damit ausgelöste Erstickungstod oder Tod durch Erfrieren oder Ertrinken. Die Befragung von mehr als 760 Jugendlichen, die mit einer Alkoholvergiftung im Krankenhaus behandelt werden mussten, zeigt, dass sich nur etwa 20% der Jungen und Mädchen der lebensbedrohlichen Risiken ihres exzessiven Alkoholkonsums bewusst waren (Bundesministerium für Gesundheit 2008). Als eine wesentliche Ursache für die schweren Intoxikationen werden neben Wetttrinken, Langeweile und Problemen auch Naivität und Unerfahrenheit im Umgang mit Alkohol identifiziert (Bundesministerium für Gesundheit 2008) – ein weiterer Indikator für die Notwendigkeit von Präventionsangeboten für diese Altersgruppe.

Die Ziele des Workshops sind eng gefasst. Es geht nicht um umfassende Kompetenzen wie die Förderung von Life-Skills, die in gut evaluierten Schulprogrammen bereits erfolgreich umgesetzt werden. Bei »Tom & Lisa« soll den Jugendlichen vielmehr sehr fokussiert »Risikokompetenz« im Umgang mit Alkohol vermittelt werden. Das heißt, die pädagogische Arbeit mit den Klassen zielt nicht auf Abstinenz, sondern orientiert sich daran, dass das Erlernen eines verantwortungsbewussten Konsums zu den Entwicklungsaufgaben der Adoleszenz zählt und – manchmal auch exzessiver – Alkoholkonsum als alterstypisches Experimentierverhalten bewertet wird. Die Workshops setzen dabei auf eine Zielhierarchie: Das erste Kernziel ist es, verantwortungsbewusst konsumierende Jugendliche zu stärken und Alkoholmissbrauch zu verhindern. Für Kinder und junge Jugendliche kann das auch (noch) Abstinenz bedeuten. Damit knüpfen die Workshops an Forderungen von Präventionsexperten an: »Oberstes Ziel der Suchtprävention ... sollte nicht die Verhinderung des Gebrauches, sondern ausschließlich die Verhinderung des Missbrauchs von Alkohol sein« (Hurrelmann u. Settertobulte 2008).

Die Workshops orientieren sich an der Lebenswelt von Jugendlichen und ihren Erfahrungen. Nehmen wir die eingangs genannten Studien ernst, so gehören auch exzessives Trinkverhalten und Rauscherlebnisse dazu, Ereignisse, die insbesondere in der Freizeit, in der Gruppe der Gleichaltrigen stattfinden. Deshalb werden als zweites Kernziel der schadensminimierende Umgang mit Rauscherlebnissen und die richtige Reaktion in Gefahrensituationen definiert. Bühler et al. (2006) formulieren » ...dass es der Entwicklung von Programmen bedarf, die andere Ergebnisvariablen als Abstinenz zum Ziel haben (u. a. Schadensminimierung)«.

Zur Vermittlung von Risikokompetenz gehören auch fundierte Informationen zu Alkohol und die damit verbundenen Gefahren. Die meisten Jugendlichen beziehen ihre Informationen zu Alkohol von Gleichaltrigen oder aus der Werbung, was oft zu einer verzerrten Wahrnehmung und Bewertung von Alkoholexzessen führt. Ein Ziel des Workshops ist deshalb die Kommunikation von realistischen Zahlen zur Verbreitung des Konsums und von Rauscherfahrungen. Es ist bekannt, dass diese von Jugendlichen – und von Erwachsenen – in der Regel überschätzt werden. Da solche Fehleinschätzungen dazu führen, dass mehr konsumiert wird und ein Rausch eher als akzeptabel bewertet wird (Carey et al. 2006), werden in den Workshops solche »Mythen« diskutiert und korrigiert. Auch Informationen, die Jugendliche als Rollerfahrer oder zukünftige Autofahrer betreffen, sind für sie besonders relevant: Ist der Führerschein in Gefahr, sind sie stark motiviert, ihr Verhalten zu kontrollieren. Deshalb werden auf spielerische Art und Weise (Flaschendrehen) Infos zu gesetzlichen Regelungen im Straßenverkehr vermittelt.

6.6.1 Prävention konkret

Die Workshops sind interaktiv konzipiert, da interaktive Angebote einer Vielzahl von Studien zufolge eine messbare Wirkung auf Einstellungen und Verhalten haben (Bühler u. Kröger 2006). Den roten Faden bildet eine Party mit Einladung, Vorbereitung, Partyspielen, einer simulierten Eskalation durch eine schwere Alkoholvergiftung und die Planung der nächsten Party anhand der gemachten Erfahrungen. Um neugierig zu machen, hängt in den Klassenzimmern ca. 2 Wochen vorher ein Partyplakat und auf kleinen Einladungsflyern notieren die Jugendlichen Ort und Zeit der Geburtstagsparty von Tom und Lisa. Im ersten Workshop-Modul werden die Klassen in Teams aufgeteilt und müssen ab dann gemeinsam eine Reihe von Aufgaben erfüllen. Unter anderem sind die Auswahl und der Einkauf der Getränke zu planen – hier werden Informationen zum Jugendschutzgesetz transportiert. In einer weiteren Aufgabe müssen die Teams Ideen für Partyspaß ohne Alkohol sammeln und vor der Klasse präsentieren bzw. gleich erproben. Bei allen Aufgaben können sie Punkte für ihr Team holen, wenn ihre Vorschläge von ihren Klassenkameraden als gut, witzig oder hilfreich bewertet werden – wobei der Workshopleiter ein Vetorecht hat und dafür mit einer speziellen Vetokarte ausgestattet wird. Die Erfahrungen in den Pilotworkshops zeigen, dass gerade in solchen Situationen intensive und vertiefende Diskussionen angeregt werden. Die von den Teams erlangten Punkte werden durch farbige Spielsteine in den Teamfarben gesammelt, platziert auf einem großen Spielplan am Boden.

Ein Kern der Workshops im zweiten Modul ist die Simulation einer Notsituation. Hintergrund sind Erfahrungen und Medienberichte von schwersten Verletzungen bis hin zu Todesfällen, weil die Clique in solchen Situationen überfordert ist. Auch ist die Notrufnummer nicht allen Jugendlichen bekannt und ist deshalb eine der Wissensfragen, die im Rahmen der externen Evaluation vor und nach dem Workshop gestellt wird. Der Umgang mit der Notsituation wird zuerst in den Teams simuliert und danach in der Gesamtgruppe vorgestellt. Ein Junge oder Mädchen jedes Teams erhält per Auftragskarte die Info, dass es aufgrund zu hohen Alkoholkonsums zur Bewusstlosigkeit kommt. Die anderen müssen die Situation bewerten und Hilfe leisten, ein Teammitglied muss dies mit einer Rauschbrille auf der Nase tun. In der Gesamtgruppe werden Probleme und Unsicherheiten diskutiert, richtige Verhaltensweisen bestätigt, Falsches korrigiert, Fehlendes ergänzt.

Zwischen den beiden Modulen erhalten die Jugendlichen eine Liste mit Fragen und den Auftrag, mit ihren Eltern ein Interview zu führen. Mit diesem Punkt greifen

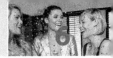

die Workshops die Erkenntnis auf, dass ein Gespräch zwischen Jugendlichen und Eltern, in dem Haltungen, Meinungen und Regeln im Umgang mit Alkohol diskutiert werden, präventive Effekte hat. Zum Abschluss geben die Workshopleitungen Adressen von regionalen Einrichtungen weiter, die helfen, wenn jemand sich Sorgen in Zusammenhang mit dem Alkoholmissbrauch Jugendlicher macht.

6.6.2 Evaluation

Das Konzept von »Tom & Lisa« stützt sich in allen wesentlichen Elementen auf Erkenntnisse der Präventionsforschung. Aber auch Ideen, die auf den ersten Blick überzeugend wirken, müssen auf den Prüfstand. Aus diesem Grund werden die Workshopziele operationalisiert und ihre Erreichung durch eine externe Evaluation (Vor- und Nachbefragung) überprüft. Die Evaluationsergebnisse werden im Frühjahr 2011 vorliegen. Damit die Klassenworkshops eine nachhaltige Wirkung entfalten, sollten sie in ein Gesamtkonzept zur Alkoholmissbrauchsprävention eingebunden sein. »Tom & Lisa« sind an den Pilotstandorten in Baden-Württemberg und Schleswig-Holstein in das Präventionsprojekt »Hart am LimiT - HaLT« eingebunden. HaLT verknüpft eine Frühintervention für alkoholgefährdete Jugendliche mit einer kommunal verankerten Präventionsstrategie, die gemeinsam mit vielen lokalen Partnern umgesetzt wird.

Literatur

Anderson P, Baumberg B (2006) Alcohol in Europe. A public health perspective, European Commission (Hrsg.). London

Bundesministerium für Gesundheit/Prognos (2007) InfoLetter HaLT – Hart am LimiT Nr. 3

Bühler A, Kröger C (2006) Expertise zur Prävention des Substanzmissbrauchs, Band 29, Bundeszentrale für gesundheitliche Aufklärung BZgA (Hrsg.), Köln

Bundeszentrale für gesundheitliche Aufklärung (2009) Die Drogenaffinität Jugendlicher in der Bundesrepublik Deutschland 2008, Verbreitung des Alkoholkonsums bei Jugendlichen und jungen Erwachsenen. BZgA, Köln

Carey KB, Borsari B, Carey MP, Maisto SA (2006) Patterns and importance of self-other differences in collge drinking norms. Psychol Addict Behav 20: 385–393

Deutsche Hauptstelle für Suchtfragen DHS (2009) Factsheet: Binge-Drinking und Alkoholvergiftungen. DHS, Hamm

Hurrelmann K, Settertobulte W (2008) Alkohol im Spannungsfeld von kultureller Prägung und Problemverhalten. APuZ, Aus Politik und Zeitgeschichte, 28/2008, Bundeszentrale für politische Bildung (Hrsg.)

Kuttler H (2008) Exzessiver Alkoholkonsum Jugendlicher – Auswege. APuZ, Aus Politik und Zeitgeschichte 28/2008, Bundeszentrale für politische Bildung (Hrsg.)

Ravens-Sieberer U, Nickel J (2008) Drogenaffinitätsstudie, Repräsentativerhebung, HBSC, ESPAD, Kinder- und Jugendsurvey: Was wissen wir über jugendlichen Alkoholkonsum? In »Voll drauf – neue Formen jugendlichen Alkoholkonsums« Dokumentation zur Tagung der Drogenbeauftragten der Bundesregierung 2007 in Berlin. Deutsche Hauptstelle für Suchtfragen e. V. (DHS), Hamm

Wolstein J (2010) Präsentation einer Studie im Rahmen der HaLT-Forschungskonferenz des Bundesministeriums für Gesundheit BMG, 10. Juni, Berlin (unveröffentlicht)

Psychische Gesundheit und Sexualität – Anforderungen an Familie und Schule

Die Jugendphase gilt mit ihren körperlichen, psychischen und sozialen Veränderungen als eine äußerst sensible Zeit im Leben von Menschen. Sie stellt somit hohe Anforderungen an die psychische Konstitution der Betreffenden, die gerade in dieser Phase besonders gefährdet sind, destruktive Kompensationsstrategien wie z.B. Essstörungen zu entwickeln. Psychische Gesundheitsförderung im Jugendalter ist sowohl eine wichtige Aufgabe als auch eine besondere Herausforderung für die involvierten Akteure. Als wirksam haben sich Programme zur Förderung von Lebenskompetenzen erwiesen, mit denen sich das vorliegende Kapitel beschäftigt. Wesentlich ist hierbei die Stärkung personaler Ressourcen. Dieser Ansatz wird beispielhaft anhand eines schulbasierten Präventionsprogramms vorgestellt, das gestörtem Essverhalten durch die Stärkung allgemeiner Lebenskompetenzen vorbeugen möchte (▶ Kap. 7.1). Kritische Lebensereignisse, wie zum Beispiel die Scheidung der Eltern, aber auch alltägliche kleinere Irritationen und Frustrationen stellen vielfach Stressoren für diese Zielgruppe dar. Was Stress speziell für Jugendliche bedeutet, welches Risiko Stress darstellt und welche Schutzfaktoren und präventiven Maßnahmen bestehen, um diesem wirksam zu begegnen, wird in Kap. 7.2 dargestellt.

Darüber hinaus informiert das Kapitel über Symptomatik, Auswirkungen und Verlauf der Aufmerksamkeitsdefizit-/Hyperaktivitätsstörung (ADHS) und weist darauf hin, dass ADHS keineswegs auf das Kindesalter beschränkt ist, sondern auch häufig Jugendliche betrifft (▶ Kap. 7.3).

Der Bereich der Sexualität gewinnt für junge Menschen mit Eintritt in die Pubertät an Brisanz und ist mit Unsicherheiten, Fragen sowie Risiken verbunden. In Deutschland ist Sexualität nicht zuletzt aufgrund der medialen Aufbereitung stets präsent. Hierdurch besteht die Gefahr, dass junge Menschen sich einem erheblichen sexuellen Druck ausgesetzt fühlen. Diesen Druck auszuhalten sowie mit den damit einhergehenden Ambivalenzgefühlen umzugehen, stellt eine schwierige Aufgabe dar, die für viele Jugendliche oftmals enormen Stress bedeutet. Auf diesen Sachverhalt sowie auf aktuelle Entwicklungen im Sexualverhalten von Jugendlichen geht Kap. 7.4 ein.

7.1 Psychische Gesundheitsförderung im Jugendalter

Petra Warschburger

Epidemiologische Studien deuten auf eine hohe Verbreitung von psychischen Problemen wie Depression, geringer Selbstwert oder auffälliges Essverhalten sowie dem vermehrten Auftreten von Stresserleben im Jugend- und jungen Erwachsenenalter hin (Erhart et al. 2007; Hölling et al. 2007; Hölling u. Schlack 2007; Eschmann et al. 2007). Dabei handelt es sich in der Regel um sehr stabile Probleme mit weitreichenden – teils irreversiblen – Konsequenzen für die weitere Entwicklung. Daher kommt diesem Lebensabschnitt eine wichtige Rolle bei der Weichenstellung für eine positive Entwicklung zu. Im Folgenden werden die besonderen Rahmenbedingungen für die Prävention bei Jugendlichen und jungen Erwachsenen kurz skizziert und ressourcenorientierte Ansätze verdeutlicht. Kennzeichen effektiver Präventionsprogramme für Jugendliche werden herausgearbeitet. Am Beispiel des POPS (Potsdamer Prävention an Schulen)-Programms wird die konkrete Umsetzung aufgezeigt.

7.1.1 Besondere Anforderungen an Präventionsprogramme

Jugendalter und junges Erwachsenenalter gelten als Lebensphasen mit sehr tiefgreifenden und weitreichenden Veränderungen. Sie sind nicht nur mit besonderen Entwicklungsaufgaben (wie Unabhängigkeit vom Elternhaus, Einbindung in die Gruppe der Gleichaltrigen, Suche nach einer eigenen Identität, Aufbau fester Beziehungen, Umgang mit Sexualität und Vorbereitung einer beruflichen Karriere) verbunden, sondern gelten auch als kritische Phase für die Etablierung von gesundheitsförderlichen Verhaltensweisen (Nelson et al. 2008; Robert Koch-Institut 2008).

Während das Jugendalter viel Beachtung erfahren hat, werden junge Erwachsene meist nicht explizit adressiert. Dies widerspricht aber den Charakteristika dieser Lebensphase, die weder als Jugend- noch als Erwachsenenalter im engeren Sinne bezeichnet werden kann. Im angloamerikanischen Raum hat Arnett (2000) den Begriff der »emerging adulthood« für die Lebensphase zwischen 18 und 25 Jahren geprägt. Er sieht diesen Zeitraum als Phase, in der die berufliche Ausbildung eine wichtige Rolle spielt, aber die auch durch Identitätsfindung und demographische Instabilität gekennzeichnet ist.

Für die Etablierung und Realisierung von Präventionsprogrammen sind jedoch eine Reihe von Besonderheiten zu beachten. Ein wesentlicher Aspekt ist hierbei, welche zentralen Sozialisationsinstanzen (wie Eltern, Schule etc.) mit zu berücksichtigen sind. Mit Beginn des Jugendalters sind Eltern immer weniger über die körperliche und psychische Befindlichkeit sowie Sorgen ihrer Kinder informiert; ihr Einfluss in vielen alltäglichen Fragen sinkt, während hingegen der der Gleichaltrigen zunimmt. Ein starkes Verharren im Elternhaus wie auch eine zu deutliche emotionale Distanzierung von den Eltern erweisen sich als problematisch (Fend 2000). Förderlich für die weitere Entwicklung ist es, beide Beziehungsformen zu integrieren und zu reorganisieren. Dies bedeutet, dass zusätzlich zur Berücksichtigung des elterlichen Einflusses ein verstärkter Einbezug von Gleichaltrigen erfolgen sollte. Dies kann unterschiedlich intensiv erfolgen und »gipfelt« in sog. »Peer-education-Programmen«, in denen Gleichaltrige als Trainer eingesetzt werden (Mellanby et al. 2000; Shiner 1999).

Weiterhin gilt zu beachten, dass viele Risikoverhaltensweisen als entwicklungsbedingt angesehen werden – als Ergebnis einer Überschätzung der eigenen Handlungskompetenzen, als Reaktion auf den Druck von Gleichaltrigen/Medien, als Identitätssuche und/oder als Ausdruck des Wunsches zu einer bestimmten Gruppe dazuzugehören. Reine Aufklärungsprogramme mit Wissensvermittlung sind daher wenig erfolgversprechend. Insbesondere das fehlende Risikobewusstsein und Verständnis für eine »Investition in die eigene Zukunft« erschweren die Akzeptanz von primärpräventiven Programmen. Aktuelle Programme orientieren sich daher viel stärker an den Ressourcen und Bedürfnissen der Jugendlichen (wie soziale Anerkennung, positives Selbstwertgefühl). Die Anbindung und Integration von Präventionsprogrammen an Schulen und sonstigen Institutionen als Teil des »alltäglichen Unterrichts« stellt sicher, dass ohne Gefahr einer eventuellen Stigmatisierung möglichst viele Jugendliche angesprochen werden.

Zuletzt sollte nicht vergessen werden, dass sich ab dem Jugendalter deutliche Geschlechtsunterschiede sowohl für die erlebten Belastungen als auch die Risikoverhaltensweisen feststellen lassen (z. B. für Depression: Piccinelli u. Wilkinson 2000, für Essstörungen: Hoek u. van Hoeken 2003). Auch unterscheiden sich die entwicklungsbezogenen Anforderungen zwischen Jungen und Mädchen und es finden sich deutliche geschlechtsspezifische Unterschiede im Bewältigungsverhalten (Eschenbeck et al. 2007). Dies macht es erforderlich, Präventionsprogramme geschlechtsspezifisch zu gestalten (Hinz 2007) oder – je nach Thematik – sogar nur in geschlechtshomogenen Gruppen zu realisieren. Gleiches gilt für die Berücksichtigung des Alters.

7.1.2 Ressourcen und positive Entwicklung von Jugendlichen

Hintergrund

In der Präventionsforschung hat sich seit Ende der 80er Jahre eine Akzentverschiebung ergeben – weg von der Zielrichtung ein bestimmtes Risikoverhalten zu »verhindern« hin zum umfassenden Aufbau von Kompetenzen, die eine positive Entwicklung von Jugendlichen bis ins Erwachsenenalter gewährleisten sollen.

Ressourcen von Jugendlichen als Ansatzpunkt

Unter Ressourcen werden entwicklungsförderliche Potentiale einer Person verstanden, die sie befähigen, ihr Leben aktiv und positiv zu gestalten, und auf die sie in kritischen Situationen zurückgreifen kann. Es handelt

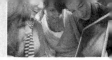

sich also um sehr basale Faktoren, die eine positive Entwicklung fördern. In der Regel wird zwischen personengebundenen (personalen) und umgebungsbezogenen (sozialen, familiären, ökonomischen) Ressourcen unterschieden (Klemenz 2003; Masten u. Powell 2003). In der Literatur wird auch der Begriff der Lebenskompetenzen oder »life skills« (Botvin u. Griffin 2004) verwandt, um deren universellen Charakter zu verdeutlichen. Gut belegt ist, dass eine hohe Verfügbarkeit von Ressourcen sich als protektiv für den weiteren Entwicklungsverlauf erweist (Catalano et al. 2002). Im Rahmen der KiGGS-Studie wiesen Jugendliche mit starken Defiziten in den personalen und familiären Ressourcen ein zwei- bis dreifach erhöhtes Risiko für das Auftreten von psychischen und Verhaltensauffälligkeiten auf (Erhart et al. 2007). Damit stellt die Förderung von Ressourcen einen wichtigen Ansatzpunkt – gerade für universelle – Präventionsprogramme dar.

Ressourcen sind nicht statisch, sondern verändern sich im Entwicklungsverlauf und können als das Ergebnis einer erfolgreichen Auseinandersetzung mit den jeweiligen Entwicklungsanforderungen angesehen werden. Dies bedeutet auch, dass die Betrachtung von Ressourcen immer unter einer entwicklungsbezogenen Perspektive erfolgen muss. Zwar existieren in der Literatur verschiedene Vorschläge zur Erfassung von Ressourcen im Kindes- und Jugendalter (Klemenz 2003), aber eine umfassende Erfassung ist bislang nicht erfolgt. Erhart et al. (2007) befragten rund 7500 Schüler im Alter von 11 bis 17 Jahren zu ihren personalen (im Sinne einer hohen Ausprägung von Optimismus und eines hohen Selbstwirksamkeitserlebens) und familiären Ressourcen (wie Familienklima und Erziehungsverhalten). Demnach wiesen 8,9% defizitäre personalen Ressourcen auf und weitere 11,2% zeigten sogar deutliche Einschränkungen. Mit 22,1% verfügten Mädchen häufiger als Jungen (18,2%) über schwächere personale Ressourcen. Auch bezogen auf die familiären Ressourcen schnitten die Mädchen (22,4%) schlechter als die Jungen (19,9%) ab. Bei den sozialen Ressourcen (Unterstützung durch Gleichaltrige) drehte sich das Verhältnis um: Mehr Jungen als Mädchen wiesen hier kritische Werte auf (28,7% bzw. 14,9%).

Trotz der teilweise sehr unterschiedlichen Operationalisierung besteht weitgehend Einigkeit darüber, welche Fähigkeiten und Fertigkeiten unter den personalen Ressourcen zu subsumieren sind. Sehr häufig werden hier kognitive Fertigkeiten wie hohe Intelligenz, Persönlichkeitsfaktoren wie Humor oder Selbstkonzept wie ein hohes Selbstwirksamkeitserleben oder positives Selbstwertgefühl genannt (Masten u. Powell 2003). Im Folgenden wird die Klassifikation der Lebenskompetenzen

der WHO (1994) vorgestellt, die 10 verschiedene Lebenskompetenzen definiert. Diese Lebenskompetenzen (◻ Tabelle 7.1) werden zu einem gewissen Grad als entwicklungs- und kulturspezifisch betrachtet. Generell ist zu beachten, dass Ressourcen nicht isoliert voneinander, sondern häufig kombiniert auftreten und sich gegenseitig befördern. Ein Repertoire an verschiedenen Ressourcen gilt als gesundheitsförderlich.

7.1.3 Wirksamkeit von Präventionsansätzen

Die generelle Effektivität von primärpräventiven Programmen zur Förderung der psychischen Gesundheit ist gut belegt (Durlak u. Wells 1997a,b; Kazdin 1993). Die Effektgröße ist dabei aufgrund der Verbreitung von Störungen erwartungsgemäß eher gering. Laut Beelmann (2006) kann davon ausgegangen werden, dass ca. 15–25% der Teilnehmer von einer Reduktion der Symptomatik bzw. Besserung ihrer Ressourcen profitieren. Ressourcenorientierte Ansätze gelten dabei als am erfolgversprechendsten (Weissberg et al. 2003). Nation et al. (2003) haben darüber hinaus neun verschiedene Punkte herausgearbeitet, die effektive Präventionsprogramme kennzeichnen. Demnach sollten Programme:

- umfassend sein, d. h. verschiedene Komponenten enthalten, die relevante Bereiche (wie Schule, Peers, Gesellschaft) betreffen, um so deren Einfluss auf die Entwicklung und Aufrechterhaltung des Problemverhaltens zu verhindern;
- verschiedene didaktische Methoden benutzen, um Problembewusstsein zu erzeugen, die Problemanalyse zu erleichtern und angemessene Fertigkeiten aufzubauen;
- ausreichend umfangreich sein, d. h. auch »booster sessions« zur Aufrechterhaltung der Effekte beinhalten;
- theoriegeleitet sein, d. h. aktuelles Wissen zur Entstehung und Veränderung der interessierenden Verhaltensweisen berücksichtigen;
- den Kindern und Jugendlichen Gelegenheit geben, positive Beziehungen zu Gleichaltrigen und Erwachsenen aufzubauen;
- in der richtigen Altersspanne ansetzen, so dass die Effekte in den kritischen Phasen nicht wieder verschwinden (zu früh) oder bereits ein ausgeprägtes Risikoverhalten vorliegt (zu spät);
- soziokulturell relevant sein, d. h. auch die Interessen und Ideen der späteren Teilnehmer mit einbeziehen;
- ihre Ziele spezifizieren und ihre Ergebnisse evaluieren;
- gut geschultes, motiviertes Personal einsetzen.

◻ Tabelle 7.1. Hauptlebenskompetenzen nach WHO (1994)

Lebenskompetenz	Erläuterung
Entscheidungen treffen	Hierbei geht es um konstruktiven Umgang mit Entscheidungen. Dies bezieht auch ein, sich über die Konsequenzen verschiedener Entscheidungsoptionen in Bezug auf die eigene Gesundheit im Klaren zu werden.
Probleme lösen	Bezieht sich auf den Umgang mit schwierigen Alltagssituationen. Problemlösen versteht sich als ein stufenförmiger Prozess – beginnend mit der Definition des Problems – Generieren von Alternativen – der Auswahl und Umsetzung einer angemessenen Problemlösestrategie.
Kreatives Denken	Kreatives Denken unterstützt das Treffen von Entscheidungen und Lösen von Problemen, indem alternative Lösungswege und deren Konsequenzen generiert werden. Auch in sonstigen Lebenssituationen hilft es, angemessen und flexibel zu reagieren.
Kritisches Denken	Hierunter wird die Fähigkeit verstanden, Informationen und Erfahrungen objektiv zu analysieren. Bezogen auf die Gesundheit bedeutet dies u. a. auch den Einfluss von Einstellungen, Werten, Gleichaltrigen oder Medien kritisch zu hinterfragen.
Effektive Kommunikation	Hierbei geht es um die verbalen und nonverbalen Kommunikationsfertigkeiten, die es uns ermöglichen, kultur- und situationsangemessen anderen unsere Meinungen, Gefühle, Wünsche und Gedanken mitzuteilen oder andere um Hilfe zu bitten.
Interpersonale Beziehungsfertigkeiten	Darunter wird der Aufbau von positiven, unterstützenden Beziehungen zu anderen Personen gefasst.
Selbstbewusstheit	Erkennen seiner eigenen Stärken und Schwächen, Wünsche und Abneigungen als Grundlage für effektive Bewältigungs- und Kommunikationsstrategien.
Empathie	Einfühlungsvermögen als Basis für die Entwicklung von Toleranz, Aufbau von unterstützenden Verhaltensweisen für Menschen, die Hilfe benötigen.
Umgang mit Emotionen	Hierunter fällt das Erkennen der eigenen emotionalen Befindlichkeit, aber auch der angemessene Umgang vor allem mit intensiven negativen Emotionen (z. B. Ärger).
Umgang mit Stress	Neben dem Erkennen von Stressoren geht es um den angemessenen Umgang mit Stress (z. B. Entspannungstechniken; Neubewertungen von Situationen).

7.1.4 POPS – ein schulbasiertes Präventionsprogramm

Das konkrete Vorgehen soll anhand des POPS[12] (Potsdamer Prävention an Schulen)-Programms – ein universelles, schulbasiertes Programm für die Klassenstufen 7 bis 9 zur Prävention gestörten Essverhaltens – verdeutlicht werden. Körperunzufriedenheit und gestörtes Essverhalten stellen in dieser Altersgruppe ein weit verbreitetes und sehr relevantes Problem dar (Hoek u. van Hoeken 2003).

Allgemeine Rahmenbedingungen

Das Vorgehen fokussiert auf die Stärkung allgemeiner Lebenskompetenzen und Ressourcen (z. B. Medienkompetenz, Selbstwert, soziale Kompetenz, soziale Unterstüt-

zung), die als relevant für die Prävention von gestörtem Essverhalten gelten. Das Programm verzichtet bewusst auf die Vermittlung von essstörungsspezifischen Informationen. Ein ausführliches Manual mit einem festen Ablaufplan, detaillierten Durchführungsanweisungen und allen benötigten Materialien stellt eine vergleichbare Durchführung und hohe Umsetzungsqualität sicher. Das Vorgehen ist koedukativ, da immer mehr Studien belegen, dass Jungen in ähnlichem Maße von der Unzufriedenheit mit dem eigenen Körper betroffen sind und in der Gefahr stehen, gesundheitsschädigende Maßnahmen zu ergreifen. Zur Sicherung der Nachhaltigkeit erfolgt die Umsetzung im Klassenverband von geschulten Lehrkräften. Zudem ist die Schule oder Klasse auch oftmals der Kontext, in dem Schönheitsideale etabliert, verbreitet und verstärkt werden (Stice et al. 2003). Die Auseinandersetzung mit diesen Themen soll helfen, kontextbezogene Veränderungen (im Sinne von Verhältnisprävention; z. B. Anti-Hänsel-Regeln) anzustoßen und soziale Ressourcen

---

[12] Das Projekt wurde vom BMBF gefördert (01EL0607).

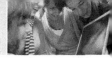

◻ **Tabelle 7.2.** Überblick zum POPS-Programm (eigene Darstellung)

Stunde	Slogan	Inhalte/Ziele
1	Gutes Essen, schlechtes Essen?	Vermittlung von Wissen und alltagstauglichen Hinweisen zu gesunder Ernährung (Ernährungspyramide), Auseinandersetzung mit weit verbreiteten Ernährungs- und Diätmythen.
2	Wir lassen uns nichts vormachen!	Mit Hilfe von Informationen über Medientechniken am Videobeispiel soll die kritische Auseinandersetzung mit Medienbildern gefördert werden.
3	Schön ist …?!	Hier geht es vor allem um die Vielfalt von Schönheit und die Unterscheidung zwischen Medien- und Alltagswelt.
4	Ich mag mich, ich mag mich nicht …	Die Auseinandersetzung mit der eigenen Person, den Stärken wie Schwächen steht hier im Vordergrund.
5	Cool bleiben!	Im Mittelpunkt steht die Entstehung von und der Umgang mit Stress; eigene Strategien sollen reflektiert und kritisch hinterfragt werden.
6	Probleme? – Für mich kein Problem!	Ein systematisches Problemlösetraining vermittelt den Schülern ein strukturiertes Vorgehen in schwierigen Situationen.
7	Hänseln? – Nicht bei uns!	Diese Stunde zielt auf die Einstellung und den Umgang mit Hänseleien in der Klasse ab. Die Schüler werden für Motive und Folgen von Hänseleien sensibilisiert und erarbeiten Strategien für ihre Klasse.
8	Hänseln? – Nicht mit mir!	Hierbei geht es um den individuellen Umgang mit sozialem Druck. Anhand von Videosequenzen werden unterschiedliche Strategien erarbeitet und angemessene Verhaltensstrategien im Rollenspiel erprobt.
9	Alles hat ein Ende …	Programmreflexion und -integration des Gelernten.

zu steigern. Die Inhalte werden interaktiv erarbeitet, gestützt durch vielfältige Methoden und Materialien (z. B. Filme, Spiele, Gruppenübungen). Mit Hilfe von Informationsblättern und Übungsaufgaben für Zuhause soll die Übertragung auf den Alltag der Jugendlichen erfolgen und auch indirekt die Eltern einbezogen werden. Ein direkter Einbezug der Eltern erfolgt über einen Elterninformationsabend, der im Wesentlichen über Essstörungen und entsprechende Warnzeichen aufklärt und Reaktionsmöglichkeiten der Eltern reflektiert.

Ziele und Inhalte des Programms

Das POPS-Programm soll:

- die Ressourcen und Lebenskompetenzen der Jugendlichen stärken,
- die kritische Auseinandersetzung mit dem gesellschaftlichen Schönheitsideal fördern,
- die Entwicklung eines positiven Körpergefühls unterstützen und
- der Entstehung von gestörtem Essverhalten entgegenwirken.

Der Umfang beträgt neun Sitzungen mit fünf Themenbereichen. »Gesunde Ernährung und Wohlbefinden« fokus-

siert auf eine anschauliche Vermittlung von Informationen zu gesunder und ausgewogener Ernährung und soll die Schüler zur Reflexion und Veränderung eigener Ernährungsgewohnheiten anregen. Westliche Schönheitsideale bilden einen wichtigen Nährboden für die Entstehung von Essstörungen. »Schönheit in Zeitschriften und Fernsehen« zielt darauf, diese Schlankheitsideale kritisch zu hinterfragen. Ziel des Bausteins »Selbstbild – Stärken und Schwächen« ist die Verdeutlichung der Vielzahl persönlicher Eigenschaften; darauf aufbauend soll die Bedeutung des Aussehens für die Bewertung der eigenen Person relativiert werden. Mechanismen der Stressentstehung, angemessene Bewältigungsstrategien sowie Problemlösefähigkeiten werden in den beiden Einheiten zu »Gesunder Umgang mit Stress und Problemen« verdeutlicht und konkret eingeübt. Schönheitsideale werden nicht nur über die Medien vermittelt, sondern auch durch Gleichaltrige wird Druck ausgeübt (sog. »weight-related teasing«). Im Themenbaustein »Umgang mit Hänseleien und Druck« sollen die Jugendlichen aussehensbezogenem sozialem Druck widerstehen lernen und positive Strategien in ihrer Klasse etablieren. In ◻ Tabelle 7.2 sind die Programminhalte nochmals kurz zusammengefasst.

Das Vorgehen wurde umfassend im Rahmen einer kontrollierten, randomisierten Studie mit mehr als 1000

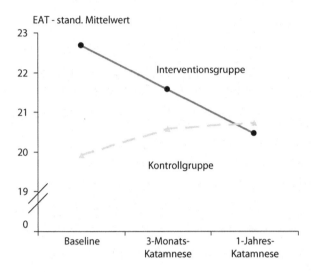

◘ Abb. 7.1. Verlauf des auffälligen Essverhaltens bei den Mädchen in Kontroll- und Interventionsgruppe (eigene Darstellung)

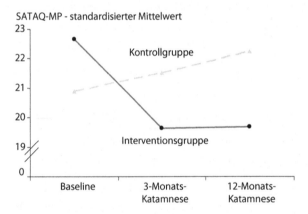

◘ Abb. 7.2. Verlauf des wahrgenommenen Mediendrucks in Kontroll- und Interventionsgruppe (eigene Darstellung)

Schülern evaluiert. Nichtgeschulte Kontrollgruppe und geschulte Interventionsgruppe unterschieden sich signifikant über den Verlauf eines Jahres, bezogen auf ihr gestörtes Essverhalten, ihre Körperunzufriedenheit, die Internalisierung von Schönheitsidealen, den erlebten medialen Druck, ihre Medienkompetenz und das Ausmaß ihres zwanghaften Sporttreibens.

Die Gruppenvergleiche nach einem Jahr wiesen auf geringe bis mittlere Effektgrößen hin (zwischen 0,13 bis 0,22), was bedeutet, dass ca. 10–15% der Schüler ihre Ressourcen stärken bzw. ihr Risikoverhalten abbauen konnten. Zur Verdeutlichung der Programmeffekte sind in ◘ Abb. 7.1 der Verlauf des gestörten Essverhaltens und in ◘ Abb. 7.2 die Veränderung des wahrgenommenen Mediendrucks dargestellt. In beiden Fällen sind positive Effekte für die Interventions- im Vergleich zur Kontrollgruppe nicht nur mittelfristig, sondern auch langfristig festzustellen. So liegt die Effektstärke für die Veränderung zwischen Programmbeginn und 1-Jahres-Katamnese für das auffällige Essverhalten bei d = 0,25 und für den Mediendruck (hier Jungen und Mädchen zusammen) bei d = 0,22, wobei für die Baseline-Unterschiede in beiden Gruppen kontrolliert wurde.

7.1.5 Zusammenfassung und Ausblick

Jugend- und junges Erwachsenenalter stellen bedeutsame Übergangsphasen dar, gerade auch bezogen auf die psychische Gesundheit. Primärpräventive Programme versuchen, die Entstehung von emotionalen Problemen oder gar behandlungsbedürftigen Störungen zu verhindern, indem sie bereits im Vorfeld Risikofaktoren mindern und/oder Ressourcen stärken. Gerade die Stärkung von Ressourcen hat sich als wichtig erwiesen, um die positive Entwicklung von Jugendlichen zu fördern. Studien zur Effektivität von Präventionsprogrammen unterstreichen deren generelle Wirksamkeit, die geringen Effektstärken betonen aber den Bedarf an noch wirksameren Programmen. Benötigt wird deutlich besseres Wissen darüber, wer von solchen Programmen unter welchen Umständen profitiert. Zwar haben Nation et al. (2003) erste Kriterien für erfolgreiche Programme vorgelegt, deren Übertragung und Implementierung ist jedoch oftmals noch nicht zufriedenstellend (Johnson u. Millstein 2003).

Trotz der hohen Inzidenz von emotionalen Problemen im Jugendalter und jungen Erwachsenenalter finden sich bislang noch relativ wenig spezifische Präventionsprogramme für diese Altersgruppe (Beelmann 2006; Carr 2002; Johnson u. Millstein 2003). Generell ist festzustellen, dass die Gruppe der jungen Erwachsenen in der Forschung bislang noch zu wenig berücksichtigt wurde. Programme richten sich entweder an Kinder und Jugendliche (und beinhalten dann auch »ältere Jugendliche« bis 21 Jahre) oder konzentrieren sich auf Erwachsene – in beiden Fällen wird man aber der Gruppe der jungen Erwachsenen nicht gerecht.

Literatur

Arnett JJ (2000) Emerging adulthood: A theory of development from the late teens trough the twenties. American Psychologist 55: 469–480

Beelmann A (2006) Wirksamkeit von Präventionsmaßnahmen bei Kindern und Jugendlichen: Ergebnisse und Implikationen der integrativen Erfolgsforschung. Zeitschrift für Klinische Psychologie und Psychotherapie. Forschung und Praxis 35: 151–162

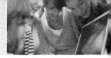

Botvin GJ, Griffin KW (2004) Life skills training: Empirical findings and future directions. J Primary Prev 25: 211–232

Carr A (Hrsg) (2002) Prevention: What works with children and adolescents?: a critical review of psychological prevention programmes for children, adolescents and their families. Taylor u. Francis, New York

Catalano RF, Hawkins JD, Berglund ML, Pollard JA, Arthur MW (2002) Prevention science and positive youth development: Competitive or cooperative frameworks? J Adolesc Health 31: 230–239

Durlak JA, Wells AM (1997a) Primary prevention mental health programs for children and adolescents: A meta-analytic review. Am J Community Psychol 25: 115–152

Durlak JA, Wells AM (1997b) Primary prevention mental health programs: The future is exciting. Am J Community Psychol 25: 233–243

Erhart M, Hölling H, Bettge S, Ravens-Sieberer U, Schlack R (2007) Der Kinder- und Jugendgesundheitssurvey (KiGGS): Risiken und Ressourcen für die psychische Entwicklung von Kindern und Jugendlichen. Bundesgesundheitsbl Gesundheitsforsch Gesundheitsschutz 50: 800–809

Eschenbeck H, Kohlmann C-W, Lohaus A (2007) Gender differences in coping strategies in children and adolescents. J Individual Differences 28: 18–26

Eschmann S, Häner YW, Steinhausen H-C (2007) Die Prävalenz psychischer Störungen bei Kindern und Jugendlichen unter Berücksichtigung soziodemografischer Merkmale. Z Klin Psychol Psychother 36: 270–279

Fend H (2000) Entwicklungspsychologie des Jugendalters. Leske und Budrich, Augsburg

Hinz A (2007) Prävention durch Unterstützung bei der Bewältigung geschlechtsspezifischer Entwicklungsaufgaben: Entwicklung, Implementation und Evaluation eines schulischen Programms zur geschlechtergerechten. Gesundheitsförderung Z Pädagog Psychol 21: 145–155

Hoek HW, van Hoeken D (2003) Review of the prevalence and incidence of eating disorders. Int J Eating Disord 34: 383–396

Hölling H, Schlack R (2007) Essstörungen im Kindes- und Jugendalter. Erste Ergebnisse aus dem Kinder- und Jugendgesundheitssurvey (KiGGS). Bundesgesundheitsbl Gesundheitsforsch Gesundheitsschutz 50: 794–799

Hölling H, Erhart M, Ravens-Sieberer U, Schlack R (2007) Verhaltensauffälligkeiten bei Kindern und Jugendlichen. Erste Ergebnisse aus dem Kinder- und Jugendgesundheitssurvey (KiGGS). Bundesgesundheitsbl Gesundheitsforsch Gesundheitsschutz 50: 784–793

Johnson SB, Millstein SG (2003) Prevention opportunities in health care settings. Am Psychologist 58: 475–481

Kazdin AE (1993) Adolescent mental health. Prevention and treatment programs. Am Psychologist 48: 127–141

Klemenz, B (2003) Ressourcenorientierte Diagnostik und Intervention bei Kindern und Jugendlichen. DGVT-Verlag, Tübingen

Masten AS, Powell JL (2003) A resilience framework for research, policy, and practice. In: Luthar S (Hrsg) Resilience and vulnerability. Adaptation in the context of childhood Adversities. Cambridge University, New York

Mellanby AR, Rees JB, Tripp JH (2000) Peer-led and adult-led school health education: A critical review of available comparative research. Health Educ Res 15: 533–545

Nation M, Crusto C, Wandersman A, Kumpfer K L, Seybolt D, Morrissey-Kane E, Davino K (2003) What works in prevention. Principles of effective prevention programs. Am Psychologist 58: 449–456

Nelson MC, Story M, Larson NI, Neumark-Sztainer D, Lytle LA. (2008) Emerging adulthood and college-aged youth: An overlooked age for weight-related behavior change. Obesity 16: 2205–2211

Piccinelli M, Wilkinson G (2000) Gender differences in depression. Critical review. Br J Psychiatry 177: 486–492

Robert Koch-Institut (2008) Lebensphasenspezifische Gesundheit von Kindern und Jugendlichen in Deutschland. Ergebnisse des Nationalen Kinder- und Jugendgesundheitssurveys (KIGGS). RKI, Berlin

Shiner M (1999) Defining peer education. J Adolesc 22: 555–566

Stice E, Maxfield J, Wells T (2003) Adverse effects of social pressure to be thin on young women: an experimental investigation of the effects of »fat talk«. Int J Eating Disord 34: 108–117

Weissberg RP, Kumpfer KL, Seligman MEP (2003) Prevention that works for children and youth. Am Psychologist 58: 425–432

Word Health Organization (WHO) (1994) Life skills education in schools. Programme on mental health. WHO, Genf

7.2 Stress und Stressregulation im Jugendalter

Arnold Lohaus

Stress betrifft in zunehmendem Maße auch Jugendliche und junge Erwachsene. Im folgenden Beitrag werden, ausgehend von den physiologischen Grundlagen zur Stressentstehung und seinen Auswirkungen, die Stressbelastungen und möglichen Auswirkungen vorgestellt. Wichtige Ressourcen der Zielgruppe werden aufgezeigt. Abschließend werden Praxis erprobte Präventionsansätze vorgestellt.

7.2.1 Physiologische Grundlagen

In Anforderungssituationen kann es in Abhängigkeit von individuellen Bewertungsprozessen zu einer Stressreaktion kommen. Es wird dabei zwischen physiologischen und subjektiv wahrgenommenen Stressreaktionen unterschieden. Wird zunächst die physiologische Stressreaktion betrachtet, so lassen sich zwei zentrale »Stressachsen« unterscheiden. Eine unmittelbare Reaktion auf einen wahrgenommenen Stressor ergibt sich durch das sympathische Nervensystem. Dabei werden Katecholamine wie Adrenalin und Noradrenalin ausgeschüttet, die sich unter anderem auf das Herz-Kreislauf-System auswirken (Anstieg der Herzfrequenz, des Herzschlagvolumens etc.). Dieses System reagiert sehr schnell und vor allem bei akuten Stressoren (Gunnar u. Quevedo 2007; Schandry 1996). Die Hypothalamus-Hypophysen-Nebennierenrinde-Achse (HHN) zeichnet sich dagegen durch eine wesentlich langsamere Reaktion aus. Dabei wird im Hypothalamus das Corticotropin Releasing Hormon (CRH) ausgeschüttet, das im Anschluss zur Hypophyse gelangt und eine Ausschüttung von Adrenocorticotropin (ACTH) bewirkt. Über die Blutbahn gelangt ACTH in die Nebennierenrinde, woraufhin das Stresshormon Cortisol freigesetzt wird. Eine Regulation der Stressreaktion wird ermöglicht, indem die Ausschüttung von ACTH über eine negative Rückkopplungsschleife gehemmt wird (Gunnar u. Quevedo 2007; Ice u. James 2007; Schandry 1996). Die Funktion der physiologischen Stressreaktion besteht darin, Ressourcen bereitzustellen, um einer Gefahrensituation rasch und effektiv begegnen zu können. Eine chronische Überaktivierung des HHN-Systems kann jedoch zu negativen physischen und psychischen Effekten führen. Beispielhaft kann dabei eine Schwächung des Immunsystems und damit verbunden eine erhöhte Anfälligkeit für Infektionserkrankungen genannt werden (Goebel u. Schedlowski 2003).

Von den objektiv-physiologischen Stressreaktionen können die subjektiven Stressreaktionen abgegrenzt werden. Es handelt sich dabei um das subjektive Stressempfinden, das sich in Unwohlsein, Anspannungsgefühlen, Ängsten etc. äußern kann. Das subjektive Stressempfinden muss sich dabei nicht mit den objektiv-physiologischen Stressindikatoren in Übereinstimmung befinden. So ließ sich in einer Studie zu Medienwirkungen bei Jugendlichen zeigen, dass gewalthaltige Medien zu deutlichen physiologischen Stresswirkungen führten, dass die erzeugte Anspannung aber gleichzeitig nicht als negativ, sondern eher als positiv empfunden wurde (Maass et al. 2010). Hier zeigen sich Anklänge an die Unterscheidung von Eustress und Disstress, die auf ein unterschiedliches subjektives Erleben bei ähnlicher physiologischer Beanspruchung hinweist.

7.2.2 Zunehmende Stressreaktivität im Jugendalter

Nach Gunnar und Quevedo (2007) gilt das Kindesalter als eine Periode, in der abgeschwächte Stressreaktionen überwiegen. In dieser Altersperiode gilt es als schwierig, Situationen herzustellen, die starke Stressreaktionen auslösen. Hier findet also in der Regel eine Abschirmung gegen allzu starke Stressreaktionen statt, die die weitere Entwicklung nachteilig beeinflussen könnten. Dieser relative Schutz schwindet jedoch beim Übergang in das Jugendalter und die Stressreaktionen nähern sich zunehmend denen Erwachsener an. Dies zeigt sich beispielsweise daran, dass die Cortisol-Reaktionen auf experimentell induzierte Stressoren mit dem Alter und dem Pubertätsstatus im Laufe des Jugendalters ansteigen (u. a. Klimes-Dougan et al. 2001). Insgesamt

nimmt die physiologische Stressreaktivität zu, während gleichzeitig stressabschirmende Einflüsse, die sich im Kindesalter vielfach durch die soziale Unterstützung im Elternhaus ergeben, abnehmen. Die Jugendlichen sind mit einer Vielfalt neuer Situationen und neuer Erfahrungen konfrontiert und vergrößern vielfach die Distanz zu ihren Eltern, während sich gleichzeitig eine erhöhte Stressreaktivität aufbaut. Das Jugendalter zeigt sich damit als ein Altersbereich, in dem eine erhöhte Gefährdung für Fehlentwicklungen in der Reaktion auf Stressoren besteht.

7.2.3 Kritische Lebensereignisse, normative und alltägliche Stressoren

Potentielle Stressoren mit denen Jugendliche konfrontiert sein können, lassen sich in kritische Lebensereignisse, normative und alltägliche Stressoren unterteilen. Bei kritischen Lebensereignissen handelt es sich um extreme Belastungen, die in der Regel mit einschneidenden Änderungen von Alltagsroutinen und Neuanpassungen verbunden sind. Beispiele für kritische Lebensereignisse, mit denen Jugendliche konfrontiert werden, sind die Scheidung der Eltern, eine chronische Erkrankung oder der Tod von Freunden oder Verwandten. Im Gegensatz zu kritischen Lebensereignissen beziehen sich normative Stressoren auf Ereignisse, die bei den meisten Individuen zu einem definierten Zeitpunkt ihrer Entwicklung auftreten. Für das Jugendalter sind hier beispielhaft Probleme im Zusammenhang mit dem Pubertätseintritt oder Konflikte im Rahmen der Autonomieentwicklung zu nennen (Chun 2003; Scheithauer u. Petermann 1999; Sirsch 2005). Alltägliche Stressoren (»daily hassles«) beziehen sich auf kleine Irritationen und Frustrationen, mit denen die meisten Menschen in ihrem Alltag konfrontiert sind.

Während kritische Lebensereignisse durch einen punktuellen Charakter gekennzeichnet sind, treten alltägliche Anforderungen typischerweise über lange Zeiträume immer wiederkehrend auf. Gerade der wiederkehrende Charakter von alltäglichen Stressoren (z. B. Streitereien, Mobbing durch Mitschüler etc.) kann dazu beitragen, dass die physiologischen Stresssysteme chronisch aktiviert sind, ohne dass eine ausreichende Erholung eintreten kann. Dadurch erhöht sich das Risiko für physische und psychische Problematiken (Gunnar u. Quevedo 2007). Dies wird durch einen Übersichtsartikel von Compas und Phares (1991) bestätigt, in dem darauf hingewiesen wird, dass sich alltägliche Anforderungen vergleichsweise besser zur Vorhersage von Anpassungsproblemen eignen als kritische Lebensereignisse.

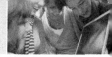

7.2.4 Risiko- und Schutzfaktoren

Werden potentielle Schutzfaktoren betrachtet, die das Risiko für eine erhöhte Stressbelastung senken, so ist zunächst an die genetische Ausstattung zu denken. In der Tat sind in den vergangenen Jahren Genvarianten identifiziert worden, die möglicherweise mit einer erhöhten Stressresistenz verbunden sind. Zu nennen ist in diesem Zusammenhang vor allem das Serotonin-Transporter-Gen (5-HTTLPR), das – je nach Genvariante – mit Optimismus und einer positiven Grundstimmung auf der einen Seite oder Pessimismus und einer Neigung zu Depression und Ängstlichkeit auf der anderen Seite in Verbindung gebracht wurde (u. a. Caspi et al. 2003). Ein erhöhter Optimismus, eine positivere Grundstimmung und eine geringere Depressivität und Ängstlichkeit könnten gleichzeitig mit einer höheren Stressresistenz zusammenhängen. In einer neueren Metaanalyse von Risch et al. (2009) wurden diese Zusammenhänge jedoch in Frage gestellt, so dass noch offen bleiben muss, inwieweit genetische Faktoren bei der Stressentstehung eine Rolle spielen.

Als in deutlich stärkerem Maße gesichert gilt jedoch, dass eine sichere Bindung zu den Eltern als Schutzfaktor zu sehen ist. Schon im Kindesalter ist festzustellen, dass sicher gebundene Kinder weniger ausgeprägte Stressreaktionen (gemessen beispielsweise an der Cortisolausschüttung) in stressauslösenden Situationen zeigen als unsicher gebundene Kinder (Gunnar u. Donzella 2002). Da im Laufe der Entwicklung interne Arbeitsmodelle aus früheren Bindungserfahrungen generiert werden und den Eltern auch im Jugendalter trotz der Autonomiebemühungen Jugendlicher vielfach noch eine wichtige Bedeutung zukommt, erhalten die frühen Bindungserfahrungen auch in späteren Lebensabschnitten noch einen hohen Stellenwert zur Abmilderung von Stresserlebnissen. Auch mit einer Akzeptanz in der Gleichaltrigengruppe geht im Jugendalter ein geringeres Ausmaß an Stresserleben einher, während eine Zurückweisung durch die Gleichaltrigengruppe und ein häufiges Alleinsein im Jugendalter mit einem erhöhten Stresslevel (indiziert durch Cortisol) einhergeht (Adam 2006). Insgesamt können damit die sozialen Ressourcen als wichtiger Schutzfaktor gesehen werden, die sowohl emotionale Unterstützung bieten können als auch problemlösende Funktionen im Umgang mit potentiellen Stressoren übernehmen können.

Ein weiterer Schutzfaktor ist in dem bereits aufgebauten Bewältigungspotential zum Umgang mit Stressoren zu sehen. Im Laufe der Entwicklung kommt es im Umgang mit stresserzeugenden Ereignissen zu Lernerfahrungen, die den Umgang mit zukünftigen Ereignissen erleichtern.

Es kommt dabei nicht nur darauf an, über ein breites Repertoire an Bewältigungsstrategien zu verfügen, sondern auch die Kompetenz zu besitzen, sie situationsgerecht einzusetzen (Lohaus u. Klein-Heßling 2001). Ein breites Bewältigungsrepertoire, das kompetent angesetzt werden kann, kann damit als ein weiterer wichtiger Schutzfaktor zum Umgang mit künftigen Stressereignissen angesehen werden.

Ein wichtiger Risikofaktor für das Auftreten von Stress ist in der Kumulierung von Belastungen zu sehen. Wenn zu bereits vorhandenen Alltagsbelastungen beispielsweise kritische Lebensereignisse hinzukommen, kommt es zu einer deutlichen Erhöhung des Belastungspotentials, die zu einer Destabilisierung einer zuvor im Alltag erreichten Balance führen kann. Durch die Mehrfachbeanspruchung bereiten dann oftmals auch alltägliche Probleme Mühe. Auch eine Fülle kleinerer Alltagsanforderungen kann sich so weit anhäufen, dass eine erfolgreiche Bewältigung nicht mehr möglich ist. Wenn ohnehin ein kritisches Gleichgewicht erreicht ist, können auch kleinere Zusatzbelastungen zu einer Überforderungssituation führen (Lohaus u. Klein-Heßling 2001). Dies kann in besonderem Maße für das Jugendalter zutreffen, da gerade Jugendliche mit einer Vielzahl an Entwicklungsaufgaben konfrontiert sind, deren Bewältigung mit weiteren Alltagsstressoren und kritischen Lebensereignissen zusammentreffen kann.

7.2.5 Stresswirkungen

Es ist durchaus adaptiv, dass in Anforderungssituationen eine Stressreaktion erzeugt wird. Der Organismus wird dadurch in einen Aktivierungszustand versetzt und es wird eine Leistungssteigerung erreicht, solange nicht kritische Grenzen überschritten werden (Gunnar u. Quevedo 2007). Hinzu kommt, dass durch die erfolgreiche Bewältigung von Anforderungssituationen ein Bewältigungspotential aufgebaut wird, das als Ressource im Umgang mit zukünftigen Stressoren zur Verfügung steht. Problematisch ist lediglich eine chronische Aktivierung, die zu negativen Effekten auf das psychische und physische Befinden führen kann. Dementsprechend werden vielfältige Symptome mit einem chronischen Stresserleben in Verbindung gebracht (Lohaus u. Seiffge-Krenke 2007). Dazu gehören Symptome auf der physiologisch-vegetativen Ebene (wie Kopf- und Bauchschmerzen oder Ein- und Durchschlafstörungen), auf der kognitiv-emotionalen Ebene (wie kognitive Leistungsbeeinträchtigungen oder Lust- und Antriebslosigkeit) und auf der Verhaltensebene (wie körperliche Unruhe oder aggressives Verhalten).

◨ Tabelle 7.3. Physische Symptomangaben der Schüler (ohne Schüler mit akuten oder chronischen Erkrankungen) in Prozent (nach Lohaus et al. 2004)

	In der vergangenen Woche ...			
	Keinmal	Einmal	Mehrmals	Jeden Tag
Kopfschmerzen	45,5	32,2	20,1	2,2
Unruhe	33,2	31,6	30,9	4,3
Schwindel	66,5	19,9	11,9	1,7
Schlaflosigkeit	45,7	26,6	22,9	4,8
Bauchschmerzen	61,8	23,9	12,7	1,6
Unkonzentriertheit	40,5	27,7	28,7	3,0
Herzklopfen	66,4	18,4	12,5	2,7
Händezittern	69,9	17,6	10,5	2,0
Übelkeit	68,4	22,1	9,0	0,6
Appetitlosigkeit	62,0	19,2	16,8	2,1
Schweißausbrüche	65,9	14,9	16,6	2,7
Alpträume	79,5	14,1	5,6	0,8
Atembeschwerden	82,8	10,1	5,3	1,7

In der ◨ Tabelle 7.3 findet sich eine Übersicht zu den physischen Symptomangaben von 1699 Jugendlichen der Klassenstufen 5 bis 10 aus einer Studie von Lohaus et al. (2004). Wie der Tabelle zu entnehmen ist, finden sich teilweise recht hohe Symptomangaben. Es scheint sich dabei vielfach um Beeinträchtigungen »diffuser Natur« oder einen »allgemeinen Beschwerdedruck« zu handeln, da die Angaben zu den körperlichen Symptomen hoch miteinander kovariieren (Roth 2000; Torsheim u. Wold 2001). Ähnlich hohe Symptomangaben finden sich in der internationalen HBSC-Studie (Health Behaviour in School-Aged Children, s. Currie et al. 2008) sowie im Kinder- und Jugendgesundheitssurvey (KiGGS-Studie, siehe u. a. Ravens-Sieberer et al. 2008). Auch wenn ein Teil der Symptomangaben nicht notwendigerweise auf ein Stresserleben zurückgeht, lassen sich substantielle Korrelationen zum Ausmaß des Stresserlebens nachweisen (Lohaus et al. 2004). Dies belegt, dass die Symptomangaben zumindest teilweise Ausdruck eines Stresserlebens sein dürften.

7.2.6 Anforderungen und Belastungen

Offenbar kommt es jedoch nicht bei allen Jugendlichen zu Belastungsreaktionen und zur Entstehung von Stress-symptomatiken. In der Stressforschung hat sich gezeigt, dass große individuelle Unterschiede in der Reaktion auf vergleichbare Stressoren bestehen. Eine durch einen potentiellen Stressor hervorgerufene Anforderung führt daher offenbar nicht zwingend zu einer Belastung. Eine entscheidende Bedeutung kommt dabei den subjektiven Bewertungen zu, die mit einem Ereignis einhergehen. Erst durch die subjektiven Bewertungen, die sowohl kognitive als auch emotionale Anteile enthalten können, kommt es zu einer Aktivierung der physiologischen Stressachsen.

In der transaktionalen Stresskonzeption (Lazarus 1966; Lazarus u. Folkmann 1984; Lazarus u. Launier 1981) werden dabei zwei zentrale Bewertungsschritte unterschieden: Eine Bewertung der Situation (primäre Bewertung) und eine Bewertung der vorhandenen Bewältigungsressourcen (sekundäre Bewertung).

Bei der *primären Bewertung* kommt es zu einer Einschätzung der Bedeutung des Ereignisses für das eigene Wohlbefinden. Eine Einschätzung des Ereignisses als irrelevant oder positiv geht mit angenehmen Gefühlen einher. Unangenehme Gefühle ergeben sich demgegenüber bei einer stressbezogenen Bewertung. Bei der *sekundären Bewertung* schätzt das Individuum ein, ob die eigenen Coping-Ressourcen zur Situationsbewältigung ausreichen. Diese umfassen physische (z. B.

Gesundheit), soziale (z. B. das soziale Netzwerk), psychologische (z. B. Problemlösefähigkeiten, Selbstwert) und materielle (z. B. Geld) Ressourcen. Eine stressbezogene sekundäre Bewertung entsteht, wenn die eigenen Möglichkeiten, den Anforderungen zu begegnen, als unzureichend gesehen werden. Abschließend kann es in einem *tertiären Bewertungsschritt* zu einer Neubewertung der Situation kommen, wenn die Ausgangssituation aufgrund veränderter Bedingungen oder aufgrund des eigenen Bewältigungsbemühens in einem anderen Licht gesehen wird (s. zusammenfassend Beyer u. Lohaus 2006). Individuelle Unterschiede im Stresserleben ergeben sich dabei insbesondere aus unterschiedlichen Bewertungen einer Situation (primäre Bewertung) und des vorhandenen Bewältigungspotentials (sekundäre Bewertung).

Vor allem durch die emotionalen und kognitiven Situationsbewertungen findet also eine Verknüpfung zu den physiologischen Stressachsen statt. Die Situationsbewertungen wiederum sind eng auf vorangegangene Erfahrungen und die persönlichen und sozialen Ressourcen bezogen, die im Umgang mit Stressoren im Laufe der Entwicklung aufgebaut wurden.

7.2.7 Ansatzpunkte für Prävention und Intervention

Aus dem transaktionalen Stressmodell[13] lässt sich ableiten, wo mögliche Ansatzpunkte zur Prävention und Intervention im Umgang mit Stress liegen. Grundsätzlich sind dabei vier mögliche Ansatzpunkte zu unterscheiden:

a) Sensibilisierung für stressauslösende Situationen,
b) kognitive Umstrukturierung,
c) Aufbau eines Bewältigungspotentials und seines situationsgerechten Einsatzes,
d) Sensibilisierung für Stressreaktionen.

Mit der *Sensibilisierung für stressauslösende Situationen* ist gemeint, dass stressauslösende Situationen zunächst als solche erkannt werden müssen, bevor etwas daran verändert werden kann. Jugendliche müssen also wissen, welche Situationen bei ihnen Stress auslösen. Dabei ist zu bedenken, dass es große individuelle Unterschiede im Stresserleben gibt und dass manche Jugendliche in Situationen Stress erleben, die andere als ausgesprochen angenehm empfinden. Als Konsequenz können Gespräche und Übungen zur Identifizierung individueller Stressoren notwendig sein, um zu einer Stressreduktion beizutragen.

Da ein Stressempfinden häufig aus negativen Situationsbewertungen resultiert, können *kognitive Umstrukturierungen* hilfreich sein, um zu positiveren Situationsbewertungen zu gelangen. Hier geht es also um eine Veränderung der primären Bewertung in Richtung einer positiveren Situationsdeutung. Um dies zu erreichen, bieten sich beispielsweise Übungen an, mit denen die positiven Aspekte von Situationen stärker in den Blickpunkt gerückt werden. Auch Maßnahmen zur Steigerung des Selbstwertgefühls bieten sich an, da viele Situationen in einem positiveren Licht erscheinen, wenn ein positives Selbstwertgefühl besteht.

Es ist weiterhin sinnvoll, die *Bewältigungsressourcen* von Jugendlichen zu stärken. In diesen Bereich fällt die Stärkung sozialer und personaler Ressourcen, die den Umgang mit Stressoren erleichtern. Hervorzuheben ist die Suche nach Unterstützungsmöglichkeiten im sozialen Netzwerk, die Verbesserung der sozialen Kompetenz, Maßnahmen zum Belastungsausgleich, wie beispielsweise die Nutzung von Entspannungsverfahren, die Verbesserung des Zeitmanagements und des Arbeitsverhaltens. Es kommt dabei nicht nur darauf an, mit den verschiedenen Bewältigungsmöglichkeiten vertraut zu sein, sondern auch in der richtigen Situation die richtige Maßnahme einzusetzen. Einen wichtigen Stellenwert nimmt dabei auch die Stärkung der Selbstwirksamkeit ein, da dadurch die Annahme gestärkt wird, durch eigenes Handeln erwünschte Effekte zu erzielen. Eine hohe Selbstwirksamkeitserwartung kann dabei helfen, auch schwierige Situationen erfolgreich zu bestehen.

Weiterhin ist es zur Stressbewältigung von Nutzen, *Stressreaktionen* als solche zu identifizieren. Dies bedeutet, dass beispielsweise körperliche Symptomatiken nicht als zufällig auftretende Erscheinungen aufgefasst werden, sondern als Ausdruck eines Stresserlebens. Erst wenn sie als Folge von Stress gesehen werden, sind die Voraussetzungen geschaffen, um ursächlich daran zu arbeiten. Um das Auftreten von Spannungskopfschmerz zu vermeiden, würden also nicht Schmerzmittel konsumiert, sondern es würde versucht werden, die auslösende Situation zu verändern.

Auf der Basis dieser Ansatzpunkte zur Prävention und Intervention wurde ein Stressmanagement-Programm für Jugendliche (SNAKE – Stress Nicht Als Katastrophe Erleben) entwickelt (Beyer u. Lohaus 2006), das derzeit als das einzige evaluierte deutschsprachige Stressmanagement-Programm für Jugendliche gelten kann. Die Grundzüge dieses Programms sind in der Infobox zusammengefasst.

---

[13] Siehe auch KKH und MHH (2006) Weißbuch Stress?

Infobox

Stressmanagement-Programm

Das Stressmanagement-Programm (Beyer u. Lohaus 2006) wurde für Jugendliche der 8. und 9. Klasse entwickelt und ist in erster Linie für den Einsatz in Schulen gedacht, kann jedoch auch in anderen Kontexten eingesetzt werden. Es ist modular aufgebaut und besteht aus einem Basismodul und drei möglichen Zusatzmodulen.

Im Basismodul wird den Jugendlichen ein *Problemlöseansatz* nahe gebracht. Nach diesem Ansatz sollen schwierige Probleme nicht spontan angegangen werden, sondern es soll zunächst überlegt werden, worin das Problem überhaupt besteht und welche Lösungsansätze es geben könnte. Dann folgt die Entscheidung für einen Lösungsansatz und seine Realisierung. Abschließend wird bewertet, ob das Problem gelöst werden konnte. Der Problemlöseansatz wird den Jugendlichen multimethodal im Basismodul vermittelt.

Es werden drei mögliche Zusatzmodule angeboten, die für die Jugendlichen Ansatzpunkte bei der Suche nach Lösungen liefern. Im Zusatzmodul *Gedanken und Stress*« wird auf Möglichkeiten der kognitiven Umstrukturierung eingegangen. Es geht dabei sowohl um eine positivere Bewertung der Anforderungssituation als auch um eine positivere Bewertung der eigenen Person, da auch eine positivere Selbstsicht dazu beitragen kann, Probleme und die eigenen Bewältigungsressourcen in einem positiveren Licht erscheinen zu lassen.

Im Zusatzmodul *Suche nach sozialer Unterstützung*« geht es darum, soziale Unterstützung bei eigenen Problemen zu mobilisieren. Dabei geht es nicht nur um Unterstützung durch die unmittelbaren Bezugsgruppen in Schule, Familie und Gleichaltrigengruppe, sondern auch um institutionelle soziale Unterstützung (beispielsweise durch Beratungseinrichtungen). Weiterhin sollen in diesem Modul die sozialen Kompetenzen der Schüler gefördert werden.

Im Zusatzmodul *Entspannung und Zeitmanagement*« geht es um die Vermittlung von Ruhe und Entspannung als Stressbewältigungsstrategie. Dabei geht es einerseits um den Einsatz von möglichen Techniken zur Entspannung, andererseits aber auch um Techniken zur Verbesserung des Zeitmanagements, um dadurch mehr Ruhe zu erhalten. Bei den Techniken zur Entspannung wird sowohl eine systematische Entspannungstechnik vermittelt (die Progressive Muskelrelaxation) als auch auf andere Entspannungsformen (wie Musik hören, Spaß haben etc.) eingegangen. Im Bereich des Zeitmanagements stehen Techniken zur Tages- und Wochenplanung im Mittelpunkt.

▼

Für jedes der vier Module (Basismodul und Zusatzmodule) ist ein Zeitrahmen von vier Doppelstunden (mit jeweils 90 Minuten) vorgesehen. Da das Basismodul in der Regel mit einem der drei Zusatzmodule kombiniert angeboten wird, ergibt sich ein Gesamtumfang von acht Doppelstunden. Welches der drei Zusatzmodule zum Einsatz gelangt, hängt vom Bedarf und den Interessen der Jugendlichen ab.

Neben dem Trainingsprogramm wurde weiterhin eine Internetseite mit e-learning-Einheiten entwickelt, die ergänzend oder auch unabhängig von dem Programm zum Einsatz gelangen kann. Die Wirksamkeit der Internetseite sowohl als trainingsbegleitendes e-Learning-Angebot zum »klassischen« Stresspräventionsprogramm SNAKE als auch als eigenständiges Online-Präventionsprogramm konnte im Rahmen von mehreren umfangreichen Trainingsstudien nachgewiesen werden (Beyer u. Lohaus 2006; Fridrici u. Lohaus 2007, 2009; Fridrici et al. 2009). Hervorzuheben sind insbesondere die positiven Ergebnisse hinsichtlich des Wissenszugewinns, der Symptomreduktion und der Selbstwirksamkeitssteigerung. Es ließ sich zeigen, dass auch ein reines Online-Training zu positiven Effekten hinsichtlich des Wissenszugewinns führt, wobei jedoch eine Überlegenheit des klassischen Face-to-Face-Trainings zu konstatieren ist. Ergänzend ist dabei festzustellen, dass mit einem ausschließlichen Internetangebot nur eine Teilmenge der Jugendlichen zu erreichen ist. Es lässt sich also konstatieren, dass sich das klassische Gruppentraining nicht vollständig durch den Einsatz einer internetbasierten Selbstlernplattform ersetzen lässt. Die Stärke des Internets als Medium bei der Stressprävention für Jugendliche liegt vor allem im Bereich der Wissensvermittlung, während darüber hinaus wirkende Effekte eher mit dem schulbasierten Trainingsprogramm erzielt werden können. Besonders günstige Effekte ließen sich mit einer Kombination von schulbasiertem Trainingsprogramm und begleitendem Internetangebot erreichen.[14]

Weitere Stressbewältigungstrainings für Jugendliche finden sich vor allem im angloamerikanischen Raum (Hains u. Ellmann 1994; Kiselica et al. 1994; De Anda 1998; McNamara 2000, 2001). Im deutschsprachigen Raum gibt es noch einige Programme, die Stressbewältigungselemente

---

[14] Die Entwicklung und Evaluation des Stressbewältigungstrainings für Jugendliche wurde durch das Bundesministerium für Bildung und Forschung sowle durch die Techniker Krankenkasse finanziell unterstützt.

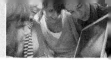

enthalten, aber deren eigentliche Zielrichtung auf andere Risiken gerichtet ist. Beispielhaft sind hier das Berliner Programm zur Suchtprävention von Mittag und Jerusalem (1998) oder das Programm zur Steigerung Allgemeiner Lebenskompetenzen und -fertigkeiten (ALF) von Walden et al. (1998, 2000) zu nennen.

7.2.8 Fazit

Wegen der vielfachen Veränderungen, die in physischer, psychischer und sozialer Hinsicht im Jugendalter stattfinden, bieten sich gerade in diesem Altersabschnitt gute Ansatzpunkte für eine gezielte Präventions- und Interventionsarbeit zur Stressregulation an. Es geht dabei darum, angemessene Bewältigungsformen zur Stressregulation zu entwickeln und zu stabilisieren. Es geht gleichzeitig darum, die Entstehung unangemessener Bewältigungsformen zur Stressregulation zu vermeiden (z. B. Konsum von Alkohol und Drogen zur Problembewältigung oder Medikamentenkonsum zum Umgang mit stressbedingten Symptomatiken).

Literatur

Adam EK (2006) Transactions among trait and state emotion and adolescent diurnal and momentary cortisol activity in naturalistic settings. Psychoneuroendocrinology 31: 664–679

Beyer A, Lohaus A (2006) Stresspräventionstraining im Jugendalter. Hogrefe, Göttingen

Caspi A, Sugden K, Moffitt TE, Taylor A, Craig IW, Harrington H, McClay J, Mill J, Martin J, Braithwaite A, Poulton R (2003) Influence of life stress on depression: moderation by a polymorphism in the 5-HTT gene. Science 301: 386–389

Chun WN (2003) A study of children's difficulties in transition to school in Hong Kong. Early Child Dev Care 173: 83–96.

Compas BE, Phares V (1991) Stress during childhood and adolescence: Sources of risk and vulnerability. In: Cummings EM, Greene AL, Karraker KH (eds) Life-span developmental psychology. Perspectives on stress and coping. Hillsdale, NJ: Erlbaum, pp 111–129

Currie C, Gabhainn SN, Godeau E, Roberts C, Smith R, Currie D, Picket W, Richter M, Morgan A, Barnekow V (2008) Inequalities in young people's health – HBSC international report from the 2005/2006 survey. HBSC International Coordinating Centre, Edinburgh

De Anda D (1998) The evaluation of a stress management program for middle school adolescents. Child Adolesc Soc Work J 15: 73–85

Fridrici M, Lohaus A, Glass C (2009) Effects of incentives in web-based prevention for adolescents: Results of an exploratory field study. Psychol Health 24: 663–675

Fridrici M, Lohaus A (2009) Stress prevention in secondary schools: Online versus face-to-face-training. Health Educ 109: 299–313

Fridrici M, Lohaus A (2007) Stressprävention für Jugendliche: Verbessert ein begleitendes e-Learning-Angebot die Effekte eines Trainingsprogramms? Z Gesundheitspsychol 15: 95–108

Goebel MU, Schedlowski M (2003) Immunologische Erkrankungen: Rheuma, Lupus erythematodes und HIV-Infektion. In: Ehlert U (Hrsg) Verhaltensmedizin. Springer, Berlin Heidelberg New York

Gunnar M, Quevedo K (2007) The neurobiology of stress and development. Ann Rev Psychol 58: 145–173

Gunnar M, Donzella B (2002) Social regulation of the cortisol levels in early human development. Psychoneuroendocrinology 27: 199–220

Hains AA, Ellmann SW (1994) Stress inoculation training as a preventative intervention for high school youths. J Cognitive Psychother 8: 219–232

Ice GH, James GD (2007) Measuring stress in humans. University Press, Cambridge

Kiselica MS, Baker SB, Thomas RN, Reedy S (1994) Effects of stress inoculation training on anxiety, stress, and academic performance among adolescents. J Counsel Psychol 41: 335–342

Klimes-Dougan B, Hastings PD, Granger DA, Usher BA, Zahn-Waxler C (2001) Adreno-cortical activity in at-risk and normally developing adolescents: Individual differences in salivary cortisol basal levels, diurnal variation, and responses to social challenges. Dev Psychol 13: 695–719

Lazarus RS, Folkman S (1984) Stress, appraisal, and coping. Springer, Berlin Heidelberg New York

Lazarus RS, Launier R (1981) Stressbezogene Transaktionen zwischen Person und Umwelt. In: Nitsch JR (Hrsg) Stress: Theorien, Untersuchungen, Maßnahmen. Huber, Bern

Lazarus RS (1966) Psychological stress and the coping process. McGraw Hill, New York

Lohaus A, Seiffge-Krenke I (2007) Symptomatologie. In: Seiffge-Krenke I, Lohaus A (Hrsg) Stress und Stressbewältigung im Kindes- und Jugendalter. Hogrefe, Göttingen

Lohaus A, Beyer A, Klein-Heßling J (2004) Stresserleben und Stresssymptomatik bei Kindern und Jugendlichen. Z Entwicklungspsychol Pädagog Psychol 36: 38–46

Lohaus A, Klein-Heßling J (2001) Stresserleben und Stressbewältigung im Kindesalter: Befunde, Diagnostik und Intervention. Kindheit und Entwicklung 10: 148–160

Maass A, Poggenpohl H, Wolf O, Lohaus A (2010) Stress and media in adolescent boys – Psychophysiological effects of violent and non-violent television programs and video games. J Children Media 4: 18–38.

McNamara S (2001) Stress management programme for secondary school student. Routledge, London

McNamara S (2000) Stress in young people. What's new and what can we do? Continuum, London

Mittag W, Jerusalem M (1998) Gesundheitsförderung in der Schule: Evaluation eines Interventionsprogrammes zur Alkoholprävention. In: Beck M (Hrsg) Evaluation als Maßnahme der Qualitätssicherung: Pädagogisch-psychologische Interventionen auf dem Prüfstand. dgvt-Verlag, Tübingen

Ravens-Sieberer U, Wille N, Erhart M, Bettge S, Wittchen HU, Rothenberger A, Herpertz-Dahlmann B, Resch F, Hölling H, Bullinger M, Barkmann C, Schulte-Markwort M, Döpfner M (2008) Prevalence of mental health problems among children and adolescents in Germany: Results of the BELLA study within the National Health Interview and Examination Survey. Eur Child Adolesc Psychiatry 17: 22–33

Risch N, Herrell R, Lehner T, Liang K, Eaves L, Hoh J, Griem A, Kovacs M, Ott J, Merikangas K (2009) Interaction between the serotonin transporter gene (5-HTTLPR), stressful life events, and risk of depression: A meta-analysis. J Am Med Assoc 301: 2462–2471

Roth M (2000) Körperliche Beschwerden als Indikator für psychische Auffälligkeiten bei 12- bis 16-jährigen Schülerinnen und Schülern der Sekundarstufe I. Psychologie in Erziehung und Unterricht 47: 18–28

Schandry R (1996) Lehrbuch Psychophysiologie. Psychologie Verlags Union, Weinheim

Scheithauer H, Petermann F (1999) Zur Wirkungsweise von Risiko- und Schutzfaktoren in der Entwicklung von Kindern und Jugendlichen. Kindheit und Entwicklung 8: 3–14

Sirsch U (2005) The impending transition from primary to secondary school: Challenge or threat? Int J Behav Dev 29: 385–395

Torsheim T, Wold B (2001) School-related stress, school support, and somatic complaints: A general population study. J Adolesc Res 16: 293–303

Walden K, Kröger C, Kirmes J, Reese A, Kutza R (2000) ALF - Allgemeine Lebenskompetenzen und Fertigkeiten. Programm für Schüler und Schülerinnen der 6. Klasse mit Information zu Nikotin und Alkohol. Schneider, Hohengehren

Walden K, Kutza R, Kröger C, Kirmes J (1998) ALF - Allgemeine Lebenskompetenzen und Fertigkeiten. Programm für Schüler und Schülerinnen der 5. Klasse mit Information zu Nikotin und Alkohol. Schneider, Hohengehren

7.3 Aufmerksamkeitskeitsdefizit-/Hyperaktivitätsstörungen im Jugendalter – Symptomatik, Auswirkungen und Verlauf

Gerd Lehmkuhl

Die Prävalenzangaben des Kinder- und Jugendgesundheitssurvey (KiGGS) (Schlack et al. 2007) belegen eindrucksvoll, dass die Diagnose Aufmerksamkeitsdefizit-/Hyperaktivitätsstörung (ADHS) auch im Altersbereich zwischen 14 und 17 Jahren mit 3,7% bei den Jungen und 1,9% bei den Mädchen häufig gestellt wird. Bis zu diesem Zeitpunkt kam es bei vielen betroffenen Kindern aufgrund ihrer erhöhten Ablenkbarkeit, Impulsivität und Unruhe bereits zu Schulproblemen, Klassenwiederholungen und begleitenden emotionalen Schwierigkeiten, wobei die negativen sozialen Erfahrungen ihr Selbstwertgefühl beeinträchtigen.

7.3.1 Welche besonderen Merkmale und Risiken weisen Jugendliche mit ADHS auf?

Zunächst kommt es im Jugendalter zu einer veränderten Symptomatik: Die motorische Unruhe vermindert sich, während Impulsivität und Aufmerksamkeitsstörung und damit auch die Schulleistungsproblematik weiterhin persistieren. Aggressive und dissoziale Symptome mit Drogenmissbrauch und Delinquenz stehen im Mittelpunkt.

Aus klinischen Langzeitstudien wird über eine deutliche Symptompersistenz bei ca. 50% im jungen Erwachsenenalter berichtet, so dass nicht davon auszugehen ist, dass sich die Symptomatik im Jugendalter »auswächst«. Es findet jedoch ein gewisser Symptomwandel dahingehend statt, dass die erhöhte motorische Unruhe nicht mehr im Vordergrund steht, andererseits aber weitere begleitende psychische Symptome hinzutreten wie Delinquenz und dissoziale Persönlichkeitsentwicklung. In der Milwaukee-Follow-Up-Studie kamen Barkley et al. (2006) zu folgender Einschätzung: Jugendliche und junge Erwachsene mit ADHS erreichen einen deutlich geringeren schulischen Abschluss als Gleichaltrige ohne dieses Risiko. Darüber hinaus werden sie häufiger in ihren Ausbildungen und Berufen gekündigt und es fällt ihnen schwerer, enge Freundschaften zu schließen. Sie geraten häufiger mit dem Gesetz in Konflikt und haben ein erhöhtes Risiko für ungewollte Schwangerschaften. Da sie neuen Reizen gegenüber offen sind und Risiken nicht aus dem Weg gehen, besteht eine stärkere Unfallgefährdung mit schwerwiegenden Unfallfolgen wie Knochenbrüchen, Kopfverletzungen oder offenen Hautwunden. Sie geraten leichter in Verkehrsunfälle, begehen mehr Geschwindigkeitsübertretungen und zeigen ein unsicheres Verkehrsverhalten mit Unfallneigung.

7.3.2 Begleitsymptomatik

Oppositionelle Verhaltensstörungen und Störungen des Sozialverhaltens stellen die häufigsten Begleitsymptome bei ADHS dar. Neben diesen expansiven Merkmalen sind jedoch auch emotionale Störungen wie Angst und Depression nicht selten. Treten die positionellen und aggressiven Symptome bereits im Kindesalter auf, dann ist die Kernsymptomatik stärker ausgeprägt und es muss mit einer höheren Rate an Teilleistungsstörungen gerechnet werden. Auch die Langzeitprognose beider Gruppen unterscheidet sich deutlich: Jugendliche mit ADHS und einem bereits früh einsetzenden auffälligen Sozialverhalten besitzen ein deutlich höheres Risiko für spätere Delinquenz, Substanzmissbrauch und die Entwicklung einer antisozialen Persönlichkeit (Lehmkuhl et al. 2009).

7.3.3 Antisoziales Verhalten, Delinquenz und Substanzmissbrauch

Die Ergebnisse prospektiver Verlaufsstudien belegen, dass trotz z. T. intensiver Behandlungsmaßnahmen die Ergebnisse nicht unbedingt ermutigend sind: Trotz intensiver verhaltenstherapeutischer familienzentrierter und gruppenorientierter Maßnahmen sowie einer medikamentösen Einstellung, überwiegend mit Psychostimulanzien,

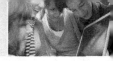

verlief die weitere Entwicklung der betroffenen Kinder in das Jugend- und Erwachsenenalter hinein durchaus problematisch. Häufig persistierten Störungen des Sozialverhaltens und der Aufmerksamkeit und es wurde ein stärkerer Nikotin-, Alkohol- und Drogenkonsum gegenüber Kontrollgruppen beobachtet. Die soziale Entwicklung war darüber hinaus durch eine erhöhte Anzahl von Klassenwiederholungen und Sonderbeschulungen bedroht. Die Daten weisen auf die Notwendigkeit hin, effektivere Behandlungsstrategien für unterschiedliche Altersgruppen zu entwickeln.

Jugendliche mit ADHS konsumieren in einem höheren Prozentsatz Drogen, insbesondere wenn sie noch eine komorbide Sozialverhaltensstörung aufweisen. Hierbei besaßen die Symptomstärke sowie die Ausprägung der Sozialstörung eine prädiktive Bedeutung für den Gebrauch von harten Drogen in der Spätadoleszenz, während die Sozialverhaltensstörung allein vor allem Marihuana- und LSD-Gebrauch vorhersagt.

7.3.4 Ansätze zur Prävention und Edukation

Wie die Verlaufsstudien zeigen besteht bei ADHS eine hohe Persistenz von der Kindheit bis in das Erwachsenenalter hinein. Mit zunehmendem Alter verändert sich jedoch die Symptomatik und es tritt ein »Diagnose-Shift« zu aggressiven und dissozialen Störungen (Störungen des Sozialverhaltens bzw. dissoziale Persönlichkeitsstörungen) ein. Von daher ist es wichtig, frühe prognoserelevante Faktoren zu erfassen und entsprechende Präventions- und Behandlungsmaßnahmen bereits im Vor- und Grundschulalter einzuleiten. Olson et al. (2002) betonen, dass in einem multifaktoriellen Ursachenbündel der kindlichen Impulsivität, dem kindlichen Temperament und seiner kognitiven Kompetenz sowie der Mutter-Kind-Interaktion eine wichtige prädiktive Bedeutung für die Ausprägung der späteren Symptomatik zukommt. Entscheidend ist eine entwicklungsspezifische Sichtweise von ADHS, die neben Früherkennung und Frühintervention einen multimodalen Ansatz mit Beratung der Eltern, der Erzieher/Lehrer und des Betroffenen (Psychoedukation) verlangt. Mit zunehmendem Alter sind Selbstinstruktions- und Selbstmanagementprogramme, Partnerberatung, Berufsberatung, Drogenberatung und Entzugsbehandlung sowie weitere soziotherapeutische Maßnahmen indiziert. Allerdings erfordern diese therapeutischen Angebote ein hohes Maß an Einsicht und Therapiemotivation bei den Betroffenen. Zur Prävention im engeren Sinne ist es im Jugendalter hingegen zu spät. Hier geht es um eine altersangemessene Vermittlung von Informationen und Erarbeitung eines »Störungskonzepts«, das

den Jugendlichen erreicht und überzeugt, externe Hilfen anzunehmen. An spezifischen Maßnahmen stehen verschiedene evaluierte Gruppen- und Einzelpsychotherapieansätze zur Verfügung, die auf kognitiv-behavioralen und/oder dialektisch-behavioralen Methoden aufbauen und eine gute Wirksamkeit zeigen (Philipsen et al. 2008). Ziel dieses strukturierten Vorgehens mit definierten Modulen ist eine Reduktion der ADHS-Symptomatik sowie der psychischen Begleitstörungen und eine Verbesserung des Gesamtbefindens und der Selbstakzeptanz (Sobanski u. Alm 2004). Alternativ zu den von Jugendlichen häufig abgelehnten bzw. nicht konsequent umgesetzten psychotherapeutischen Maßnahmen bietet sich ein so genanntes Coaching an (Döpfner u. Lehmkuhl 2002).

Nur wenn Jugendliche erkennen können, dass es bei ihrer Beratung und Behandlung auch darum geht, eigene Ziele zu erreichen und zu definieren, so dass sich ihre Mitarbeit lohnt, kann eine hinreichende Änderungsmotivation aufgebaut werden (Walter u. Döpfner 2007). Eine fast unüberschaubare Fülle von Selbsthilfemanualen, Ratgebern, Trainings, Coaching und Förderprogrammen versucht, diese Aspekte zu berücksichtigen, wobei es auch darum geht, Eltern und ggf. Lehrer ausreichend einzubeziehen, eine Stabilisierung der erreichten Effekte zu erzielen und sie in den Alltag zu übertragen (Petermann u. Petermann 2007).

Literatur

Barkley RA, Fischer M, Smallish L, Fletcher K (2006) Young adult outcome of hyperactive children: adaptive functioning in major life activities. J Am Acad Child Adolesc Psychiatry 45: 192–202

Döpfner M, Lehmkuhl G (2002) ADHS von der Kindheit bis zum Erwachsenenalter – Einführung in den Themenschwerpunkt. Kindheit und Entwicklung 11: 67–72

Lehmkuhl G, Frölich J, Sevecke K, Döpfner M (2009) Aufmerksamkeitsdefizit-/Hyperaktivitätsstörung im Kindes-, Jugend- und Erwachsenenalter, 3. Aufl. uni-med Verlag, Bremen

Olson SL, Bates JE, Sandy JM, Schilling EM (2002) Early developmental precursors of impulsive and inattentive behavior: from infancy to middle childhood. J Child Psychol Psychiatry 43: 435–447

Petermann F, Petermann U (2007) Training mit Jugendlichen. Förderung von Arbeits- und Sozialverhalten. Hogrefe, Göttingen

Philipsen A, Heßlinger B, Tebartz van Elst L (2008) Aufmerksamkeitsdefizit-/Hyperaktivitätsstörung im Erwachsenenalter. Dtsch Ärztebl 104: 311–317

Schlack R, Hölling H, Kurth BM, Huss M (2007) Die Prävalenz der Aufmerksamkeitsdefizit-/Hyperaktivitätsstörung (ADHS) bei Kindern und Jugendlichen in Deutschland. Erste Ergebnisse aus dem Kinder- und Jugendgesundheitssurvey (KiGGS). Bundesgesundheitsbl Gesundheitsforsch Gesundheitsschutz 50: 827–835

Sobanski E, Alm B (2004) Aufmerksamkeitsdefizit-/Hyperaktivitätsstörung (ADHS) bei Erwachsenen. Nervenarzt 75: 697–716

Walter D, Döpfner M (2007) Die Behandlung von Jugendlichen mit Leistungsstörungen mit dem Therapieprogramm SELBST – Konzept und Stabilität der Veränderungen während der Therapie. Z Kinder Jugendpsychiatr Psychother 35: 281–290

7.4   Jugendsexualität heute

Norbert Kluge

Sexualität lässt sich insbesondere an ihren Ausdrucksformen, den sexuellen Verhaltensweisen, darstellen.
Deshalb wird im Folgenden sexuelles Verhalten an den
aktuellen Ergebnissen repräsentativer Studien aufgezeigt. Hieraus ergeben sich Überlegungen, wie Jugendliche beispielsweise in Elternhaus und Schule heutzutage
sexualerzieherisch begleitet werden sowie nach dem Vorhandensein und dem Einsatz sexualpädagogisch ausgewählter Medien. Im Zeitalter von AIDS und der nach wie
vor medizinisch schwierigen Situation, sich nur präventiv
gegen das HI-Virus und die Krankheit erfolgreich schützen zu können, ist es notwendig, auch dieser Thematik,
Aufmerksamkeit zu schenken. Daher wird am Ende des
Beitrags diese Fragestellung angesprochen und auf den
Bezugsrahmen der sexuell übertragbaren Krankheiten
(Geschlechtskrankheiten, sexually transmitted diseases,
STDs) hingewiesen.

7.4.1   Sexualwesen Mensch – eine Begriffsklärung

Menschliche Sexualität wurde lange Zeit ausschließlich
auf eine einzige Verhaltensweise, den Geschlechtsverkehr,
in Gesellschaft und auch Wissenschaft eingeschränkt.
Diese Auffassung resultierte aus der einseitigen Sicht der
Fortpflanzungsfunktion, die mit dem Sexualleben verbunden wurde. Schließlich hat die zunehmend *anthropologische* Sichtweise menschlichen Sexualverhaltens dazu
beigetragen, das typisch menschliche Sexuelle umfassen-
der zu sehen und ihm dadurch eher gerecht zu werden
(Kluge 2008).

> **Infobox**
>
> **Menschliche Sexualität**
> Die moderne Auffassung von der Sexualität des Men-
> schen nimmt nicht nur eine, sondern auch mehrere
> spezifische Verhaltensweisen in den Blick und ergänzt
> die koitale Betrachtungsweise durch andere wie bei-
> spielsweise Austausch von Zärtlichkeiten, Schmusen,
> Petting (Brust-, Genitalpetting), Selbstbefriedigung.
> Homosexuelle Umgangsformen werden mit ein-
> bezogen. Darüber hinaus gehören die pathologischen
> Verhaltensformen und sexuellen Funktionsstörungen
> zur sexuellen Sichtweise im weiteren und modernen
> Sinne dazu.

Nicht zuletzt wegen seines hohen Abstraktionsniveaus
kann der Sexualitätsbegriff nur als Arbeitsdefinition mit
gezielt ausgewählten Merkmalen und somit immer nur
vorläufig bestimmt werden. Im vorliegenden Beitrag wird
er wie folgt festgelegt: Die Sexualität des Menschen ist
als ein Grundvermögen anzusehen, das einerseits von
biologisch-physiologischen Voraussetzungen, andererseits von Sozialisations-, Erziehungs- und insgesamt von
Lernprozessen maßgeblich beeinflusst wird. Sie ist daher
zuallererst ein Dispositionsbegriff, der die Anlagen zu
sexuellem Fühlen, Denken und Handeln betont. Sexualverhalten wird in seinen mannigfachen Ausdrucksformen
von zwei Motivationsformen geleitet: zum einen endogen
(interne Stimulation: durch hormonale und physiologische Prozesse), zum anderen exogen (externe Stimulation:
durch die soziokulturellen Einflussnahmen). Neben der
sexuellen Motivation ist als ein weiteres Hauptmerkmal
menschlichen Sexuallebens der gesamte Bereich der Sexu-
alnormen zu nennen, der sich aus den von der jeweiligen
Gesellschaft vermittelten Zielen, Aufgaben, Forderungen
und Wertvorstellungen zusammensetzt (Kluge 2006b).

Daraus lassen sich wenigstens vier Zwecke menschlicher Sexualität ableiten: der Lust-/Befriedigungsaspekt,
der Sozial-/Beziehungsaspekt, der Fortpflanzungs-/Repro-
duktionsaspekt und der Identitätsaspekt. Sexuelle Identität
meint hier das individuelle Leitziel, mitmenschliche Erwartungen mit den eigenen Vorstellungen unter Vorrang der
Selbstbestimmung in Übereinstimmung zu bringen. Eine
solche Aufgabe ist nie abgeschlossen, sondern stets von
Neuem aufgegeben. Menschliches Sexualleben ist überdies
nicht allein Zwecken zuzuordnen, also Mittel zum Zweck.
Es hat auch Eigenwert und genügt sich daher selbst. Und
dies bedeutet Selbstzweck (vgl. Kluge 1992, 1995, 2006b).

> ❯❯ Wesentlich in der Jugendphase ist die Stabilisierung
> der Geschlechtsrollenidentität. Das bedeutet eine
> zeitlich stabile Selbstwahrnehmung, männlich oder
> weiblich zu sein. Grundsätzlich ist davon auszuge-
> hen, dass die Geschlechtsrollenidentität das Produkt
> von Aushandlungsprozessen ist und damit auf Konst-
> ruktion im sozialen Sinne beruht. Mit zunehmendem
> Alter und wachsender Erkenntnis, dass nicht alle Mit-
> glieder einer Geschlechtsgruppe die gleichen Eigen-
> schaften und das gleiche Verhalten zeigen, werden
> Geschlechtsrollentypisierungen flexibler. ❮❮
> Prof. Dr. Rudolf Tippelt, Institut für Pädagogik, Lud-
> wig-Maximilians-Universität München

Die Auffassung von der menschlichen Sexualität im umfassenden Sinne ist bereits in der deutschen Bevölkerung zu einem hohen Prozentsatz anzutreffen. In einer
repräsentativen Umfrage, die 2000 durchgeführt wurde,
sprachen sich mehr als vier Fünftel (84,1%) der 14- bis

92-jährigen Befragten für die moderne Sicht des Sexualitätsbegriffs aus, die als »Sammelbegriff für verschiedene sexuelle Verhaltensweisen« vorgegeben war und »der auch Lust und Liebe mit einschließt«. Lediglich 15,9% der interviewten Personen erklärten, menschliche Sexualität mit Geschlechtsverkehr gleichzusetzen. Bemerkenswert ist, dass sich die Hälfte (51,5%) der Befragten für »Zärtlichkeiten« (Schmusen, Küssen) als die *wichtigste* sexuelle Verhaltensweise gegenüber Petting, Geschlechtsverkehr und Selbstbefriedigung entschied (Kluge 2006a, S. 26ff.).

7.4.2 Sexualverhalten Jugendlicher heute

Dieser Abschnitt gibt Antworten auf die Frage, welche Erfahrungen 14- bis 17-jährige Jugendliche in Deutschland zwischen 1994 und 2005 mit zwei sexuellen Verhaltensweisen, Brustpetting und Geschlechtsverkehr, gemacht haben (vgl. hierzu auch BZgA 2002a).

Ergänzt werden sollen die dargestellten Befunde durch die Ergebnisse einer anderen Studie, die über die Koitushäufigkeit von Teenagern (14 bis 19 Jahre), jungen Erwachsenen und älteren Altersgruppen Auskunft geben.

Pettingerfahrung Jugendlicher (1994–2005)

Als Pettingform wird hier das Brustpetting ausgewählt, das meistens vom männlichen Geschlecht ausgeht. Die befragten Jugendlichen waren wie bei den vorher genannten Studien zwischen 14 und 17 Jahre alt. Die Ergebnisse der vier Repräsentativbefragungen in den Jahren 1994, 1998, 2001 und 2005 zu der Fragestellung werden in ◻ Tabelle 7.4 zusammengefasst.

Bei der Altersgruppe der 14-Jährigen ist in dem genannten Zeitabschnitt festzustellen, dass die Mädchen häufiger über Pettingerfahrungen berichten als die gleichaltrigen Jungen. Die Prozentwerte liegen bei ihnen bis 6% höher. Bei den 15-Jährigen geht der Geschlechtsunterschied in den Jahren 1994 und 2001 deutlich zurück. 2001 gibt es ihn nicht mehr und 1994 nähern sich die Prozentwerte an. Gegenüber den 14-jährigen Jugendlichen haben alle Befunde merklich zugenommen, insbesondere bei den Mädchen: zwischen 17 und 20%. Die Steigerungsraten bei den 16-Jährigen gegenüber den 15-Jährigen liegen bei den Mädchen und Jungen zwischen 5 und 19%. Die 17-Jährigen, egal, welchem Geschlecht sie angehören, verfügen fast über die gleiche Erfahrung im Brustpetting. Mehr als drei Viertel der ältesten befragten Altersgruppe kennt diese sexuelle Verhaltensweise aus eigener Erfahrung.

Geschlechtsverkehrerfahrung Jugendlicher (1994–2005)

Über die Geschlechtsverkehrerfahrung der befragten Jugendlichengruppe wurde Folgendes in Erfahrung gebracht (s. ◻ Tabelle 7.5).

Die jüngste Befragtengruppe, die 14-Jährigen, erhöht ihren Erfahrungsgrad im gesamten Zeitraum: die Mädchen von 7 auf 12 um 5 Prozentpunkte und die Jungen von 7 auf 10 um drei Prozentpunkte. Bei den 15-Jährigen steigert sich der Prozentsatz gegenüber den 14-Jährigen in den Jahren 1994, 1998 und 2001 um etwa das Doppelte (außer bei den 15-jährigen Jungen [1998]). Etwa ein Viertel der Mädchen und knapp ein Fünftel der Jungen haben diese Erfahrungen nach eigenen Aussagen zu Beginn des

◻ **Tabelle 7.4.** Pettingerfahrung 14- bis 17-jähriger Jugendlicher zwischen 1994 und 2005 (in Prozent) nach BZgA 1998, BZgA 2002b, BZgA 2006

Alter der Jugendlichen	Pettingform: Junge streichelt Brüste des Mädchens	Geschlecht w = weiblich m = männlich	Jahre			
			1994	1998	2001	2005
14-Jährige	Brustpetting	w	31	38	32	30
		m	27	32	28	24
15-Jährige	Brustpetting	w	48	58	49	50
		m	49	44	49	43
16-Jährige	Brustpetting	w	63	73	67	69
		m	64	63	64	58
17-Jährige	Brustpetting	w	77	77	76	81
		m	78	75	81	77

Alter der Jugendlichen	Geschlecht w = weiblich m = männlich	Jahr			
		1994	1998	2001	2005
14-Jährige	w	7	11	11	12
	m	7	10	8	10
15-Jährige	w	15	29	25	23
	m	15	13	18	20
16-Jährige	w	30	45	40	47
	m	30	36	37	35
17-Jährige	w	65	67	66	73
	m	59	54	61	66

Tabelle 7.5. Koituserfahrung 14- bis 17-jähriger Jugendlicher zwischen 1994 und 2005 (in Prozent) nach BZgA 1998, BZgA 2002b, BZgA 2006

neuen Jahrtausends bereits gemacht. Auch bei den 16-Jährigen ist gegenüber den um ein Jahr Jüngeren wieder eine Verdoppelung der Prozentsätze und damit der Koituserfahrung festzustellen: bei den Mädchen in den Jahren 1994 und 2005 und bei den Jungen 1994 und 2001; 1998 steigt der Prozentwert der Letzteren von 13 auf 36, also um 23 Prozentpunkte. Bei den 17-Jährigen ist ebenfalls eine Steigerung des Prozentsatzes im Vergleich mit den um ein Jahr Jüngeren zu beobachten. So sind von der ältesten Befragtengruppe 2005 zwei Drittel (66%) der Jungen und von den befragten Mädchen fast drei Viertel (73%) koituserfahren. Bei den Jungen dieser Altersstufe erhöht sich der Prozentwert von 59 (1994) auf 66% (2005), bei den 17-jährigen Mädchen von 65 (1994) auf 73% (2005), also ohne bedeutsamen geschlechtsspezifischen Unterschied.

Häufigkeit des Geschlechtsverkehrs bei Jugendlichen zwischen 14 und 19 Jahren im Vergleich mit älteren Altersgruppen

Auch die Häufigkeit des Geschlechtsverkehrs deutscher Jugendlicher dürfte von Interesse sein. Sie wird in drei Häufigkeitsstufen dargestellt und im Zusammenhang mit sechs Altersstufen gesehen. Die Daten stammen ebenfalls aus einer Repräsentativbefragung, die die Forschungsstelle für Sexualwissenschaft und Sexualpädagogik der Universität Koblenz-Landau im Jahre 2000 mit dem EM-NID-Institut durchgeführt hat. Die befragte Teenagergruppe ist bei dieser Untersuchung um zwei Jahrgänge erweitert und umfasst die 14- bis 19-Jährigen. Das Alter aller in der Studie Befragten lag zwischen 14 und 92 Jahren. **Tabelle 7.6** zeigt die Untersuchungsergebnisse.

Die Aussagen der Befragten beziehen sich auf die Erfahrungen der letzten 12 Monate. Es konnte nur eine der vorgegebenen Antworten gewählt werden. Etwa ein Drittel der 14- bis 19-Jährigen gab an, einmal bis öfter pro Woche in den im vergangenen Jahr mit einem Partner oder einer Partnerin Geschlechtsverkehr gehabt zu haben. Mehr als ein Drittel (37,4%) dieser Altersgruppe hatte in diesem Zeitraum gar nicht oder nur einmal mit Freund oder Freundin geschlafen. 28,6% der Probanden sagten aus, alle zwei Wochen bis einmal im Vierteljahr koitiert zu haben.

Die nächste Altersgruppe, die jungen Erwachsenen zwischen 20 und 29 Jahren, hebt sich deutlich von der jüngeren Altersstufe ab. So ist der Prozentsatz in der höchsten Koitusfrequenz mehr als doppelt so hoch (68,9%) als bei den 14- bis 19-Jährigen. Folglich fallen die Prozentwerte der beiden anderen Häufigkeitsstufen geringer aus. Nur etwa 8% geben an, im letzten Jahr einmal bis überhaupt nicht den Beischlaf vollzogen zu haben.

Von allen sechs Altersgruppen sind die 30- bis 39-Jährigen die sexuell Aktivsten, was den Geschlechtsverkehr betrifft. Mehr als drei Viertel (77,6%) dieser Altersstufe gehört der Gruppe mit der höchsten Koitushäufigkeit an. Demzufolge erreichen die beiden unteren Häufigkeitsstufen die niedrigsten Prozentwerte aller befragten Altersgruppen. Mit der Altersgruppe der 40- bis 49-Jährigen nimmt die Koitusfrequenz im Blick auf die älteren Befragungsteilnehmer kontinuierlich ab. Während diese Altersstufe noch mit 65% zur koitalen Spitzengruppe gehört, sind es bei der ältesten Altersgruppe, den 60- bis 92-Jährigen, nur noch 15%, die einmal oder häufiger pro Woche den Beischlaf ausüben. Entsprechend hoch, ja am höchsten ist der Prozentsatz (50,6%) in der untersten Häufigkeitsstufe. Jeder Zweite der Seniorinnen und Senioren zählt also zu der Gruppe mit der niedrigsten Koitusfrequenz.

Das in diesem Beitrag dargestellte Sexualverhalten der 14- bis 17-jährigen Jugendlichen kann in dem angegebenen Zeitraum von 11 Jahren in alters- und geschlechtsspezifischer Hinsicht wie folgt zusammengefasst werden:

— In der untersuchten Form des *Brustpettings* erhöht sich die Erfahrung bei den einzelnen Altersjahrgängen zum Teil beträchtlich. Innerhalb des genannten Zeitraums lassen sich jedoch bei beiden Geschlechtern keine außergewöhnlich steigenden Tendenzen bei dieser sexuellen Verhaltensweise feststellen.
— Die *Koituserfahrung*, d. h. die befragten Minderjährigen hatten in ihrem Leben wenigstens einmal Geschlechtsverkehr, nimmt bei den vier Altersjahrgängen und beiden Geschlechtern häufig, etwa doppelt soviel wie bei den um ein Jahr jüngeren Teenagern zu (s. 1994 und 15-jährige Mädchen [1994, 1998, 2001, 2005]). Insgesamt zeigten sich die weiblichen Jugendlichen koituserfahrener als die männlichen Befragten.

Tabelle 7.6. Koitusfrequenz der Deutschen (2000) nach Altersgruppen (in Prozent) nach Kluge u. Sonnenmoser 2002						
Häufigkeit/GV*	Altersstufen in Lebensjahren					
	14–19	20–29	30–39	40–49	50–59	60–92
häufig	34,0	68,9	77,6	65,0	49,8	15,0
ab und zu	28,6	23,5	18,3	27,9	34,9	34,4
selten/nie	37,4	7,6	4,1	7,1	15,3	50,6

*Die Befragungsergebnisse – es gab insgesamt acht Antwortmöglichkeiten – wurden in drei Häufigkeitsstufen zusammengefasst: Geschlechtsverkehr (GV): häufig: einmal bis öfter pro Woche; ab und zu: alle zwei Wochen bis einmal im Vierteljahr; selten/nie: einmal im Jahr bis überhaupt nicht

Diese Erkenntnis und die Koitushäufigkeit bei jungen Leuten legen es heute Sexualpädagogen nahe, im Zeitalter von AIDS und angesichts steigender Zahlen bei den sexuell übertragbaren Krankheiten ihre Strategien zu überdenken und sie gegebenenfalls zu verändern.

Mit der steigenden Koitusbereitschaft im Jugendalter sind in den vergangenen Jahrzehnten auch die Zahlen der Teenagerschwangerschaften und Schwangerschaftsabbrüche im Kindes- und Jugendalter gestiegen. Hierauf wird im folgenden Abschnitt eingegangen.

7.4.3 Schwangerschaften im Kindes-, Jugend- und jungen Erwachsenenalter

Um einen Überblick über Teenagerschwangerschaften und damit auch über Frühschwangerschaften in Deutschland zu gewinnen, ist es notwendig, die aktuellen Daten zu den Lebendgeburten junger Frauen und zu den Schwangerschaftsabbruchzahlen derselben Altersgruppe in Erfahrung zu bringen. Diese Informationen liefern die Veröffentlichungen des Statistischen Bundesamtes. Sie bilden die Grundlage für die Berechnung der jährlichen Angaben zu den Zahlen in der Bundesrepublik Deutschland. Unter Teenager im statistischen Sinne wird hier vorwiegend die Altersstufe der weiblichen Jugendlichen bis einschließlich des 19. Lebensjahrs verstanden.

Lebendgeborene von Frauen im Teenager- und jungen Erwachsenenalter

Als Zeitraum für die statistischen Daten werden die Jahre 2000 bis 2008 ausgewählt. Ab dem Millenniumsjahr hat sich das Statistische Bundesamt einer genaueren Methode bedient. Gegenüber der älteren »Geburtsjahrmethode«, die nur das Geburtsjahr der Mutter berücksichtigte, wird bei der neueren Verfahrensweise außer dem Lebensjahr der Mutter auch der jeweilige Monat, in dem das Kind ge-

boren wurde, zur Grundlage der Berechnungen gemacht und seit der Anwendung offiziell »*exaktes Alter*« (der Mutter) genannt. Für das Jahr 2008 lagen bei Erstellung des vorliegenden Beitrages die neuesten Veröffentlichungen des Statistischen Bundesamtes vor. Der erfasste Zeitabschnitt informiert also über insgesamt neun Kalenderjahre. Die einzelnen Daten sind in ◻ Tabelle 7.7 zusammengefasst. Informationshalber sind die Gesamtzahlen bei den Lebendgeburten hinzugefügt worden.

Die ◻ Tabelle 7.7 dokumentiert insgesamt den Trend der kontinuierlichen Abnahme der Lebendgeburten in Deutschland von 2000 bis 2008. Werden im Jahre 2000 noch 766 999 Kinder lebend geboren. So waren es 2008 nur noch 682.514. Daraus ergibt sich eine Differenz von 84.485 Kindern, die am Ende des gewählten Zeitraums vergleichsweise weniger geboren werden.

Selbstverständlich spiegelt sich der auffällige Geburtenrückgang auch in den Zahlenangaben der einzelnen genannten Altersgruppen wider. Allerdings lassen sich kleinere Unterschiede feststellen. Bei der jüngsten Mädchengruppe, den bis zu 15-Jährigen, setzt die stete Abnahme der Zahlen erst 2003 ein. Die meisten Kinder (1007) dieser Altersgruppe der Mädchen wurden 2002 geboren, die wenigsten (674) 2008. Bei der zweiten Mädchengruppe, den 16- bis 19-Jährigen, liegen die Zahlen bedeutend höher als bei den Teenies. Sie nehmen jedoch beständig ab: von 28.511 (2000) bis 21.150 (2008). Grob geschätzt ergibt sich in den neun Jahren ein Rückgang von 7477 Lebendgeborenen in dieser Altersgruppe. Es ist hier davon auszugehen, dass nicht alle Neugeborenen von ihren Müttern ungewollt oder ihrer sozialen Umwelt unerwünscht waren. Bei der Altersstufe der unter 20-Jährigen, der Teenagergesamtgruppe, ist die kontinuierliche Abnahme der Lebendgeborenenzahlen erst ab 2002 zu beobachten. Die Gesamtzahl geht bei dieser Mädchengruppe im gesamten Zeitraum um 7544 zurück.

Bei der Altersstufe der 20- bis 24-jährigen Frauen, die im genannten Zeitraum ein Kind lebend zur Welt gebracht haben, sind die Geborenenzahlen ungleich hö-

◩ Tabelle 7.7. Lebendgeborene von deutschen Teenagern, jungen Erwachsenen und insgesamt (2000-2008) – exaktes Alter – nach Statistisches Bundesamt 2007 und 2009

Jahre	Lebensjahre der Teenager			Lebensjahre der jungen Erwachsenen	insgesamt: unter 16 bis 50 Jahre und älter
	unter 16	16-19	unter 20	20–24	
2000	790	28.511	29.301	127.903	766.999
2001	949	28.419	29.368	126.140	734.475
2002	1007	27.096	28.103	123.678	719.250
2003	902	25.826	26.728	120.894	706.721
2004	868	24.570	25.438	119.173	705.622
2005	837	24.123	24.960	113.647	685.795
2006	788	22.979	23.767	108.190	672.724
2007	733	22.145	22.878	104.731	684.862
2008	674	21.150	21.824	100.731	682.514

her. Sie verringern sich von 127.903 (2000) auf 100.731 (2008). Das macht einen Unterschied von mehr als 27.172 Lebendgeburten aus, die 2008 weniger registriert wurden als im Millenniumsjahr. Die statistischen Angaben belegen zudem, dass die meisten Kinder von deutschen Frauen im besagten Zeitraum geboren wurden, die zwischen 25 und 34 Jahre alt waren.

Wenn immer weniger Kinder geboren werden, stellt sich auch die Frage, ob immer weniger Kinder abgetrieben werden. Lässt sich etwa eine solche Hypothese mit den dem Statistischen Bundesamt gemeldeten Zahlen eindeutig beantworten? Dies soll im nächsten Abschnitt geklärt werden.

Schwangerschaftsabbruchzahlen in ausgewählten Altersstufen, insbesondere im Jugend- und jungem Erwachsenenalter (2000–2008)

Wie in ◩ Tabelle 7.7 sind auch die statistischen Daten in ◩ Tabelle 7.8 von 2000 bis 2008 zusammengefasst, und zwar für Kinder, Teenager bis unter 20 Jahre sowie die jungen Erwachsenen zwischen 20 und 24 Jahren. Zum Vergleich werden wieder die Gesamtzahlen angegeben. Die jüngste Altersgruppe ist gegenüber ◩ Tabelle 7.5 leicht abgeändert. Die Sparte enthält die Daten der Mädchen bis zum 14. Lebensjahr.

Die Gesamtzahlen der Schwangerschaftsabbrüche nehmen erst seit 2002 ab, aber dann – mit Ausnahme von 2004 – kontinuierlich. Im ganzen Zeitraum verringern sich die gemeldeten Abbrüche von 134.964 (2001) auf 114.484, um 20.480 (2008); bei den Lebendgeburten

waren es im selben Zeitabschnitt 84.485 Kinder, die weniger geboren wurden.

In der jüngsten Altersgruppe der Frauen, den unter 15-Jährigen, steigen zunächst die Abbruchzahlen an: von 574 (2000) bis 779 (2004), ab 2005 fallen sie von 659 auf 475 (2008).

Ähnliches lässt sich bei der nächsten Altersgruppe, den 15- bis 17-Jährigen, beobachten. Hier wird die Höchstzahl auch 2004 mit 7075 Schwangerschaftsabbrüchen erreicht und 2008 die niedrigste Zahl mit 4872 Abruptionen. Hinsichtlich der Gesamtgruppe der Teenager, der Altersgruppe der unter 20-Jährigen, setzt der kontinuierliche Rückgang der Abbrüche verspätet 2005 mit 16.412 ein und nimmt danach jedes Jahr bis 2008 ab. Im Jahr 2008 werden 13.775 Abtreibungen bei den unter 20-Jährigen registriert.

Bei Betrachtung der Altersgruppe der 20- bis 24-jährigen Frauen zeigt sich augenfällig, dass sich die Abbruchzahlen im Vergleich mit der Teenagergruppe fast verdoppelt haben. Hier steigen zunächst die Abbruchzahlen von 28.584 (2000) auf 31.147 (2004) an und gehen dann von 29.212 (2005) auf 27.790 (2008) zurück, wobei die Differenz zwischen den einzelnen Daten gering ausfällt.

Werden die prozentualen Anteile der statistischen Befunde an der Gesamtzahl der Abbrüche in den Jahren zwischen 2000 und 2008 berechnet, dann zeigt sich, dass sich die prozentualen Anteile bei den 14-jährigen Mädchen an der Gesamtzahl (100%) kaum geändert haben (◩ Abb. 7.3). Der Anteil der jüngsten Mädchengruppe liegt sowohl im Jahr 2000 als auch 2007 und 2008 bei 0,4%. Die Jahre 2001, 2005 und 2006 haben den Prozent-

◘ Tabelle 7.8. Schwangerschaftsabbrüche in Deutschland (Anzahl). Ausgewählte Altersgruppen und Gesamtzahlen (2000-2008) nach Statistisches Bundesamt 2008a und b

Jahre	Altersgruppen in Lebensjahren					insgesamt von »unter 15« bis »45 und mehr«
	unter 15	15–17	18–19	unter 20	20–24	
2000	574	5763	9167	15.504	28.584	134.609
2001	696	6909	9544	17.149	30.120	134.964
2002	761	6682	9266	16.709	29.923	130.387
2003	715	6930	8980	16.625	29.915	128.030
2004	779	7075	9662	17.516	31.147	129.650
2005	659	6588	9165	16.412	29.212	124.023
2006	542	6048	9161	15.751	27.876	119.710
2007	494	5681	8814	14.989	27.727	116.871
2008	475	4872	8428	13.775	27.790	114.484

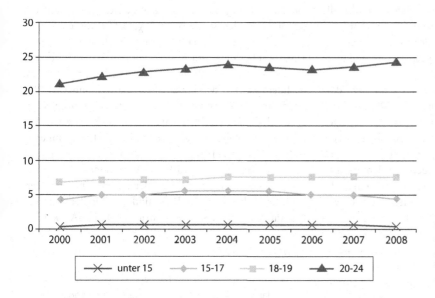

◘ Abb. 7.3. Schwangerschaftsabbrüche in Deutschland (2000–2008). Prozentuale Anteile von vier Altersgruppen an der Gesamtzahl der registrierten Abbrüche (eigene Darstellung)

wert 0,5 gemeinsam. Und 2002, 2003, 2004 sind die Prozentsätze von 0,6 identisch. Die jeweiligen Unterschiede machen nur 0,1% aus.

Ebenso ist bei der nächsten Altersgruppe, den 15- bis 17-Jährigen, der Prozentwert von 4,3 sowohl 2000 wie 2008 derselbe. Insgesamt sind die prozentualen Anteile dieser Altersstufe bis 5,5 (2004) ausgewiesen. Bei den 18- bis 19-Jährigen ergeben sich andere Jahresergebnisse. Der geringste Prozentsatz (6,8%) ist im ersten Berichtsjahr 2000 gegeben, während der höchste Wert (7,7%) im siebten Berichtsjahr auszumachen ist. Das letzte Berichtsjahr (2008) zeigt einen Anteil von 7,4%, der also um

0,6 Prozentpunkte vom Prozentwert des ersten Berichtsjahres übertroffen wird. Die Prozentwerte der jungen Erwachsenen liegen freilich wesentlich höher als die bei der jüngsten Altersgruppe. Der niedrigste Prozentsatz (21,2%) wurde hier 2000 erreicht, der höchste (24,3%) im letzten Berichtsjahr. Von 2000 bis 2004 (24,0%) steigen die prozentualen Anteile der 20- bis 24-Jährigen kontinuierlich. 2005, 2006 und 2007 liegen die Prozentsätze mit 23,6, 23,3 und 23,7 unter dem im Jahre 2004 und 2008.

Ein weiterer Vergleich der Schwangerschaftsabbrüche in den Altersgruppen bietet sich durch die Angaben der Quoten je 1000 Frauen im angegebenen Zeitraum an

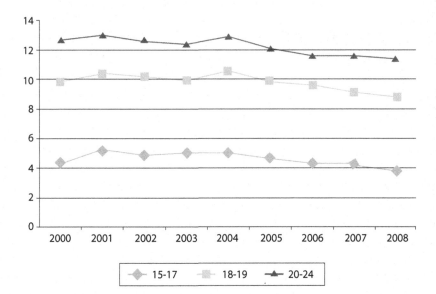

 Abb. 7.4. Schwangerschaftsabbrüche in Deutschland je 1 000 Frauen im gebärfähigen Alter (15–45 Jahre) von drei Altersgruppen: den Minderjährigen, den 18- bis 19-Jährigen und jungen Erwachsenen (20–24 Jahre; 2000–2008, eigene Darstellung)

(■ Abb. 7.4). Hierfür ausgewählt wurden die drei Altersgruppen zwischen dem 15. und 24. Lebensjahr, also die 15- bis 17- Jährigen, die 18- bis 19-Jährigen und die 20- bis 24-Jährigen. Die Altersgruppe der unter 15-jährigen Mädchen wurde hier wegen der zu geringen Anzahl nicht berücksichtigt.

Bei dem Vergleich der Jahresquoten zeigt sich, dass die Werte der Minderjährigen zwischen 2000 und 2008 etwa die Hälfte weniger als bei den 18- und 19-Jährigen ausmachen. Oder anders ausgedrückt: Die Jahresquoten der zuletzt genannten Gruppe liegen ungefähr doppelt so hoch wie bei den 15- bis 17-Jährigen. Der Unterschied der erfassten Schwangerschaftsabbrüche zwischen der ersten und letzten Altersgruppe macht mehr als das Zweifache aus. Geringer ist jedoch die Differenz zwischen den Angaben der zweiten und dritten Altersgruppe. Sie ist bei den 20- bis 24-Jährigen um weniger als ein Drittel höher als bei den 18- bis 19-Jährigen.

Nachdem über die Lebendgeborenen- und Schwangerschaftsabbruchzahlen deutscher Teenager sowie junger Erwachsener informiert worden ist, ist es nun möglich, Aussagen zu Zahlen von Teenagerschwangerschaften bei jungen Frauen bis zum 19. Lebensjahr zu machen.

Teenagerschwangerschaften in Deutschland (2000–2008)

Um die Vergleichbarkeit mit entsprechend ausländischen Daten herstellen zu können, wird das Alter der Jugendlichen auf unter 20 Jahre festgelegt und somit der Begriff des Wortes »Teenager« in seiner vollen Bedeutung ernst genommen. In ■ Tabelle 7.9 finden sich die bereits bekannten Angaben des Statistischen Bundesamtes, die nun als Basis-

daten für die Berechnung der Teenagerschwangerschaften dienen. Die Ergebnisse beziehen sich daher nur auf die Angaben, die der Bundesbehörde *gemeldet* worden sind.

Wie der Tabelle zu entnehmen ist, sinken die ausgewiesenen Zahlen hinsichtlich der Schwangerschaften bei den jungen Frauen unter 20 Jahren nach 2002 kontinuierlich ab, nachdem sie 2001 den Maximalwert (46.517) innerhalb des neunjährigen Zeitraums erreicht haben. Insgesamt verringern sich die Jahreszahlen von 2000 bis 2008 um 9206. Waren die Gesamtabbruchzahlen im selben Zeitraum um über 20.000 (20.125) zurückgegangen (■ Tabelle 7.6), so sind es bei den Teenagern fast 10.000 Abruptionen. Allerdings gehören die Teenager nicht zu der Altersgruppe mit den höchsten Abbruchzahlen. Diese findet sich in der Regel bei der Altersstufe der 25- bis 35-Jährigen (vgl. BZgA 2009a).

◻ **Tabelle 7.9.** Teenagerschwangerschaften in Deutschland auf der Basis von Lebendgeborenenzahlen und den gemeldeten Schwangerschaftsabbrüchen nach Statistisches Bundesamt 2007 und 2009

Jahre	Lebendgeborene von unter 20-Jährigen	Schwangerschaftsabbrüche von unter 20-Jährigen	Teenagerschwangerschaften von unter 20-Jährigen
2000	29.301	15.504	44.805
2001	29.368	17.149	46.517
2002	28.103	16.709	44.812
2003	26.728	16.625	43.353
2004	25.438	17.516	42.954
2005	24.960	16.412	41.372
2006	23.767	15.751	39.518
2007	22.878	14.989	37.867
2008	21.824	13.775	35.599

◻ **Tabelle 7.10.** Frühschwangerschaften Minderjähriger (2000–2008) nach Statistisches Bundesamt (2007, 2008a, 2009)

Jahre	Unter 18-jährige Mädchen		
	Lebendgeburten*	Abbrüche	Schwangerschaften
2000	7126	6337	13.463
2001	7447	7605	15.052
2002	7595	7443	15.038
2003	7295	7645	14.940
2004	6969	7854	14.823
2005	6592	7247	13.839
2006	6163	6590	12.753
2007	5812	6175	11.987
2008	5613	5347	10.960

*Nach dem »exakten Alter« der Mütter

Frühschwangerschaften (2000–2008)

Unter Frühschwangerschaften sollen hier die Schwangerschaften von jungen Frauen verstanden werden, die noch keine 18 Jahre alt sind. Meistens sind die Mädchen zwischen dem 9. und 17. Lebensjahr ungewollt schwanger geworden. Im Gegensatz zu den jungen Vätern leiden die geschwängerten Teenies des Öfteren unter sozialen, kommunikativen und psychischen Problemen.

Ihr ursprüngliches Berufsziel muss häufig aufgegeben werden. Kontakte zu Gleichaltrigen sind oftmals eingeschränkt. Kurzum: Die Mädchen befinden sich in einer prekären Lage, wenn sie die Nachricht von der bereits bestehenden Schwangerschaft erhalten (vgl. Kluge 2007a,b).

Die folgenden Ausführungen informieren über die aktuellen Zahlen der Schwangerschaften bei Minderjährigen. ◻ Tabelle 7.10 gibt Aufschluss über die Lebendgeburten, Schwangerschaftsabbrüche sowie die Zahlen der Schwangerschaften der unter 18-Jährigen im genannten Zeitraum.

Die statistischen Daten geben zu erkennen, dass die Zahlen über die Schwangerschaften von Minderjährigen erst ab 2002 zurückgehen, dann aber bis 2008 stetig, und zwar um 4078. Bei den Schwangerschaftsabbrüchen dieser Altersgruppe gehen die Zahlen ab 2005 zurück. Zwischen 2005 und 2008 verringert sich die Zahl jedoch um genau 1900 Abtreibungen. Hinsichtlich der Lebendgeburten ist festzustellen, dass die Zahlen nach 2002 zurückgehen: von 7595 (2002) auf 5613 (2008), also in den acht Jahren um fast 2000 (1982).

Anhand der ermittelten Daten lässt sich die Entwicklung der Frühschwangerschaften im besagten Zeitabschnitt grafisch darstellen (◻ Abb. 7.5).

Dieser erfreuliche Trend darf allerdings nicht darüber hinwegtäuschen, dass knapp 11.000 Schwangerschaften, von denen die meisten wohl nicht geplant oder erwünscht gewesen sein dürften, in dieser Altersgruppe immer noch zu hoch sind und daher die Prävention weiterhin zu intensivieren ist.

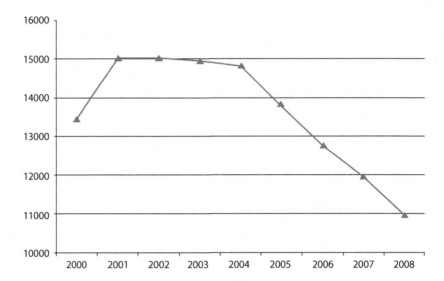

🔲 **Abb. 7.5.** Frühschwangerschaften bis zum 17. Lebensjahr in Deutschland zwischen 2000 und 2008 (eigene Darstellung)

Mögliche Ursachen für unerwünschte Teenagerschwangerschaften

Auch wenn die Zahlen der Teenagerschwangerschaften in Deutschland erkennbar zurückgegangen sind, so muss weiterhin über die Ursachen von ungewollten Schwangerschaften im Kindes- und Jugendalter nachgedacht und nach ihnen geforscht werden. Es kann in diesem Zusammenhang nur auf einige Aspekte, die sich auch aus der internationalen Diskussion (USA, Vereinigtes Königreich, Niederlande) ergeben, hingewiesen werden:

━ Vorverlagerung der Pubertätsentwicklung und damit auch der sexuellen Reife beider Geschlechter (vgl. u. a. Kluge 2006a),
━ früheres Einsetzen – als Generationen vorher – des Längenwachstums (säkularer Trend),
━ frühere Gewichtszunahme im Kindes- und Jugendalter als in vergangenen Jahrzehnten (säkularer Trend),
━ ausreichende Ernährung mit häufig ausgeglichenem Verhältnis von Kohlenhydraten, Fetten und Eiweißen im Gegensatz zu vergangenen Epochen. Während die erste Regelblutung einerseits durch Übergewicht beschleunigt wird, wird sie andererseits durch Untergewicht (z. B. Anorexia nervosa) verzögert,
━ Umweltgifte wie sog. Weichmacher bei der Produktion von Kunststoffen (PCB, DEHP, Bisphenol A),
━ Um-/Mitwelteinflüsse wie Peer-Group (Leistungsdruck), Medien, Werbung, Sexualisierung,
━ geringes Bildungsniveau,
━ häusliche Armut,
━ Wissenslücken im Themenbereich der Kontrazeption, Diskrepanz zwischen vermeintlichem und tatsächlichem Verhütungswissen,

🔲 **Tabelle 7.11.** *Medianes* Alter 14- bis 17-jähriger Jugendlicher bei der ersten Menstruation (Menarche) und dem ersten Samenerguss (Ejakularche) nach Schmid-Tannwald u. Urdze 1983; Schmid-Tannwald u. Kluge 1998; Kluge 1998

	Menarche	Ejakularche
1980	13,5 Jahre*	14,2 Jahre*
1994	12,2 Jahre	12,6 Jahre
2005	12 Jahre**	13 Jahre**

* Die Befragung konnte, politisch bedingt, nur in Westdeutschland durchgeführt werden. ** Nach Auskunft von TNS-Emnid (2007): Diese Angaben liegen »pauschal« im medianen Altersbereich.

━ mangelhafte Verhütung in der Ernstsituation,
━ (erster) Geschlechtsverkehr als ungeplantes Ereignis,
━ zu späte oder unzureichende Sexualaufklärung in Elternhaus und Schule.

Auf die Verjüngung der Sexualreife, die beim weiblichen Geschlecht schon seit dem letzten Drittel des 19. Jahrhunderts in den Industrieländern beobachtet wird, soll kurz eingegangen werden. Die neuesten Daten findet man in den für Deutschland repräsentativen Jugendbefragungen (vgl. Schmid-Tannwald u. Urdze 1983; Schmid-Tannwald u. Kluge 1998; Kluge 1998) für beide Geschlechter (🔲 Tabelle 7.11).

Die Sexualreife hat sich im Zeitraum zwischen 1980 und 2005 bei den Mädchen um 1,5 und bei den Jungen um 1,2 Jahre vorverlagert. Im Jahr 1980 menstruierten 66% der befragten Mädchen und ejakulierten 46% der befragten Jungen bis zum 14. Lebensjahr. Im Jahr 2005

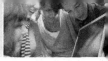

menstruierten 89% der befragten Mädchen und ejakulierten 83% der befragten Jungen. 1980 betrug der Medianwert für die erste Regelblutung bei den Müttern der befragten Mädchen 14,5 Jahre. Bis zum 14. Lebensjahr hatten 39% der Mädchen-Mütter ihre erste Regel.

Andere Forscherinnen und Forscher stellten hierzu unlängst fest: »Der Eintritt der Menarche zeigt einen steilen Anstieg von 2,2% bei 10-jährigen Mädchen auf 90,7% bei 14-jährigen Mädchen. Danach erfolgt bis zum 18. Lebensjahr nur noch eine geringe Zunahme auf 99,3%« (KiGGS 2007).

Um ungeplanten und unerwünschten Schwangerschaften vorzubeugen, sind konsequent praktizierte Verhütungsmaßnahmen notwendig. Beide Geschlechter sollten Verantwortung übernehmen und gemeinsam die Verhütungspraxis gestalten.

7.4.4 Kontrazeption als gemeinsame Aufgabe der Sexualpartner

In Elternhaus und Schule wird heute mehr oder weniger über Verhütungsfragen gesprochen. Über die Häufigkeit und Qualität solcher Gespräche ist nur wenig bekannt. Anders sieht es mit der Datenlage beim Verhütungsverhalten von Jugendlichen aus. Hier liegen Befragungsergebnisse einschlägiger Studien vor. Die Befunde, wie beim »ersten Mal« (Kohabitarche) verhütet wurde, sind in ◻ Tabelle 7.12 festgehalten.

Während in vergangenen Jahrzehnten die Kontrazeption der jungen Leute beim ersten Koitus noch zu wün-

schen übrig ließ, kann dies in der jüngsten Vergangenheit nicht mehr in dem Ausmaß festgestellt werden. Sicherlich sind immer noch geschlechtsspezifische Unterschiede auszumachen. So verhüten die weiblichen Jugendlichen bei der Kohabitarche nach ihren eigenen Aussagen etwas häufiger als die gleichaltrigen männlichen Teenager. Während im angegebenen Zeitraum 9–12% der Mädchen sagten, sie hätten beim ersten Geschlechtsverkehr noch keine Verhütungsmittel verwendet, waren es bei den Jungen immerhin 15 bzw. 16%, die angaben, beim »ersten Mal« nicht verhütet zu haben, wenn kein Kinderwunsch bestand. Aus den einzelnen Daten geht hervor, dass das Kondom von beiden Geschlechtern bevorzugt wird, und zwar je jünger die Anwender sind, desto häufiger, wohl nicht zuletzt deswegen, weil es meistens ohne Wissen der Erwachsenen beschafft werden und dazu vor sexuell übertragbaren Krankheiten schützen kann. Allerdings lassen sich vereinzelt auch bei der Anwendung Schwierigkeiten nicht übersehen.

Das zweithäufigste Kontrazeptivum im Zeitraum von elf Jahren war die Anti-Baby-Pille, kurz »Pille« genannt. Sie wird von den koituserfahrenen Mädchen 1994 und 2001 häufiger genannt als von den Jungen. Anhand der ausgewiesenen Prozentwerte ist anzunehmen, dass sie etwa von einem Drittel der 14- bis 17-jährigen Mädchen vor dem ersten Geschlechtsverkehr genommen wird. Von den befragten Jungen sagen dies im selben Zeitraum 25–37%. Erfreulich ist in diesem Zusammenhang, dass die Anwendung fragwürdiger Verhütungsmethoden oder -mittel (z. B. Koitus interruptus) bei dieser Altersstufe merklich zurückgegangen ist: zwischen 1994 und 2005

◻ **Tabelle 7.12.** Verhütungsverhalten 14- bis 17-jähriger Jugendlicher* beim ersten Geschlechtsverkehr zwischen 1994 und 2005 (in Prozent) ohne chemische Verhütungsmittel nach BZgA 2006

Verhütungsmittel	Geschlecht w = weiblich m = männlich	Jahre			
		1994	1998	2001	2005
Keine Verhütung	w	9	11	12	9
	m	15	16	15	15
Kondom	w	63	68	63	71
	m	56	55	65	66
Pille	w	27	31	33	35
	m	25	31	26	37
Sonstiges	w	18	6	6	5
	m	9	12	11	4

* Auswertung: Mädchen und Jungen mit Koituserfahrung

bei den Mädchen von 13 auf 5% und bei den Jungen von 12 auf 4%.

Allgemein kann gesagt werden, dass die im Jahre 2005 befragten Jugendlichen aussagten, die Verhütung sehr ernst zu nehmen, und zwar mehr als drei Viertel (77%) der Mädchen und mehr als drei Fünftel (62%) der Jungen. Das sind zwar weniger Jugendliche, die dieselbe Frage 1994 beantwortet haben, aber mehr als diejenigen, die in den Jahren 1996, 1998 und 2001 darüber Auskunft gaben (vgl. BZgA 2006).

Die angegebenen Zahlen zeigen auch, dass für diejenigen, denen die Erziehung und Bildung junger Menschen anvertraut sind, noch einiges zu tun bleibt: die Information altersgerecht und nicht nur einmalig zu planen. Dabei sollte mehr als in der Vergangenheit üblich darauf geachtet werden, dass sich *beide* Geschlechter rechtzeitig über zentrale Themen der Kontrazeption informieren und informiert werden. Dabei geht es selbstverständlich auch um die Aktualisierung des Verhütungswissens.

Ohne vorbeugende Maßnahmen wird das Sexualleben von Jugendlichen nicht nur von dem Risiko ungewollter oder unerwünschter Schwangerschaften beeinflusst, sondern auch von HIV oder gar AIDS. Deshalb ist auch in diesem Beitrag auf diese Thematik einzugehen.

7.4.5 HIV und AIDS ein Risiko bei ungeschütztem Geschlechtsverkehr

HIV ist die Abkürzung für »human immunodeficiency virus«, d. h. übersetzt menschliches Immunschwächevirus. Das Besondere des HI-Virus besteht darin, dass es die menschlichen T-Helferzellen infiziert und dadurch das Immunsystem zerstört. Ist dieses Ziel erreicht, dann wird von der Immunschwächekrankheit AIDS gesprochen. AIDS ist das Kurzwort für »acquired immune deficiency syndrome« (erworbenes Immunschwächesyndrom), das Vorstufen oder am Ende den Zusammenbruch der körperspezifischen Abwehrkräfte zur Folge hat.

Die Krankheitssymptome treten meistens erst nach einer Latenzzeit von einem Jahr oder erst nach zehn Jahren auf. Bekannte Übertragungswege sind beispielsweise: ungeschützter Geschlechtsverkehr, Injektionen mit einem von einem infizierten Drogenabhängigen benutzten Spritzbesteck, Schleimhautverletzungen. Keine Ansteckungsgefahr besteht dagegen z. B. bei Umarmungen, Liebkosungen, Safer Sex. AIDS wurde bereits von der Weltgesundheitsorganisation (WHO) in den 1980er Jahren zur Pandemie, einer weltweiten Seuche, erklärt.

Obwohl seit drei Jahrzehnten in der ganzen Welt an einer wirksamen Therapie mit dem Ziel der Heilung gearbeitet und nach einem Impfstoff fieberhaft gesucht

wird, kann die Medizin allenfalls über Teilerfolge bei der Bekämpfung der Immunschwächekrankheit berichten. Daher bleiben als einziger Schutz vor HIV/AIDS nur die sexuelle Enthaltsamkeit oder die konsequente Prävention, einschließlich Safer Sex, bestehen. Nach dem jüngsten epidemiologischen Bulletin des Robert Koch-Instituts (RKI) vom 30.11.2009 ist zum gegenwärtigen Stand von HIV/AIDS in Deutschland zu sagen: Ende 2009 lebten bei uns insgesamt etwa 67.000 Menschen mit dem HI-Virus und AIDS, davon ungefähr 55.000 Personen männlichen und ca. 12.000 weiblichen Geschlechts. Darunter befinden sich auch etwa 200 Kinder. Die Zahl der HIV-Neuinfektionen betrug im Jahr 2009 ca. 3000, die der neuen AIDS-Erkrankungen ungefähr 1100 (vgl. Robert Koch-Institut 2009). Damit steht fest, dass die Gefahr, sich an HIV zu infizieren und schließlich durch die Immunschwächekrankheit zu sterben, keineswegs gebannt ist. Insbesondere Jugendliche und junge Erwachsene haben bei ihren neuen Beziehungen stets darauf zu achten, sich und die (den) Sexualpartner(in) zu schützen, und zwar so, wie es bisher Gleichaltrige vor ihnen schon mit Erfolg praktiziert haben.

Eine Gefahr für die Gesundheit droht auch durch die Infektion mit einer sexuell übertragbaren Krankheit, synonym Geschlechtskrankheit oder STD (»sexually transmitted diseases«) genannt. Sexuell übertragbare Krankheiten, z. B. Syphilis, Tripper, Chlamydien, sind Infektionskrankheiten und im Gegensatz zu AIDS meistens heilbar, vor allem dann, wenn sie in ihrem Frühstadium erkannt und medizinisch behandelt werden. Sie kommen durch sexuelle Kontakte mit bereits Betroffenen zustande. Ein Hindernis für die erfolgreiche Behandlung ist heute immer noch das alte gesellschaftliche Tabu, darüber nicht sprechen zu wollen. Geschlechtskrankheiten haben in den letzten Jahren im Ausland (Reiseländer) und bei uns wieder zugenommen.

7.4.6 Wichtige Untersuchungsbefunde und Zusammenfassung

Hinsichtlich des Sexualverhaltens deutscher Jugendlicher hat sich Folgendes gezeigt: Die *Pettingerfahrung* ist zu Beginn des neuen Jahrtausends bei den jüngsten Altersgruppen, den 14- und 15-Jährigen, eher zurückgegangen, bei den 17-jährigen Mädchen etwas (um 5%) angestiegen und hat bei den 17-jährigen Jungen ein wenig (um 4%) abgenommen. Die *Koituserfahrung* hat sich zwischen 1998 und 2005 bei den Jugendlichen kaum verändert. Sie lag 2005 bei den 14-jährigen Mädchen bei 12 und bei den gleichaltrigen Jungen bei 10%. Es fällt auf, dass sie bei

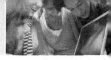

den 15-jährigen Mädchen von 29 (1998) auf 23% (2005) zurückgegangen ist. Bei den Jungen im gleichen Alter hat sie im selben Zeitraum zugenommen: von 13 (1998) auf 20% (2005). Von den 17-jährigen Mädchen gaben 2005 knapp drei Viertel (73%) an, koituserfahren zu sein; bei den gleichaltrigen Jungen waren es im selben Jahr zwei Drittel (66%).

Infobox

Lebendgeborene

Betrachtet man die *Lebendgeborenenzahlen* bei Teenagern und jungen Erwachsenen, so haben sie in allen vier angegebenen Altersgruppen zwischen 2002 und 2008 merklich abgenommen. Hier folgen sie dem Trend, der sich bereits bei den Gesamtzahlen der deutschen Frauen im gebärfähigen Alter ankündigt. Zu vermuten ist, dass erstmals und endlich Erfolge der Aufklärungskampagnen und Präventionsmaßnahmen in Elternhaus und Schule sowie von dritter Seite nun empirisch nachgewiesen werden können.

Schwangerschaftsabbrüche

Bei den *Schwangerschaftsabbruchzahlen* ist zu beobachten, dass sie erst bei den vier Altersgruppen – zwischen unter 15 und 20 Jahren – ab 2005 kontinuierlich abnehmen; in der jungen Erwachsenengruppe schon nach 2002 (außer 2004) bis 2007, und zwar in Übereinstimmung mit den Gesamtabbruchzahlen.

Aufgrund der zurückgegangenen Zahlen der gemeldeten Lebendgeburten und Schwangerschaftsabbrüche bei den unter 20-jährigen Teenagern ist es nur folgerichtig, dass auch die *Teenagerschwangerschaften*, einschließlich der Frühschwangerschaften, in Deutschland zwischen 2002 und 2008 rückläufig sind. In Zahlen ausgedrückt, ist ein Rückgang zwischen 2001 und 2008 von knapp 4100 (4092) Frühschwangerschaften und 11.000 (10.918) Teenagerschwangerschaften festzustellen. Dazu hat wohl nicht zuletzt das hohe Niveau des Verhütungsverhaltens der Jugendlichen beispielsweise beim ersten Geschlechtsverkehr und in der Folgezeit beigetragen. Die konsequente Anwendung der jugendgemäßen Kontrazeptiva, z. B. Kondom, und weitere Präventionsmaßnahmen, z. B. Safer Sex, mögen dazu geführt haben, dass die deutschen Jugendlichen bisher nicht zu einer eigenen HIV-/AIDS-Risikogruppe geworden sind. Die Veröffentlichungen des Robert Koch-Instituts und der Bundeszentrale für gesundheitliche Aufklärung können dies aufgrund einschlägiger Studien belegen.

Literatur

BZgA (2009) Schwangerschaft und Schwangerschaftsabbruch bei minderjährigen Frauen. BZgA, Köln

BZgA (2006) Jugendsexualität. Wiederholungsbefragung von 14- bis 17-Jährigen und ihren Eltern. Ergebnisse der Repräsentativbefragung aus 2005. BZgA, Köln

BZgA (2002b) Jugendsexualität. Wiederholungsbefragung von 14- bis 17-Jährigen und ihren Eltern. Ergebnisse der Repräsentativbefragung aus 2001. BZgA, Köln

BZgA (2002a) Sexuelle Erfahrungen im Jugendalter. Aushandlungsprozesse im Geschlechterverhältnis. BZgA, Köln

BZgA (1998) Jugendsexualität. Wiederholungsbefragung von 14- bis 17-Jährigen und ihren Eltern. Ergebnisse der aktuellen Repräsentativbefragung. BZgA, Köln

KiGGS (2007) Ergebnisse des Kinder- und Jugendgesundheitssurveys. Bundesgesundheitsblatt 50. Springer, Heidelberg

Kluge N (2008) Der Mensch – ein Sexualwesen von Anfang an. In: Schmidt RB, Sielert U (Hrsg) Handbuch Sexualpädagogik und sexuelle Bildung. Juventa, Weinheim München

Kluge N (2007a) Frühschwangerschaften. Ungeschützter Geschlechtsverkehr im frühen Jugendalter. URL: http://www.uni-landau.de/kluge

Kluge N (2007b) Die Ausdehnung der weiblichen Fruchtbarkeitsperiode und der stete Rückgang der jährlichen Geburtenraten in Deutschland. URL: http://www.uni-landau.de/kluge

Kluge N (2006a) Frühpubertät im Verständnis des »säkularen Trends«. Kennzeichen, Tatbestände, Ursachen, auffällige Verhaltensweisen. URL: http://www.uni-landau.de/kluge

Kluge N (2006b) Sexualanthropologie. Kulturgeschichtliche Zugänge und empirisch analytische Erkenntnisse. Lang, Frankfurt am Main

Kluge N, Sonnenmoser M (2002) Sexualleben der Deutschen. Eine repräsentative Momentaufnahme zu Beginn eines neuen Jahrtausends. Lang, Frankfurt am Main

Kluge N (1998) Sexualverhalten Jugendlicher heute. Ergebnisse einer repräsentativen Jugend- und Elternstudie über Verhalten und Einstellungen zur Sexualität. Juventa, Weinheim München

Kluge N (1995) Sexualität, Kinder- und Jugendsexualität. In: Handbuch des Kinder- und Jugendschutzes. Votum, Münster

Kluge N (1992) Entwicklung der Sexualität, lebenszyklisch. In: Dunde SR (Hrsg) Handbuch Sexualität. Deutscher Studien Verlag, Weinheim

Robert Koch-Institut (2009) Epidemiologisches Bulletin. Aktuelle Daten und Informationen zu Infektionskrankheiten und Public Health. Berlin

Schmid-Tannwald I, Kluge N (1998) Sexualität und Kontrazeption aus der Sicht der Jugendlichen und ihrer Eltern. Eine repräsentative Studie im Auftrag der BZgA. BZgA, Köln

Schmid-Tannwald I, Urdze A (1983) Sexualität und Kontrazeption aus der Sicht der Jugendlichen und ihrer Eltern. Ergebnisse einer haushaltsrepräsentativen Erhebung in der Bundesrepublik Deutschland einschließlich West-Berlin. Kohlhammer, Stuttgart

Statistisches Bundesamt (2009) Lebendgeborene nach dem Alter der Mütter (exaktes Alter). Statistisches Bundesamt, Wiesbaden

Statistisches Bundesamt (2008a) Schwangerschaftsabbrüche in Deutschland 1996 bis 2008 (Anzahl). Fachserie 12, Reihe 3. Statistisches Bundesamt, Wiesbaden

Statistisches Bundesamt (2008b) Schwangerschaftsabbrüche in Deutschland 1996 bis 2008 (Strukturdaten). Fachserie 12, Reihe 3. Statistisches Bundesamt, Wiesbaden

Statistisches Bundesamt (2007) Lebendgeborene nach dem Alter der Mütter (exaktes Alter). Statistisches Bundesamt, Wiesbaden

Die besondere Situation: Arbeitslosigkeit und soziale Benachteiligung

Die Jugendphase stellt für junge Menschen einen äußerst sensiblen Lebensabschnitt dar, in dem sich vieles verändert. Eine eigene psychosoziale Identität herauszubilden ist eine Aufgabe, der sich jeder junge Mensch stellen muss. Dieser Identitätsfindungsprozess geht oftmals mit Ängsten und Unsicherheiten sowie einer gewissen Orientierungslosigkeit einher. Der Übergang vom Jugendalter ins junge Erwachsenenalter kann daher als besondere Herausforderung an die psychische Konstitution angesehen werden. Das Selbstbild ist in dieser Phase sehr labil und hängt stärker als in jeder anderen Lebensphase von Fremdbildern ab. Bestätigung und Anerkennung von anderen Menschen zu erfahren ist wesentlich für die Ausbildung eines gesunden Selbstwertgefühls.

Das vorliegende Kapitel geht den Fragen nach:

1. Welche Folgen hat Arbeitslosigkeit für junge Menschen? Welche gesundheitlichen Folgen gehen mit der Arbeitslosigkeit einher? Welche präventiven Ansätze zur Vermeidung von Jugendarbeitslosigkeit gibt es? (▶ Kap. 9.1)
2. Wie wirkt sich soziale Benachteiligung auf die Gesundheit von Jugendlichen aus? Welche Ressourcen müssen für ein gesundes Aufwachsen gestärkt werden? (▶ Kap. 9.2)

Abschließend wird in ▶ Kap. 9.3 das Praxisprojekt »Mehr als gewohnt. Stadtteile machen sich stark für die Gesundheitsförderung von jungen Menschen« vorgestellt. Mit diesem Projekt wird die Gesundheit von Menschen in benachteiligten Stadtteilen gefördert. Inwieweit dieser Ansatz auch für Jugendliche geeignet ist und welche Chancen dies beinhaltet, wird beleuchtet und entsprechende Handlungsempfehlungen für Folgeprojekte abgeleitet.

8.1 Jugendarbeitslosigkeit, psychosoziale Auswirkungen und Ansatzpunkte zur Prävention

Gert Beelmann und Thomas Kieselbach

8.1.1 Einleitung

Die Arbeitsmarktsituation in Deutschland hat sich seit Beginn der neunziger Jahre des vergangenen Jahrhunderts kontinuierlich mit leichten Schwankungen verschärft. Sinkende Erwerbsquoten, ein gleichbleibendes gegenwärtig sinkendes Niveau der Arbeitslosigkeit und eine zunehmende Anzahl von Langzeitarbeitslosen und damit eine Verfestigung von Arbeitslosigkeit prägen seit einigen Jahren die wirtschaftliche Situation in Deutschland.

Jugendarbeitslosigkeit vollzieht sich in Deutschland an den so genannten zwei Schwellen des Arbeitsmarktes. Die erste Schwelle bezeichnet den Übergang von der schulischen zur beruflichen Ausbildung, die zweite Schwelle den Übergang von der abgeschlossenen Berufsausbildung zur Erwerbstätigkeit. Zwischen diesen starren Übergängen ist von einer Vielzahl kleinerer Schwellen auszugehen, die miteinander verwoben sind, insofern handelt es sich weniger um lineare Verlaufsprozesse als vielmehr um ein Pendeln zwischen Übergangs- und Statuspositionen (vgl. Dietrich 2001; vgl. auch Kieselbach u. Beelmann 2001).

Es besteht kaum Zweifel darüber, dass differenzierte Maßnahmen und Programme nötig sind, um (langzeit-) arbeitslosen Jugendlichen bei der Bewältigung dieser Übergänge angemessen zu unterstützen. Erklärtes Ziel der Institutionen der aktiven Arbeitsmarktpolitik ist es daher auch, Langzeitarbeitslosigkeit zu verhindern und bei längerer Arbeitslosigkeit (mehr als sechs Monate) von Jugendlichen rechtzeitig mit entsprechenden Hilfen zu intervenieren.

Programme, Maßnahmen und Projekte zur Bekämpfung der Jugendarbeitslosigkeit sind auf unterschiedlichen institutionellen Ebenen angesiedelt. Beispiele für solche Maßnahmen sind das Sofortprogramm der Bundesregierung zum Abbau der Jugendarbeitslosigkeit, die Landesinitiative Jugend in Arbeit im Bundesland Nordrhein-Westfalen sowie verschiedene Programme, die mit Unterstützung des Europäischen Sozialfonds durchgeführt werden. Ferner gibt es Modellversuche und Pilotprojekte, die im Kontext des Kinder- und Jugendplans des Bundes initiiert wurden sowie verschiedene Modellversuche, die von Bundesministerien und vom nationalen Bildungsinstitut (BIBB) verantwortet werden.

8.1.2 Gesundheitliche Auswirkungen

Viele internationale als auch Studien im deutschsprachigen Raum bestätigen den generellen Zusammenhang, dass ungewollt eintretende Arbeitslosigkeit im Jugendalter zu gesundheitlicher Destabilisierung führt (Beelmann 2003). Dabei gibt es wie für das Erwachsenenalter auch unterschiedliche Auffassungen hinsichtlich der Wirkungsweise von Arbeitslosigkeit und Gesundheit. Sowohl der Kausaleffekt (Arbeitslosigkeit führt zu gesundheitlichen Beeinträchtigungen) als auch der Selektionseffekt (ungünstige gesundheitliche Voraussetzungen führen eher zu Arbeitslosigkeit) beansprucht seine Gültigkeit.

> » Jugendliche mit niedrigem sozioökonomischem Status haben im Durchschnitt ein erhöhtes Morbiditätsrisiko und zeigen z. B. auch ein risikoreicheres Gesundheitsverhalten oder bewegungsärmere Lebensstile auf. «
> Dr. Alfons Hollederer, Landesinstitut für Gesundheit und Arbeit NRW.

Jugendarbeitslosigkeit wird über Ländergrenzen hinweg und unabhängig von der Stärke des kausalen Zusammenhangs als, im Vergleich zu Erwachsenen besonderes psychosoziales Problem betrachtet (Kieselbach 1988):

- Die Arbeitslosenraten Jugendlicher liegen in den meisten Ländern deutlich über dem Niveau erwachsener Arbeitsloser.
- Arbeitslosigkeit beeinträchtigt im Jugendalter die psychosoziale Entwicklung von Heranwachsenden. Zugleich werden Jugendlichen die entwicklungsfördernden Funktionen von Arbeit (Sinnstiftung, Zeitstrukturierung, Identitätsbildung, soziale Kon-

taktmöglichkeiten) vorenthalten. Es öffnet sich eine Entwicklungsschere zwischen arbeitslosen und erwerbstätigen Jugendlichen, die darin besteht, dass Arbeitslosigkeit zur Häufung von Alltagssorgen (»daily hassles«) führt und gleichzeitig die individuelle Entwicklung lähmt. Erwerbstätigkeit sorgt für größere Unabhängigkeit und schafft die Möglichkeit, eigene Erfahrungen und Fertigkeiten einsetzen zu können.
- Tendenzen der Entfremdung, erhöhtes deviantes und antisoziales Verhalten werden in der internationalen Diskussion als Folgen von Jugendarbeitslosigkeit berichtet.
- Arbeitslose Jugendliche tragen ein erhöhtes Suizidrisiko.
- Durch Arbeitslosigkeit wird die Bedeutung von Arbeit abgewertet (nachlassende Arbeitsorientierung bei Jugendlichen nach längeren Phasen oder mehrmaliger Arbeitslosigkeit).

In einem Literaturüberblick von empirischen Studien zum Thema Jugendarbeitslosigkeit und Gesundheit, der im Rahmen eines europäischen Forschungsprojekts zusammengestellt wurde, kommen Kieselbach u. Beelmann (2000) für Deutschland zu folgenden Befunden:
- Bei den psychosozialen Belastungen steht die Angst vor beruflicher Desintegration im Vordergrund. Darüber hinaus werden Langeweile und das Wegfallen der Zeitstruktur als sehr stressreiche Faktoren erlebt. Ein weiteres Belastungsmerkmal ist die finanzielle Abhängigkeit von den Eltern.
- Der subjektive Gesundheitszustand arbeitsloser Jugendlicher ist gekennzeichnet durch höhere somatische und psychosomatische Beeinträchtigungen im Vergleich zu Erwerbstätigen.
- Bei arbeitslosen Jugendlichen sind im Vergleich zu Erwerbstätigen ein geringeres Selbstwertgefühl und resignative Tendenzen festzustellen.
- Finanzieller Stress, der durch die Arbeitslosigkeit entstanden ist, wird für Jugendliche als eine der gravierenden Belastungen empfunden. Besonders im Freizeit- und Konsumbereich resultieren Folgebelastungen, z. B. die Einschränkung sozialer Kontakte oder Konflikte aufgrund von Abhängigkeiten zu den Eltern. Die materielle Situation jugendlicher Arbeitsloser ist generell deutlich schlechter als die der erwerbstätigen Jugendlichen, nicht aber ungünstiger als die Situation älterer Arbeitsloser.
- Das soziale Umfeld von Jugendlichen wird durch die Arbeitslosigkeit maßgeblich beeinträchtigt. In dieser Situation erfüllt die Gleichaltrigengruppe eine wesentliche Funktion sozialer Unterstützung.

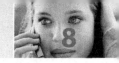

— Die Arbeitsorientierung von jugendlichen Arbeitslosen wird in den vorhandenen Studien überwiegend als sehr hoch eingestuft, wobei vorwiegend eine ökonomisch-instrumentelle Arbeitsorientierung festzustellen ist.

8.1.3 Jugendliche Arbeitslose: Das EU-Projekt YUSEDER

Die besondere Situation arbeitsloser Jugendlicher und Interventionsmöglichkeiten zur Bewältigung von Arbeitslosigkeit wurde im Rahmen eines EU-Forschungsprojekts »Jugendarbeitslosigkeit und soziale Exklusion: Dimensionen, subjektive Erfahrungen und institutionelle Antworten in sechs Ländern der EU« (YUSEDER, Sozioökonomische Schwerpunktforschung, Generaldirektion Forschung der EU-Kommission) untersucht. An dem Projekt waren unter der Koordination der Universität Bremen (Koordinator: Thomas Kieselbach) drei nordeuropäische (Belgien, Deutschland und Schweden) und drei südeuropäische Länder (Griechenland, Italien und Spanien) beteiligt (Kieselbach 2000a,b; Kieselbach et al. 2001). In der empirischen Phase wurden insgesamt 300 qualitative Interviews mit langzeitarbeitslosen Jugendlichen geführt, jeweils 50 in den einzelnen Ländern (Kieselbach 2003; Kieselbach u. Beelmann 2003).

An dieser Stelle sollen die wichtigsten Ergebnisse der deutschen Teilstudie überblickartig dargestellt werden (ausführlicher Kieselbach et al. 2010; Beelmann 2003). Alles in allem trägt eine geringe schulische und berufliche Qualifizierung wesentlich zur Entstehung eines hohen Risikos sozialer Ausgrenzung bei. Dadurch werden die Chancen beruflicher Integration in den ersten Arbeitsmarkt in erheblichem Maße verringert. Passivität ist ein weiterer Risikofaktor, der sich sowohl auf das Arbeitssuchverhalten als auch auf die individuellen Anstrengungen zur Steigerung beruflicher Qualifikation bezieht. Im Gegensatz dazu sind junge Leute mit hoher beruflicher Qualifikation und Berufserfahrung einem geringen Risiko sozialer Exklusion ausgesetzt. Eine berufliche Ausbildung ist demnach ein entscheidender Schutzfaktor, denn damit werden nicht nur Möglichkeiten der Integration in den Arbeitsmarkt ermöglicht, sondern auch die Chancen sozialer Integration gefördert.

Eine prekäre finanzielle Situation gilt als weiterer Risikofaktor. In den südeuropäischen Ländern entsteht diese bei einem Mangel an finanzieller Unterstützung seitens der Familie, während in Nordeuropa die finanzielle Unterstützung des Staats zwar vorhanden, oft aber als unzureichend bewertet wird. Darüber hinaus wird in vielen Fällen die prekäre finanzielle Lage durch Schul-

den und eine unwirtschaftliche Haushaltsführung noch verschärft. Dagegen führt eine sichere finanzielle Absicherung zu einer deutlichen Reduktion des sozialen Exklusionsrisikos.

Soziale Unterstützung spielt eine Schlüsselrolle bei der Entstehung des Exklusionsrisikos, sie schützt unter günstigen familiären Rahmenbedingungen Jugendliche wesentlich vor Ausgrenzungsrisiken. Oftmals sind allerdings nicht nur Jugendliche von Arbeitslosigkeit betroffen, sondern auch Eltern und Personen im familiären Umfeld. Anhand der ostdeutschen Teilstichprobe der YUSEDER-Studie konnte gezeigt werden, dass viele der von uns befragten Jugendlichen bereits im familiären Umfeld Arbeitslosigkeit und die damit verbundenen Konflikte erfahren haben. Eine Studie, die den Zusammenhang zwischen Jugendarbeitslosigkeit und familiären Problemen untersuchte, konnte vor allem bei männlichen Jugendlichen ein erhöhtes Risiko feststellen, arbeitslos zu werden, wenn deren Eltern auch schon Erfahrungen mit Arbeitslosigkeit gemacht haben (Goede de et al. 2000). Insgesamt kommt die Studie zu dem Ergebnis, dass familiäre Faktoren wie Scheidung der Eltern oder Erfahrungen der Eltern mit Arbeitslosigkeit eine höhere Vorhersagekraft besitzen als Persönlichkeitsvariablen. Diese Annahme, die in der Arbeitslosenforschung als »Opfer durch Nähe« beschrieben wird, deckt sich mit der YUSEDER-Studie, weil viele der befragten Jugendlichen mit derartigen familiären Problemlagen im Vorfeld ihrer eigenen Arbeitslosigkeit konfrontiert waren. Befinden sich im Freundeskreis ebenfalls arbeitslose Personen, wird der Weg aus der Arbeitslosigkeit immer schwieriger. In den Arbeiten von Rayman u. Bluestone (1982) sowie Liem u. Rayman (1982) wird von einem sog. »rippling effect« berichtet, d. h., das Risiko, arbeitslos zu bleiben, ist vor allem für diejenigen hoch, die von arbeitslosen Freunden und Familienmitgliedern umgeben sind. Eine längere Dauer von Arbeitslosigkeit wiederum kann mit gesundheitlichen Auswirkungen verbunden sein, die sich nicht unmittelbar im Jugendalter zeigen, aber als Verschleppungseffekte in den Folgejahren im Erwachsenenalter auftreten können (Hammerström u. Janlert 2002).

Ebenso hat der wichtige Familienzusammenhalt in den südeuropäischen Ländern nicht nur positive Effekte für arbeitslose Jugendliche, sondern verstärkt auch die ökonomische Abhängigkeit von der Familie, womit nicht nur das psychologische Wohlbefinden und Selbstvertrauen der Jugendlichen berührt wird, sondern auch ihre Fähigkeit beschränkt ist, sich vom Elternhaus abzulösen und eine autonome Lebensführung zu gestalten. Eine gesonderte Auswertung der YUSEDER-Ergebnisse hinsichtlich der moderierenden Rolle einer Teilnahme an Aktivitäten der Schattenwirtschaft ergab deutlich stabilisierende Effekte bei einer aktiven Teilnahme, die in den südeuropäischen Ländern sehr viel stärker ausgeprägt war (Borghi u. Kieselbach 2000, 2001, 2002). Die Tatsache, dass in der Arbeit in informellen Beschäftigungsverhältnissen viele der latenten Funktionen von Arbeit realisiert werden können als auch sich die finanzielle Lage deutlich bessert, trägt zu einem besseren psychosozialen Wohlbefinden bei als beim Verbleib in der Arbeitslosigkeit. Während in den südeuropäischen Ländern 82% der befragten Jugendlichen über Aktivitäten in diesen illegalen Sektoren des Arbeitsmarkts berichteten, waren dies im Durchschnitt der drei nordeuropäischen Länder nur 24%. Allerdings sollten neben dieser abpuffernden Wirkung von Beschäftigung in der Schattenwirtschaft auch die Risiken gesehen werden, dass mit zunehmender Dauer des Verbleibs in der Schattenwirtschaft die Chancen auf eine spätere Integration in den primären Arbeitsmarkt auch geringer werden können, so dass ein dauerhafter Verbleib in diesen gesellschaftlich durch gesetzliche Vorgaben kaum geschützten Beschäftigungsverhältnissen die Folge sein kann.

In allen Länderstudien hat mangelnde institutionelle Unterstützung einen zweifachen Effekt im Hinblick auf die Exklusionsrisiken. Zum einen führt unzureichende finanzielle Unterstützung zu einer ökonomisch prekären Situation bei den Betroffenen. Zum anderen verstärkt eine unzureichende institutionelle Unterstützung bei der Suche nach einem Ausbildungsplatz oder einer Arbeitsstelle die Abkopplung vom Arbeitsmarkt. Dabei sind die Ursachen im Mangel an spezifischen Angeboten und in mangelnder Effektivität existierender Programme zu suchen. Verglichen damit bedeutet eine adäquate institutionelle Unterstützung, dass junge Langzeitarbeitslose ausreichend beraten und finanziell unterstützt werden. Außerdem bedarf es einer Hilfe bei der Integration in den Arbeitsmarkt oder einer Verbesserung ihrer Integrationschancen durch spezifischere Qualifizierungsmaßnahmen. Schließlich wird in allen beteiligten Ländern darauf hingewiesen, dass Persönlichkeitsfaktoren wie geringes Selbstwertgefühl und schlechter psychischer Gesundheitsstatus das Risiko sozialer Ausgrenzung verstärken. Dagegen wirken hohes Selbstwertgefühl und gute kommunikative Fähigkeiten dem Risiko sozialer Exklusion entgegen.

Nach diesen Befunden und der systematischen Aufgliederung besonderer Problemfelder und Annahmen, die das Verhalten Arbeitsloser und die Folgewirkungen von Arbeitslosigkeit zu erklären versuchen, stellt sich die Frage, welche Gegenreaktionen aus Sicht der Interventionsforschung sinnvoll sind, um langzeitarbeitslose Jugendliche effektiv zu unterstützen und deren Eigenpotentiale zu fördern bzw. eigeninitiatives Verhalten zu motivieren (Kieselbach u. Klink 1997).

8.1.4 Ansatzpunkte zur Prävention von Jugendarbeitslosigkeit

Für arbeitslose Jugendliche gibt es in Deutschland ein breit gefächertes Angebot an Maßnahmen und Programmen von Institutionen auf unterschiedlichen Ebenen (lokal, regional und national) sowie in unterschiedlichen gesellschaftlichen Bereichen. Die Ergebnisse der Interviews werden anhand zentraler institutioneller Strategien überblickartig dargestellt. Anhand einer Landesinitiative wird exemplarisch ein nach Ansicht der Autoren innovatives Konzept im Umgang mit Langzeitarbeitslosigkeit bei Jugendlichen skizziert. Schließlich werden Angaben zu den Evaluationsstandards in den einzelnen Studien vorgenommen.

Was sind die wesentlichen Strategien und Maßnahmen gegen Jugendarbeitslosigkeit und zur Reduzierung von Prozessen sozialer Ausgrenzung, inwieweit werden diese Maßnahmen evaluiert und welche Implikationen ergeben sich aus den Ergebnissen der Experteninterviews und Fallstudien für zukünftige institutionelle Strategien im Umgang mit jugendlichen (Langzeit-)Arbeitslosen? Insgesamt weisen die Experteninterviews und Fallstudien eine Vielzahl von innovativen Ansätzen auf, gleichzeitig werden aber auch wichtige Defizite deutlich. Im Folgenden werden die einzelnen innovativen Projektkonzepte zusammenfassend erläutert. Dabei handelt es sich vorwiegend um Strategien, die darauf abzielen, (langzeit-)arbeitslose Jugendliche langfristig durch Berufsvorbereitung, Qualifizierung und Ausbildung in den Arbeitsmarkt zu integrieren. Die Experteninterviews und Fallstudien liefern wenige Anhaltspunkte zur konkreten Vermeidung sozialer Ausgrenzung. Dennoch werden die Ausgrenzungsdimensionen bei dem Versuch der Integration in Arbeit berührt, sei es durch spezifische qualifizierende Maßnahmen und Ansätze zur psychosozialen Stabilisierung oder zur beruflichen Orientierung. Zentrale institutionelle Antworten auf (Langzeit-)Jugendarbeitslosigkeit in Deutschland sind:
1. Ausbildung und Qualifizierung,
2. Kooperation und Vernetzung und
3. psychosoziale Stabilisierung und Persönlichkeitsentwicklung.

Im Rahmen dieser Strategien werden einige innovative Aspekte benannt, die bestimmte Ausgrenzungsdimensionen betreffen. Im Anschluss daran werden Evaluationsergebnisse und zukünftige Perspektiven des institutionellen Umgangs mit dem Problem der Jugendarbeitslosigkeit dargestellt.

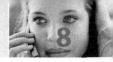

Ausbildung und Qualifizierung

Für Deutschland liegt eine deutliche Priorität auf Interventionen in diesem Bereich. Ein Großteil der Anstrengungen bei der Bekämpfung von Jugendarbeitslosigkeit setzt auf schulische und betriebliche Qualifizierung, wobei Schlüsselqualifikationen und soziale Kompetenzen vermittelt werden sollen. Aber auch die Verbindung von Qualifizierung und Beschäftigung als integrierendes Element ist von großer Bedeutung. Damit wird der zentralen Ursache von Jugendarbeitslosigkeit, dem Qualifikationsdefizit, Rechnung getragen. Es sind nämlich vorwiegend diejenigen Jugendlichen ohne Arbeit, die keine oder nur eine unzureichende schulische Qualifizierung vorweisen können oder kaum Erfahrungen mit Arbeit machen konnten. Parallel zu den vielfältigen Anstrengungen der Bildungs- und Ausbildungsinstitutionen wird auch von Seiten der Arbeits- und Sozialverwaltung verstärkt auf Ausbildung und Qualifizierung gesetzt. Primäres Ziel bleibt dabei, arbeitslosen und vor allem langzeitarbeitslosen Jugendlichen durch Arbeit oder Ausbildung die Möglichkeit zu geben, eine eigenständige berufliche Perspektive zu entwickeln. Damit soll gleichzeitig die gesellschaftliche und kulturelle Integration gefördert und Arbeitsmarktausgrenzung verhindert werden.

Diese qualifizierenden und berufsausbildenden Ansätze sind vor allem auf die konstruktive Mitarbeit der Betroffenen angewiesen. Von den Experten wird in dem Zusammenhang auf ein zentrales Problem hingewiesen. Häufig wird in Projekten und Maßnahmen über die Interessen der Jugendlichen hinweg entschieden. Dies kann zu Frustrationen, Maßnahmeabbrüchen und nicht zuletzt zu einer sich fortschreitenden Unzufriedenheit bis hin zu resignativen Haltungen bei Jugendlichen führen. So genannte Maßnahmekarrieren, in denen arbeitslose Jugendliche von einer Qualifizierungsmaßnahme zur nächsten geschickt werden, ohne einen konkreten Nutzen für ihre persönliche Weiterentwicklung darin zu sehen, sind keine Seltenheit. Daher sind Ansätze nötig, in denen Berater und Projektverantwortliche mit den Jugendlichen gemeinsam eine Zukunftsperspektive entwickeln. Die Arbeit in den Projekten sieht dabei z. T. so aus, dass mit jedem einzelnen Jugendlichen ein konkreter beruflicher Entwicklungsplan entworfen wird, wobei die individuellen beruflichen Wünsche und Zielvorstellungen des Jugendlichen weitgehend Priorität haben. Die Erstellung eines solchen »Entwicklungsplans«, der beratend, unterstützend und zugleich kontrollierend von den Experten begleitet wird, vermindert das Risiko von Maßnahmeabbrüchen und stärkt gleichzeitig die Verantwortlichkeit der Jugendlichen (vgl. Projekt »Jugend in Arbeit2, NRW*). In dem Beratungsgespräch wird mit den Jugendlichen gemeinsam eine berufliche Perspektive entwickelt. Wichtig dabei ist, dass der Weg zur Erreichung eines Ziels aus qualifizierenden Einzelschritten besteht. Dem Jugendlichen werden dabei auch alternative Berufsbildungsmöglichkeiten aufgezeigt. Das Ziel der Bemühungen soll sein, den Jugendlichen zu aktivieren und ihn in die Lage zu versetzen, Schritt für Schritt selbstständig eigene Vorstellungen realisieren zu können. Dabei ist ein wesentliches innovatives Element darin zu sehen, dass Qualifizierungsketten geschaffen werden, die systematisch aufeinander aufbauen. Damit besteht für die Jugendlichen die Möglichkeit, zertifizierte Teilabschlüsse zu erlangen (Modularisierung). In diesem Kontext ist auch die Idee eines Qualifizierungspasses bedenkenswert. In einem solchen Pass sind Fähigkeiten und Kenntnisse der Jugendlichen detailliert vermerkt. Damit können Teilqualifikationen wie Praktika oder kurzfristige Beschäftigungen als wichtige Zwischenerfolge dokumentiert werden. Möglicherweise werden dadurch auch »Maßnahmekarrieren« vermieden (vgl. Programm 501, BBJ**). Eine adäquate Qualifizierung kann darüber hinaus auch dadurch erreicht werden, dass in einer Maßnahme reale Arbeitsvorhaben durchgeführt werden, mit denen ein direkter Nutzen und Identifizierungsmöglichkeiten verbunden sind.

Für Jugendliche mit sehr geringen Qualifikationen und damit auch niedrigen Chancen auf dem Arbeitsmarkt erscheinen »Tagelöhnerprojekte« sinnvoll, in denen Interessierte kurzfristig mitarbeiten können und jeweils nach Beendigung der Arbeit ausgezahlt werden. Zumindest könnte damit das häufig niedrige Selbstbewusstsein gering qualifizierter Jugendlicher gestärkt werden. Es hat sich auch als sinnvoll erwiesen, für Jugendliche ohne Ausbildung Ausbildungsplätze im technisch-handwerklichen Bereich anzubieten, weil dort für Ungelernte bessere Chancen auf einen Job bestehen als z. B. in kaufmännischen Berufen. An dieser Stelle sei erwähnt, dass die Arbeitsmarktprobleme ausländischer Jugendlicher in Deutschland deutlich gravierender einzuschätzen sind als diejenigen deutscher Jugendlicher. In einigen Projekten wird darauf hingewiesen, dass ausländische arbeitslose Jugendliche kaum Chancen haben, eine Arbeits- oder Ausbildungsstelle zu bekommen (vgl. Programm 501, BBJ). Nicht zuletzt das Sprachproblem wird als eine zentrale Ursache hierfür angesehen. In einem Projekt zeigten sich dennoch gute Vermittlungschancen für ausländische Jugendliche, allerdings nur bei denjenigen mit ab-

---

* www.bbj.info

** www.arbeit.nrw.de/arbeit/wege_in_arbeit_finden/jugend_in_
  arbeit

geschlossener Berufsausbildung (vgl. Projekt »Jugend in Arbeit«, NRW).

Hinsichtlich des Problems der resignierten Jugendlichen, also derjenigen, die Kontakte zu der Arbeitsverwaltung aufgrund vorgängiger subjektiv als schlecht erlebter Erfahrungen ablehnen, hat sich die direkte Ansprache der Jugendlichen (z. B. in der Wohnung der Betroffenen) als wirksames Mittel in einigen Maßnahmen erwiesen. Wenn ein erster Kontakt wieder hergestellt ist, besteht häufig auch die Möglichkeit, diese Jugendlichen in ein Projekt zu integrieren. Bei den Jugendlichen, die in keiner Institution mehr registriert sind, werden häufig »street worker« eingesetzt, die im Sinne einer aufsuchenden Jugendsozialarbeit Kontakte herstellen und versuchen, Jugendliche in Projektarbeit einzubinden. Damit kann eine soziale und institutionelle Isolation von langzeitarbeitslosen Jugendlichen vermieden werden.

Kooperation und Vernetzung

Ein weiterer wichtiger Ansatz bei der Bekämpfung von Jugendarbeitslosigkeit und daraus resultierenden sozialen Ausgrenzungsprozessen ist die enge Kooperation und Vernetzung der Arbeitsmarktakteure. In einigen Projekten wird eindrucksvoll gezeigt, wie eine solche Vernetzung, z. B. bei der Vermittlung von Ausbildungs- und Arbeitsplätzen, aussehen kann. Durch die Zusammenarbeit von Betrieben und den Beratungskräften in den verantwortlichen Institutionen kann eine passgenaue Vermittlung von einzelnen Jugendlichen erreicht werden. Das heißt, für einen bestimmten Ausbildungs- oder Arbeitsplatz wird gezielt ein Jugendlicher ausgewählt, der die entsprechenden Voraussetzungen erfüllt (vgl. Initiative »Jugend in Arbeit«, NRW). Die Zusammenarbeit wird von regelmäßigen Treffen der Projektakteure begleitet, in denen ein intensiver Austausch über Probleme und Vermittlungsmöglichkeiten zwischen den Kooperationspartnern stattfindet. Ein solcher Ansatz setzt allerdings gegenseitiges Vertrauen voraus und erfordert ein hohes Engagement von allen Beteiligten. Insbesondere an die gesellschaftliche Verantwortung der Betriebe wird dabei appelliert, ohne deren aktive Mitarbeit ein solches Konzept zum Scheitern verurteilt wäre. Aber auch den Jugendlichen wird dabei ein hohes Maß an Eigenaktivität abverlangt. Mit einer solchen Strategie könnte aber auch ein gravierendes Problem langzeitarbeitsloser Jugendlicher gemindert werden. Durch lange Phasen von Arbeitslosigkeit wird die persönliche Initiative der Jugendlichen geschwächt. Ein Ansatz wie der eben beschriebene setzt an diesem Defizit an und versucht, arbeitslose Jugendliche in den Prozess der Arbeitsuche und Weiterqualifizierung aktiv mit einzubeziehen.

Psychosoziale Stabilisierung und Persönlichkeitsentwicklung

Die beiden oben beschriebenen Ansätze sind vorwiegend vermittlungsorientiert, d. h., sie zielen stärker auf die unmittelbare Eingliederung in qualifizierende, berufsausbildende oder berufsausübende Tätigkeiten ab. Es gibt aber auch Projekte, die sich stärker mit der Berufsvorbereitung, der emotionalen und psychosozialen Stabilisierung und der Förderung der Persönlichkeitsentwicklung arbeitsloser Jugendlicher auseinandersetzen, z. T. werden diese Projekte aber auch in Verbindung mit Qualifizierungs- und Ausbildungsmaßnahmen durchgeführt. Im Wesentlichen geht es darum, die Jugendlichen, die z. T. erhebliche psychische, aber auch finanzielle und soziale Probleme aufweisen, psychosozial zu stabilisieren. Damit soll z. B. das Risiko ökonomischer Ausgrenzung beseitigt werden. Erst nach einer Phase der Restabilisierung kann es darum gehen, den Jugendlichen berufsorientierte Hilfsangebote zu unterbreiten und sie in ihrer beruflichen Zukunftsplanung zu unterstützen.

>> Im Unterschied zu Erwachsenen empfinden jugendliche Arbeitslose die durch Arbeitslosigkeit bedingte finanzielle Situation häufiger und stärker belastend. Sie ist eng mit einer verlängerten familiären Abhängigkeit und deren sozialer Kontrolle verbunden. Die Arbeitslosigkeit führt auch öfter zu Belastungen der Familienbeziehungen durch häuslichen Ärger und Vorwürfe seitens der Eltern. <<
Dr. Alfons Hollederer, Landesinstitut für Gesundheit und Arbeit NRW.

Um für die Befragung der Experten eine alltagsnahe Situation zu evozieren, wurden für die Interviews aus den qualitativen Daten prototypische Verläufe zu Fall-Vignetten zusammengestellt, die dem Befragten vorgelesen wurden, um zu erfahren, wie die von ihm vertretene Interventionsmaßnahme mit einem solchen konkreten Fall umgehen würde.

Fallbeispiel

Andi (Vignette 1) ist 20 Jahre alt, seit sechs Jahren arbeitslos und hat weder einen Schulabschluss noch eine berufliche Ausbildung. Andi weist ein hohes Qualifikationsdefizit auf und sieht für sich keine Chance auf einen Arbeitsplatz (Ausgrenzung vom Arbeitsmarkt). Er hat Schulden und sieht sich nicht in der Lage, mit dem ihm zur Verfügung stehenden Geld auszukommen (ökonomische Ausgrenzung). Andi fühlte sich von der Schule

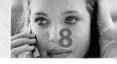

nicht ausreichend unterstützt. Die Behandlung im Arbeitsamt empfindet er als unpersönlich und diskriminierend (institutionelle Ausgrenzung). Andi begeht Diebstähle und Überfälle, bei denen er auch vor einem massiven Gewalteinsatz nicht zurückschreckt. Er sieht sich selbst als Verlierer und von der Gesellschaft ausgeschlossen (kulturelle Ausgrenzung). Seine Freundin, die ein Kind von ihm erwartet, bezeichnet er als einzige Vertrauensperson. Seine Freunde stammen allesamt aus einem (klein-)kriminellen Milieu (Ausgrenzung durch soziale Isolation). Der junge Langzeitarbeitslose schätzt seine Wohngegend als gefährlich ein und bezeichnet sie als »Ghetto« (räumliche Ausgrenzung). Er hat ein äußerst geringes Selbstwertgefühl und versucht, seine ausweglose Lage durch massiven Alkohol- und Drogenkonsum zu kompensieren. Daraus resultieren körperliche Probleme (Asthma-Erkrankung und Halluzinationen). Er macht psychisch einen völlig instabilen Eindruck und hat hin und wieder Selbstmordgedanken.

Lea (Vignette 2) ist 24 Jahre alt, seit 2,5 Jahren arbeitslos und lebt zusammen mit ihrem Bruder in einer kleinen Wohnung. Im Alter von 20 Jahren schließt sie eine berufliche Ausbildung zur Konditorin ab und ist daraufhin in ihrem Ausbildungsbetrieb ein Jahr als Dekorateurin beschäftigt. Sie wird entlassen und ist ein halbes Jahr erwerbslos. In den darauffolgenden sechs Monaten absolviert Lea eine Weiterbildungsmaßnahme im Verkaufsbereich, die auch ein Betriebspraktikum beinhaltet. Nach Beendigung dieser Maßnahme findet sie jedoch keine Stelle (Ausgrenzung vom Arbeitsmarkt). Lea ist der Ansicht, von staatlichen Institutionen nicht ausreichend unterstützt zu werden: Sie fühlt sich kontrolliert (institutionelle Ausgrenzung). Mit der Unterstützung, die sie von ihrem Partner und ihrer Familie erhält, ist sie zufrieden. Lea klagt über Schlafschwierigkeiten und Kopfschmerzen. Ihr Selbstwertgefühl ist gering. Sie bewirbt sich kontinuierlich, ist aber nicht bereit, in eine andere Stadt zu ziehen. Sie ist außerdem nicht mehr bereit, an Qualifizierungsmaßnahmen teilzunehmen. Stellenangebote, bei denen das Einkommen unter ihrem derzeitigen Sozialeinkommen liegt, lehnt sie ebenfalls ab. Um ihre kritische finanzielle Lage zu überwinden, wäre sie auch bereit, schwarz zu arbeiten (ökonomische Ausgrenzung).

Am Beispiel der Antworten der Experten auf die im YUSEDER-Projekt entwickelten Fall-Vignetten prototypischer Entwicklungsverläufe konnte gezeigt werden, dass bei besonders schwerwiegenden Fällen mit einem hohen Risiko sozialer Ausgrenzung die Verantwortlichen der Projekte z. T. keine Möglichkeit sahen, diese Jugend-

lichen in das eigene Projekt zu integrieren. Diese wurden eher an andere Beratungsstellen weiter verwiesen. Im Fall von Andi müssen z. B. dringend drogentherapeutische Maßnahmen ergriffen werden, um sein Suchtverhalten in den Griff zu bekommen. Gleichzeitig muss die Schuldenproblematik geklärt werden. Schwierig wird es für solche Problemfälle dann, wenn keine Institution mehr als Ansprechpartner zur Verfügung steht. Für die Betroffenen könnte das bedeuten, das sich soziale Ausgrenzungsprozesse noch weiter verstärken werden. Im Fall Lea wurde jedoch in den meisten Projekten auf Beschäftigungsmöglichkeiten hingewiesen. Bei Nichtannahme dieser Angebote müsste sie mit Kürzungen wohlfahrtsstaatlicher Leistungen rechnen.

Viele der vorgestellten Projekte sehen die Hauptprobleme jugendlicher Langzeitarbeitsloser in der lang andauernden Ausgrenzung vom Arbeitsmarkt und den damit verbundenen sozialen und psychosozialen Problemlagen. Das bedeutet für die Bewältigung dieses Problems, dass viele Jugendliche erst wieder »fit« gemacht werden müssen, um eine dauerhafte Chance auf dem Arbeitsmarkt zu haben. Dazu gehören Aspekte wie Motivationssteigerung, Stärkung des Selbstwertgefühls, Entwicklung der persönlichen beruflichen Perspektive, die Bearbeitung sozialer Problemlagen, Bewerbungstrainings u. a. In den meisten Fällen besteht nach einer solchen persönlichen Stabilisierungs- oder Qualifizierungsphase, in der grundlegende Hindernisse beseitigt werden, eine gute Chance, Jugendliche durch Arbeit und Ausbildung wieder gesellschaftlich zu integrieren. Das Problem bei den stärker sozialpädagogisch ausgerichteten Ansätzen besteht jedoch darin, dass der psychosozialen Stabilisierung und dem Aufbau des Selbstwertgefühls z. T. eine zu große Beachtung geschenkt wird verglichen mit der konkreten zielorientierten Arbeitsmarktberatung.

Eine systematische Beurteilung und Evaluation wird nicht in allen Projekten und Maßnahmen durchgeführt. Teilweise war die Evaluation einzelner Projekte noch nicht abgeschlossen, in anderen Fällen handelt es sich mehr um eine Art unsystematische Selbstevaluation. Die Kriterien für Erfolg oder Misserfolg eines Programms oder Projekts sind maßgeblich durch die Vermittlungsquoten bestimmt. Damit ist allerdings noch nichts über die Stabilität und Qualität der jeweiligen Qualifizierung oder Erwerbstätigkeit gesagt. Die Erfolge sind möglicherweise auch davon abhängig, inwieweit Problemgruppen konzeptionell eingebunden wurden bzw. inwieweit ein direkter Zugang zu Problemgruppen überhaupt hergestellt werden konnte. Dennoch gibt die Eingliederungsquote in den Arbeitsmarkt einen Hinweis darauf, welche Wege vielversprechend erscheinen, welche Defizite vorliegen und welche Strategien weiterentwickelt werden müssen, um zukünftig erfolgreiche Ansätze zu konzipieren. Insgesamt konnte bei der Expertenbefragung gezeigt werden, dass insbesondere jene Ansätze positive Wirkung zeigen, die versuchen, gemeinsam mit den Jugendlichen eine individuelle Zielperspektive zu entwerfen. In dieser Art von Projekten konnten Vermittlungsquoten von bis zu 70% erreicht werden (auch in Projekten mit sog. mehrfach benachteiligten Jugendlichen, z. B. im Projekt »Chancen im Handwerk«, Hamburg). Ein weiteres Kriterium für das Gelingen einer Maßnahme ist die Frage, ob und wie der Zugang zu den Jugendlichen hergestellt wurde. Sicherlich ist die Vermittlung über die Agentur für Arbeit eine Möglichkeit, Jugendliche in eine Maßnahme oder ein Projekt zu integrieren, als besonders effizient hat sich aber die direkte Ansprache durch Externe (z. B. Sozialarbeiter, Psychologen) erwiesen. Darüber hinaus ist von entscheidender Bedeutung, inwieweit die unterschiedlichen Arbeitsmarktakteure miteinander eng kooperieren, d. h. welche Institutionen am (Wieder-)Eingliederungsprozess beteiligt sind.

8.1.5   Schlussfolgerungen

Langfristig dürfte es für diejenigen arbeitslosen Jugendlichen schwierig werden sich auf dem Arbeitsmarkt zu behaupten, die hohen Ausgrenzungsrisiken ausgesetzt sind. Diese Jugendlichen haben i. d. R. eine geringe Qualifikation und sehen subjektiv keine oder nur sehr geringe Chancen auf eine reguläre Beschäftigung, sind darüber hinaus kaum oder nicht mehr bemüht, einen Zugang zum Erwerbssystem zu bekommen (im Sinne der Selbstausgrenzung). Sie leiden unter einer prekären finanziellen Lage, erfahren sowohl aus ihrem sozialen Umfeld als auch von staatlichen Institutionen keine ausreichende Unterstützung. In Einzelfällen zeigt sich stark deviantes Verhalten. Das gesundheitliche Befinden dieser Gruppe ist gekennzeichnet von einer Vielzahl psychosozialer Belastungen. Ein Drittel der Befragten dieser Gruppe leidet z. B. unter massiven Schlaf- und Einschlafstörungen in Verbindung mit depressiven Verstimmungen und Ängsten. Die Hälfte der Jugendlichen dieser Gruppierung äußert zudem suizidale Gedanken. Schwierig wird es für solche Problemfälle dann, wenn keine Institution mehr als Ansprechpartner zur Verfügung steht. Für die Betroffenen könnte das bedeuten, dass sich soziale Ausgrenzungsprozesse noch weiter verstärken werden.

» Aufgrund des engen Zusammenhangs zwischen Jugendarbeitslosigkeit und Gesundheit braucht es eine Verzahnung der Beschäftigungsförderung mit der Gesundheitsförderung und spezielle Ansätze arbeitsmarktintegrativer Gesundheitsförderung. Sol-

che Maßnahmen können nicht losgelöst betrachtet werden von dem Kontext und den gesellschaftlichen Rahmenbedingungen. **«**
Dr. Alfons Hollederer, Landesinstitut für Gesundheit und Arbeit NRW.

Abschließend wird deutlich, dass es vielfältige und vielseitige Projekte in Deutschland zur Bekämpfung der Jugendarbeitslosigkeit und Vermeidung sozialer Ausgrenzungsprozesse gibt. Das Jugendsofortprogramm der Bundesregierung zum Abbau der Jugendarbeitslosigkeit bietet ausreichende finanzielle Möglichkeiten zur Realisierung der hier vorgestellten innovativen Ansätze. Es geht jetzt im Wesentlichen darum, evaluierte und für geeignet befundene Ansätze zu erweitern und nicht darum, die institutionellen Rahmenbedingungen zu verändern. Die veränderten Arbeitsmarkt- und Beschäftigungsstrukturen sollten den dringenden Bedürfnissen von Jugendlichen nach Arbeit und Ausbildung angepasst werden.

Mit diesen Zielvorstellungen lässt sich das strukturelle Problem der Arbeitslosigkeit sicher nicht lösen, doch für den einzelnen arbeitslosen Jugendlichen können damit Wege der Qualifizierung und Beschäftigung sowie Wege des Lernens beschritten werden, die langfristig das Risiko sozialer Ausgrenzung reduzieren.

Literatur

Beelmann G (2003) Langzeitarbeitslose Jugendliche in Deutschland. Eine handlungsorientierte Analyse personaler und situativer Faktoren. Dr. Kovac Verlag, Hamburg

Borghi V, Kieselbach T (2000) The submerged economy as a trap and a buffer: Comparative evidence on long-term youth unemployment and the risk of social exclusion in Southern and Northern Europe. Paper presented to the EU Workshop on Work, Unemployment and Welfare. DG Research of the European Commission, Brussels, November 9–11, 2000

Borghi V, Kieselbach T (2001) L'economia sommersa, trappola o risorsa? Impresa Sociale 59: 21–31

Borghi V, Kieselbach T (2002) Disoccupazione giovanile e lavoro irregolare: Nord e Sud Europa a confronto. In: Borghi V (ed) Vulnerabilita, inclusione sociale e lavoro: Contributi per la comprensione dei processi di esclusione sociale e delle problematiche di policy. Franco Angeli, Milano, pp 175–186

Dietrich H (2001) Wege aus der Jugendarbeitslosigkeit – Von der Arbeitslosigkeit in die Maßnahme? Mitteilungen der Arbeitsmarkt- und Berufsforschung 34: 419–439

Goede de M, Spruijt E, Maas C, Duindam V (2000) Family problems and youth unemployment. Adolescence 35: 587–601

Hammarström A, Janlert U (2002) Early unemployment can contribute to adult health problems: Results from a longitudinal study of school leavers. J Epidemiol Community Health 56: 624–630

Kieselbach T (1988) Youth unemployment and health effects. Int J Soc Psychiatry 34: 83–96

Kieselbach T (Hrsg) (2000a) Youth unemployment and health. A comparison of six European Countries. Leske+Budrich, Opladen

Kieselbach T (Hrsg) (2000b) Youth unemployment and social exclusion. A comparison of six European Countries. Leske+Budrich, Opladen

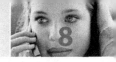

Kieselbach T (2003) Long-term unemployment among young peo-
ple: The risk of social exclusion. In: Dooley D, Catalano R (Hrsg)
Unemployment and Health (Special Issue). Am J Community
Psychol 32: 69–76

Kieselbach T, Beelmann G (2000) Youth unemployment and
health in Germany. In: Kieselbach T (Hrsg) Youth unemployment and health. A comparison of six European countries.
Psychologie sozialer Ungleichheit, Bd. 9. Leske+Budrich,
Opladen, pp 109-136

Kieselbach T, Beelmann G (2001) Jugendarbeitslosigkeit. In: Wennin-
ger G (Hrsg.) Lexikon der Psychologie F bis L (S. 309-310). Spektrum der Wissenschaft, Stuttgart

Kieselbach T, Beelmann G (2003) Arbeitslosigkeit als Risiko sozialer
Ausgrenzung bei Jugendlichen in Europa. Aus Politik und Zeitgeschichte B6-7: 32–39

Kieselbach T, Klink F (1997) Interventionen bei Arbeitsplatzverlust
und Arbeitslosigkeit. In: von Rosenstiel L, Hockel CM, Molt W
(Hrsg) Handbuch der Angewandten Psychologie, Kap. V-6.4. Eco-
med, München, S 1–16

Kieselbach T, Beelmann G, Traiser U (2010) Jugendarbeitslosigkeit und
das Risiko sozialer Ausgrenzung. Objektive Dimensionen, subjektive Bewältigung und innovative institutionelle Antworten in
Deutschland. Wiesbaden: VS-Verlag (in Vorbereitung)

Kieselbach T, van Heeringen K, La Rosa M, Lemkow L, Sokou K, Star-
rin B (Hrsg) (2001) Living on the edge. An empirical analysis on
long-term youth unemployment and social exclusion in Europe.
Leske+Budrich, Opladen

Liem R, Rayman P (1982) Health and social costs of unemployment.
American Psychologist, 37 (10), 1116-1123

Rayman P, Bluestone B (1982) The private and social response to job
loss: A metropolitan study. Final report of research sponsored
by the Center for Work and Mental Health, National Institute of
Mental Health

8.2 Soziale Benachteiligung im Jugendalter: gesundheitliche Auswirkungen und soziales Kapital als Ressource der Gesundheitsförderung

Andreas Klocke

Viele Studien haben in den vergangenen Jahren auf die enge Beziehung zwischen sozialer Benachteiligung und Gesundheit hingewiesen. Die Zusammenhänge von sozialer Herkunft und Entwicklungsverzögerungen, wie sie in einer Vielzahl von sozialpädiatrischen Untersuchungen nachgewiesen wurden, zeichnen das Bild einer Kumulation und Verschränkung von Benachteiligungen der Kinder aus sozial schwachen Familien (Lampert 2010). Wie Jugendliche belastende Lebenssituationen verarbeiten und bewältigen, wird in der gesundheitswissenschaftlichen Diskussion mit dem Begriffspaar Risikolagen und Schutzfaktoren im Jugendalter eingefangen. Dabei werden verschiedene Risiko- und Schutzfaktoren, die auf der individuellen (Intelligenz, Selbstwertgefühl), der familialen (Familienform, sozioökonomischer Status

der Familie), der interaktiven (Freunde, Gleichaltrigengruppe) sowie der sozialen (Nachbarschaft, Kommune) Ebene angesiedelt sind, unterschieden (Klocke 2006). Welche Wirkungen soziale Ressourcen auf die Gesundheit der Kinder entfalten können, ist eine der aktuellen gesundheitspolitischen Forschungsfragen und wird in den vergangenen Jahren zunehmend unter dem konzeptionellen Dach »Social Capital« rege diskutiert. Im Folgenden wird versucht, den Einfluss sozialen Kapitals als Mediatorvariable zwischen sozialer und gesundheitlicher Ungleichheit im Jugendalter genauer zu bestimmen. Dazu wird zunächst die Datengrundlage vorgestellt. Danach wird der Zusammenhang von sozialer und gesundheitlicher Ungleichheit betrachtet. Sodann folgen Analysen zur Wirkung des sozialen Kapitals, bevor in einer Schlussbetrachtung die Bedeutung des Sozialkapitals für die Prävention und Gesundheitsförderung erörtert wird.

8.2.1 Datengrundlage

Datenbasis ist die Studie »Health Behaviour in School-Aged Children – A WHO Cross National Survey« (HBSC), die alle vier Jahre in über 30 Ländern Europas sowie in Nordamerika und in Israel durchgeführt wird und ca. 200.000 Kinder und Jugendliche mit einem einheitlichen Forschungsdesign zu vielerlei Aspekten ihrer Gesundheit und ihres Gesundheitsverhaltens befragt (Richter et al. 2008). In Deutschland ist die Studie in den Bundesländern Nordrhein-Westfalen, Hessen, Sachsen und Berlin durchgeführt worden[15]. Insgesamt wurden für die WHO-Jugendgesundheitsstudie 7274 Schülerinnen und Schüler der fünften, siebten und neunten Klassen an allgemeinbildenden Schulen in Deutschland befragt. Es wurde dazu eine repräsentative Zufallsstichprobe aus allen allgemeinbildenden Schulen des jeweiligen Bundeslandes gezogen.

8.2.2 Zusammenhang von sozialer und gesundheitlicher Ungleichheit im Jugendalter

Bekannt ist, dass soziale Ungleichheit die Gesundheit von Menschen mitbestimmt (Lampert 2010). Mit Bezug auf die Bevölkerungsgruppe der Kinder und Jugendlichen

---

[15] Deutsches HBSC Konsortium: Prof. Dr. Petra Kolip, Universität Bielefeld (Leitung); Prof. Dr. Andreas Klocke, FH Frankfurt am Main; Prof. Dr. Wolfgang Melzer, TU Dresden; Prof. Dr. Ulrike Ravens-Sieberer, Universität Hamburg

Tabelle 8.1. Gesundheitsverhalten der Jugendlichen nach sozialer Lebenslage in Prozent. (HBSC Survey Deutschland 2006, eigene Berechnung)

Gesundheitsverhalten Indikatoren	Soziale Ungleichheit				
	Unterstes Quintil (Armut)	2. Quintil	3. Quintil	4. Quintil	Oberstes Quintil (Wohlstand)
Zahnhygiene Selten/nie	6	3	3	2	1
Sport 1-mal pro Woche oder gar nicht	31	25	22	20	15
Rauchen Wöchentlich/täglich	10	11	8	10	8
TV-Konsum (an Schultagen) Mehr als 5 Std./Tag	14	10	9	7	8
Obst/Früchte essen Weniger als 1-mal wöchentlich/nie	9	7	7	7	6

* Angaben gerundet. alle Zusammenhänge sind signifikant auf dem Niveau $p \leq 0,05$; $n = 7274$

kann soziale Ungleichheit nur indirekt, vermittelt über das Elternhaus, erfasst werden. Auch wenn eingewandt werden kann, dass Jugendliche über eigene finanzielle Mittel verfügen, etwa Taschengeld und hinzuverdientes Geld in den Ferien oder auch während der Schulzeit, so spiegelt die unmittelbare Finanzkraft eines Jugendlichen nicht dessen tatsächlichen sozioökonomischen Status wider. In der HBSC-Studie wird die Messung der sozialen Lage der Jugendlichen mit vergleichsweise robusten und einfachen Indikatoren vorgenommen, da in der Befragung ausschließlich die Jugendlichen selbst, also nicht zugleich auch deren Eltern befragt werden. Es wird ein additiver ungewichteter Summenwert sozialer Ungleichheit auf Basis der Items der im international-len HBSC-Studienverbund entwickelten Family Afflu-ence Scale, FAS; gebildet (vgl. dazu Richter et al. 2008). Die einzelnen Indikatoren wurden standardisiert und in einem additiven, ungewichteten »Wohlstandsindex« zusammengefasst.

Bei der Messung der Gesundheitsvariablen sind wir auf den subjektiven Bericht der befragten Jugendlichen angewiesen. In ▪ Tabelle 8.1 sind exemplarisch einige Indikatoren zum Gesundheitsverhalten ausgewählt:

▪ Tabelle 8.1 veranschaulicht deutliche und signifikante Zusammenhänge zwischen der sozialen Ungleichheitslage und dem Gesundheitsverhalten. So zeigen etwa die Zahnhygiene, das Bewegungsverhalten ebenso wie das Ernährungsverhalten und der TV/Videokonsum deutliche positive Zusammenhänge mit der aufsteigenden sozialen Stufenfolge. Das Rauchen ist uneinheitlich.

Insgesamt dominiert das Muster: Je besser die soziale Lebenslage, desto günstiger ist das Gesundheitsverhalten. Es soll nun betrachtet werden, in welcher Form soziales Kapital als intermediäre Größe zwischen sozialer Ungleichheitslage und Gesundheitszustand und -verhalten vermittelt.

8.2.3 Die Wirkungen sozialen Kapitals auf die Gesundheit von Jugendlichen

Soziales Kapital bezeichnet in Anlehnung an Anthony Giddens auf Vertrauen basierende Netzwerke, auf die Menschen zurückgreifen können, wenn sie soziale Unterstützung brauchen. Die Analysen und die Messung sozialen Kapitals wird in der HBSC-Studie über vier Bereiche vorgenommen: Soziales Kapital in der Familie, soziales Kapital in Freundschaftsbeziehungen, soziales Kapital in der Nachbarschaft und soziales Kapital durch die Einbindung in Institutionen (vgl. ▪ Abb. 8.1).

Die Zusammenfassung der einzelnen Indikatoren zu Sozialkapitalindizes erfolgte analog der Messung der sozialen Ungleichheit: Die standardisierten Einzelwerte wurden zu additiven Summenwerten gebündelt. Die folgende ▪ Tabelle 8.2 verdeutlicht, wie das Gesundheitsverhalten (hier das Rauchen) innerhalb der einzelnen Soziallagen variiert, je nach dem, wie hoch die Ausstattung mit sozialem Kapital ist:

Wie die Ergebnisse in ▪ Tabelle 8.2 zeigen, verbessert sich das Gesundheitsverhalten (Rauchen) in allen sozia-

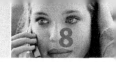

Soziales Kapital I Qualität der Nachbarschaft	Soziales Kapital II Integration in Schule, Vereine, Organisationen	Soziales Kapital III Qualität der Eltern-Kind-Beziehung, Freundschafts-Beziehungen
Zustimmung zu den Statements (Auswahl): »Die Leute grüßen sich und sprechen miteinander« »Ich kann Nachbarn um Hilfe bitten« »Die Leute würden dich ausnutzen«	Auswahl: Häufigkeit des Besuchs eines Vereins, Jugendclubs, Gemeindezentrum/ Kirche usw. Zustimmung zum Statement: »In meiner Schule kann man sich wohl fühlen«	Wie leicht fällt es Dir mit den folgenden Personen über Dinge zu sprechen, die Dir wirklich wichtig sind? Vater Mutter Stiefvater Stiefmutter Bruder/Schwester Freunde usw.

Gesamtvolumen Soziales Kapital:
Summe aus den drei Untergruppen sozialen Kapitals

◻ **Abb. 8.1.** Konzeption und Operationalisierung des Sozialen Kapitals (eigene Darstellung)

◻ **Tabelle 8.2.** Die Wirkungen Sozialen Kapitals auf das Gesundheitsverhalten der Jugendlichen nach der sozialen Lebenslage in Prozent. (HBSC Survey Deutschland 2006, eigene Berechnung)

Prävalenzraten	Rauchen: wöchentlich/täglich	
	Soziales Kapital	
Soziale Ungleichheit	niedrig	hoch
Unterstes Quintil (Armut)	12	6
2. Quintil	15	9
3. Quintil	10	4
4. Quintil	12	6
Oberstes Quintil (Wohlstand)	11	6
Insgesamt	12	6

* Wenn nicht anders ausgewiesen, dann sind alle Zusammenhänge signifikant auf dem Niveau p ≤ 0,05; N = 7.274

len Ungleichheitslagen mit zunehmendem Sozialkapital. Der Anteil täglicher Raucher nimmt in allen Statusgruppen mit dem Verfügen über viel Sozialkapital deutlich ab, im Durchschnitt um die Hälfte. Ähnliche Effekte zeigen sich auch bei anderen Zielvariabeln des Gesundheitsverhaltens (hier nicht ausgewiesen).

8.2.4 Schlussfolgerungen für die Gesundheitsförderung

Sozialkapital hat eine eigenständige, positive Wirkung auf das Gesundheitsverhalten der Jugendlichen. Dem Sozialkapital kommt daher in der Diskussion um die Zusammenhänge zwischen sozialer und gesundheitlicher Ungleichheit eine vermittelnde Funktion zu. Studien der vergangenen Jahre legen sogar den Schluss nahe, dass – von extremen Ereignissen abgesehen – nicht so sehr die *Belastungen* für die Gesundheit des Menschen verantwortlich zeichnen, sondern die zur Verfügung stehenden *Ressourcen*, die über die Tragweite der Belastungen entscheiden. Die Forschung hat auf diese Erkenntnisse reagiert und thematisiert zunehmend die Potentiale, die es Menschen ermöglichen, einen produktiven Lebensstil auszubilden. Ansätze der Gesundheitsförderung für Jugendliche in sozial benachteiligten Lebenslagen sollten genau diese Ressourcen stützen.

Literatur

Klocke A (2006) Gesundheitsrelevante Verhaltensweisen im Jugendalter. Sozioökonomische, kulturelle und geschlechtsspezifische Einflussfaktoren im internationalen Vergleich. In: Wendt C, Wolf C (Hrsg) Soziologie der Gesundheit. Sonderband 46 der Kölner Zeitschrift für Soziologie und Sozialpsychologie. VS-Verlag, Wiesbaden, S 198-223
Lampert T (2010) Gesundheitliche Ungleichheit: Welche Bedeutung kommt dem sozialen Status für die Gesundheit von Jugendlichen zu? In: Hackauf H, Ohlbrecht H (Hrsg) Jugend

und Gesundheit. Ein Forschungsüberblick. Juventa, Weinheim
München, S 44–65
Richter M, Hurrelmann K, Klocke A, Melzer W, Ravens-Sieberer Ulrike
(Hrsg) (2008) Gesundheit, Ungleichheit und jugendliche Lebens-
welten. Ergebnisse der zweiten internationalen Vergleichsstudie
im Auftrag der Weltgesundheitsorganisation WHO. Juventa,
Weinheim München

8.3   Mehr als gewohnt. Stadtteile machen sich stark für die Gesundheitsförderung von jungen Menschen – ein Praxisprojekt

Christa Böhme und Bettina Reimann

8.3.1   Ausgangslage und Hintergrund

Spätestens seit der Verabschiedung der Ottawa-Charta zur Gesundheitsförderung durch die Weltgesundheitsorganisation im Jahr 1986 wird offensiv thematisiert, dass Armut ein erhebliches Gesundheitsrisiko darstellt. Menschen mit geringem Einkommen, niedriger beruflicher Stellung oder Bildung sterben in der Regel früher und leiden zudem häufiger an gesundheitlichen Beeinträchtigungen (Richter u. Hurrelmann 2006), wobei Jugendliche hiervon besonders negativ betroffen sind (Lampert et al. 2006). Diese Benachteiligungen konzentrieren sich räumlich in benachteiligten Stadtteilen, die im Vergleich zur Gesamtstadt besonders komplexe soziale, ökonomische, infrastrukturelle, bauliche und eben auch gesundheitliche Problemlagen aufweisen (BMVBS 2008; Böhme 2007; Difu 2003).

Es stellt sich daher die Aufgabe, stärker als bislang Stadtteilentwicklung und Gesundheitsförderung miteinander zu verknüpfen und gesundheitsfördernde Stadtteilentwicklung für und mit jungen Menschen zum Thema in den Kommunen zu machen. Praktische Erfahrungen mit der Umsetzung von Gesundheitsförderung im Stadtteil liegen bislang allerdings eher punktuell in Form von einzelnen quartiersbezogen durchgeführten Gesundheitsprojekten vor. Umfassende Ansätze gesundheitsfördernder Stadtteilentwicklung, die neben Projekten auch strategisch orientiert sind und den Aufbau von gesundheitsfördernden Strukturen berücksichtigen, stellen noch die Ausnahme dar. Dies liegt nicht zuletzt daran, dass die Gesundheitsförderung im Stadtteil für Kommunen, Krankenkassen und andere Gesundheitsakteure eine besondere Herausforderung darstellt. Gegenüber anderen Settings (beispielsweise Schule, Betrieb) ist das Setting Stadtteil nämlich ein diffuserer Sozialzusammenhang (Lebenswelt), in dem Strukturen, Verantwortlichkeiten und Angebote nicht klar definiert sind. Es kann daher nicht auf bereits bestehende Verfahren der Setting-Entwicklung zurückgegriffen werden. Interventionen sind damit schwieriger zu konzipieren und zu evaluieren.

8.3.2   Projektziel und methodisches Vorgehen

Vor diesem Hintergrund hat das Deutsche Institut für Urbanistik (Difu) im Rahmen des Regierungsprogramms »Gesundheitsforschung: Forschung für den Menschen« und gefördert durch das Bundesministerium für Bildung und Forschung von August 2006 bis Juli 2009 das Forschungsprojekt »Mehr als gewohnt: Stadtteile machen sich stark für Gesundheitsförderung« durchgeführt (Bär et al. 2009; Reimann et al. 2010).

Im Mittelpunkt standen der Aufbau, die Weiterentwicklung und die Evaluation von Strategien, Strukturen sowie Projekten und Maßnahmen der gesundheitsfördernden Stadtteilentwicklung. Zentrales Ziel war es, einen praxistauglichen Ansatz der Primärprävention für die Zielgruppen Kinder, Jugendliche und junge Erwachsene auszuarbeiten, der vor allem in sozial benachteiligten Stadtteilen einsatzfähig ist und dort zur Verminderung sozial bedingter Ungleichheit von Gesundheitschancen beitragen kann. Der im Projekt entwickelte Ansatz zur Gesundheitsförderung wurde in den drei Stadtteilen Fürth-Innenstadt, Halle-Silberhöhe und Hamburg-Altona-Lurup erprobt. Die Programmgebiete der sozialen Stadt unterscheiden sich hinsichtlich ihrer Problemlagen, Handlungsbedarfe und Arbeitsstände in der stadtteilorientierten Gesundheitsförderung.

Um im Sinne der Zielsetzung erfolgreich zu sein, mussten in den Kommunen und Stadtteilen Lernprozesse initiiert und in Gang gesetzt werden. Hierbei spielte die prozessbegleitende und partizipativ-aktivierend angelegte Evaluation eine Schlüsselrolle: Analysen und Ergebnisse der Begleitforschung wurden kontinuierlich an die Akteure rückgekoppelt und beförderten den Dialog zwischen Praxis und Wissenschaft.

8.3.3   Zentrale Untersuchungsergebnisse und Handlungsempfehlungen

Stadtteilbezogene Gesundheitsberichterstattung
Die Analyse der spezifischen gesundheitlichen Lage im Quartier unter besonderer Berücksichtigung der Zielgruppen Jugendliche und junge Erwachsene ist notwendige Grundlage für die Entwicklung qualitätsgerichteter Maßnahmen zur stadtteilbezogenen Gesundheitsförderung. Hierfür erscheint es sinnvoll, indikatorenbasiert Daten zu allgemeinen bzw. umweltbezogenen Gesund-

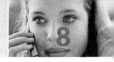

8.3 · Mehr als gewohnt. Stadtteile machen sich stark für die Gesundheitsförderung

193

heitsbelastungen (z. B. Lärm- und Luftbelastung), zu individuellen bzw. sozialen Gesundheitsbelastungen (z. B. Arbeitslosigkeit, Sozialhilfebezug), zum Gesundheitszustand der Stadtteilbevölkerung bzw. der jungen Menschen im Stadtteil (z. B. Ess- und Suchtstörungen) sowie zu Gesundheitsversorgung (z. B. Anzahl der Arztpraxen) und Gesundheitspotenzialen (z. B. öffentliche Grünflächen, Gesundheitsprojekte in Schulen und Jugendeinrichtungen) aufzubereiten und diese Daten um qualitative Einschätzungen von Vor-Ort-Akteuren und der Bewohnerschaft zu ergänzen (Mossakowski u. Süß 2009).

Integrierte Entwicklungs- und Handlungskonzepte für den Stadtteil

Integrierte Entwicklungs- und Handlungskonzepte (BMVBS 2008; Becker et al. 2003) sind wichtige Instrumente, um eine gesundheitsfördernde Stadtteilentwicklung systematisch voranzubringen. Nach der Bedarfsanalyse im Rahmen der kleinräumigen Gesundheitsberichterstattung ist das Erstellen eines solchen Konzepts ein konsequenter nächster Schritt. Es verschafft zum einen Orientierung und zum anderen – soweit das Konzept politisch beschlossen ist – Planungssicherheit. Bei seiner Erstellung bietet sich die Chance, mit den Stadtteilakteuren und der Quartiersbewohnerschaft in einen Dialog über Entwicklungsaufgaben und Maßnahmenschwerpunkte im Gebiet zu treten, wobei für die Ansprache von jungen Menschen bzw. Migranten besondere Beteiligungsformen gewählt werden müssen (Hanhörster u. Reimann 2007; Kutscher 2007).

Ressortübergreifende Kooperation in der Kommunalverwaltung

Gesundheitsfördernde Stadtteilentwicklung unter besonderer Berücksichtigung von Jugendlichen und jungen Erwachsenen tangiert je nach Größe und Ausdifferenzierung der Kommunalverwaltung eine Reihe von verschiedenen Fachressorts. Hierzu zählen vor allem die Bereiche Gesundheit, Jugend und Familie, Umwelt, Sport, Soziales, Bildung sowie Stadtentwicklung. Für den Aufbau und die Weiterentwicklung der gesundheitsfördernden Stadtteilentwicklung ist daher die Beteiligung eines breiten Spektrums an Fachämtern erforderlich, die ressortübergreifend zusammen arbeiten sollten.

Kooperation zwischen Kommune und Krankenkassen

Neben den Kommunen sind Krankenkassen wichtige Partner bei der Setting-Entwicklung im Stadtteil (Arbeitsgemeinschaft der Spitzenverbände der Krankenkassen 2008). Mit ihrer Hilfe und durch ihre Kooperation mit den Kommunen kann Gesundheitsförderung in Stadtteilen – vor allem in den klassischen Handlungsfeldern von Gesundheitsförderung, die für junge Menschen von besonderer Relevanz sind (Suchtprävention, Stressbewältigung, Ernährung, Bewegung) – gestärkt werden. Die Kooperation zwischen Kommune und Krankenkassen erfolgt bislang selten direkt, in der Regel bedarf sie einer Vermittlung durch eine intermediäre Instanz (Quartiermanagement, Koordinierungsstelle Gesundheitsförderung im Stadtteil).

Netzwerkentwicklung im Stadtteil

Die Bildung von gesundheitsbezogenen Netzwerken für den Stadtteil ist häufig der Auftakt für Aktivitäten zur stadtteilbezogenen Gesundheitsförderung. Ziel der Netzwerkarbeit ist eine kooperative Gesundheitsförderung im Sinne eines von möglichst vielen Gesundheitsakteuren gemeinsam getragenen Aktionsbündnisses im Stadtteil. Mit dem Netzwerkaufbau wird eine zielgerichtete und handlungsbezogene Zusammenarbeit bis dato häufig separiert arbeitender Gesundheitsakteure möglich. Um die Gesundheitsförderung von Jugendlichen und jungen Menschen in den Fokus zu rücken, ist die Netzwerkbeteiligung von Multiplikatoren aus der Jugendarbeit besonders wichtig.

Koordinierungsstelle Gesundheit im Stadtteil

Ein wichtiger Motor für die komplexe Steuerungs- und Koordinierungsaufgabe eines gesundheitsfördernden Stadtteilentwicklungsprozesses auf der Quartiersebene und im intermediären Bereich ist eine lokale Koordinierungsstelle für Gesundheitsförderung. Ähnlich wie das Quartiermanagement im Rahmen des Programms »Soziale Stadt« (Franke 2003) soll die lokale Koordinierungsstelle zum systematischen Aufbau von selbst tragenden sowie nachhaltig wirksamen Strukturen im Quartier beitragen. Zentrale Aufgaben liegen in den Bereichen Koordination und Moderation, Netzwerkarbeit, Projektentwicklung, Aktivierung und Beteiligung, Öffentlichkeitsarbeit sowie Berichtswesen.

Projektentwicklung und -umsetzung

Das Spektrum der Handlungsfelder für eine gesundheitsfördernde Stadtteilentwicklung ist breit und reicht – insbesondere mit Blick auf Jugendliche und junge Erwachsene – von klassischen Gesundheitsthemen wie Ernährung, Bewegung und Sport, Stressbewältigung, Suchtprävention über Gewaltprävention, Unfallprävention, Schwangerschaft und Elternschaft bis hin zu eher baulichen Bereichen wie Wohnen und Wohnumfeld, Umwelt und Verkehr. Welche Handlungsfelder schwerpunktmäßig in den Blick genommen werden, muss sich an den jeweiligen örtlichen Bedarfslagen im Stadtteil orientieren.

Finanzierung

Der gesundheitsfördernde Impuls im Stadtteil kann dann besonders wirksam umgesetzt werden, wenn zusätzliche finanzielle Ressourcen mobilisiert werden. Für die Programmgebiete der »Sozialen Stadt« bieten hier die sozialintegrativen Modellvorhaben der Sozialen Stadt eine gute, aber bislang für Gesundheitsthemen noch wenig genutzte Möglichkeit. Auch Präventionsmittel der Krankenkassen können für die Setting-Entwicklung in benachteiligten Stadtteilen eine geeignete Finanzierungsstarthilfe sein.

Verfügungsfonds Gesundheit

Ein stadtteilbezogener Verfügungsfonds, über dessen Mitteleinsatz möglichst durch lokale Gremien entschieden werden sollte, kann für die zügige und dezentrale Projektumsetzung ein wichtiges Instrument darstellen, dem darüber hinaus eine zentrale Funktion im Hinblick auf Aktivierung der Vor-Ort-Akteure und der Quartiersbevölkerung zukommt.

8.3.4   Fazit für die Praxis

Der Prozess gesundheitsfördernder Stadtteilentwicklung für und mit jungen Menschen, an dem Akteure mit unterschiedlichen Interessen sowie verschiedenen Funktionen und Aufgabenfeldern beteiligt sind, benötigt Zeit sowie die Bereitschaft zum Lernen und Experimentieren auf allen Seiten. Vor allem aber ist gegenseitiges Vertrauen erforderlich. Ist dies hergestellt, ist der vielleicht wichtigste Schritt auf dem Weg zu einer erfolgreichen Gesundheitsförderung im Stadtteil getan. Gemeinsam müssen die Akteure dann allerdings dafür Sorge tragen, dass die entwickelten und initiierten Strukturen, Strategien, Maßnahmen und Projekte auch langfristig zum Tragen kommen und verstetigt werden. Die Unterstützung und politische Rückendeckung durch die Kommune ist hierfür unerlässlich.

Literatur

Bär G, Böhme C, Reimann B (2009) Kinder- und jugendbezogene Gesundheitsförderung im Stadtteil. Berlin (Difu-Arbeitshilfe)
Arbeitsgemeinschaft der Spitzenverbände der Krankenkassen (2008) Leitfaden Prävention. Gemeinsame und einheitliche Handlungsfelder und Kriterien der Spitzenverbände der Krankenkassen zur Umsetzung von §§ 20 und 20a SGB V vom 21. Juni 2000 in der Fassung vom 2. Juni 2008
Becker H, Böhme C, Meyer U (2003) Integrierte Handlungskonzepte – Steuerungs- und Koordinierungsinstrument für die soziale Stadtteilentwicklung. In: Deutsches Institut für Urbanistik Strategien für die Soziale Stadt. Erfahrungen und Perspektiven – Umsetzung des Bund-Länder-Programms »Stadtteile mit besonderem Entwicklungsbedarf – die soziale Stadt«. Berlin, S 74–97
BMVBS – Bundesministerium für Verkehr, Bau und Stadtentwicklung (Hrsg) (2008) Statusbericht 2008 zum Programm Soziale Stadt. Bearbeitung: Bundestransferstelle Soziale Stadt. Deutsches Institut für Urbanistik, Berlin.
Böhme C (2007) Gesundheitsförderung in Stadtteilen mit besonderem Entwicklungsbedarf. Soziale Stadt info 20: 2–9
Difu – Deutsches Institut für Urbanistik (2003) Strategien für die Soziale Stadt. Erfahrungen und Perspektiven – Umsetzung des Bund-Länder-Programms »Stadtteile mit besonderem Entwicklungsbedarf – die soziale Stadt«. Berlin
Franke T (2003) Quartiermanagement – Schlüsselinstrument integrierter Stadtteilentwicklung. In: Deutsches Institut für Urbanistik Strategien für die Soziale Stadt. Erfahrungen und Perspektiven – Umsetzung des Bund-Länderprogramms »Stadtteile mit besonderem Entwicklungsbedarf – die soziale Stadt«. Berlin, S 170–191
Hanhörster H, Reimann B (2007) Evaluierung der Partizipation im Rahmen der Berliner Quartiersverfahren. Gutachten unter besonderer Berücksichtigung der Berlinerinnen und Berliner mit migrantischer Herkunft. Gutachten im Auftrag der Senatsverwaltung für Stadtentwicklung. Berlin
Kutscher N (2007) Beteiligung von Jugendlichen zwischen Interessen, Erwartungen und Lebensalltag. In: Bertelsmann Stiftung (Hrsg) Kinder- und Jugendbeteiligung in Deutschland – Entwicklungsstand und Handlungsansätze. Gütersloh, S 187–203
Lampert T, Starker A, Mensink G (2006) Sport und Bewegung, Vortragspräsentation im Rahmen des Symposiums »Studie zur Gesundheit von Kindern und Jugendlichen in Deutschland: Erste Ergebnisse« am 25.9.2006 in Berlin. URL: www.kiggs.de/experten/erste_ergebnisse/symposium/index.html
Mossakowski K, Süß W (2009) »Daten für Taten«: Kommunale Gesundheitsberichterstattung als Planungsgrundlage für Prävention und Gesundheitsförderung. In: Kolip P, Müller VE (Hrsg) Qualität von Gesundheitsförderung und Prävention. Hans Huber, Bern, S 23–40
Reimann B, Böhme C, Bär G (2010) Mehr Gesundheit im Quartier. Prävention und Gesundheitsförderung in der Stadtteilentwicklung. Berlin (Edition Difu) (in Vorbereitung)
Richter M, Hurrelmann K (2006) Gesundheitliche Ungleichheit: Ausgangsfragen und Herausforderungen. In: Richter M, Hurrelmann K (Hrsg) Gesundheitliche Ungleichheit. Grundlagen, Probleme, Perspektiven. Wiesbaden, S 11–31

Eine Frage der Erziehung – Kompetenzen von Familie und Schule

Familie und Schule stellen für Kinder und Jugendliche die zentralen Sozialisationsstätten dar, in denen sie einen Großteil ihrer Zeit verbringen und wo wichtige Erziehungsarbeit geleistet wird. Junge Menschen lernen, sich in einer Gemeinschaft zu verorten, sich in ihr zurechtzufinden und sich in diese zu integrieren. Die sozialen Gemeinschaften Schule und Familie können gemeinsam mit den Peers als Eckpfeiler der Sozialisationsphase angesehen werden. Besonders Eltern und Lehrern obliegt die bedeutende Aufgabe der Erziehung, womit sie eine große Verantwortung tragen. Dieser Verantwortung angemessen gerecht zu werden und ihr selbstreflexiv zu begegnen, setzt ein hohes Maß an Kompetenz voraus. Die Stärkung von Eltern- und Lehrerkompetenzen sowie die Bereitstellung entsprechender Unterstützung ist daher eine gesellschaftliche Aufgabe von hoher Relevanz.

Das vorliegende Kapitel widmet sich diesem sensiblen Thema. Es weist auf die Herausforderungen hin, die sich aus gesellschaftlichen Wandlungsprozessen ergeben und die eine stetige Auseinandersetzung mit der aktuellen Lebenswelt junger Menschen erfordert:

- Welche Kompetenzen benötigen Eltern? Welche Rolle kommt ihnen während der Pubertät zu? Welche Erziehungsprogramme gibt es? (▶ Kap. 9.1)
- Wie können Eltern Kinder und Jugendliche durch die Erziehung für diese Lebensphase im Umbruch angemessen rüsten? (▶ Kap. 9.1)
- Wie wirkt sich die zunehmende Virtualisierung jugendlicher Lebenswelten aus? Welche Gefahren bergen Computer und Internet? Wie können Jugendliche zu einem kritischen Medienkonsum

angeregt werden? Welche Rolle kann dabei die Schule übernehmen? (▶ Kap. 9.2)
- Wie kann schulische Gesundheitsförderung wirksam umgesetzt werden? (▶ Kap. 9.3)

Abschließend widmet sich ▶ Kap. 9.4 dem Stichwort »Jugendgewalt«. Im Interview mit Prof. Dr. Christian Pfeiffer, Direktor am Kriminologischen Forschungsinstitut Niedersachsen e.V, werden die aktuellen Zahlen, die zukünftigen Entwicklungen und Ansätze zur Prävention diskutiert.

9.1 Erziehung und Elternkompetenzen in Familien mit Jugendlichen

Sabine Walper und Eva-Verena Wendt

9.1.1 Einleitung

Zu den charakteristischen Veränderungen während des Jugendalters gehört die Umstrukturierung sozialer Beziehungen, nicht zuletzt im Kontext der Familie. Die Pubertätsentwicklung liefert einen sichtbaren Auftakt für diesen Prozess, in dessen Verlauf Handlungsspielräume und Verantwortlichkeiten neu ausgehandelt werden. Altersbezogene Normen und Erwartungen, aber auch erweiterte Kompetenzen der Jugendlichen befördern die Entwicklungen in dieser Phase, die von Eltern oftmals als besondere Herausforderung erlebt wird, denn die zunehmenden Autonomiebestrebungen ihrer Kinder gestalten sich selten völlig reibungsfrei. Auch aktuelle Beiträge in den Printmedien (z. B. Der Spiegel Nr. 15/2010; Der

Spiegel Wissen Nr. 2/2010) sowie zahlreiche populäre Elternratgeber (z. B. Juul 2010; Rogge 2000) thematisieren die Verunsicherungen, die Eltern von Pubertierenden häufig erleben. Mit der stärkeren Außenorientierung der Jugendlichen eröffnen sich neue Einflüsse auf deren Entwicklung, die seitens der Eltern nicht immer erwünscht sind. Nicht zuletzt geht es in dieser Phase darum, die schulische Entwicklung zu einem möglichst guten Abschluss zu bringen und damit die Voraussetzung für einen guten Start in den Beruf zu schaffen.

Im Folgenden soll beleuchtet werden, wie sich die Beziehung zu den Eltern im Verlauf der Adoleszenz bis hin zum frühen Erwachsenenalter verändert und welche Rolle hierbei den Erziehungskompetenzen der Eltern zukommt. Entsprechend gehen wir in den nächsten Abschnitten darauf ein,

- welche entwicklungstypischen Veränderungen des Eltern-Kind-Verhältnisses sich ausmachen lassen,
- welche Einfluss- und Erziehungsmöglichkeiten Eltern auf Kinder im Jugendalter haben sowie
- welche Programme zur Stärkung elterlicher Erziehungskompetenzen verfügbar sind.

Veränderungen des Eltern-Kind-Verhältnisses im Jugendalter

Konzept der Individuation

Sich von den Eltern abzulösen, um so den Weg zur Entwicklung einer autonomen Persönlichkeit zu eröffnen, gilt als wichtige Entwicklungsaufgabe des Jugendalters (Oerter u. Dreher 2008). Dass Autonomie aber nicht auf Kosten der Verbundenheit gewonnen werden muss, ist grundlegender Gedanke des Konzepts der *Individuation* (Blos 1977). Autonomie wird in diesem Rahmen nicht als Gegenspieler der Verbundenheit gesehen. Vielmehr geht es bei einer gelungenen Individuation darum, die Autonomiegewinnung auch in der Verbundenheit zu wichtigen Bezugspersonen zu erreichen. Hierbei ist der Gedanke eines kokonstruktiven Individuationsprozesses zentral (Youniss u. Smollar 1985): Die Eltern leisten während der Adoleszenz einen aktiv unterstützenden, kokonstruktiven Beitrag zur Erweiterung von Autonomiespielräumen für die Kinder, wobei sich das Machtgefälle verringert und die Eltern-Kind-Beziehung zunehmend egalitär wird. Als Motor für Veränderungen in den Eltern-Kind-Beziehungen werden primär die steigenden sozial-kognitiven Kompetenzen der Jugendlichen gesehen, vor allem im Hinblick auf die Gestaltung von Argumentationen in Konfliktsituationen mit den Eltern (Hofer 2003, s. auch unten). Zusätzlicher Schrittmacher für solche reziproken Aushandlungsprozesse sind analoge Erfahrungen in den durch strukturelle Egalität geprägten Beziehungen zu Gleichaltrigen.

Die größere Gleichberechtigung, die Jugendliche in diesen Beziehungen erfahren, trägt – so die Annahme – zu veränderten Erwartungen an Interaktionen mit den Eltern bei und wird so in die Familie hineingetragen.

Die Entwicklung eigenständiger Vorstellungen und deren selbstsicheres Vertreten in Interaktionen mit den Eltern ist ein wesentliches Merkmal der Autonomiegewinnung, wie in Beobachtungsstudien nachgewiesen werden kann (Hofer 2003). Im Verlauf des Jugendalters zeigen Jugendliche eine zunehmende Klarheit der eigenen Position, die stärker begründet und mit mehr Selbstsicherheit verteidigt wird. Jugendliche gewinnen stärkeren Einfluss auf Entscheidungen in der Interaktion mit den Eltern, und interessanterweise folgt einem anfänglichen Anstieg negativer Gefühle längerfristig eine Zunahme von Verbundenheit (Becker-Stoll et al. 2000; Pinquart u. Silbereisen 2003). Die Individuation in familialen Kommunikationsprozessen gilt als wesentliches Medium für die Identitäts- und Ich-Entwicklung der Jugendlichen. So ist beispielsweise die Ich-Entwicklung Jugendlicher in denjenigen Familien am weitesten fortgeschritten, in denen Perspektiven ausgetauscht wurden und im Kontext hoher Unterstützung sowie geringer Konflikte auch eine etwas häufigere Herausforderung des Gegenübers stattfand (z. B. Hauser et al. 1984).

> » Jugendliche müssen die Chance erhalten, Kompetenzen und innere Einstellungen zu entwickeln, die sie widerstandsfähiger gegenüber körperlichen und psychosozialen Belastungen machen. Die Angebote müssen Jugendliche bei der Identitätsfindung, der Entwicklung eines positiven Körperbildes und der Erkundung von Grenzen unterstützen und möglichst auch verhältnisbezogen angelegt sein. «
> Dr. Doris Pfeiffer, GKV-Spitzenverband

Aber auch die subjektiven Repräsentationen der Beziehung zu den Eltern seitens der Jugendlichen verändern sich im Laufe der Adoleszenz. Jugendliche sehen ihre Eltern mit steigendem Alter weniger als Rollenträger, sondern als Personen mit eigenen Bedürfnissen sowie (fehlbaren) Vorstellungen und entwickeln eine stärker personalisierte Beziehung zu ihnen (Youniss u. Smollar 1985). Diese Entwicklung kann jedoch je nach Persönlichkeitsmerkmalen der Jugendlichen und je nach Verhalten der Eltern durchaus unterschiedlich verlaufen. In einer Studie ließen sich vier Individuationstypen ermitteln (Holmbeck u. Leake 1999): Neben den »Healthy Separators« fanden sich »ängstliche Verleugner« mit hoher Trennungsangst, aber auch hoher Angst vor Vereinnahmung und ausgeprägter Verleugnung von Bindungsbedürfnissen, »friedlich Abgelöste«, die ein geringes Anlehnungsbedürfnis, wenig Trennungsängste, aber erhöhte

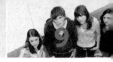

Angst vor Vereinnahmung aufweisen, und schließlich die »Verwickelten«, die durch ein starkes Anlehnungsbedürfnis und hohe Trennungsängste gekennzeichnet sind. Diese Individuationstypen weisen deutliche Parallelen zu Bindungstypen auf, die in der Bindungsforschung für das Erwachsenenalter herausgearbeitet wurden (Bartholomew u. Horowitz 1991) und beschreiben insofern wohl grundlegende Beziehungsmuster, die nicht zuletzt vom Erziehungsverhalten der Eltern, insbesondere deren einfühlsamer Unterstützung gegenüber den Jugendlichen abhängig sind (Beckh u. Walper 2007).

Eltern-Kind-Konflikte im Jugendalter

Während der Adoleszenz ergeben sich verschiedene entwicklungsbedingte Veränderungen auf Seiten der Jugendlichen, die Konflikte, damit aber auch die innerfamiliäre Anpassung an die neuen Gegebenheiten befördern. Zu diesen Veränderungen gehören

1. hormonale Veränderungen, die das emotionale Erleben intensivieren,
2. die körperliche Reifung und damit einhergehend soziale Signale, die Jugendliche eine »erwachsenere« Behandlung durch die Eltern erwarten lassen sowie
3. die kognitive Entwicklung, die den Jugendlichen komplexere Argumentationsmuster in Auseinandersetzungen mit den Eltern ermöglicht.

Betrachtet man zunächst die reine *Häufigkeit von Konflikten* zwischen Jugendlichen und ihren Eltern, so zeigt eine einschlägige Metaanalyse, dass die Konflikthäufigkeit im Verlauf zwischen frühem, mittlerem und spätem Jugendalter – entgegen der verbreiteten Annahme einer deutlichen Zunahme von Eltern-Kind-Konflikten v. a. in der mittleren Adoleszenz – weitgehend kontinuierlich abnimmt (Laursen et al. 1998). Allerdings ergab sich eine emotionale Intensivierung der Auseinandersetzungen im Übergang vom frühen zum mittleren Jugendalter.

Inhaltlich betreffen Konflikte zwischen Jugendlichen und ihren Eltern in der Regel alltägliche Fragen wie Haushaltpflichten, schulische Belange, Ausgehzeiten und die äußere Erscheinung, wobei Fragen der Autonomie zentral sind (Holmbeck 1996). Die Konfliktthemen hängen vom Alter der Jugendlichen ab und reflektieren entwicklungsbezogene Verschiebungen der »Territorialkämpfe« von den Hausaufgaben bis zum Ausgehen.

Wenngleich Meinungsdivergenzen relativ alltäglich sind, haben ernsthafte Beziehungsstörungen zwischen Eltern und Jugendlichen doch geringe Prävalenz. Nach Befunden der Shell-Studie 2006 geben nur 10% der Jungen und 8% der Mädchen an, sich mit den Eltern häufig nicht zu verstehen und oft Meinungsverschiedenheiten zu haben oder ein schlechtes Verhältnis mit ständigen Meinungsverschiedenheiten zu haben (Shell Deutschland 2006). Vor allem Familien mit einer Vorgeschichte vermehrter Konflikte und Feindseligkeiten haben ein erhöhtes Risiko, dass sich diese Feindseligkeiten im Jugendalter wechselseitig aufschaukeln und die emotionale Distanz zwischen Eltern und Jugendlichen wächst (Conger u. Ge 1999).

Intensive, persistierende und feindselige Konflikte zwischen Eltern und Jugendlichen sind vielfach als *Entwicklungsrisiko* für Jugendliche herausgestellt worden. Sie gehen mit Beeinträchtigungen der Befindlichkeit der Jugendlichen einher (Shek 1998) und können Jugendliche vermehrten Anschluss an deviante Peers suchen lassen (s. u.). Aber auch die Eltern werden vom Eintritt ihrer Kinder ins Jugendalter, ihren Autonomiebestrebungen und daraus resultierenden Konflikten tangiert. Rund 40% aller Eltern zeigten im Verlauf des Übergangs ihrer Kinder ins Jugendalter zwei oder mehr Belastungssymptome wie vermindertes Selbstwertgefühl, erhöhte Angst und Depressivität (Steinberg 2001).

Eltern als Ratgeber und Erzieher im Jugendalter

Eltern spielen auch im Jugendalter eine wesentliche Rolle nicht nur als Ratgeber, sondern auch als Erzieher ihrer Kinder (Steinberg u. Silk 2002). Zwar nimmt im Verlauf des Jugendalters die Zeit, die Jugendliche mit ihren Eltern verbringen, drastisch ab und reduziert sich im Altersbereich von 9–15 Jahren etwa um die Hälfte (Larson et al. 1996). Die Gespräche zwischen Eltern und Jugendlichen im Alter von 13–16 Jahren werden jedoch keineswegs seltener (Fend 1998, 104ff). Häufigstes Thema ist die Schule und zunehmend treten Zukunftspläne und berufliche Vorstellungen in den Vordergrund. Hier ist die Rolle der Eltern als Ratgeber umso mehr gefragt, je näher der Abschluss der schulischen Ausbildung und damit die Frage der Berufswahl rücken.

Damit erschöpft sich jedoch nicht der Einfluss von Eltern auf Jugendliche. Von besonderer Bedeutung erwiesen sich spezifische Erziehungsstile der Eltern für die Entwicklung von Kindern und Jugendlichen, wobei zwischen *autoritativen, autoritären, verwöhnenden* (bzw. permissiven) oder *vernachlässigenden* Stilen unterschieden wird (Baumrind 1991). Bestimmt werden diese vier Erziehungsstile im Koordinatenkreuz von elterlicher Zuwendung und Wärme einerseits und Kontrolle andererseits (◻ Abb. 9.1). Autoritatives Erziehungsverhalten, das sich in einer Vielzahl von Studien als besonders entwicklungsförderlich erwiesen hat (Steinberg u. Silk 2002), ist durch hohe Involviertheit und Wärme der Eltern, gleichzeitig aber auch klare, altersangemessene Erwartungen und Richtlinien für erwünschtes Verhalten der Kinder

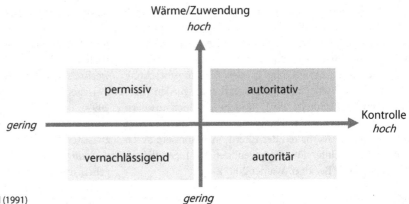

◻ Abb. 9.1. Erziehungsstile nach Baumrind (1991)

charakterisiert. Steinberg hebt für die Bestimmung autoritativer Erziehung im Jugendalter neben der Wärme zwei Facetten der Kontrolle hervor, die sich als relevant erwiesen haben: zum einen die »Überwachung« von Aktivitäten der Jugendlichen im außerhäuslichen Bereich (Monitoring) und zum anderen das Zugeständnis psychologischer Autonomie, das vor allem als Gegenpol zu intrusiver, überprotektiver Kontrolle verstanden wird.

Mit erstaunlicher Konsistenz zeigen quer- und längsschnittliche Untersuchungen, dass autoritative Erziehung mit einer positiven Entwicklung der Jugendlichen verbunden ist (vgl. Steinberg u. Silk 2002). So erzogene Jugendliche profitieren hinsichtlich ihrer schulischen Leistungen, sind weniger depressiv und ängstlich, haben ein höheres Selbstwertgefühl und zeigen weniger antisoziales und delinquentes Verhalten.

Elterliches Monitoring, d. h. die Überwachung von Aktivitäten und Kontakten der Jugendlichen durch ihre Eltern und damit die Informiertheit der Eltern über die Belange ihrer Kinder, wurde in vielfältigen Befunden zur Delinquenzentwicklung als wichtiger Protektionsfaktor herausgestellt (z. B. Barber 1996). Neuere Untersuchungen zeigten jedoch, dass dabei weder das aktive Erfragen von Informationen noch die direkte Verhaltenskontrolle maßgeblich für die elterliche Informiertheit sind, sondern vielmehr die Selbstöffnung der Jugendlichen (Kerr et al. 2010). Damit scheint das Konstrukt des Monitoring im Jugendalter (i. S. elterlicher Informiertheit) eher die Qualität der Eltern-Kind-Beziehung zu reflektieren als den Erfolg elterlicher Kontrollbemühungen. Interessanterweise liefert das Erfragen von Informationen durch die Eltern selbst im Kontext einer guten Beziehung keinen wirksamen Schutz vor zunehmender Delinquenz der Jugendlichen (Kerr et al. 2010). Effektiver scheint demgegenüber eine konsistente Verhaltenskontrolle der Jugendlichen zu sein, die ein direktes Reagieren auf Normverstöße umfasst (Hoeve et al. 2009). Inkonsistente Kontrolle

ebenso wie manipulative Strategien der Eltern erweisen sich demgegenüber als schädlich.

❯❯ Von besonderer Bedeutung mögen dabei auch die Akzeptanz und der lehrreiche Umgang mit Risikoverhaltensweisen sein, die in diesem Altersabschnitt eine besondere Rolle spielen. Nicht zu vergessen sind kompensatorische Maßnahmen, die es auf dem Hintergrund von Beeinträchtigungen in der Kindheit anzubieten gilt. ❮❮
Prof. Dr. Bernd Röhrle, Philipps-Universität Marburg, Klinische Psychologie und Psychotherapie

Auch bei der Auswahl bestimmter Peers in das persönliche Netzwerk der Jugendlichen kommen durchaus Einflüsse der Familie zum Tragen, so dass davon auszugehen ist, dass sich hinter den Einflüssen der Gleichaltrigen häufig der lange Arm der Familie verbirgt. Abermals wurde dies vornehmlich für Delinquenz und Drogengebrauch untersucht (z. B. Engels et al. 1999), wobei einige Befunde dafür sprechen, dass die Modellierung von Problemverhalten durch entsprechendes Verhalten der Eltern, aber auch das Fehlen enger Bindungen an die Eltern dazu beitragen, dass Jugendliche sich devianten Peer-Gruppen anschließen und dann ihrerseits abweichende (deviante) Verhaltensweisen übernehmen. Ebenso können Ablösungsprozesse von den Eltern im frühen Jugendalter zu antisozialem Verhalten beitragen, das dann wiederum den Anschluss an entsprechende Peer-Gruppen befördert.

Von besonderen Herausforderungen für die Erziehung sind Eltern und Jugendliche in Trennungs- und Stieffamilien betroffen. Trennungsfamilien bergen aufgrund ihrer oftmals belastenden Vorgeschichte, ihrer durchschnittlich geringeren finanziellen Ressourcen und den möglichen negativen Veränderungen der Familiendynamik nach der Trennung durch fortgesetzte Streitigkeiten oder Beeinträchtigungen der elterlichen Befindlichkeit und Erziehungskompetenz vielfältige Risiken für

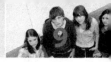

die Entwicklung von Kindern und Jugendlichen (Walper 2002). Für die Anpassung an die veränderten Gegebenheiten nach der Trennung hat sich abermals besonders ein autoritativer Erziehungsstil als wichtig erwiesen. Dies gilt nicht nur in Familien alleinerziehender Mütter, wo im Jugendalter oftmals ein besonders egalitärer, personorientierter Interaktions- und Erziehungsstil berichtet wird, der den Jugendlichen größeres Mitspracherecht einräumt und weniger konfliktbelastet ist als in Kernfamilien (z. B. Kreppner 2000). Auch autoritatives Erziehungsverhalten des getrennt lebenden Vaters geht mit einer positiveren Entwicklung der Kinder einher und liefert sogar einen wichtigeren Beitrag zum Kindeswohl als häufige Kontakte zwischen Vater und Kind (Amato u. Gilbreth 1999). Für Jugendliche in Stieffamilien, die oft von mehrmaligen familiären Transitionen betroffen waren (vgl. Walper u. Wild 2002), hat es sich seitens der Stiefeltern bewährt, eher geringere Forderungen an den Gehorsam und die Zuneigung der Kinder zu stellen, da sich im Jugendalter Konflikte häufig intensivieren und die Autorität von Stiefeltern noch stärker in Frage gestellt wird als die der leiblichen Eltern (Hetherington u. Clingempeel 1992).

9.1.2 Programme zur Stärkung der elterlichen Erziehungskompetenzen im Jugendalter

Während in den letzten Jahren zahlreiche Programme zur Stärkung von Erziehungskompetenzen für Eltern jüngerer Kinder entwickelt worden sind, gilt dies für Eltern mit Jugendlichen in weitaus geringerem Maße. Ausschlaggebend dürfte vor allem der wiederholte Befund sein, dass solche Programme umso wirksamer sind, je früher sie ansetzen (Layzer et al. 2001). Allerdings wird man mit dem Fokus auf frühe Entwicklungsphasen dem Anliegen von Eltern, ihre Kinder auch im Jugendalter angemessen zu fördern und möglichen Fehlentwicklungen durch kompetentes, altersadäquates Erziehungsverhalten entgegenzuwirken, nicht gerecht. Daher wurden in den letzten Jahren einige Elternkurse auch auf Familien mit Teenagern ausgeweitet. Nachfolgend werden exemplarisch einzelne dieser Angebote beschrieben.

Ein erstes Beispiel hierfür ist das »Positive Parenting Program« Triple-p (siehe www.triplep.de). Es bietet mit dem Teen Triple P-Gruppentraining einen Kurs für Eltern mit Kindern ab 10 Jahren, der stärker auf den Erziehungsalltag mit Jugendlichen abgestellt ist. Er erstreckt sich über acht Wochen und umfasst vier je zweistündige Gruppensitzungen für fünf bis zwölf Elternpaare, drei 20-minütige individuelle Telefonkontakte und eine abschließende zweistündige Gruppensitzung. In der ersten Sitzung werden Grundprinzipien positiver Erziehung vermittelt und

Ziele für die Veränderung bestimmt. Die zweite Sitzung befasst sich damit, wie eine gute Beziehung und angemessenes Verhalten der Jugendlichen gefördert werden kann. In der dritten Sitzung geht es um den Umgang mit Problemverhalten (Familienregeln aufstellen, Reaktionen bei Nichtbeachtung der Regeln usw.), während die vierte Sitzung dem Umgang mit riskantem Verhalten gewidmet ist (Risikosituationen erkennen, »Überlebenstipps« für Familien). Die Telefonkontakte dienen vor allem dazu, den Einsatz von Erziehungsfertigkeiten im Alltag zu unterstützen und Eltern hierbei individuell zu beraten. Insgesamt ist das verhaltensorientierte Programm Tiple-P umfangreich evaluiert worden, wobei sich durchgängig positive Effekte zeigen (Nowak u. Heinrichs 2008). Auch das Teen-Programm wird derzeit in Deutschland von Ellerbrock, Kühne u. Hahlweg evaluiert[16] und scheint sich gut zu bewähren (siehe auch Ralph u. Sanders 2003).

Auch der Elternkurs »Starke Eltern – starke Kinder« des Deutschen Kinderschutzbundes (Honkanen-Schoberth u. Jennes-Rosenthal 2002) bietet eine altersspezifische Variante für Familien mit Kindern in der Pubertät: »Pubertät: Aufbruch, Umbruch, kein Zusammenbruch«, erarbeitet von Elisabeth Kempkes (siehe www.sesk.de). Dieser Elternkurs hat es sich generell zum Anliegen gemacht, Familien bei der Umsetzung von Kinderrechten, wie sie in der UN Kinderrechts-Konvention festgehalten sind, zu unterstützen. Er basiert auf Konzepten der humanistischen Psychologie, der systemischen Familientherapie und Kommunikationstheorien, arbeitet ressourcenorientiert und stellt mit dem Modell »anleitender Erziehung« die Kinder-, Eltern-, Lebenswelt- und Ressourcen-Orientierung in den Mittelpunkt: Eltern nehmen ihre Rolle und Verantwortung als Erziehende wahr, leiten und begleiten ihre Kinder – unter Achtung der Kinderrechte. Die 8 bis 12 jeweils zweistündigen Einheiten der Kurse »Starke Eltern – starke Kinder« sind eine Kombination aus Theorievermittlung und Selbsterfahrung: Die theoretischen Inhalte werden am Anfang des jeweiligen Kursabends von der Kursleitung in verständlicher Weise vermittelt. Anschließend werden diese Inhalte durch Übungen mit den Erfahrungen der teilnehmenden Eltern in Verbindung gebracht. Die adoleszenzspezifische Variante des Elternkurses behandelt u. a. die Themen »Ziele und Werte, die für die Eltern in der Erziehung wichtig sind und deren Vermittlung an Jugendliche«, »Bedürfnisse von Eltern und Jugendlichen«, »Verbesserung der Selbstkenntnis der Eltern«, »Kommunikation in der Familie«, »Grenzen setzen« sowie »Unterstützungsmöglich-

---

[16] Siehe hierzu die im Evaluationsbericht von Triple-P berichteten ersten Befunde: http://www.triplep.de/files/uebertriplep/forschungundentwicklung/evaluation_von_triplep.pdf

keiten der Jugendlichen bei Problemen«. Der Kurs wurde – allerdings ohne spezifischen Fokus auf Familien mit Jugendlichen – in einer bundesweiten Studie erfolgreich evaluiert (Rauer 2009).

Ebenfalls auf den Prinzipien der Gewaltfreiheit basierend haben Haim Omer und Arist von Schlippe das Konzept des Eltern-Coachings entwickelt, bei dem Eltern vor allem darin unterstützt werden, eine stärkere Präsenz in der Erziehung zu zeigen, ohne durch Dominanzorientierung zur Eskalation von Autoritätskonflikten beizutragen (von Schlippe u. Grabbe 2007). Hier steht die Praxis des »gewaltlosen Widerstands in der Erziehung« im Vordergrund, durch die Eltern Rahmenbedingungen für eine konstruktive Auseinandersetzung mit ihren Kindern und damit für die kindliche Selbstorganisation schaffen. Stärker als in den zuvor genannten Ansätzen werden hier auch die wechselseitigen Zuschreibungen von (negativen) Absichten thematisiert, die vielfach zu eskalierenden Zwangsprozessen beitragen. Der zugrunde liegende systemische Ansatz wird vor allem in der Stärkung der Elternallianz und in der Betonung der Kooperation von Eltern und Schule deutlich.

Einen medienbasierten Zugang zur Stärkung von Elternkompetenzen hat Klaus Schneewind gewählt, dessen Erziehungskonzept »Freiheit in Grenzen« – ganz im Sinne autoritativer Erziehung – nun auch für Familien mit Jugendlichen umgesetzt wurde und als praktische Anleitung durch Buch und interaktive DVD vorliegt (Schneewind u. Böhmert 2009). Hierbei werden alterstypische erziehungsrelevante Situationen als anschauliche Videosequenz vorgestellt und unterschiedliche – eben auch unterschiedlich adäquate – Lösungen angeboten, über deren Implikationen sich die Nutzer durch entsprechendes Textmaterial informieren können. Die Wirksamkeit dieses Angebots, das vielfach ergänzend zu Elternkursen genutzt wird, wird derzeit durch eine Studie evaluiert.

9.1.3   Zusammenfassung und Ausblick

Erziehung endet nicht mit dem Jugendalter, sondern erweist sich in dieser Phase als nicht minder wichtig, um eine positive Entwicklung der Kinder zu unterstützen. Gleichwohl unterliegt Erziehung in diesem Entwicklungsabschnitt besonderen Anforderungen, da zunehmende Autonomiebestrebungen der Jugendlichen nicht nur das Potential für Widerstand erhöhen, sondern auch die Mitteilungsbereitschaft von Jugendlichen einschränken und damit die Möglichkeiten elterlicher Einflussnahme begrenzen. Die Entwicklung einer eigenen Privatsphäre seitens der Jugendlichen macht es den Eltern oft schwer, Einblick in die Belange der Kinder zu gewinnen und gegensteuern

zu können, wo dies angezeigt wäre. Insofern lässt sich autoritative Erziehung, die immer wieder als besonders förderlich herausgestellt wurde, vielfach nicht ohne weiteres umsetzen. Die zuvor eingeübte Kommunikationskultur in der Familie und insbesondere das Vertrauensverhältnis zwischen Eltern und Kindern dürfte maßgeblichen Einfluss darauf haben, wie sich der Austausch zwischen Eltern und Kindern auch in dieser Phase gestaltet und welche Einflussmöglichkeiten Eltern damit behalten.

Chronische Konflikte sind glücklicherweise selten zu finden, aber fehlende Auseinandersetzungen lassen nicht umgekehrt auf eine gute Beziehung schließen. Im Gegenteil scheinen Auseinandersetzungen sogar konfrontativer geführt zu werden, wenn dies im Kontext einer als sicher erlebten Beziehung geschieht (Kreppner 2000). Es liegt nahe, dass bei einer unsicheren Beziehungsbasis Konflikte leichter eskalieren und damit auch eher vermieden werden.

Die Beziehungsgestaltung zwischen Jugendlichen und ihren Eltern hängt maßgeblich von der elterlichen Fähigkeit ab, sich auf die Bedürfnisse und Persönlichkeit ihres pubertierenden Kindes einzustellen und dabei auch individuelle Besonderheiten des Kindes zu berücksichtigen: So benötigen ängstliche Jugendliche andere elterliche Unterstützungsleistungen als rebellisch-selbstbewusste Pubertierende (Fuhrer 2005). Auf der Seite der Eltern sind daher in hohem Maße soziale und kommunikative Kompetenzen erforderlich, wenn Polarisierungen vermieden werden sollen. Zur Stärkung der erforderlichen Elternkompetenzen auch in dieser anforderungsreichen Phase stehen neben der klassischen Erziehungsberatung mittlerweile auch Kursangebote zur Verfügung, in deren Rahmen Eltern nicht nur alternative Verhaltensweisen kennenlernen können, sondern sich austauschen und damit ihre erlebten Schwierigkeiten im Erziehungsalltag relativieren können.

Literatur

Amato PR, Gilbreth JG (1999) Nonresident fathers and children's well-being: A meta-analysis. J Marriage Family 61: 557–573

Barber BK (1996) Parental psychological control: revisiting a neglected construct. Child Dev 67: 3296–3319

Bartholomew K, Horowitz LM (1991) Attachment styles among young adults: a test of a four-category-model. J Pers Soc Psychol 61: 226–244

Baumrind D (1991) Effective parenting during the early adolescent transition. In: Cowan PA, Hetherington EM (eds) Family transitions. Erlbaum, Hillsdale, pp 111–163

Becker-Stoll F, Lechner S, Lehner K, Pfefferkorn H, Stiegler E, Grossmann KE (2000) Autonomie und Verbundenheit bei Jugendlichen und jungen Erwachsenen. Zeitschrift für Soziologie der Erziehung und Sozialisation 20: 345–361

Beckh K, Walper S (2007) Entwicklungsverläufe in den Beziehungsrepräsentationen Jugendlicher und deren Bezug zu mütterlichem Erziehungsverhalten. Psychologie in Erziehung und Unterricht 54: 129–146

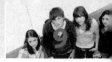

Blos P (1977) Der zweite Individuierungs-Prozeß der Adoleszenz. In: Döbert R, Habermas J, Nunner-Winkler G (Hrsg) Entwicklung des Ichs. Kiepenheuer & Witsch, Köln, S 179–195

Conger RD, Ge X (1999) Conflict and cohesion in parent-adolescent relations: Changes in emotional expression from early to mida-dolescence. In: Cox MJ, Brooks-Gunn J (eds) Conflict and cohesion in families. Causes and consequences. Erlbaum, Mahwah, pp 185–206

Der Spiegel (2010) Hilfe! Pubertät! Der kleine Ratgeber zum Großwerden. Erschienen 12.04.2010. Heft 15

Der Spiegel Wissen (2010) Die Pubertät. Heft 2

Engels RCME, Knibbe RA, de Vries H, Drop MJ, van Breukelen GJP (1999) Influences of parental and best friends' smoking and drinking on adolescent use: A longitudinal study. J Appl Soc Psychol 29: 337–361

Fend H (1998) Eltern und Freunde. Soziale Entwicklung im Jugendalter: Entwicklungspsychologie der Adoleszenz in der Moderne (Bd 5). Huber, Bern

Fuhrer U (2005) Lehrbuch Erziehungspsychologie. Huber, Bern

Hauser ST, Powers SI, Noam GG, Jacobson AM, Weiss B, Follansbee DJ (1984) Familial contexts of adolescent ego development. Child Dev 55: 195–213

Hetherington EM, Clingempeel WG (1992) Coping with marital transitions: A family systems perspective. Monogr Soc Res Child Dev 227: 1–14

Hoeve MH, Dubas JS, Eichelsheim VI, Laan PHvd, Smeenk W, Gerris JRM (2009) The relationship between parenting and delinquency: a meta-analysis. J Abnorm Child Psychol 37: 749–775

Hofer M (2003) Selbständig werden im Gespräch. Wie Jugendliche und Eltern ihre Beziehung verändern. Huber, Bern

Holmbeck GN (1996) A model of family relational transformations during the transition to adolescence: Parent-adolescent conflict and adaptation. In: Graber JA, Brooks-Gunn J, Petersen AC (eds) Transitions through adolescence: interpersonal domains and context. Erlbaum, Mahwah, pp 167–199

Holmbeck GN, Leake C (1999) Separation-individuation and psychological adjustment in late adolescence. J Youth Adolesc 28: 563–581

Honkanen-Schoberth P, Jennes-Rosenthal L (2002) Elternkurs Starke Eltern – Starke Kinder. Wege in eine gewaltfreie Erziehung. In: Deutscher Kinderschutzbund (Hrsg) Handbuch für Elternkursleiterinnen und Elternkursleiter. Eigenverlag des Deutschen Kinderschutzbunds, Berlin

Juul J (2010) Pubertät. Wenn Erziehen nicht mehr geht: Gelassen durch stürmische Zeiten. Kösel, München

Kerr M, Stattin H, Burk WJ (2010) A reinterpretation of parental monitoring in longitudinal perspective. J Res Adolesc 20: 39–64

Kreppner K. (2000) Entwicklung von Eltern-Kind Beziehungen: Normative Aspekte im Rahmen der Familienentwicklung. In: Schneewind KA (Hrsg) Familienpsychologie im Aufwind. Hogrefe, Göttingen

Larson RW, Richards MH, Moneta G, Holmbeck G, Duckett E (1996) Changes in adolescents' daily interactions with their families from ages 10 to 18: Disengagement and transformation. Dev Psychol 32: 744–754

Laursen B, Coy KC, Collins WA (1998) Reconsidering changes in parent-child conflict across adolescence: a meta-analysis. Child Dev 69: 817–832

Layzer JI, Goodson BD, Bernstein L, Price C (2001) National evaluation of family support programs. Volume A: The meta-analysis. Abt Associates Inc., Cambridge, MA

Nowak C, Heinrichs N (2008) A comprehensive meta-analysis of triple p-positive parenting program using hierarchical linear modeling: effectiveness and moderating variables. Clin Child Fam Psychol Rev 11: 114–144

Oerter R, Dreher E (2008) Jugendalter. In: Oerter R, Montada L (Hrsg) Entwicklungspsychologie, 6. Aufl. Beltz, Weinheim, S 271–332

Pinquart M, Silbereisen RK (2003) Autonomie und Verbundenheit von Jugendlichen mit ihren Müttern: Eine Beobachtungsstudie zu Veränderungen des Kommunikationsverhaltens in Konflikt- und Planungsgesprächen. Zeitschrift für Familienforschung, Sonderheft 3: 75-87

Ralph A, Sanders MR (2003) Preliminary evaluation of the Group Teen Triple P program for parents of teenagers making the transition to high school. Aust e-J Adv Mental Health 2: 1–10

Rauer W (2009) Elternkurs Starke Eltern – Starke Kinder. Wirkungsanalysen bei Eltern und ihren Kindern in Verknüpfung mit Prozessanalysen in den Kursen. Eine bundesweite Studie. Ergon, Würzburg

Rogge J-U (2000) Pubertät. Loslassen und Haltgeben. Rowohlt, Reinbek

Schneewind KA, Böhmert B (2009) Jugendliche kompetent erziehen. Der interaktive Elterncoach »Freiheit in Grenzen«. Huber, Bern

Shek DTL (1998) A longitudinal study of the relations between parent-adolescent conflict and adolescent psychological well-being. J Gen Psychol 159: 53–67

Shell Deutschland (2006) Jugend 2006. 15. Shell Jugendstudie. Eine pragmatische Generation unter Druck. Fischer, Frankfurt a. M.

Steinberg L (2001) We know some things: parent-adolescent relationships in retrospect and prospect. J Res Adolesc 11: 1–19

Steinberg L, Silk JS (2002) Parenting adolescents. In: Bornstein MH (ed) Handbook of parenting. Lawrence Erlbaum, Mahwah, pp 103–133

von Schlippe A, Grabbe M (2007) Werkstattbuch Elterncoaching. Elterliche Präsenz und gewaltloser Widerstand in der Praxis. Vandenhoek & Ruprecht, Göttingen

Walper S (2002) Verlust der Eltern durch Trennung, Scheidung und Tod. In: Oerter R, Montada L (Hrsg) Entwicklungspsychologie, 5. Aufl. Beltz, Weinheim, S 818–832

Walper S, Wild E (2002) Wiederheirat und Stiefelternschaft. In: Hofer M, Wild E, Noack P (Hrsg) Lehrbuch Familienbeziehungen. Eltern und Kinder in der Entwicklung. Hogrefe, Göttingen, S 336–361

Youniss J, Smollar J (1985) Adolescent relations with mothers, fathers, and friends. The University of Chicago Press, Chicago

9.2 Gesund Leben Lernen – ein Projekt zur schulischen Gesundheitsförderung

Irmtraut Windel

Gesund Leben Lernen (GLL) begann 2003 in Niedersachsen als Kooperationsprojekt zwischen den Spitzenverbänden der gesetzlichen Krankenkassen und der Landesvereinigung für Gesundheit Niedersachsen e.V. (LVG). Weitere Kooperationspartner waren in der dreijährigen Modellphase das Niedersächsische Kultusministerium, das Niedersächsische Ministerium für Soziales, Frauen, Familie und Gesundheit, das Niedersächsische Landesamt für Lehrerfortbildung und Schulentwicklung sowie der Gemeinde-Unfallversicherungsverband Hannover/

Landesunfallkasse Niedersachsen. Sie begleiteten GLL in der sog. Länderberatergruppe, einem Gremium, das die strategischen Ziele und deren Umsetzung festlegte. Hier mussten sich unterschiedliche, auch konkurrierende, Partner einigen und das gemeinsame Vorgehen aushandeln. Dass das gelungen ist, hat wesentlich zum Erfolg von GLL beigetragen.

9.2.1 Ziele

Übergeordnetes Ziel des Versuchs war die Überprüfung, ob ein ganzheitlicher, settingbezogener Ansatz nach dem Vorbild der betrieblichen Gesundheitsförderung in Schulen umsetzbar ist und zu deren Verbesserung und Weiterentwicklung beitragen kann. Dabei ging es nicht nur um die Anhebung des Gesundheitsstatus aller Gruppen oder die Steigerung von Gesundheitswissen und -verhalten, insbesondere bei den Schülerinnen und Schülern. Wesentliches Ziel war es, die Lebenswelt Schule insgesamt so zu verändern, dass die gesundheitsfördernde Umgestaltung möglichst vieler Bereiche (Räume, Licht, Mobiliar, Arbeitsorganisation, Unterrichtsformen, Pausenregelung/-gestaltung, Zeitmanagement, Bewegungsförderung usw.) zur Verbesserung der Unterrichts- und Erziehungsqualität, also der Kernaufgabe der Schule, beitrug.

Da der Erfolg aller Maßnahmen zur Erreichung dieses Ziels ganz wesentlich von den Lehrkräften als Hauptakteuren abhängt, von ihrer Motivation und Begeisterungsfähigkeit, stand in Niedersachsen die Verbesserung der Lehrergesundheit, vorwiegend im psychosozialen Bereich, gleichberechtigt als Ziel neben der Schülergesundheit.

Die Minimierung sozialer Benachteiligung von Schülerinnen und Schülern aus schwierigen Verhältnissen war eine Vorgabe der Spitzenverbände für den Modellversuch. In Niedersachsen wurde deshalb entschieden, nur Schulformen in das Projekt aufzunehmen, in denen diese Schülerinnen und Schüler vorwiegend anzutreffen sind, also Förder-, Haupt- und Grundschulen. Das Projekt startete in einer schulpolitisch schwierigen Phase (Abschaffung der Orientierungsstufe) mit 8 Modellschulen, davon 6 Förderschulen.

9.2.2 Methodisches Vorgehen

Gesunde Schulentwicklung wird im Projekt als Lernprozess aufgefasst, der aus folgenden Schritten besteht (◼ Abb. 9.2). Zunächst gilt es, für das Thema Gesundheit zu sensibilisieren. An den einzelnen Schulen wird dann im nächsten Schritt eine Steuerungsgruppe bestehend

Gesunde Schulentwicklung als Lernprozess

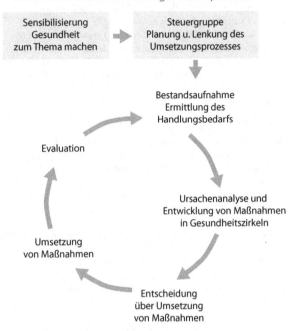

◼ **Abb. 9.2.** Der GLL-Projektansatz (eigene Darstellung)

aus allen relevanten Gruppen – Schulleitung, Lehrkräfte, Schüler, Eltern und Schulträger – ins Leben gerufen. Aufgabe der Steuerungsgruppe ist es, Maßnahmen zu planen und den Umsetzungsprozess zu lenken. Der Umsetzungsprozess besteht aus einem Kreislauf. Am Anfang steht die Bestandsaufnahme mit dem Ziel, den Handlungsbedarf an der jeweiligen Schule zu ermitteln. In Gesundheitszirkeln werden dann konkrete Maßnahmen entwickelt. Nach der Entscheidung werden ausgewählte Maßnahmen umgesetzt und schließlich im Hinblick auf die gesetzten Ziele evaluiert.

GLL ging von im Setting Betrieb gemachten Erkenntnissen zum Zusammenhang von Arbeit und Gesundheit aus. Um Veränderungsprozesse in der Schule zu initiieren, wurden daher die Instrumente, Strategien und Erfahrungen des betrieblichen Gesundheitsmanagements und der Projektorganisation genutzt: Ganzheitlichkeit, Partizipation, Integration und Projektmanagement.

Diese Strategien und Instrumente (z. B. Steuerungskreis Gesundheit, Fragebögen zur Datenerhebung und -auswertung, Projektplan, Gesundheitszirkel) sollten auf ihre Eignung für den Einsatz in der Schule überprüft, überarbeitet und an das neue Setting angepasst werden. Darüber hinaus sollten vorhandene Netzwerke und vorgehaltene Angebote der Kooperationspartner für die Schule verfügbar gemacht bzw. so verändert werden, dass sie von den Schulen genutzt werden konnten.

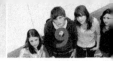

Die LVG übernahm die Rolle einer Beratungs- und Vermittlungsagentur. Sie unterstützte und betreute die Modellschulen beim Aufbau ihres internen Gesundheitsmanagements, u. a. bei der Einrichtung einer Steuerungsgruppe, der Datenerhebung und Problemanalyse, der Aufstellung eines Projektplans oder der Installierung von Gesundheitszirkeln. Ziel war es dabei, Strukturen zu schaffen, die eine dauerhafte Basis für langfristige schulische Gesundheitsförderung bieten.

Die Schulen legten Handlungsfelder und Themenbereiche ihrer Arbeit entsprechend dem Prinzip der Partizipation der Betroffenen selbst fest, bekamen aber durch Weitergabe von Informationen und Materialien sowie durch Fortbildungsangebote für die relevanten Akteursgruppen (Schulleitung, Steuerkreissprecherinnen und -sprecher sowie Schülerinnen und Schüler) und Tagungen der LVG Impulse, bestimmte Themen auf ihre Agenda zu setzen.

Wenn die Schulen bei der Umsetzung einzelner Maßnahmen Unterstützung brauchten, wendeten sie sich wieder an die LVG, die zusammen mit den Kooperationspartnern Hilfe organisierte. Hierzu sind über die o. g. Partner hinaus Kontakte u. a. zu Sport- und anderen Verbänden, Stiftungen, Fachhochschulen, Kommunen und den unterschiedlichen Ebenen der Schulverwaltung (Landesschulbehörden, Kultusministerium) aufgebaut worden, so dass um die einzelnen Schulen ein Unterstützungsnetzwerk entstanden ist. Durch Fortbildung in den Bereichen Sponsoring, Öffentlichkeits- und Pressearbeit sollten die Modellschulen dazu in die Lage versetzt werden, langfristig ein eigenes Ressourcenmanagement aufzubauen und von der Unterstützung durch die LVG unabhängiger zu werden.

9.2.3 Ergebnisse der Modellphase

GLL wurde im Auftrag der Spitzenverbände evaluiert[17]. Zusätzlich hat eine österreichische Praktikantin im Rahmen ihrer Examensarbeit die Sprecherinnen und Sprecher der Steuerungskreise zu den Wirkungen von GLL in den Schulen befragt[18].

Diese Überprüfungen zeigten, dass das in Niedersachsen erprobte Konzept eines integrierten Gesund-

heitsmanagements zu guten Erfolgen führt. Es gelingt damit, die Weiterentwicklung der Schule zu einer gesundheitsförderlichen Lern- und Arbeitswelt anzustoßen. So haben die 8 Modellschulen in über 90 Teilprojekten gearbeitet, obwohl sich die Schulen, entsprechend der Beratung durch die Projektleitung, am Anfang jeweils zwei, drei »Baustellen« vorgenommen hatten.

Besonders in der Anfangsphase bedurfte es dazu einer intensiven Betreuung, da in vielen Schulen Gesundheitsförderung kein selbstverständliches Thema war und nicht als zur Kernaufgabe gehörend betrachtet wurde. Der hohe Beratungsaufwand, der beim Aufbau von Managementstrukturen benötigt wird, wurde aber, besonders in den Förderschulen, als sehr positiv erlebt und wirkte deutlich motivierend (»Endlich kümmert sich mal jemand um uns«).

Die in Niedersachsen ausgewählten Schulformen waren besonders geeignet für das Projekt. Im Gegensatz zu anderen Schulformen vertreten sie in ihrer alltäglichen pädagogischen Arbeit schon längst einen Lebensweltbezug, daher ist der Settingansatz für sie nichts Außergewöhnliches.

Die Schulen haben für den Erfolg ihrer Arbeit drei wesentliche Faktoren genannt: die kontinuierliche externe Beratung (»den Blick von außen auf die Organisation«), die Unterstützung durch viele unterschiedliche Partner und genügend Zeit, um im eigenen Tempo voranzugehen.

9.2.4 Übertragung auf Landesebene

Aufgrund der positiven Ergebnisse haben die in der Länderberatergruppe zusammengeschlossenen Projektpartner am Ende der Modellphase beschlossen, GLL auf Landesebene weiterzuführen und das Konzept allen niedersächsischen Schulen anzubieten. Die o. g. Erfolgsfaktoren wurden dabei fest in der Projektstruktur verankert.

Da eine deutlich größere Zahl von Schulen nicht mehr allein von der LVG begleitet werden konnte, wurden aus den Krankenkassen Fachkräfte für schulisches Gesundheitsmanagement aus- und weitergebildet. Sie betreuen jede Schule zwei Jahre lang und unterstützen sie u. a. beim Projektstart (Workshop zur Interessenklärung, Zielentwicklung und Projektplanung), begleiten die Steuerungsgruppen, moderieren sie sowie evtl. die Gesundheitszirkel und vermitteln regionale Kooperationspartner und Unterstützungsangebote. Die landesweite Steuerung des Projekts liegt weiterhin bei der LVG; dafür hat das Kultusministerium eine Lehrerstelle bereitgestellt.

Mit dem Schuljahr 2010/2011 beginnt die 6. Runde von GLL. Damit haben dann ca. 140 Schulen das Projekt

[17] T. Kliche/B. Griebenow/B. Israel et al.: Gesundheitswirkungen von Prävention: Verfahrensentwicklung zur Evaluation von Maßnahmen der GKV nach § 20 SGB V, Wirkungen Schulischer Gesundheitsförderung: Stabilitätserhebung für die Setting-Interventionen im Projekt „gesund leben lernen« (Niedersachsen, Rheinland-Pfalz und Sachsen-Anhalt). Mai 2008

[18] http://gesundheit-nds.de/CMS/images/stories/PDFs/dokugll.pdf

durchlaufen bzw. arbeiten in ihm. Die Zusammensetzung der Schulen hat sich in den letzten Jahren gegenüber der Modellphase deutlich verändert. Immer mehr berufsbildende- und Gesamtschulen steigen in GLL ein; für das kommende Schuljahr haben sich 7 Gymnasien beworben. GLL musste somit von sehr kleinen Grund- und Förderschulen auf sehr große Systeme mit mehreren Tausend Schülerinnen und Schülern sowie hunderten von Lehrkräften übertragen werden. Zugleich hat eine Verschiebung des Arbeitsschwerpunkts stattgefunden: Bei den Gründen für die Bewerbungen wird vorrangig Lehrergesundheit als Ziel genannt.

Trotzdem bleibt die Partizipation von Schülerinnen und Schülern ein wichtiges Ziel von GLL. Den Schulen soll die Erfahrung vermittelt werden, dass die Einbeziehung der Schülerperspektive zu einer Ressource im Umgestaltungsprozess werden kann. Besonders wichtig sind dafür die Schülertagungen »Wir reden mit!«, auf denen Schülerinnen und Schülern ihr eigenes Handlungsvermögen deutlich gemacht wird, indem sie »ihre« Problembereiche identifizieren und an der Lösungsfindung mitarbeiten können. Die Schulen sind verpflichtet, einen dieser Lösungsvorschläge umzusetzen.

Um interessierten Schulen oder Institutionen einen lebendigen Eindruck von der Arbeitsweise in GLL zu vermitteln, ist zusammen mit der BBS MultiMedia in Hannover ein Film zum Projekt gedreht worden[19]. Hier wird u. a. an zwei Beispielen, einer Förder- und einer Grundschule, gezeigt, wie Partizipation von Schülerinnen und Schülern in der Schule aufgebaut und gelebt wird und welche Veränderungen beteiligungsorientiertes Arbeiten in der Schule bewirken kann.

9.2.5 GLL in der Präventionsforschung

In den Jahren 2009–2012 soll GLL zusammen mit der Medizinischen Hochschule Hannover erneut evaluiert und gleichzeitig weiterentwickelt werden, indem den Schulen und Fachkräften neue Instrumente (Balanced Scorecard, Leitfaden, Handbuch, Checkliste und Arbeitsdateien für ihren Einsatz) zur Verfügung gestellt werden.

Die vom BMBF geförderte explorative Studie (Schulentwicklung durch Gesundheitsmanagement – Entwicklung einer Kennzahlentoolbox, Bewertung der Zielerreichung und der Kosten) soll Aufschluss darüber geben, inwieweit die organisationsbezogene Intervention GLL Schulen nachhaltig zu Veränderungen im Hinblick auf eine gesundheitsförderliche Ausrichtung führen kann.

Weiterhin wird die Eignung der Balanced Scorecard als Management- und Evaluationsinstrument in der Schule evaluiert. Dieses Instrument wurde bislang vorwiegend in der Wirtschaft eingesetzt. Ziel ist zudem die Erstellung einer Kennzahlentoolbox, die den Schulen eine eigenständige Überprüfung der Zielerreichung ihrer Aktivitäten und organisatorischen Veränderungen erlaubt[20].

9.2   Medien und Schule

Dirk Baier

9.2.1   Einleitung

Medien und Schule sind zwei im Kinder- und Jugendalter zentrale Sozialisationskontexte. Das Verhältnis zwischen diesen beiden Kontexten ist dabei recht ambivalent: Medien werden einerseits als Wege der Vermittlung von Schulwissen eingesetzt; zudem dient der Unterricht z. T. explizit dazu, die Schüler auf ihr Berufsleben in der Mediengesellschaft vorzubereiten. Andererseits »stören« sich Schule und Medien in nicht unerheblicher Weise. Bestimmte Medienumgangsweisen sind dem Schulerfolg und anderen schulbezogenen Verhaltensweisen abträglich. Während des Schulunterrichts ist der Konsum von Medien, der privaten Interessen folgt, weitestgehend ausgeschlossen.

Ins öffentliche Bewusstsein rückt das Verhältnis von Medien und Schule meist im Zuge aufsehenerregender Ereignisse. In diese Kategorie fallen die sog. School-Shootings. Nach all den wenigen, zuletzt in Deutschland verübten School-Shootings war ein zentraler Diskussionspunkt, inwieweit ein von Gewaltinhalten geprägter Medienkonsum für die Taten mitverantwortlich gemacht werden muss und wie die Schulen solchen Ereignissen, und damit auch einer der vermuteten Ursachen, dem problematischen Medienkonsum, vorbeugen können.

Grundsätzlich ist in Zweifel zu ziehen, dass sich solch singuläre Taten wie die School-Shootings überhaupt gezielt verhindern lassen können. Die Prävention bestimmter Medienumgangsweisen kann aber durchaus dem Anliegen dienen, schulische Gewalt zu reduzieren. Zu beachten ist dabei allerdings zweierlei: Erstens ist das Erlernen eines verantwortungsbewussten Umgangs mit Medien nur ein kleiner Teil eines umfassenden Konzepts zur Prävention von Gewaltverhalten. Zweitens muss davon ausgegangen werden, dass ein Schritt zurück in eine Vor-Medienzeit ausgeschlossen ist und einfache Ver-

---

[19] http://www.gesundheit-nds.de/CMS/index.php/arbeitsschwerpunkte/2-gesund-leben-lernen

[20] http://www.knp-forschung.de/bot_projekte_idx-52_bmbf-01-EL0811.html

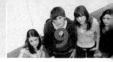

zichtsdiskurse damit ins Leere laufen. Medien haben in den Alltag der meisten Menschen Einzug gehalten. Kinder und Jugendliche kommen daher bereits sehr früh in ihrem Leben mit Medien in Kontakt. So sind mittlerweile in allen Haushalten von 12- bis 19-jährigen Jugendlichen Handys und Computer zu finden. In 98% der Haushalte gibt es einen Internetzugang, in 97% Fernseher. Jugendliche verfügen heute über zahlreiche Mediengeräte. Die nachfolgende Infobox zeigt die Medien mit einem besonderen Stellenwert für die Zielgruppe (Medienpädagogischer Forschungsverbund Südwest 2009).

Infobox

Medien im Jugendalter (nach Medienpädagogischer Forschungsverbund Südwest 2009)

- **Handy:** 97% der Mädchen und 93% der Jungen im Alter zwischen 12 und 19 Jahren besitzen ein eigenes Handy. Das Handy dient vor allem der Kommunikation und sozialen Vernetzung (und damit der Aufrechterhaltung von Freundschaften). Wichtige weitere Funktionen sind aber auch das Fotografieren/Filmen, das Surfen im Internet und das Musikhören.
- **MP3-Player/Radio:** Das Musikhören ist eine der wichtigsten Freizeitaktivitäten im Jugendalter. Hierüber lassen sich eigene Vorlieben und Zugehörigkeiten zu jugendkulturellen Stilen ausdrücken. Handys, MP3-Player und Radios sind bevorzugte Geräte, um Musik zu hören: 81% der Jungen und 83% der Mädchen haben einen eigenen MP3-Player, 77% aller Jugendlichen ein eigenes Radio.
- **Computer/Spielkonsole:** Ebenfalls von hoher Bedeutung für Jugendliche sind Computer und Spielkonsolen, wobei bezüglich des Besitzes und der Nutzung ausgeprägte Geschlechterunterschiede existieren. So verfügen Jungen zu 77% über einen eigenen Computer, zu 56% über eine Spielkonsole; bei Mädchen betragen die Quoten 72 und 33%.
- **Fernseher:** Auch ein klassisches Medium wie das Fernsehen hat seinen Platz im Jugendalltag. Fast zwei Drittel aller Jugendlichen besitzen ein eigenes Fernsehgerät (Mädchen: 60%, Jungen: 61%).
- **Internet:** Über einen eigenen Internetanschluss verfügen bereits 54% der Mädchen und 55% der Jungen.

Um die Medien zu nutzen, ist es aber nicht immer notwendig, die Geräte selbst zu besitzen. Auch die Geräte bzw. Anschlüsse der Eltern, Geschwister oder Freunde

▼

können genutzt werden. Es überrascht daher nicht, dass weit mehr, nämlich 90% der Jugendlichen mindestens mehrmals pro Woche fernsehen und ebenso viele Jugendliche mindestens mehrmals pro Woche das Internet nutzen. Die Nutzung anderer Medien fällt demgegenüber deutlich ab: Dennoch lesen zumindest 42% der Jugendlichen mindestens mehrmals wöchentlich Tageszeitung, 41% Bücher.

Die ubiquitäre Verfügbarkeit von Medien ist die eine Seite, deren Nutzung die andere. Anliegen dieses Beitrags soll es sein, in einem ersten Schritt die Mediennutzungsweisen vorzustellen, die derzeit als problematisch und damit auch als präventionsrelevant eingestuft werden. Im zweiten Teil wird dann auf die Frage eingegangen, welche Möglichkeiten die Schulen haben, den Medienkonsum von Kindern und Jugendlichen positiv zu beeinflussen und welche Grenzen ihr diesbezüglich gesetzt sind.

9.2.2 Problematischer Medienkonsum

Mindestens vier Mediennutzungsweisen müssen derzeit als problematisch und damit als präventionsrelevant eingestuft werden:

1. der exzessive Konsum;
2. der Konsum von altersgefährdenden, insbesondere gewalttätigen Inhalten;
3. die Nutzung von Medien, um anderen zu schaden (Cyberbullying);
4. die unbedachte Herausgabe persönlicher Informationen sowie weitere Sicherheitsaspekte.

Wie verbreitet derartige Nutzungsmuster im Kindes- und Jugendalter sind und welche Ursachen und Folgen sie haben, soll im Folgenden kurz erläutert werden.

>> Digitale Medien sind zu einem integralen Bestandteil von Berufs- und Alltagswelt geworden. Medienkompetenz bzw. Medienbildung ist heute eine unabdingbare Voraussetzung für Persönlichkeitsentwicklung und Lebensbewältigung, d.h. für gesellschaftliche Partizipation. <<
Prof. Dr. Bardo Herzig, Institut für Erziehungswissenschaft, Universität Paderborn

Exzessiver Konsum

Die Beschäftigung mit Medien ist eine zentrale Freizeitaktivität geworden. Eine deutschlandweit repräsentative Befragung unter 44.610 Schülerinnen und Schülern der neunten Jahrgangsstufe aus den Jahren 2007 und 2008 hat gezeigt, dass fast sieben Stunden des täglichen Freizeitbudgets mit Medienaktivitäten (Fernsehen, Internet-Chatten, Filme schauen, Computerspielen) ausgefüllt sind (Baier et al. 2010); bei Jungen sind es 1,5 Stunden mehr als bei Mädchen (◘ Abb. 9.3). In den vergangenen zehn Jahren hat sich dabei der Anteil an Jugendlichen, die viel Zeit mit Medienkonsum verbringen, erhöht. In einem Vergleich zu Befragungen aus dem Jahr 1998 berichtet Baier (2008), dass sich der Anteil an Jugendlichen, die täglich mindestens vier Stunden Fern- oder Videosehen, in den verschiedenen Untersuchungsgebieten mindestens verdoppelt hat.

Wenn parallel zum Medienkonsum andere Freizeitaktivitäten reduziert werden bzw. ganz auf sie verzichtet wird, besteht die Gefahr, dass der Medienkonsum das Freizeitverhalten einseitig dominiert. Bislang existieren nur wenige Studien, die sich dem exzessiven Konsum und seinen möglichen Folgen gewidmet haben. Als bestätigt können bisher vor allem zwei Zusammenhänge gelten: Ein exzessiver Medienkonsum senkt die schulische Leistungsfähigkeit und führt zu körperlichen Problemen (Mößle 2009).

Verschiedene Prozesse können für den Zusammenhang von exzessivem Konsum und schlechten Schulleistungen verantwortlich gemacht werden: Zeitlich ausgedehntes Computerspielen oder Fernsehen hat einerseits zur Folge, dass weniger Zeit für die Auseinandersetzung mit schulbezogenen Inhalten zur Verfügung steht (Verdrängungsannahme). Andererseits kann die Beschäftigung mit emotional stark involvierenden Inhalten (z. B. Gewaltspielen) dazu führen, dass Schulwissen nicht dauerhaft memoriert wird (Inhaltsannahme). Neuere Studien zeigen, dass die exzessive Beschäftigung mit Medienaktivitäten auch zu Verhaltensabhängigkeiten führen kann (z. B. Rehbein et al. 2009 für die Computerspielabhängigkeit). Kennzeichen einer solchen Abhängigkeit ist, dass sich alle Aktivitäten dem Medienkonsum unterordnen. Die Dauer der Beschäftigung ist dabei ein wichtiger Risikomarker für eine Abhängigkeit, ersetzt aber keinesfalls eine Diagnose, die weitere Kriterien wie die Toleranzentwicklung, Entzugserscheinungen oder den Kontrollverlust berücksichtigen muss. Geschätzt wird, dass ca. 5% der Jugendlichen computerspielabhängig bzw. -gefährdet und ca. 2%

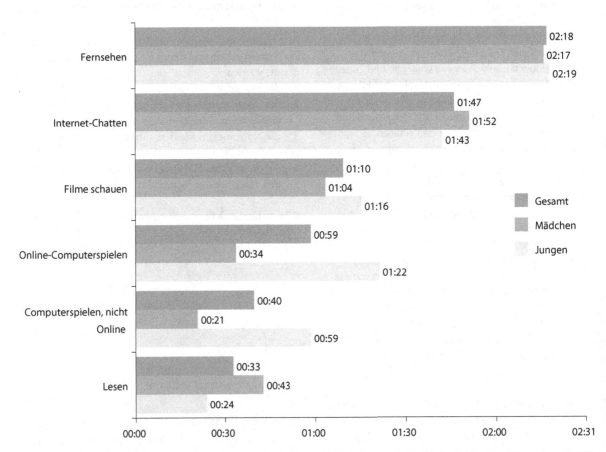

◘ **Abb. 9.3.** Durchschnittliche Beschäftigungszeiten mit verschiedenen Medienaktivitäten nach Geschlecht (in Stunden : Minuten; n = 44.610). (Nach Baier et al. 2010)

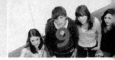

fernsehabhängig bzw. gefährdet sind (Baier u. Rehbein 2009). Jungen sind von einer Computerspielabhängigkeit häufiger betroffen als Mädchen. Im Jugendalter scheint dieses Störungsbild zudem weiter verbreitet zu sein als in anderen Altersgruppen, wobei jugendliche Gymnasiasten vergleichbar häufiger ein solches Störungsbild entwickeln wie Jugendliche aus niedrigeren Schulformen.

Dass exzessiver Medienkonsum auch in Zusammenhang mit körperlichen Problemen steht, belegt u. a. die Studie von Marshall et al. (2004). »Besonders bei Intensivspielern wird eine ungünstige Energiebilanz, eine Erhöhung des Körperfettanteils und damit langfristig Übergewicht befürchtet« (Mößle 2009).

Ursachen eines exzessiven Konsums sind in der Struktur bestimmter Medienangebote, in Konsumgewohnheiten und Persönlichkeitseigenschaften zu suchen (Baier u. Rehbein 2010; Rehbein et al. 2009). So ist darauf hinzuweisen, dass das Spielen einiger Genres (Ego-Shooter, Online-Rollenspiele) sowie spezifische Nutzungsweisen (Spielen auf LAN-Partys, d. h. mehrere Computer sind über ein Netzwerk verbunden) das Risiko der Ausbildung einer Computerspielabhängigkeit deutlich erhöhen. Gleiches gilt für eine mangelnde Fähigkeit zur Perspektivenübernahme und zur Impulskontrolle. Züge et al. (2008) konstatieren zudem, dass die exzessive Nutzung von Medienangeboten Resultat einer »dysfunktionalen Copingstrategie« sein kann: Fernsehen, Computerspiele oder das Internet werden genutzt, um sich von aktuellen Problemen abzulenken. Für einen solchen Umgang mit Medien können wiederum weitere Faktoren, wie ein geringes Selbstwertgefühl, Depressivität oder Ängstlichkeit ausschlaggebend sein.

Gewaltinhalte

Der Konsum von altersgefährdenden Inhalten ist im Kinder- und Jugendalter recht weit verbreitet. Unter Rückgriff auf die erwähnte Befragung von Schülerinnen und Schülern der neunten Jahrgangsstufe (Baier et al. 2010) kann geschätzt werden, dass fast neun von zehn Jugendlichen mindestens selten Horrorfilme ab 16/18 Jahren sehen, vier von fünf Jugendlichen sehen mindestens selten Actionfilme oder Thriller, die erst ab 18 Jahren freigegeben sind (☐ Abb. 9.4). Jungen gehören dabei wesentlich öfter als Mädchen zur Gruppe der häufigen Konsumenten dieser Formate. Gleiches gilt für den Konsum von Erotik-/Pornofilmen und das Spielen von Gewaltspielen (z. B. Ego-Shooter, Prügelspiele). Während insgesamt nur 18,9% der Mädchen selten oder häufiger Prügelspiele bzw. Shooter nutzen, sind es bei den Jungen 79,3%. Fast die Hälfte der Jungen (47,1%) spielt dabei sogar häufig Gewaltspiele.

Neben Film und Fernsehen bzw. Computerspielen sind auch das Handy und das Internet Quellen, um mit altersunangemessenen Inhalten in Kontakt zu kommen. In derselben Befragung berichteten 7% der Jugendlichen,

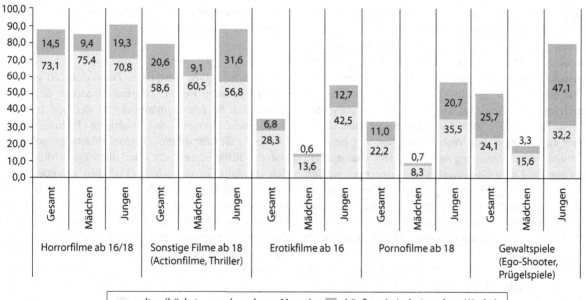

☐ **Abb. 9.4.** Konsumhäufigkeit verschiedener Film- und Spielgenres nach Geschlecht in %, n = 44.610). (Nach Baier et al. 2010)

dass sie Videos mit Gewalt (z. B. jemand wird verprügelt) aus dem Internet heruntergeladen haben, 15,8% haben entsprechende Videos auf dem Handy angeschaut. Videos mit extremer Gewalt (z. B. Mord, Hinrichtung) wurden von 4,7 bzw. 6,8% der Jugendlichen über Internet bzw. Handy konsumiert. Für Videos mit sexuellen Inhalten scheint vor allem das Internet eine zentrale Bezugsquelle zu sein: 24,1% der männlichen Jugendlichen berichteten, in den letzten zwölf Monaten entsprechende Videos aus dem Netz heruntergeladen zu haben; bei Mädchen beträgt dieser Anteil nur 1,6%.

Wichtig ist in diesem Zusammenhang, darauf hinzuweisen, dass auch Kinder entsprechende Erfahrungen mit Gewaltmedien gemacht haben. Eine deutschlandweit repräsentative Befragung unter im Durchschnitt zehnjährigen Viertklässlern (n = 7844) hat gezeigt, dass 43,5% bereits einmal einen Film ab 16 oder 18 Jahren gesehen haben; 30,7% berichten davon, dass sie ein nicht für das Alter freigegebenes Spiel gespielt haben (Baier et al. 2010).

Vergleichbar mit dem Anstieg der Medienkonsumzeiten hat es in den letzten Jahren einen Anstieg des Anteils an Kindern und Jugendlichen gegeben, die altersgefährdende Medieninhalte konsumieren. Action- und Horrorfilme schauen Jungen wie Mädchen mittlerweile häufiger als vor zehn Jahren, wie die Studie von Baier (2008) zeigt, Sex- und Pornofilme werden insbesondere von Jungen häufiger gesehen.

Dass der Gewaltmedienkonsum Auswirkungen auf Einstellungen und Persönlichkeitseigenschaften hat und damit auch die Verhaltensbereitschaft von Kindern und Jugendlichen beeinflusst, wird mittlerweile kaum mehr in Zweifel gezogen; dass er auch Tötungshemmungen abbauen kann, ist hingegen fraglich (s. Infobox Computerspiele beim Militär). Verschiedene Studien belegen einen Zusammenhang zwischen dem Gewaltmedienkonsum und dem eigenen Gewaltverhalten sowohl im Quer- als auch im Längsschnitt (vgl. Mößle u. Kleimann 2009; Möller u. Krahe 2009). Zwei Einschränkungen sind hierbei aber zu beachten: Zum einen kann nicht von einer deterministischen Beziehung zwischen dem Gewaltmedienkonsum und dem Gewaltverhalten ausgegangen werden. Nicht jeder, der Ego-Shooter spielt, wird also zum Gewalttäter. Der Gewaltmedienkonsum ist nur ein Erklärungsfaktor unter vielen. Zum anderen werden die medialen Vorbilder nicht einfach nachgeahmt. Die Prozesse, die für den Zusammenhang zwischen dem Medienkonsum und dem Verhalten verantwortlich sind, sind sehr viel komplexer (vgl. Züge et al. 2008). Eine mögliche Erklärung für den Zusammenhang ist, dass häufiger Gewaltmedienkonsum nach und nach dazu führt, dass sich an brutale Bilder gewöhnt wird. Mit dieser Desensibilisierung geht ein Empathieverlust einher. In realen Konfliktsituationen sinkt dann wiederum die Hemmschwelle, zu Gewalt zu greifen, weil ein Täter die Folgen seines Handelns für den Gegenüber nicht mehr nachempfinden kann.

Infobox

Computerspiele beim Militär

Das US-Militär setzt seit über 15 Jahren Computerspiele für die Ausbildung seiner Soldaten ein. Zudem wird immer wieder berichtet, dass das Militär in verschiedener Weise an der Entwicklung von Computerspielen beteiligt ist. Im Wesentlichen konzentriert sich die Aufmerksamkeit des Militärs dabei auf Strategie-, Simulations- und Shooterspiele. Der Einsatz von Shooterspielen wie Half-Life oder Doom zu Übungszwecken hat zu dem Vorwurf geführt, das primäre Ziel des Einsatzes von Computerspielen sei es, Tötungshemmungen unter den Soldaten abzubauen. Wissenschaftliche Belege dafür, dass Computerspiele in dieser extremen Weise wirken können, existieren aber bislang nicht. Die Prozesse, die dazu führen, dass virtuelle Gewalt auch zu realer Gewalt führen kann, sind weit subtiler. Medial eingeübtes Handeln wird in der Realität nicht einfach nachgeahmt. Der Nutzen, der für das Militär mit dem Einsatz von Computerspielen verbunden sein kann, liegt in anderen, u. a. folgenden Bereichen[21]: Verbesserung der Reaktionszeit, Vorbereitung auf Einsätze in unbekanntem Gebiet, Einübung verschiedener taktischer Maßnahmen, Verbesserung der Kooperation zwischen Soldaten, Einsatz eines jugendtypischen Mediums zur Wissensvermittlung, Werbung für die US-Armee.

Als Ursachen einer verstärkten Zuwendung zu gewalthaltigen Inhalten werden zahlreiche Faktoren diskutiert (⬛ Abb. 9.5). So nutzen männliche Kinder und Jugendliche sowie Personen mit niedrigem Bildungsniveau häufiger Gewaltmedien. Persönlichkeitseigenschaften wie die Risikobereitschaft oder die Aggressivität werden ebenfalls für ein solches Verhalten verantwortlich gemacht. Diese Eigenschaften stellen z. T. ein Resultat von Sozialisationserfahrungen dar, weshalb des Weiteren innerfamiliäre Erlebnisse in Zusammenhang mit dem Gewaltmedienkonsum stehen. Dabei scheinen zum einen die Medienvorlieben der Eltern, zum anderen auch deren Aggressionsneigungen von Bedeutung zu sein. Insofern überrascht es nicht, dass ein Zusammenhang zwischen

---

[21] Vgl. u. a. www.stern.de/digital/computer/serious-games-die-us-armee-spielt-krieg-614166.html

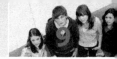

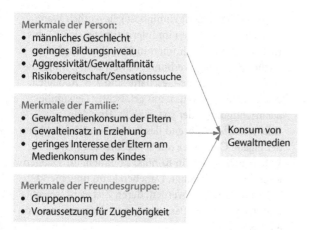

Merkmale der Person:
- männliches Geschlecht
- geringes Bildungsniveau
- Aggressivität/Gewaltaffinität
- Risikobereitschaft/Sensationssuche

Merkmale der Familie:
- Gewaltmedienkonsum der Eltern
- Gewalteinsatz in Erziehung
- geringes Interesse der Eltern am Medienkonsum des Kindes

Merkmale der Freundesgruppe:
- Gruppennorm
- Voraussetzung für Zugehörigkeit

→ Konsum von Gewaltmedien

Abb. 9.5. Ursachen des Gewaltmedienkonsums (eigene Darstellung)

dem Erleben elterlicher Gewalt und dem Gewaltmedienkonsum berichtet wird (Baier et al. 2009). Eine aktive Medienerziehung beugt hingegen dem Gewaltmedienkonsum vor (Mößle 2009); oder umgekehrt ausgedrückt: Kinder, deren Eltern sich nicht für die Dauer und Inhalte ihres Medienkonsums interessieren, haben ein höheres Risiko, sich Gewaltmedien zuzuwenden. Ein weiterer Einflussfaktor des Gewaltmedienkonsum ist die Gleichaltrigengruppe: »Gewalt- und Horrorfilme werden entweder direkt in der Gruppe konsumiert oder deren Konsum bildet ein wichtiges Gesprächsthema« (Züge et al. 2008). Der Gewaltmedienkonsum kann damit einerseits Resultat einer gewaltaffinen Gruppennorm bzw. -kultur sein, andererseits wird sich ihm bewusst zugewandt, um Anschluss an eine Freundesgruppe zu erhalten.

Cyberbullying

Im herkömmlichen Sinne meint Bullying, dass Schüler wiederholt über einen längeren Zeitraum hinweg das Ziel negativer Handlungen anderer Schüler, die ihnen in Stärke oder Zahl überlegen sind, werden (Olweus 2002). Die Übergriffe können dabei ganz verschiedene Qualitäten besitzen: Verbale Aggressionen (z. B. Lästern) gehören ebenso dazu wie soziale (Ausschließen, Gerüchte verbreiten) und physische Aggressionen (Schlagen, Berauben). Derartiges Bullying ist an deutschen Schulen keine Seltenheit. Immerhin jeder fünfte Jugendliche der neunten Jahrgangsstufe gibt an, im zurückliegenden Schulhalbjahr getreten worden zu sein, fast die Hälfte wurde gehänselt; schwere Übergriffe wie Erpressungen berichten allerdings nur ca. zwei von hundert Jugendlichen (Baier et al. 2009). Davon, mindestens mehrmals pro Monat solche Übergriffe zu erfahren, berichten 2,2% (Schlagen) bzw. 8,2% (Hänseln) der Schüler.

Erfolgte das Bullying bislang meist nur innerhalb der Schule, so haben die neuen Medien die Möglichkeiten des Bullyings auf den außerschulischen Bereich erweitert. Die neuartigen Formen des mediengestützten Bullyings werden als Cyberbullying bezeichnet (vgl. u.a. Riedel 2008). Die zentralen Mittel sind das Handy und das Internet. Mit dem Handy werden z. B. beleidigende Kurzmitteilungen verschickt oder Bilder/Videos aufgenommen und in Umlauf gebracht. Im Internet erfolgen die Herabsetzungen u. a. in Chats, über Instant Messenger oder auf Netzwerkseiten/Homepages.

Die »JIM-Studie 2009« berichtet, dass immerhin 24% der Befragten mindestens eine Person in ihrem Bekanntenkreis kennen, die im Internet schon einmal »richtig fertig gemacht wurde« (Medienpädagogischer Forschungsverbund Südwest 2009). Der Anteil an Jugendlichen, die selbst schon einmal unangenehme Erfahrungen im Internet gemacht haben, liegt noch deutlich höher: Grimm et al. (2008) schätzen diesen auf 34%. Nur ein kleiner Teil sieht sich aber wiederholten Übergriffen ausgesetzt. In der Studie von Riedel (2008), die Personen zwischen 6 und 19 Jahren befragt hat, gaben 5,5% der Befragten an, über einen längeren Zeitraum hinweg Cyberbullying erlebt zu haben.

Ein besonderes Phänomen des Cyberbullyings stellt das sog. »Happy Slapping« dar. Dies bedeutet, dass Gewaltübergriffe mit dem Handy fotografiert/gefilmt und danach verbreitet werden, so dass eine wiederholte Viktimisierung des Opfers stattfindet. In der »JIM-Studie 2009« gaben 32% der Befragten an, schon einmal davon Kenntnis erhalten zu haben, dass eine Schlägerei mit dem Handy gefilmt wurde. Mittels der Daten der bereits erwähnten Schülerbefragung lässt sich schätzen, dass bei etwa jeder zwanzigsten Jugendgewalttat Fotos bzw. Filme gemacht werden (vgl. Baier et al. 2009).

Da das Cyberbullying ein relativ neues Phänomen darstellt, ist noch wenig über Ursachen und Folgen dieses Verhaltens bekannt. Zum Teil kann aber davon ausgegangen werden, dass Erkenntnisse zum Schulbullying übertragen werden können, insofern es sich um dessen Fortsetzung mit anderen Mitteln handelt. Typische Ursachenfaktoren dürften deshalb sowohl auf Schulebene als auch auf Schülerebene zu verorten sein. Ein schlechtes Schulklima wie ein schlechtes Schüler-Lehrer-Verhältnis können ebenso zu den Bedingungsfaktoren gezählt werden wie negative innerfamiliäre Erfahrungen und aggressive Persönlichkeitseigenschaften (vgl. u.a. Olweus 2002).

Die Folgen von Cyberbullying liegen in erster Linie im psychischen Bereich und sind dahingehend vergleichbar mit den Folgen des Mobbings. Durch das Erleben von Cyberbullying sinken das psychische Wohlbefinden und der Selbstwert. Ebenso dürfte die Lebenszufriedenheit zurückgehen, was letztlich auch dazu führen kann, dass Depressionen ausgebildet und Selbstmordgedanken gehegt werden. Jugendliche, die diese Verhaltensweisen erleben, sind jedoch nicht notwendigerweise dadurch auffällig, dass ihre Schulleistungen sinken oder sie andere Problemverhaltensweisen im Schulkontext zeigen. Dies macht es für Lehrkräfte ebenso wie für Eltern und andere Personen umso schwerer, sie als Opfer zu identifizieren und ihnen Hilfe zukommen zu lassen.

Sicherheitsaspekte

Das Internet ist für Kinder und Jugendliche ein Platz, um die eigene Identität zu präsentieren. Es wird daher nicht davor zurückgeschreckt, persönliche Daten für Dritte sichtbar zu machen: Über 80% der jugendlichen Internetnutzer haben im Netz ihre Hobbys aufgeführt; über zwei Drittel haben Fotos oder Filme von sich eingestellt (Medienpädagogischer Forschungsverbund Südwest 2009). Informationen werden so z. T. in unbedachter Weise veröffentlicht. Die »JIM-Studie 2009« berichtet noch einen weiteren problematischen Befund: 40,0% der Befragten wurden schon mal im Internet von Fremden nach ihrer Adresse, ihrer Telefonnummer oder ihrem Namen gefragt; immerhin jeder Vierte hat Auskunft hierüber erteilt.

Neue Medien und hier in erster Linie das Internet beinhalten ein nicht geringes Sicherheitsrisiko für die Nutzer. Der bedenkenlose Umgang mit persönlichen Daten stellt dabei nur einen Aspekt dieses Risikos dar. Eine entsprechende Motivation vorausgesetzt, kann das Wissen um diese Daten zur Schädigung eines Kindes bzw. Jugendlichen eingesetzt werden. Mit der Nutzung des Internets sind aber noch weitere, die persönliche Sicherheit von Personen betreffende Aspekte verbunden (vgl. ausführlich Programm Polizeiliche Kriminalprävention der Länder und des Bundes 2008):

– *Urheber- und Persönlichkeitsrecht*: Die Nutzung des Internets kann in verschiedener Hinsicht strafbar sein. So ist es verboten, private Bilder oder Filmaufnahmen ohne Zustimmung der abgebildeten Person zu veröffentlichen. Zudem sind im Internet veröffentlichte Texte und Bilder urheberrechtlich geschützt und dürfen nicht ohne weiteres übernommen werden. Das Herunterladen von Musikstücken oder Filmen ist weitestgehend illegal. Verstöße können zu Freiheitsstrafen oder hohen Geldstrafen führen.
– *Online-Geschäfte*: Kinder über sieben Jahren sind laut Gesetz beschränkt geschäftsfähig, d. h. sie können eigene Käufe im Internet tätigen. Von dieser Möglichkeit wird rege Gebrauch gemacht: Die Hälfte aller 12-

bis 19-Jährigen kauft zumindest gelegentlich Waren oder Dienstleistungen im Internet; unter den 12- bis 13-Jährigen sind es immerhin 22% (Medienpädagogischer Forschungsverbund Südwest 2009). Mögliche Gefahren der Online-Geschäfte sind z. B. Abofallen, gefälschte E-Mails (u. a. mit gefälschter Gewinnbenachrichtigung) oder sog. Handy-Abzocken.
– *Datenverkehr*: Während des Surfens im Internet kann der eigene Computer mit Schadsoftware (Viren, Würmer, Trojaner) in Kontakt kommen, die Dateien löscht oder beschädigt. Daneben kann unbemerkt Software installiert werden, deren Ziel es ist, sensible Benutzerdaten wie Passwörter oder Kontonummern auszuspähen.

9.2.3 Schulische Präventionsstrategien

Wenn bislang an verschiedenen Stellen mögliche Ursachenfaktoren problematischen Medienkonsums benannt worden sind, so war meist nur von der Familie, der Freundesgruppe oder der Persönlichkeit die Rede. Spielt die Schule mithin nur eine untergeordnete Rolle, wenn es um die Beeinflussung der verschiedenen Mediennutzungsweisen geht? Und kann dann im Umkehrschluss die Schule überhaupt einen Beitrag zur Prävention dieses Verhaltens leisten?

Bislang existieren nur vereinzelte Erkenntnisse darüber, wie die Schule Einfluss auf das Mediennutzungsverhalten von Kindern und Jugendlichen nimmt. Grundsätzlich ist natürlich davon auszugehen, dass die vorgestellten problematischen Mediennutzungsweisen nicht aktiv vom Schulunterricht gefördert werden. Die vielen sozialen und psychologischen Prozesse, die sich in der Schulwirklichkeit abspielen, können aber durchaus Anlass für eine problematische Mediennutzung sein. Hervorzuheben ist z. B., dass Schüler in verschiedener Hinsicht in der Schule bewertet bzw. benotet werden. Kinder und Jugendliche, die hierbei schlechter abschneiden, können sich anderen Aktivitäten zuwenden, die ihnen Anerkennung verschaffen. Nicht verwundern kann daher der enge Zusammenhang zwischen schlechten Schulleistungen bzw. zwischen dem Sitzenbleiben und der Computerspielabhängigkeit (vgl. Baier u. Rehbein 2010). Eine u. a. auf schlechte Schulergebnisse zurückgehende Schul- bzw. Leistungsangst erhöht ebenfalls das Risiko einer Computerspielabhängigkeit (Baier u. Rehbein 2009). Auch Probleme mit Klassenkameraden können dazu führen, dass sich in die Medienwelt zurückgezogen wird. Eine geringe Integration in die Klassengemeinschaft erhöht, so die Analysen zur Computerspielabhängigkeit, die Wahrscheinlichkeit, dass sich in exzessiver Weise Medien zugewandt wird.

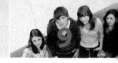

Wenn über mögliche schulische Einflussfaktoren des Medienkonsums gesprochen wird, ist aber zweierlei zu beachten: Erstens ist der problematische Umgang mit Medien nur eine mögliche Folge der schulischen Leistungprobleme bzw. der Probleme mit Klassenkameraden. Schüler könnten sich auch ganz anderen Aktivitätsfeldern zuwenden, um Anerkennung zu erfahren und ein positives Selbstbild zu gewinnen. Zweitens sind die genannten Faktoren kaum geeignet, darauf aufbauend schulische Gegenstrategien zu entwickeln, weil das ein Ende der Schule, wie wir sie kennen, bedeuten würde. Es wird, zumindest auf mittlere Sicht, kaum darauf verzichtet werden können, dass die Leistungen von Schülerinnen und Schülern bewertet werden bzw. dass Schüler gemeinsam mit Gleichaltrigen unterrichtet werden. Die Schule ist deshalb gefordert, die negativen Folgen, die sich hieraus ergeben können, zu erkennen und entsprechend kompetent darauf zu reagieren. Die Möglichkeiten, die Schulen hinsichtlich der Prävention eines schulisch wie nichtschulisch bedingten, problematischen Medienkonsums haben, sollen im Folgenden vorgestellt werden.

Möglichkeiten der schulischen Prävention problematischen Medienkonsums

Hinsichtlich der Prävention von problematischem Medienkonsum ist eine der wichtigsten Aufgaben, die den Schulen zukommt, die Identifikation von Schülerinnen und Schülern, die solche Nutzungsweisen ausgebildet haben. Insofern gleicht die Aufgabe der Schule (und hier der Lehrer) der von Kinderärzten: Beide befinden sich in der Situation, alle Kinder bzw. Jugendlichen einer Jahrgangsstufe kennenzulernen. Während Ärzte aber eher auf Anzeichen von Misshandlung und Verwahrlosung achten, können sich Lehrer auch subtileren Problemen zuwenden. Weil sich also alle jungen Menschen eine lange Zeit in der Schule aufhalten und weil andere Instanzen wie das Elternhaus nicht immer auf die Entwicklung der Kinder achten, muss dies z. T. durch die Lehrer geschehen. Die Signale, dass ein problematischer Medienkonsum vorliegt, sind zahlreich: Leistungseinbrüche gehören hier ebenso dazu wie der soziale Rückzug, ein häufiges Sprechen über Gewaltmedien oder das Versenden von Bildmitteilungen mit altersunangemessenen Inhalten. Nicht immer sind diese Signale für Lehrer erkennbar. Sie sind darauf angewiesen, dass ihnen die Probleme der Schüler zugetragen werden; zugleich müssen sie selbst offensiv das Gespräch mit Schülerinnen und Schülern suchen.

Damit die Aufgabe der Identifikation von betroffenen Kindern und Jugendlichen wahrgenommen werden kann, sind mindestens zwei Dinge notwendig: Erstens müssen Lehrkräfte darauf vorbereitet sein, die Probleme zu erkennen und die Signale zu deuten. Hierfür erscheint es notwendig, das Lehrerkollegium einer Schule kontinuierlich weiterzubilden. Der Mediensektor ist derart dynamisch, dass die Entwicklung neuer Störungsbilder wie auch neuer Wege der Ausübung von Belästigungen und anderer Übergriffe hier wie in keinem anderen Bereich voranschreitet. Und Jugendliche greifen die neuen Trends im Bestreben, sich von der Erwachsenengeneration abzugrenzen, sehr gern auf. Lehrkräfte, die über die Medien und die Art und Weise ihres Einsatzes nicht informiert sind, werden von den Kindern und Jugendlichen als kompetente Ansprechpartner bei Problemen nicht ernst genommen. Wünschenswert wäre, dass alle Lehrer einer Schule in standardisierter Weise z. B. von einem Experten während eines Workshops weitergebildet werden. Es existieren aber auch verschiedene Internetportale, auf denen sich Lehrkräfte individuell weiterbilden können und die Angebote für Unterrichtseinheiten bereitstellen (z. B. klicksafe, Jugendschutz.net, Landesmedienanstalten, Lehrer-Online). Ein Zweck der Weiterbildung wäre neben dem Erkennen von Problemmedienkonsum auch, Klarheit darüber zu erlangen, wie mit den identifizierten Schülerinnen und Schülern weiter umgegangen werden kann, ob sich also die Schule selbst um die Schüler kümmern kann oder aber ob eine Vermittlung an eine andere Stelle notwendig ist (z. B. Therapeuten, Jugendamt).

Eine zweite Voraussetzung ist, dass an einer Schule ein Klima des gegenseitigen Vertrauens und Respekts existiert. Solch ein Schulklima ist beispielsweise über das bekannte Anti-Bullying-Programm von Olweus (2002) herstellbar, das sich auf folgende Prinzipien stützt: Warmherzigkeit, Interesse und Engagement der Lehrkräfte entwickeln, feste Grenzen für unakzeptables Verhalten setzen, konsequente, aber nicht feindselige Reaktionen bei Regelverletzungen zeigen, ein gewisses Maß an Beobachtung und Kontrolle praktizieren. Erst ein solches Klima ermöglicht, dass sich Schüler mit ihren Problemen an die Lehrkräfte wenden bzw. dass ganz allgemein Kommunikation über Probleme stattfinden kann. Ein Schritt, ein solches Klima zu schaffen, könnte z. B. sein, aus dem Lehrerkollegium eine Ansprechperson für Fragen des Medienkonsums zu bestimmen und diese mit ihren Aufgaben den Schülerinnen und Schülern bekannt machen.

» In der Wahrnehmung von Aufgaben zur Entwicklung von Medienkompetenz sind vor allem Schulen in der Verantwortung. Sie können sicherstellen, dass nicht nur isolierte und punktuelle Angebote gemacht werden, sondern dass eine kontinuierliche und systematische Kompetenzentwicklung stattfindet. «
Prof. Dr. Bardo Herzig, Institut für Erziehungswissenschaft, Universität Paderborn

Die Schulen können neben der Identifikation noch in anderer Hinsicht zur Prävention problematischen Medienkonsums beitragen: über Aufklärung. Aufklärung bedeutet, den Kindern und Jugendlichen nicht nur das Wissen zu vermitteln, wie mit den modernen Medien umgegangen werden kann, ein Aspekt, der im Medienunterricht im Vordergrund steht, sondern auch, welche Risiken mit dem Medienkonsum einhergehen. Dies ist kein rein technisches Thema, weshalb die Aufklärung hierüber in Fächern wie dem Sozialkunde-, dem Ethik- bzw. Religions- oder dem Deutschunterricht geschehen kann. Es handelt sich also um ein fächerübergreifendes Thema, das entsprechend behandelt werden sollte. Folgende Inhalte können solche Aufklärungseinheiten haben:

- die Dauer des eigenen Medienkonsums bewusst machen;
- für die möglichen Folgen des Medienkonsums sensibilisieren;
- medienvermittelte Inhalte kritisch hinterfragen;
- Regeln für einen verantwortungsbewussten persönlichen wie schulischen Umgang mit Medien entwickeln;
- Sanktionen, die mit einem falschen Umgang verbunden sind, verdeutlichen;
- den Blick für alternative Freizeitangebote schärfen.

Eine solche Aufklärung der Schüler lässt sich u. a. im Rahmen eines eigenen Medien-Projekttages realisieren, an dem gleichgewichtig die Vor- und Nachteile verschiedener Medien beleuchtet werden und zu dem externe Experten (z. B. Polizeibeamte, die über rechtliche Aspekte berichten; Wissenschaftler, die den derzeitigen Forschungsstand referieren; Therapeuten, die Beispiele aus ihrem Arbeitsalltag vorstellen) ebenso geladen werden könnten wie Personen, die für alternative Freizeitangebote stehen (Vereinsvorsitzende, Jugendarbeiter). Ideal wäre zudem, dass am Abend dieses Tages die Eltern in einer Informationsveranstaltung aufgeklärt werden, so dass das nahe Umfeld der Kinder und Jugendlichen erreicht wird. Ein Resultat eines solchen Tages könnte an Grundschulen beispielsweise sein, dass ein Medienvertrag zwischen Schule, Elternhaus und Kindern geschlossen wird, der konkrete Vereinbarungen zum Medienkonsum trifft. Wichtig für solch eine Maßnahme der Aufklärung ist es, dass im Vorfeld eine thematische Eingrenzung erfolgt (z. B. nur Handynutzung, nur Cyberbullying) und dass das Ziel der Maßnahme klar definiert wird. Dies ermöglicht es, den Erfolg der Maßnahme nach der Durchführung zu prüfen und bei Nicht-Erreichung des Ziels die Durchführungspraxis zu verbessern.

Ausgearbeitete Konzepte für einen schulischen Aufklärungsunterricht existieren bislang nur vereinzelt, z. B. auf den bereits erwähnten Internetportalen. Am Kriminologischen Forschungsinstitut Niedersachsen wurde kürzlich ein umfangreicheres Konzept entwickelt und getestet (vgl. Kleimann u. Mößle 2008). Dieses setzt in der dritten Jahrgangsstufe an und versucht über die Bearbeitung von eigens verfassten Geschichten, die Kinder über verschiedene Aspekte des Medienkonsums aufzuklären. Teil dieses Konzepts ist es zudem, Eltern über Broschüren bzw. Elternabende für den Medienkonsum und die Folgen zu sensibilisieren. Das Konzept beschränkt sich dabei auf den Fernseh- und Computerspielkonsum. Vergleichbare Programme für andere Medien bzw. für bestimmte Phänomene des problematischen Medienkonsums stehen noch nicht zur Verfügung.

Einen letzten Vorschlag dahingehend, wie Schulen zur Prävention von bestimmten Medienumgangsweisen beitragen können, formulieren Pfeiffer et al. (2006). Gefordert wird eine umfangreiche Schulreform, mit dem Ziel, flächendeckend Ganztagsschulen einzurichten. Die Idee ist, dass der Besuch von Ganztagsschulen verbindlich für alle Schüler ist und dass die Ganztagsschulen nachmittags keine Unterrichtseinheiten durchführen, sondern ein breites Spektrum an musischen, kulturellen und sportlichen Aktivitäten anbieten. Dadurch würde verhindert, dass die Nachmittage aus Mangel an Alternativen mit Computerspielen und Fernsehen zugebracht werden. Zugleich würden solche Ganztagsschulen die Integration verschiedener Schülergruppen (z. B. Migranten) besser gewährleisten als das derzeitige, nach Schulformen gegliederte Vormittagssystem. In der Öffentlichkeit wird der Vorschlag der Ganztagsschulen intensiv diskutiert. Eine breite Umsetzung erfolgte bislang aber ebenso wenig wie der Nachweis, dass dadurch die Häufigkeit des Auftretens problematischer Medienumgangsweisen reduziert werden kann.

Grenzen schulischer Medienprävention

Schulen können und sollen einen Beitrag dazu leisten, problematischem Medienkonsum vorzubeugen; dies ist Teil ihres Erziehungsauftrags. Schulen gelangen dabei aber auch relativ schnell an ihre Grenzen. Dies ist einerseits deshalb der Fall, weil schulisches Personal nur eingeschränkte Kapazitäten dafür hat, allgemein-gesellschaftliche Fehlentwicklungen zu korrigieren. Denn Schulen sollen ja nicht allein problematischem Medienkonsum vorbeugen, sondern ebenfalls zu einer gesunden Lebensführung animieren, den Umgang mit Geld vermitteln, Gewalt vorbeugen, zum richtigen Verhalten im Straßenverkehr anhalten usw. Diese Aufgaben, die als »Vermittlung von Lebenskompetenz« umschrieben werden können, führen zu einer hohen Belastung der Lehrkräfte, was nicht selten zur Folge hat, dass Schulen erst dann zu Prä-

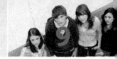

ventions- bzw. Interventionsmaßnahmen greifen, wenn das Problemverhalten eingetreten ist und es einen Zwang gibt, sich damit zu beschäftigen. Wenn die Schulen zum primären Ort der Prävention werden sollen, müssten sie personell weit besser ausgestattet werden.

Schulische Medienprävention ist anderseits auch deshalb begrenzt, weil sie nur dann wirklich erfolgreich sein kann, wenn die Anstrengungen nicht durch andere Sozialisationsinstanzen konterkariert werden. In erster Linie ist damit natürlich das Verhalten des Elternhauses angesprochen. Diesem kommt bei der Erziehung eines verantwortungsvollen Umgangs mit Medien die entscheidende Rolle zu, insofern Kinder lebensgeschichtlich betrachtet, hier ihre ersten Erfahrungen mit Medien sammeln. Ratgeber zur Prävention problematischen Medienkonsums beziehen sich daher meist auf die Eltern und geben praxisnahe Anweisungen. Ein Beispiel hierfür liefern die Ausführungen von Kleimann (2009), der folgenden »Regelkatalog Medienerziehung bei Computer- und Konsolenspiele« aufstellt:

- keine Bildschirmgeräte in Zimmern von Klein- und Grundschulkindern;
- keine Nutzung von kopierten Spielen;
- Altersfreigaben (FSK, USK[22]) ernst nehmen;
- Inhalte der genutzten Medien kennen lernen;
- feste Zeiten für den Konsum vereinbaren;
- den Stellenwert des Medienkonsums im gesamten Freizeitverhalten beobachten;
- sensibel für Veränderungen im Mediennutzungsverhalten sein.

Aber auch das Elternhaus wird die Aufgabe der Vermittlung von Medienkompetenz nicht im Alleingang bewältigen können. Unterstützung aus anderen Bereichen ist notwendig. So sind u. a. die Kommunen und verschiedene andere Akteure gefordert, Möglichkeiten für alternative Freizeitbeschäftigungen anzubieten. Die Politik muss einen rechtlichen Rahmen setzen, der die Opfer bestimmter medienbezogener Übergriffe schützt und Strafen für die Täter festlegt. Zudem ist es Aufgabe der Politik, den Jugendschutz an die sich verändernden Bedingungen anzupassen. Zuletzt muss auch die Industrie in die Verantwortung genommen werden. Mittels verschiedener Medienangebote werden jährlich mehrere Milliarden Euro umgesetzt. Der Industrie stehen damit umfangreiche Gelder zur Verfügung, um ihre Produkte zielgruppenadäquat zu bewerben. Kinder und Jugendliche wissen daher meist deutlich vor ihren Eltern, welche neuen Spiele bzw. technischen Anwendungen auf dem

Markt sind. Höynck et al. (2007) schlagen daher vor, die Computerspielhersteller an den Folgekosten problematischen Medienkonsums zu beteiligen. »Denkbar wäre beispielsweise eine Abgabe pro Spiel oder eine besondere Spielsteuer, die von den Herstellerfirmen zu leisten wäre« (Höynck et al. 2007).

9.2.4 Fazit

Einmal mehr verdeutlichen diese Ausführungen zu den Grenzen der Medienprävention damit einen Grundsatz jeglicher Präventionsarbeit: Prävention kann, unabhängig davon, um welchen Inhalt es konkret geht, nur dann erfolgreich sein, wenn sie gemeinsam im Netzwerk verschiedener Akteure durchgeführt wird, wenn sie frühzeitig einsetzt und langfristig konzipiert ist.

Literatur

Baier D, Rehbein F (2010) Computerspielabhängigkeit bei Jugendlichen – Erkenntnisse einer deutschlandweiten Repräsentativbefragung. In: Dittler U, Hoyer M (Hrsg) Zwischen Kompetenzerwerb und Mediensucht. kopead, München

Baier D, Pfeiffer C, Rabold S, Simonson J, Kappes C (2010) Kinder und Jugendliche in Deutschland: Gewalterfahrungen, Integration, Medienkonsum. KFN: Forschungsbericht Nr. 109

Baier D, Rehbein F (2009) Computerspielabhängigkeit im Jugendalter. In: Tully C (Hrsg) Multilokalität und Vernetzung. Juventa, Weinheim München

Baier D, Pfeiffer C, Simonson J, Rabold S (2009) Jugendliche in Deutschland als Opfer und Täter von Gewalt. KFN: Forschungsbericht Nr. 107

Baier D (2008) Entwicklung der Jugenddelinquenz und ausgewählter Bedingungsfaktoren seit 1998 in den Städten Hannover, München, Stuttgart und Schwäbisch Gmünd. KFN: Forschungsberichte Nr. 104

Grimm P, Rhein S, Clausen-Muradian E (2008) Gewalt im Web 2.0. Vistas, Berlin

Kleimann M (2009) Medienerziehung als Herausforderung zwischen Prävention und Dauerintervention. Kinderärztliche Praxis. Soziale Pädiatrie und Jugendmedizin 80: 50–52

Kleimann M, Mößle T (2008) The logs of Eliza and other media stories. behavioral and developmental effects of a school based media education program – Berlin Longitudinal Study Media. Int J Behav Dev 32: 55–59

Höynck T, Mößle T, Kleimann M, Pfeiffer C, Rehbein F (2007) Jugendmedienschutz bei gewalthaltigen Computerspielen. Eine Analyse der USK-Alterseinstufungen. KFN: Forschungsbericht Nr. 101

Marshall SJ, Biddle SJH, Gorely T, Cameron N, Murdey I (2004) Relationships between media use, body fatness and physical activity in children and youths: a meta-analysis. Int J Obesity Rel Metab Disord 28: 1238–1246

Medienpädagogischer Forschungsverbund Südwest (2009) JIM 2009. Jugend, Information, (Multi)Media. Stuttgart

Möller I, Krahe B (2009) Exposure to violent video games and aggression in German adolescents. Aggressive Behav 35: 75–89

Mößle T (2009) Gefährden Bildschirmmedien den Schulerfolg? Kinderärztliche Praxis. Soziale Pädiatrie und Jugendmedizin 80: 22–27

---

[22] FSK = Freiwillige Selbstkontrolle der Filmwirtschaft; USK = Unterhaltungssoftware Selbstkontrolle

Mößle T, Kleimann M (2009) Machen Computerspiele gewaltbereit? Kinderärztliche Praxis. Soziale Pädiatrie und Jugendmedizin 80: 33–41

Olweus D (2002) Gewalt in der Schule. Was Lehrer und Eltern wissen sollten – und tun können, 3. Aufl. Huber, Bern

Pfeiffer C, Windzio M, Baier D (2006) Zur Prävention der Gewalt durch junge Migranten. In: Heitmeyer W, Schröttle M (Hrsg) Gewalt. Beschreibungen, Analysen, Prävention. Bundeszentrale für politische Bildung, Bonn

Programm Polizeiliche Kriminalprävention der Länder und des Bundes (2008) Im Netz der neuen Medien. Internet, Handy und Computerspiele – Chancen und Risiken für Kinder und Jugendliche. Stuttgart

Rehbein F, Kleimann M, Mößle T (2009) Computerspielabhängigkeit im Kindes- und Jugendalter. Empirische Befunde zu Ursachen, Diagnostik und Komorbidität unter besonderer Berücksichtigung spielimmanenter Abhängigkeitsmerkmale. KFN: Forschungsberichte Nr. 108

Riedel J (2008) Spotten, Schimpfen, Schlagen. Gewalt unter Schülern – Bullying und Cyberbulling. Verlag Empirische Pädagogik, Bamberg

Züge C, Möller I, Meixner S, Scheithauer H (2008) Exzessive Mediennutzung und gewalthaltige Medien. In: Scheithauer H, Hayer T, Niebank K (Hrsg) Problemverhalten und Gewalt im Jugendalter. Erscheinungsformen, Entstehungsbedingungen, Prävention und Intervention. Kohlhammer, Stuttgart

9.3 Gewalt im Jugendalter – Interview mit Prof. Dr. Christian Pfeiffer

Ein zentraler Ansprechpartner für das Thema Gewalt bei Jugendlichen ist das Kriminologische Forschungsinstitut Niedersachsen e.V. (KFN). Das KFN (www.kfn.de) ist ein unabhängiges, interdisziplinär arbeitendes Forschungsinstitut. Direktor des KFN ist Prof. Dr. Christian Pfeiffer. Seine Forschungsschwerpunkte sind beispielsweise Jugendkriminalität, Jugendgewalt, Schuleschwänzen, Gewalt in der Schule, innerfamiliäre Gewalt und ihre Folgen, Auswirkungen des intensiven Medienkonsums auf Schulleistungen sowie die Persönlichkeitsentwicklung von Kindern und Jugendlichen. Die Redaktionsgruppe MHH/ISEG führte ein schriftliches Interview mit Prof. Dr. Christian Pfeiffer über Ansätze, Schwerpunkte und Herausforderungen an die Prävention von Jugendgewalt.

Infobox

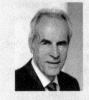

Prof. Dr. Christian Pfeiffer
Professor Christian Pfeiffer ist seit 2003 erneut Direktor am Kriminologischen Forschungsinstitut Niedersachsen e.V. Er studierte Rechtswissenschaften, Sozialwissenschaften und Kriminologie und war von 1987 bis 2000 Universitätsprofessor für Kriminologie, Jugendstrafrecht und Strafvollzug am Fachbereich Rechtswissenschaften der Leibniz Universität Hannover. Von 2000 bis 2003 war er Niedersächsischer Justizminister. Professor Pfeiffer ist Gründer des Vereins BRÜCKE e.V. und der Bürgerstiftung Hannover sowie Initiator des ersten deutschen Modellversuchs zur Erprobung des Täter-Opfer-Ausgleichs im Jugendstrafrecht.

Wie stellt sich die Entwicklung von Jugendgewalt im vergangen Jahrzehnt dar?

Auf der Grundlage von Schülerbefragungen, die das KFN seit 1998 in acht Städten aus sieben Bundesländern in Deutschland mehrfach durchgeführt hat, zeigt sich ein für die breite Öffentlichkeit eher überraschender Befund. Die Quote der Jugendlichen, die nach eigenen Angaben in den zwölf Monaten vor der Befragung mindestens eine Gewalttat begangen haben, ist in keiner der acht Städte angestiegen und überwiegend sogar beträchtlich gesunken. Die Tatsache, dass sich nach der Polizeilichen Kriminalstatistik sowohl in diesen Städten wie auch bundesweit von 1998 bis 2007 ein deutlicher Anstieg der Jugendgewalt gezeigt hat, führen wir überwiegend darauf zurück, dass die Anzeigebereitschaft der Opfer deutlich zugenommen hat. Im Übrigen demonstrieren auch die polizeilichen Daten für die vergangenen beiden Jahre einen leichten Rückgang der Jugendgewalt. Und schließlich wird der positive Gesamttrend auch durch Versicherungsdaten zur Häufigkeit der Gewalt an Schulen bestätigt. Diese so genannten meldepflichtigen »Raufunfälle«, bei denen ärztliche Hilfe in Anspruch genommen wurde, haben zwischen 1997 und 2007 pro tausend Schüler um 31,3% abgenommen.

Welche Ansätze haben sich besonders bewährt, um Gewalt von Jugendlichen vorzubeugen bzw. zu reduzieren?

Unsere Schülerbefragungen zeigen, dass seit 1998 bei den Jugendlichen die eigene Akzeptanz von Gewalt als Mittel zur Durchsetzung von Interessen deutlich abgenommen hat. Dies ist nicht von allein gekommen. Dazu haben die Schulen ebenso beigetragen wie die Elternhäuser, die Medien und die Politik. Die von spektakulären Gewalttaten Jugendlicher ausgelöste öffentliche Debatte hat sich offenkundig ausgewirkt. Jedenfalls unterstellen die Jugendlichen in den acht Städten 2005 bis 2008 weit häufiger als noch 1998/99, dass ihre Eltern, ihre Lehrer und ihre gleichaltrigen Freunde es missbilligen würden, wenn sie in einem Streit einen Mitschüler massiv schlagen würden. Der erwähnte An-

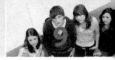

9.3 · Gewalt im Jugendalter – Interview mit Prof. Dr. Christian Pfeiffer

215

stieg der Anzeigebereitschaft jugendlicher Opfer von Gewalt bestätigt das indirekt. Aus der Sicht der potentiellen Täter betrachtet, hat sich damit zum einen die Wahrscheinlichkeit deutlich erhöht, im sozialen Umfeld wegen eigener Gewalttaten Kritik und massive Ablehnung zu erfahren. Zum anderen sehen sie sich mit einem steigenden Risiko konfrontiert, deswegen offiziell zur Verantwortung gezogen zu werden. Zu beachten ist ferner, dass der Anteil der Jugendlichen, die in den vergangenen zwölf Monaten keine elterliche Gewalt erlebt hat, in allen acht Städten durchweg deutlich angestiegen ist. Ferner hat auch die Quote derer, die in der Kindheit völlig gewaltfrei erzogen wurden, insbesondere in den Städten stark zugenommen, die vor zehn Jahren noch durch relativ hohe Quoten von innerfamiliär geschlagenen Kindern aufgefallen waren. Und schließlich hat sich bei den jungen Migranten teilweise die schulische Integration im Verlauf der vergangenen zehn Jahre deutlich verbessert (z. B. bei den jungen Aussiedlern). Alle genannten Veränderungen haben zu den positiven Trends der Jugendgewalt wesentlich beigetragen.

Wie kann innerfamiliär Gewalt am besten vorgebeugt bzw. reduziert werden?

Von zentraler Bedeutung ist, ob die Eltern selbst ein gutes Vorbild abgeben. Wenn ihr Verhalten untereinander und gegenüber den Kindern von Liebe, Gewaltfreiheit und Respekt geprägt ist, setzen sie positive Maßstäbe. Besondere Bedeutung kommt hierbei solchen Situationen zu, in denen innerhalb der Familie Konflikte geregelt werden müssen. Wenn auch diese Bewährungsproben gut bewältigt werden, entstehen positive Grundmuster des Verhaltens. Generell gilt nun einmal: Gewaltfreie Erziehung fördert den aufrechten Gang. Liebevolle Erziehung fördert die Empathie und die Bereitschaft, notleidenden Menschen zu helfen. Im Übrigen sollten die Eltern eines beachten: Die Ausstattung der Kinderzimmer mit Bildschirmmedien gefährden insbesondere die Persönlichkeitsentwicklung der Jungen. Generell gilt, dass die Schulleistungen immer schlechter werden, je mehr Zeit Kinder und Jugendliche mit Fernsehen und Computerspielen verbringen und je brutaler die Inhalte sind. Hinzu kommt, dass insbesondere die aktive und häufige Nutzung brutaler Computerspiele bei den Jugendlichen das Gewaltrisiko deutlich erhöht, wenn andere Gefährdungsmerkmale hinzutreten wie etwa innerfamiliäre Gewalt, geringe Erfolgserlebnisse in der Schule oder eine soziale Außenseiterrolle. Die virtuelle Gewalt erhöht dann die Akzeptanz gewaltlegitimierender Männlichkeitsnormen und reduziert schrittweise die Empathie mit potenziellen Opfern. Von all dem sind primär Jungen betroffen, nicht so sehr die Mädchen.

Wo sollten die Schwerpunkte in der Gewaltprävention in den kommenden Jahren liegen?

Besonders für junge Migranten ergibt sich ein hohes Risiko, dass sie in Gewaltkarrieren hineinwachsen, weil sie weit häufiger als ihre deutschen Alterskollegen innerfamiliär Gewalt ausgesetzt sind, weil sie sowohl sozial wie vor allem schulisch häufig nicht gut integriert sind und zudem früher und häufiger als ihre deutschen Alterskollegen in den gewalthaltigen Medienkonsum hineinwachsen. Außerdem wird bei muslimischen Jugendlichen deren ausgeprägte Akzeptanz einer gewaltfördernden »Machokultur« auch durch eine Religionserziehung gefördert, die häufig die Dominanz des Mannes als von Allah gegeben darstellt und die Jugendlichen umso stärker von unserer Kultur entfremdet, je mehr sie dem Einfluss solcher Imame ausgesetzt sind, die weder Deutsch sprechen noch mit der Lebenswelt der Jugendlichen vertraut sind. Für diese vielfältigen Probleme benötigen wir ganz verschiedenartige Lösungsansätze. Eine nachhaltige Verbesserung der sozialen und schulischen Integration junger Migranten gehört ebenso dazu wie eine Ausbildung der Imame in Deutschland.

Welche besonderen Herausforderungen sehen Sie bei der Umsetzung einer Gewaltreduktion?

Die Nachmittage vieler Jungen und männlichen Jugendlichen sind heute primär von stundenlangem, gewalthaltigem Computerspielen geprägt. Wir sollten große Anstrengungen unternehmen, hier über die Angebote von Ganztagsschulen Abhilfe zu schaffen. Die Tatsache, dass inzwischen 64% der Schulabbrecher männlich sind, während wir beim Abitur eine Jahr für Jahr wachsende Dominanz der Frauen erleben (zuletzt 57 zu 43%) sind in einer Gesellschaft, die einen bedrohlichen demografischen Wandel bewältigen muss, dramatische Alarmsignale. Deshalb sollten wir große Anstrengungen unternehmen, die Nachmittage der Jungen durch Angebote von Ganztagsschulen zu retten, die einem Motto verpflichtet sind: Lust auf Leben wecken durch Sport, Musik, Theaterspielen und eine Vielfalt von Aktivitäten, die die Kreativität und das soziale Lernen von Kindern und Jugendlichen fördern.

Welche Barrieren wurden in der Vergangenheit bereits überwunden?

Zwei Meilensteine waren sicherlich die von der Rechtsprechung bereits in den sechziger Jahren vorangetriebene Abschaffung des körperlichen Züchtigungsrechts der Lehrer an den Schulen und die Abschaffung des elterlichen Züchtigungsrechts zum 1. Januar 2000. Das Schlagen von Kindern und Jugendlichen ist nun einmal ein Faktor, der bei den Betroffenen eigenes aggressives

Verhalten nachhaltig fördert. Von erheblicher Bedeutung war und ist ferner das zum 1. Januar 2002 in Kraft getretene Gewaltschutzgesetz. Es ermöglicht den Polizeibeamten, die von Nachbarn oder betroffenen Opfern wegen innerfamiliärer Gewalt herbeigerufen worden sind, die schlagende Person sofort für 14 Tage aus der Wohnung zu verweisen. Wenn dann noch der Richter dieses Verbot, die Wohnung zu betreten, auf ein halbes Jahr ausdehnt, ist für die Familienmitglieder viel gewonnen. Sie haben sechs Monate Zeit, nach konstruktiven Wegen für eine dauerhafte Beendigung der innerfamiliären Gewalt zu suchen. Alle diese Maßnahmen haben dazu beigetragen, dass der Anteil der Kinder und Jugendlichen, die bei uns eine gewaltfreie Erziehung erleben, deutlich ansteigt. Das ist wirksame Gewaltprävention.

Gibt es Aspekte, die Ihnen besonders am Herzen liegen?
Unsere Jugendforschung hat eines immer wieder aufs Neue bestätigt: Das Risiko der Jugendgewalt erhöht sich dadurch am stärksten, dass man die falschen Freunde hat. Je mehr im sozialen Netzwerk eines jungen Menschen solche Jugendlichen dominieren, die selbst Straftaten begehen, umso wahrscheinlich ist das Hineinwachsen in eine Gewaltkarriere. Und wo gerät man heute besonders leicht in Kontakt zu solchen falschen Freunden? Unsere Antwort gefällt vielen Bildungs- und Kommunalpolitikern gar nicht. An den Hauptschulen kommt es heute zunehmend zu einer problematischen Konzentration hoch belasteter Jugendlicher und ähnliches gilt leider auch für viele Jugendzentren in Großstädten. Die Zusammenführung von Haupt- und Realschulen könnte hier ebenso eine konstruktive Lösung bieten wie der Weg, das Personal und die Sachkosten eines Jugendzentrums in der nächstgelegenen Ganztagsschule sinnvoller einzusetzen.

Vielen Dank für das Interview

Gesundheitliche Beeinträchtigungen bei Adoleszenten und jungen Erwachsenen – ein Expertengespräch zur aktuellen Situation und zu Perspektiven der Prävention

Das Expertengespräch betrachtet die Bevölkerungsgruppe der 12- bis 21-Jährigen aus der gesellschaftlichen, politischen, medizinischen und wissenschaftlichen Perspektive. Wie ist es aus dem jeweiligen Blickwinkel derzeit um die Prävention bestellt? Wo gibt es konkreten Handlungsbedarf? Welche Herausforderungen gilt es künftig zu meistern? Dazu führte Frau Prof. Dr. Ulla Walter, Medizinische Hochschule Hannover, Direktorin des Instituts für Epidemiologie, Sozialmedizin und Gesundheitssystemforschung, ein Gespräch mit:

- Prof. Dr. Jochen H.H. Ehrich, Medizinische Hochschule Hannover, Abteilung für pädiatrische Nieren-, Leber- und Stoffwechselerkrankungen, Hannover.
- Dr. Ursula von der Leyen, MdB, Bundesministerin für Arbeit und Soziales, Berlin.
- Prof. Dr. Elisabeth Pott, Bundeszentrale für gesundheitliche Aufklärung (BZgA), Köln.
- Prof. Dr. Thomas Rauschenbach, Technische Universität Dortmund, Fachbereich Erziehungswissenschaften und Soziologie, Dortmund, Direktor des Deutschen Jugendinstituts in München.
- Prof. Dr. Ulrike Ravens-Sieberer, Universitätsklinikum Hamburg-Eppendorf, Forschungsgruppe »Child Public Health«, Hamburg.

Prof. Walter: Der 13. Kinder- und Jugendbericht des Deutschen Bundestages widmet sich zum ersten Mal dem Thema Gesundheit und Krankheit. Unter dem Schlagwort der »neuen Morbidität« wird dort die Verschiebung des Krankheitsspektrums von akuten zu überwiegend chronisch-körperlichen Erkrankungen sowie von somatischen zu psychischen Auffälligkeiten beschrieben. Was bedeutet diese Veränderung im Erkrankungsspektrum für die Gesamtgesellschaft und welche

Folgerungen müssen für die Kinder- und Jugendhilfe gezogen werden?

Prof. Rauschenbach: Die unter »neue Morbiditäten« gefassten psychosomatischen und psychosozialen Störungen sowie soziale Verhaltensauffälligkeiten haben multifaktorielle Ursachen. Neben genetischen Dispositionen sind sie stark durch milieuspezifische Lebensstile oder individuelles Verhalten bestimmt. Aber auch erhöhter Leistungsdruck in Schule und Beruf sowie wachsende soziale Unsicherheit können Störungen begünstigen. Der 13. Kinder- und Jugendbericht hat »Gesundheitsrelevante Entwicklungsthemen« für fünf Altersstufen formuliert und Störungen benannt, die besonders beachtet und möglichst behoben oder gemindert werden sollten, um eine weitestgehend ungestörte Entwicklung im weiteren Lebensverlauf der Kinder und Jugendlichen zu erreichen. Zentrale Entwicklungsthemen zwischen dem 12. und dem 18. Lebensjahr, der vierten Entwicklungsstufe, sind es, den Körper zu spüren, Grenzen zu suchen und die Identität zu finden. Als gesundheitliche Störungen sind in dieser Phase insbesondere depressive Störungen, selbstverletzendes Verhalten, Suizidalität, Essstörungen, Substanzkonsum und Delinquenz zu beachten. Im jungen Erwachsenenalter, bis ca. dem 27. Lebensjahr, stehen Themen wie Verantwortung übernehmen, sich entscheiden müssen und Intimitätsfindung im Vordergrund. Als mögliche Gesundheitsrisiken sind hierbei die Entwicklung von Persönlichkeitsstörungen, z. B. »Borderline-Störung«, Substanzmissbrauch und Substanzabhängigkeit, nicht-stoffgebundene Süchte, psychische und psychosomatische Belastungen am Ausbildungs- und Arbeitsplatz und fehlende Perspektiven zu nennen.

Auch wenn davon ausgegangen werden kann, dass etwa 80% aller Kinder und Jugendlichen ohne größere gesundheitliche Beeinträchtigungen aufwachsen, so sollte dennoch den restlichen 20% sowie den gravierenden Ungleichverteilungen von gesundheitlichen Risiken ebenso wie den schlechteren Zugängen insbesondere von benachteiligten jungen Menschen zur Gesundheitsversorgung größte Aufmerksamkeit geschenkt werden.

Mit Beginn des Schulalters zeigt sich ein starker Anstieg von sog. »Störungen«, so dass es sinnvoll erscheint, in frühe Hilfen sowie frühe Förderung und Bildung zu investieren, ohne damit die Gesundheitsförderung und Prävention im Schul-, Jugend- und frühen Erwachsenenalter zu vernachlässigen. Insofern sollte die Forderung des 13. Kinder- und Jugendberichts, die Verringerung ungleicher Gesundheitschancen als vorrangiges nationales Gesundheitsziel zu etablieren, dringend umgesetzt werden. Störungen könnten sehr viel besser gemindert bzw. von vornherein verhindert werden, wenn alle Arbeitsfelder der Kinder- und Jugendhilfe – am weitesten fortgeschritten sind hier die frühen Hilfen, die Familienbildung und Kindertageseinrichtungen sowie Teile der Jugendarbeit – sich bewusster und intensiver als bisher als wichtige Akteure in Bezug auf umfassende Gesundheitsförderung sowie auf die gezielte Prävention von Risiken wie etwa Sucht, Gewalt, Fehlernährung etc. verstehen würden.

Prof. Walter: Welche Konsequenzen ergeben sich für die Jugendlichen?

Prof. Ehrich: Die Herausforderungen der Adoleszentenmedizin betreffen die sich verändernde Morbidität, Krisen wie neue Erkrankungen und neue Armut, unvermeidliche Non-Compliance bzw. Non-Adherence (Nicht-Einhaltung der Behandlungsstrategie bzw. der gemeinsam von Patient und Arzt gesetzten Therapieziele) nicht nur der Adoleszenten, sondern auch deren medizinischen Betreuer sowie die nicht altersentsprechende medizinisch-pädagogisch-psychosoziale Prävention und Versorgung.

Die Konsequenzen dieser Herausforderungen ergeben sich primär für alle Gesundheitsanbieter und erst sekundär für die betroffenen Jugendlichen, die in die zu schaffenden neuen Versorgungsstrukturen integriert werden müssen. Diese Teams benötigen ein balanciertes Vergütungssystem, das sich nicht nur wie bisher auf die Einzelversorger bezieht. Für den medizinischen Bereich ist das Gesundheitsministerium zuständig. Die Krankenkassen vergüten beispielsweise die medizinischen Leistungen. Für die Gesundheitserziehung oder Krankenhausschulen sind die Ministerien für Bildung und Forschung zuständig. Die Arbeitsämter übernehmen die Berufsberatung. Für manche erforderlichen Leistungen bzw. Beratungen gibt es keine Vergütungsmöglichkeiten, d. h., die Leistungen werden dementsprechend auch gar nicht oder nicht ausreichend angeboten.

Prof. Walter: Wo sehen Sie zukünftig besonderen Handlungs- und Forschungsbedarf zur Förderung der Gesundheit von Jugendlichen?

Prof. Ravens-Sieberer: Genau wie die Kinder sind auch die Adoleszenten vermehrt von chronischen Krankheiten wie Asthma, Adipositas und Allergien betroffen. Außerdem sind beide Gruppen weniger somatisch krank, sondern zeigen zunehmend psychische Auffälligkeiten bzw. Entwicklungsstörungen. Die Entwicklung von emotionalen und Verhaltensproblemen ist nach heutigem Verständnis durch eine Vielzahl von Faktoren bedingt. Damit seelischen Problemen frühzeitig – am besten noch vor ihrem Auftreten – entgegengewirkt werden kann, wurde bereits in mehreren großen Studien nach den Faktoren gesucht, die das Risiko für psychische Auffälligkeiten erhöhen. Dadurch weiß man, dass neben dem Einfluss genetischer Veranlagungen auch vielfältige Umwelteinflüsse und belastende Lebensbedingungen eines Kindes eine Rolle spielen. So wirken sich häufige Konflikte in der Familie oder eine besonders starke Belastung der Eltern oft negativ auf die seelische Gesundheit des Kindes aus. Umgekehrt gibt es aber auch Ressourcen, die Kindern helfen können, psychisch gesund zu bleiben, selbst wenn sie in einer schwierigen Lebenssituation aufwachsen. Hierzu gehört beispielsweise, dass sich das Kind durch seine Eltern geliebt und unterstützt fühlt oder ein starkes Zutrauen in die eigenen Fähigkeiten hat. Die Erkenntnisse weisen darauf hin, dass eine Verringerung sozialer Ungleichheiten zur Vermeidung psychischer Probleme beitragen könnte.

Im Hinblick auf die Frage nach dem zukünftigen Handlungsbedarf, müssen deshalb besonders sozial benachteiligte Kinder als wichtige Zielgruppe für Präventionsmaßnahmen betrachtet werden. Bei kaum veränderbaren schwierigen Lebenssituationen muss die Förderung von Ressourcen in den Mittelpunkt rücken, die Jugendliche auch unter den gegebenen Umständen bei einer guten Entwicklung unterstützen können. Primärpräventiv ist hier z. B. die Stärkung von Persönlichkeitseigenschaften, wie ein gutes Selbstvertrauen oder Bewältigungsfähigkeiten, oder die Unterstützung von Familien zur Erhöhung des familiären Zusammenhalts möglich. Auch das frühe Erkennen von Anzeichen psychischer Probleme ist wichtig, damit rechtzeitig entgegengewirkt werden kann. Dabei müsste vor allem der Zugang von sozial benachteiligten Familien zu entsprechenden Unterstützungs- und Behandlungsangeboten erleichtert werden. Da derzeit jedoch genau diese Familien von primär- und sekundär präventiven Maßnahmen am schlechtesten erreicht werden, besteht hierin eine große Herausforderung für die Zukunft. So lange jedoch das Thema »Psyche« noch stigmatisiert wird und nicht en

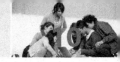

vogue ist, ist erfolgreiche Prävention eine schwierige Aufgabe. Gesundheitsförderung muss Teil der Lebenskultur werden, es muss spannend und interessant sein – wahrscheinlich werden wir mehr Marketing dafür machen müssen.

Prof. Walter: Der Kinder- und Jugendgesundheitssurvey (KiGGS) erfasst Daten bis zur Vollendung des 18. Lebensjahres, der Bundesgesundheitssurvey (BS) beginnt mit dem 19. Lebensjahr. Die Inhalte der beiden Studien sind nicht kongruent. Daher ergibt sich ein Bruch in der Datenbasis für den Übergang von der Jugendphase ins Erwachsenenalter. Wie kann dieser Problematik begegnet werden?

Prof. Ravens-Sieberer: Als eine Lösung dieses Problems findet derzeit eine Fortführung der KiGGS-Kohorte über das 18. Lebensjahr hinaus statt. Wichtig ist aber perspektivisch vor allem ein kombinierter Einsatz der beiden Messinventarien von KiGGS und BGS. Hierfür müssen zukünftig methodische Verfahren, die im KIGGs angewendet werden, zum BGS hinübergezogen werden und umgekehrt. Ansatzweise wird das schon gemacht: So werden die ehemaligen Teilnehmer der KIGGs-Studie in einigen Teilbereichen auch als Erwachsene weiter beobachtet. Mittels moderner psychometrischer Verfahren kann eine Kalibrierung von Instrumenten aus den beiden Inventarien auf gemeinsame Merkmalsdimensionen vorgenommen werden. Hierdurch können die Messergebnisse auf einem Instrument durch die Messungen auf einem anderen Instrument vorhergesagt werden. In der Studie des dänischen Wissenschaftlers Jakob Björner ließ sich zeigen, dass auf diese Art und Weise die Messergebnisse auf einem anderen Instrument besser vorhergesagt werden konnte als durch die Autoren und Entwickler des Verfahrens selbst. Gemeinsam mit Wissenschaftlern aus den USA arbeiten wir derzeit in einem vom US National Institute of Health finanzierten Forschungsprojekt daran, unterschiedliche Messinstrumente zur Gesundheit von Kindern und Jugendlichen auf instrumentenübergreifend vergleichbare Messdimensionen zu kalibrieren. Genau diese Vorgehensweise kann auch für die Überführung von Messergebnissen aus den KiGGS-Studien in die BGS-Studien und umgekehrt verwandt werden.

Prof. Walter: Wo liegen für Sie als Mediziner im Gesundheitswesen die besonderen Herausforderungen für die Zielgruppe der Adoleszenten und jungen Erwachsenen?

Prof. Ehrich: Die besonderen Herausforderungen liegen aus meiner Sicht in den folgenden Bereichen: Provision – Prävention – Protektion – Partizipation. Das heißt, es sollte vier Angebote geben. Ein Angebot umfasst einen ausreichenden Zugang zur medizinischen Versorgung sowie inhaltlich ausreichende medizinische Versorgung in Zentren für Adoleszentenmedizin mit den Schwerpunkten Notfallversorgung, psychosoziale Versorgung und Prävention durch Impfungen. Das zweite Angebot stellen Gesundheits- und Krankheitsschulung sowie transkulturelle Gesundheits-Glauben-Diskussion für gesunde und chronisch kranke Adoleszenten dar. Drittens bedarf es Angebote, die Informationen und Erlebnisse zum Thema »riskante Lebensstile« vermitteln. Das vierte Angebot betrifft den begleiteten Transfer chronisch kranker Adoleszenten von der kinderärztlichen in die internistisch-hausärztliche Versorgung. Dies beinhaltet komplette Behandlungsteams mit Ärzten, Pflegekräften, Psychologen, Diätassistenten, Physiotherapeuten, Pädagogen, Physiotherapeuten, Anthropologen, Sozialarbeitern und Karriereberatern (»integrated provider units«). Zudem sollen auszuarbeitende Projekte und Strukturen durch nationale Ideengeber, Politiker, Finanzberater etc. begleitet werden sowie Kooperationen der deutschen Expertengruppen auf europäischer Ebene mit Vertretern anderer Länder stattfinden.

Prof. Walter: Sie sind für den Council of Europe (CoE) tätig, der am 5. Mai 1949 gegründet wurde und heute 47 Staaten umfasst. Die Satzung des Europarates sieht eine allgemeine Zusammenarbeit der Mitgliedstaaten zur Förderung von wirtschaftlichem und sozialem Fortschritt vor. Inwieweit widmet sich der Council of Europe der Zielgruppe der Jugendlichen?

Prof. Ehrich: Jugendliche stellen auch eine wichtige Zielgruppe des Councils dar. Beispielsweise widmet sich der Council of Europe in seinem 2009–2011 Projekt »Child-Friendly Health Care in Europe« dem Thema einer kindergerechten Gesundheitsversorgung, d. h., die Expertenkommission erarbeitet »Terms of References«, die den Gesundheitsministern der 47 Mitgliedsländer im Jahr 2011 zur Abstimmung und Verabschiedung vorgelegt werden sollen. Diese Richtlinien sind zwar rechtlich nicht bindend für die verschiedenen Nationen, allerdings stellen sie eine moralische Verpflichtung dar.

Die Mehrzahl der 170 Mio. Kinder in Europa lebt weder in einer gesunden Umgebung, noch ist die Mehrzahl der Kinder gesund. Angesichts der erheblichen Unterschiede der primären, sekundären und tertiären pädiatrischen Gesundheitsversorgung in Europa sollen Strategien und Strukturen für die Verbesserung der medizinischen Versorgung von Adoleszenten vorbereitet werden. Der Council of Europe ist kein Sponsor, stattdessen ist er eine unterstützende Organisation, die demokratisches und soziales Vorgehen bei den Mitgliedsländern einfordert. Der CoE mag zwar in einzelnen Ländern kein offizielles

Mandat haben, aber seine Richtlinien sollen die Autonomie und Rechte der Adoleszenten in den verschiedenen Nationen (»Human Rights for All« – Menschenrechte für alle, »Childen must be heard« – Kinder müssen gehört werden) unterstützen.

Prof. Walter: Die Wirtschaftskrise hat junge Menschen besonders getroffen, die Arbeitslosigkeit von unter 25-Jährigen nahm von 2008 bis 2009 deutlich zu, besonders bei den Männern. Was für eine Perspektive sehen Sie, um dieser Problematik zu begegnen?

Ministerin von der Leyen: Bei jungen Menschen unter 25 Jahren stehen wir im internationalen Vergleich eigentlich nicht schlecht dar. In Deutschland liegt die Arbeitslosenquote der 15- bis 24-Jährigen derzeit bei 6,5% und damit deutlich unter dem allgemeinen Durchschnitt von 7,7%. Das ist in den meisten Mitgliedsstaaten der EU 27 ganz anders. Im Durchschnitt übersteigt die Quote der unter 25-Jährigen die allgemeine Arbeitslosenquote der EU 27 sogar um mehr als das Doppelte. Dazu kommt, dass Jugendliche in Deutschland ihre Arbeitslosigkeit schneller überwinden können als der Durchschnitt der Langzeitarbeitslosen.

Das heißt allerdings nicht, dass wir in diesem Bereich zufrieden sein können. In Deutschland leben 920.000 junge Menschen von Transferleistungen. Davon suchen rund 200.000 ganz konkret Arbeit. Der Berufsbildungsbericht 2010 bringt es auf den Punkt: Im vergangenen Jahr wurden rund 583.000 Ausbildungsstellen angeboten, das sind krisenbedingt 8,3% weniger als im Vorjahr. Nachgefragt wurden diese Arbeitsplätze von »nur noch« 575.000 Bewerbern, das sind 8,8% weniger als im Vorjahr – demografiebedingt. Wir haben auf der einen Seite also mehr unbesetzte Stellen als unversorgte Bewerber, und gleichzeitig auf der anderen Seite 200.000 arbeitslose Jugendliche. Wir erleben hier ein sog. »mismatching« in einer entscheidenden Lebensphase: arbeitslose Jugendliche bei gleichzeitigem Bewerbermangel.

Damit müssen wir uns intensiver beschäftigen. Und das beginnt damit, dass wir den Jugendlichen, die nach einem Job suchen, deutlich machen: Du bleibst mit deiner Arbeitslosigkeit nicht allein. Wir erwarten, dass du dich anstrengst, aber wir kümmern uns auch um dich. Gerade in der Phase des Erwachsenwerdens muss Selbstwirksamkeit eine elementare Erfahrung sein: Ich kann mein Leben selbst in die Hand nehmen. Ich kann etwas bewirken. Das muss vermittelt werden.

Normalerweise machen das die Eltern. Aber wenn das in einer Familie nicht möglich ist, wenn wichtige Vorbilder völlig fehlen, dann muss die Orientierung eben andernorts – im Jobcenter – stattfinden.

Prof. Walter: Wie wollen Sie Jugendliche konkret unterstützen?

Ministerin von der Leyen: Wir wollen dafür einen festen Ansprechpartner schaffen, der Jugendliche durch die schwierige Zeit der ersten Arbeitssuche lotst. Das Jobcenter ist die Schnittstelle zwischen der Jugendhilfe und der Arbeitsvermittlung. Und es gibt viele Querverbindungen zu regionalen Aktivitäten von Schulen, Unternehmen und Kammern. Das geht von der Berufsberatung in der Schule oder der zweiten Chance auf einen Schulabschluss über die Ausbildungsvermittlung bis tief in die Berufsvorbereitung hinein.

Mein Ziel ist es, dass innerhalb von sechs Wochen jedem unter 25-Jährigen ein geeigneter Arbeits- oder Ausbildungsplatz oder eine sinnvolle Arbeitsgelegenheit vermittelt wird. Mit sinnvoll meine ich nicht einfach nur beschäftigen, sondern Fertigkeiten trainieren, die auf einen Beruf zuführen können.

Erst kürzlich hat mein Ressort den Auftrag erhalten, die Förderprogramme des Bundes für Jugendliche an der Schwelle zwischen Schule und Beruf neu zu ordnen. Diesen Auftrag nehme ich gerne an. Er betrifft diejenigen, die ohnehin wenig Orientierung haben und dann noch erleben müssen, dass sie von einer Maßnahme in die nächste geschoben werden und immer wieder neue Ansprechpartner haben.

Was läuft parallel? Wo gibt es Abstimmungsbedarf? Was wirkt nicht und ist verzichtbar? Das sind die Fragen, die wir uns stellen müssen. Wir werden alles auf den Prüfstand stellen, neu ordnen, bündeln oder einzelne Programme ganz abschaffen. Ich bin sicher, dass wir so im Ergebnis zu einer stimmigeren und effizienteren Förderung kommen werden.

Prof. Walter: Jugendliche stehen vergleichsweise selten im Fokus der öffentlichen Aufmerksamkeit für Prävention und Gesundheitsförderung. Ist es keine Aufgabe, den Umbruch von der Kindheits- in die Jugendphase diesbezüglich zu begleiten?

Prof. Pott: Im Gegenteil, es handelt sich um eine ganz wesentliche Aufgabe. Gerade der Übergang vom Kindes- zum Jugendalter ist ein Lebensabschnitt, in dem junge Menschen eine große Zahl von Entwicklungsaufgaben zu leisten haben. Dazu gehören die Auseinandersetzung mit der eigenen Geschlechterrolle bzw. körperlichen Veränderungen, die Akzeptanz der eigenen körperlichen Entwicklung, die Loslösung vom Elternhaus, der Aufbau neuer Beziehungen unter Gleichaltrigen, das Erreichen von Schulabschlüssen, die Entwicklung beruflicher Perspektiven, das Finden von Werten und Normen, Identitätsfindung, die Übernahme sozialer Verantwortung sowie die Erforschung, das Ausprobieren eigener Grenzen.

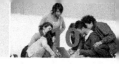

Das Gelingen dieser Aufgaben hilft Jugendlichen sich zu starken Persönlichkeiten zu entwickeln. Das Misslingen führt zu Problemen, Krisen und Krankheiten, z. B. zu riskantem oder gefährlichem Alkoholkonsum.

Es ist deshalb eine besonders wichtige Aufgabe der Gesundheitsförderung diese Lebensphase zu begleiten und besonders die Fähigkeiten und Kompetenzen zu fördern, die es Jugendlichen ermöglichen, die Anforderungen dieser Entwicklungsphase zu bewältigen.

Ergänzend zum primärpräventiv unspezifischen Ansatz der Lebenskompetenzförderung sind alters- und geschlechtsspezifische Maßnahmen zur Prävention des Rauchens, zur Alkoholprävention, zur Sexualaufklärung u. a. geschlechts- und altersspezifisch notwendig. Erwachsenen, die für Kinder und Jugendliche Verantwortung tragen, kommt in dieser Phase eine große Bedeutung als Vorbilder zu. Gleichzeitig müssen sie ihrer Aufgabe als wichtige Ansprechpartner und Bezugspersonen gerecht werden, an die sich Jugendliche mit ihren Fragen und Sorgen vertrauensvoll wenden können.

Es sind bisher nur sehr wenige Untersuchungen durchgeführt worden, die den Übergang von der Kindheits- in die Jugendphase z. B. durch Befragung von 8- bis 14-Jährigen, deren Eltern und von Lehrerinnen und Lehrern zum Gegenstand haben. Das liegt daran, dass die Möglichkeit, Studien durchzuführen, von den Zustimmungen unterschiedlicher Ebenen wie Eltern, Schule und Kultusministerien abhängig ist. Welche weiteren Maßnahmen ggf. erforderlich sind, ließe sich durch Studien belegen, die einen empirisch gesicherten Einblick in die Qualität der vorhandenen Gesprächs-, Unterrichts- und Unterstützungsangebote zur Prävention und Gesundheitsförderung geben und den weiteren Bedarf der Zielgruppen eruieren.

Prof. Walter: Wie sehen Sie die Situation?

Prof. Ravens-Sieberer: Es stimmt, dass wir unsere Jugendlichen bei Prävention und Gesundheitsförderung vernachlässigen. Prävention ist vor allem bei Kindern und jüngeren Jugendlichen etabliert; die 16-, 17-Jährigen haben wir kaum im Blick. Ich sehe darin eine große Gefahr, denn die Jugendlichen haben in dieser wichtigen Lebensphase immer weniger verlässliche Strukturen: Sie nabeln sich vom Elternhaus ab, sie verlassen die Schule. Plötzlich ist keiner mehr da, dem sie sich nahe fühlen und der für sie zuständig ist. Alle stärkenden Faktoren fallen weg. Doch gerade während dieser Umbruchsphase müssten die Jugendlichen intensiv begleitet und aufgefangen werden. Hier sind meines Erachtens parainstitutionelle Einrichtungen gefragt, die eine Neuorientierung ermöglichen und die Ressourcen der Jugendlichen auch weiterhin stärken. Als besonders wichtig erachte ich auch die Ansprache der Peer-Group, also die Gleichaltrigen. An ihnen orientieren sich die meisten in diesem Lebensabschnitt.

Prof. Walter: Besteht aus Ihrer Sicht Handlungsbedarf?

Ministerin von der Leyen: Ja, die Zeit des Heranwachsens ist besonders wichtig. Nach und nach müssen Kinder und Jugendliche lernen, ihre Stärken zu entdecken, ihrem Leben selbst Struktur und Richtung zu geben. Manche brauchen in dieser schwierigen Phase einen Anstoß von außen, manche brauchen in besonderem Maße auch Begleitung und Unterstützung.

Mit der Strategie »Kindergesundheit« hat die Bundesregierung unter Federführung des Bundesministeriums für Gesundheit zahlreiche Initiativen zur Förderung der Kindergesundheit gebündelt. Dazu gehören Projekte zur Förderung psychischer Gesundheit von Kindern und Jugendlichen an Ganztagsschulen oder das Elternbildungsprogramm »Starke Eltern – Starke Kinder«, das natürlich wie andere Initiativen auch über das Themenfeld »Gesundheitsförderung« hinaus greift.

Wer sich für Kinder und Jugendliche engagiert, macht oft die Erfahrung: Es gibt viele Hilfsangebote, aber keiner weiß vom anderen. Um wirklich einen Schritt nach vorn zu machen, müssen wir die Systeme zusammenbringen: Jugendämter und Gesundheitswesen, Schule und Berufsausbildung, Arbeitsvermittlung und Jugendhilfe.

Aus diesem Grund hat die Bundesagentur für Arbeit ihr Engagement in Sachen Prävention und Gesundheitsförderung weiter intensiviert. So werden beispielsweise Mitarbeiterinnen und Mitarbeiter für dieses Thema qualifiziert und damit sensibilisiert. Auch gibt es Angebote, die Arbeitsuchenden mit gesundheitlichen Problemen die Möglichkeit geben, an Qualifizierungen mit gesundheitsbezogenen Inhalten teilzunehmen. Darüber hinaus ist die Bundesagentur für Arbeit wichtiger Partner im Kooperationsverbund »Gesundheitsförderung bei sozial Benachteiligten«, der unterschiedliche Akteure miteinander vernetzt, für den Austausch von Wissen sorgt und mithilft, Beispiele guter Praxis zu verbreiten.

Prof. Walter: Suizid ist nach Unfällen die zweithäufigste Todesursache bei 15- bis 25-Jährigen. Welche Maßnahmen sind aus Ihrer Sicht notwendig, um präventiv einzuwirken?

Prof. Rauschenbach: Nach Angaben des Statistischen Bundesamtes gab es 2007 in Deutschland 219 Todesfälle durch Suizide in der Altersgruppe der 10- bis unter 20-Jährigen, die zu 74% männliche und zu 26% weibliche Jugendliche betrafen. Insgesamt ist die Rate der durch Suizide ums Leben gekommenen jungen Menschen in Deutschland jedoch im Rückgang begriffen.

Suizidalität hat eine multifaktorielle Genese, die oft durch ein Zusammenspiel von genetisch-biologischen Faktoren und individuellen Bedingungen bedingt ist. Zu den individuellen Bedingungen zählen ein gering ausgeprägtes Selbstwertgefühl oder eine depressive Erkrankung sowie mangelnde soziale Ressourcen, um beispielsweise belastende Lebensereignisse wie Scheidung der Eltern, Trennung von einem Partner oder Gewalterfahrungen zu kompensieren. Auslöser suizidaler Handlungen sind oftmals vorausgegangene Krisensituationen, zwischenmenschliche Probleme und Schulschwierigkeiten. Suizidgefährdete Kinder und Jugendliche senden zuvor in der Regel Signale aus. Sie wünschen sich, dass jemand darauf reagiert.

Insgesamt brauchen Jugendliche Lebens- und Erfahrungsräume, wie sie ihnen beispielsweise in Form der (offenen) Kinder- und Jugendarbeit zur Verfügung stehen, in denen sie sich jenseits des medialen »Mainstreams« mit ihren Stärken und Schwächen erleben, auseinandersetzen, aber auch ihre eigenen Grenzen austesten können. Dadurch wird es Heranwachsenden möglich, vielfach noch unentdeckte Aspekte des Selbst zu einem realitätstauglichen Bild der eigenen Person zusammenzufügen. Befähigung Heranwachsender bedeutet in diesem Zusammenhang, vorhandene Ressourcen zu stärken und Bewältigungskompetenzen zu fördern, die zur Erreichung einer stabilen Identitätsbildung und gelingenden gesellschaftlichen Integration notwendig sind. Dazu gehören unter anderem die Förderung von Problemlösefähigkeiten, Eigenaktivität und persönlicher Verantwortungsübernahme sowie die Stärkung des Selbstwertgefühls und prosozialer Beziehungen. Damit ist nicht nur die Basis für eine allgemeine Gesundheitsförderung gegeben, sondern auch im besonderen Maße Ansatzpunkte für Suizidprävention.

Prof. Walter: Was ist aus Ihrer Sicht an Suizidprävention notwendig?

Prof. Ravens-Sieberer: Wir müssen lernen, Risiken für einen Suizid früher zu erkennen. Suizidale Gedanken gehören zur normalen Entwicklung der Jugendlichen, denn sie fangen an, sich mit der Endlichkeit des Lebens auseinanderzusetzen. Doch derartige Gedanken sollten von klinisch relevanten Fällen abgegrenzt werden. Und das ist wirklich schwierig, denn Depression ist noch immer ein Tabuthema. Seelisches Leiden und Depression haben in Institutionen und Schulen keinen Platz; es gibt flächendeckend etabliert noch keine guten Programme, die sich damit auseinandersetzen. Auch Eltern und Familienmitglieder sind mit dem Thema oft überfordert. Erst wenn wir eine Offenheit dafür schaffen, wird es auch eine Offenheit gegenüber Hilfesystemen geben. Dazu müssen wir ein Klima kreieren, in dem seelisches Leiden thema-

tisiert werden dürfen und Hilfe aufgesucht wird. Noch werden derartige Angebote viel zu spät in Anspruch genommen.

Prof. Walter: Es besteht immer noch eine geringe strukturelle Verzahnung zwischen dem Gesundheitsbereich und den sozialen Bereichen. Welche Schritte erachten Sie als notwendig, um dieses Defizit zu beheben?

Prof. Rauschenbach: Häufig gibt es für die Angebote des Gesundheitswesens ebenso wie der Jugendhilfe hohe Zugangsschwellen, oder es stehen keine passgenauen Hilfen zur Verfügung. Unklar ist auch, welche Hilfen tatsächlich wirken. Die Frage nach der Weiterleitung von Bedarfsfällen zwischen den beiden Bereichen ist ebenfalls nicht systematisch geklärt. Mehr noch: Der Gesundheitsbereich und der soziale Bereich behandeln vielfach die gleichen Zielgruppen, ohne allerdings eine gemeinsame Perspektive auf deren psychosozialen Bedarfe zu haben. Hier ist eine gezielte Verbesserung des wechselseitigen Informationsaustausches, der Absprachen und ggf. der gemeinsamen Aktivitäten auf allen föderalen Ebenen notwendig.

Um eine fachliche Qualifizierung für die Kooperation an den Schnittstellen zwischen dem Gesundheitssystem sowie der Kinder- und Jugendhilfe zu gewährleisten, bedarf es somit noch einiger Schritte: Die Gesundheitsberufe benötigen valide und praxistaugliche Instrumente zur Identifizierung psychosozialer Risiken, Sicherheit in Datenschutzfragen und in der korrekten Anwendung gesetzlicher Vorschriften, feste Ansprechpartner im Bereich der Jugendhilfe sowie die Unterstützung durch die Jugendhilfe bei der sozialen Risikoeinschätzung und der Vermittlung von Hilfen. Voraussetzung hierfür ist die entsprechende Ressourcenausstattung, die Evaluation von erfolgversprechenden Ansätzen und ggf. die Harmonisierung von Gesetzen, um »Verschiebebahnhöfe und schwarze Löcher« in den Angeboten zu vermeiden.

Prof. Walter: Was bedarf es im Versorgungssystem, um den Übergang ins Erwachsenenalter zu unterstützen?

Prof. Ehrich: Für die chronisch kranken Adoleszenten müssen gezielte und begleitende, krankheitsspezifische Transferprojekte beim Wechsel in die Erwachsenenmedizin angeboten werden. Derartige Projekte sind an verschiedenen Stellen in Deutschland für spezielle Erkrankungen bereits erfolgreich etabliert, aber noch nicht allgemeiner Standard. Der Mehraufwand an Personal wird bisher nicht entsprechend vergütet, daher hat sich der begleitete Transfer nicht durchgesetzt. Der individuelle und volkswirtschaftliche Vorteil der gezielten Transferprojekte ist m. E. bewiesen. Der Transfer beinhaltet weniger die Verlegung von stationär behandelten Adoleszenten

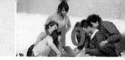

als den ambulanten Wechsel. Spezialambulanzen müssen in der Übergangsphase auch eine komplexe Versorgung anbieten, die über die organspezifische Behandlung hinausgeht.

Prof. Walter: Die J1 für 12- bis 14-Jährige ist die einzige gesetzlich verankerte Untersuchung zur Früherkennung von Krankheiten und Entwicklungsstörungen im Jugendalter. Diese wird allerdings lediglich – je nach Region – von knapp 30–60% der Jugendlichen genutzt. Sehen Sie Handlungsbedarf?

Prof. Ehrich: Der mangelnde Erfolg der J1 ist verschiedenen Faktoren zuzuschreiben und kein spezifisch deutsches Problem. In geringerem Maße gilt dies Problem auch für die früheren U5 und U6. Nach meiner Einschätzung sind zunächst demografische Studien in Europa erforderlich, um die Ursachen der mangelnden Akzeptanz zu erforschen. Die Untersuchungen sollten deshalb in mehreren europäischen Ländern durchgeführt werden, da sich die pädiatrischen Versorgungssysteme erheblich unterscheiden, also,

1. das pädiatrische System (z. B. Russland),
2. das gemischte System (z. B. Deutschland),
3. das Hausarztsystem (z. B. Großbritannien).

Es sollte daher die Interaktion der Versorgungsstrukturen mit der verminderten Wahrnehmung der J1 geprüft werden. Besonderer Wert sollte darauf gelegt werden, die spezifischen Risikogruppen (Adoleszent und seine/ihre Familie) zu erfassen, die trotz erhöhter Risiken die Vorsorge nicht wahrnehmen.

Die alleinige Zuständigkeit des Arztes bei der Wahrnehmung der J1 ist infrage zu stellen.

Zusammenfassend besteht ein dringender Handlungsbedarf zur Lösung des Patiententransfers im Adoleszentenalter. In Einzelfällen ist dieser Transfer bei Vorliegen einer ausgeprägten Entwicklungsretardierung erst mehrere Jahre nach Erreichen des 18. Lebensjahres vorzunehmen.

Insgesamt gilt für alle genannten Diskussionspunkte die Regel, dass durch eine verbesserte Gesundheitsschulung der Kinder und Adoleszenten und Versorgungsstruktur die – im Vergleich zu einigen anderen europäischen Ländern – bereits jetzt hervorragende medizinische Versorgung in Deutschland noch deutlich verbessert werden kann, und zwar zum Nutzen der betroffenen Patienten und der finanzierenden Institutionen.

Prof. Walter: In vielen Bereichen werden Gleichaltrige, im Englischen »Peers«, dazu ausgebildet, in der Präventionsarbeit tätig zu werden, z. B. in der Streitschlichtung an Schulen oder in der Alkoholprävention im Rahmen der Kampagne »Kenn-dein-Limit«. Stellt der Peer-Ansatz den Königsweg in der Prävention dar, um Jugendliche und junge Erwachsene zu erreichen? Was sind besondere Chancen und wo liegen die Grenzen von Peer-Aktionen?

Prof. Pott: Der Peer-Ansatz in der Prävention ist in den angloamerikanischen Ländern bereits sehr viel länger und sehr viel weiter verbreitet als bei uns in Deutschland. Er nutzt vor allem die höhere Glaubwürdigkeit von Gleichaltrigen bei Gleichaltrigen im Vergleich zur häufig abnehmenden Glaubwürdigkeit von Erwachsenen in dieser Altersgruppe. *Den* Königsweg in der Ansprache dieser Zielgruppe gibt es aber nicht, genauso wenig wie bei anderen Zielgruppen. Es ist immer notwendig, Menschen mit möglichst vielen unterschiedlichen Präventionsangeboten auf unterschiedliche Weise anzusprechen, um Verhaltensänderung zu erzielen.

Es gibt auch nicht *den* Jugendlichen, der es erlaubt, alle Jugendlichen völlig gleichartig anzusprechen. Es gibt unterschiedliche Jugendkulturen, die unterschiedliche Ansprachenformen erforderlich machen. Wichtig ist deshalb die Fähigkeit von Peers, Jugendliche freundlich und sensibel anzusprechen, mit ihnen in eine Kommunikation einzutreten, die sie zur kritischen Auseinandersetzung mit einem Thema motiviert und weitere Kommunikation untereinander auslöst. Im Rahmen der BZgA-Alkoholpräventionskampagne für Jugendliche, »Alkohol? Kenn dein Limit.«, spielen z. B. Peer-Aktionen bei den personalkommunikativen Kampagnenmaßnahmen eine zentrale Rolle. Bei den Peer-Aktionen der Kampagne handelt es sich um den gezielten Einsatz von speziell geschulten jungen Menschen im Alter von 18 bis 24 Jahren (Kampagnen-Peers), um mit Jugendlichen offen und »auf Augenhöhe« über das Thema Alkohol zu reden[23].

Prof. Walter: Die Bundeszentrale für gesundheitliche Aufklärung (BZgA) erstellt Informationsmaterial zur Gesundheitsförderung und führt Kampagnen zu verschiedenen gesundheitlichen Themen durch. Was ist in der Lebensphase Adoleszenz und frühes Erwachenenalter im Vergleich zu anderen Zielgruppen besonders zu beachten?

Prof. Pott: In der Lebensphase der Adoleszenz entwickeln Jugendliche ein alters- und entwicklungstypisches Informations- und Kommunikationsverhalten. Die Bedeutung der neuen Medien im Informationssuch- und Kommunikationsverhalten nimmt deutlich zu. Jugendliche nutzen neue Medien und technische Möglichkeiten, um – von Erwachsenen abgegrenzt – untereinander zu kommunizieren. Internet und Handy sind bei diesen

---

[23] Diese und weitere Kampagnen der BZgA werden im Kap. 6.2 beschrieben.

Kommunikationsprozessen von zentraler Bedeutung. Bei der Nutzung des Internets spielen insbesondere die Messenger-Systeme und die sozialen Netzwerke eine große Rolle, bei der Nutzung des Handys insbesondere die SMS und zukünftig auch vermehrt das mobile Internet. Die aktuelle BZgA-Jugendkampagne »Alkohol? Kenn dein Limit.« richtet sich an eine Zielgruppe, die sich zu 96% regelmäßig zur Kommunikation und zur Informationssuche im Internet bewegt. Zentrales Informationsmedium der Kampagne ist vor diesem Hintergrund die Internetplattform www.kenn-dein-limit.info.

Um die Jugendlichen im Internet auf dieses Informationsangebot hinzuweisen, setzt die Kampagne stark auf die Integration in die Online-Kommunikationsprozesse der Zielgruppe: mit Online-Bannern und Mini-Webseiten ist die Kampagne in dem bei Jugendlichen beliebten Windows Live Messenger (MSN) und in anderen jugendaffinen Internetseiten integriert. Zusätzlich bietet ein eigenes Kampagnenprofil im Sozialen Netzwerk MySpace die Möglichkeit zum direkten Austausch der Zielgruppe untereinander (Web 2.0) und zur Bildung einer »Community« (Social Community). Hierdurch werden soziale und identitätsorientierte Motive der Jugendlichen bei der Internetnutzung berücksichtigt und für die Kommunikation der Kampagne genutzt. Akzeptanz und Wirkung der Online-Aktivitäten der Kampagne sind bisher als sehr gut zu bezeichnen.

Prof. Walter: Es wird davon ausgegangen, dass mindestens 50.000 Kinder und Jugendliche an deutschen Schulen Opfer von sog. Bullying oder Mobbing werden, also der vorsätzlichen Schädigung oder Bloßstellung von Personen durch Gleichaltrige. Sehen Sie eine Notwendigkeit und Ansätze diesem Phänomen entgegenzuwirken?

Prof. Ravens-Sieberer: Ja, hier müssen wir etwas tun. Ich sehe übrigens weniger ein Problem in der zunehmenden Gewaltbereitschaft, denn diese sinkt eher, sondern in den verbalen Attacken und der psychischen Schikane, dem Ausgrenzen und Bloßstellen. Die psychische Gesundheit von Kindern und Jugendlichen leidet stark, wenn sie Opfererfahrungen gemacht haben. Um dem vermehrten Bullying und Mobbing entgegenzuwirken, sehe ich zwei Ansätze – nämlich Prävention und Abwehr. Wachsen Kinder in einem sozialen Umfeld auf, in denen ihnen ein respektvoller Umgang vorgelebt wird und in denen Konflikte fair ausgetragen werden, in denen die bessere Argumentation Recht bekommt und nicht nur die Meinung der Erwachsenen zählt, dann gehen Kinder auch mit ihren Mitschülern und Kameraden entsprechend um. Emotionale Armut und Isolation in der Familie, eine fehlende Einbettung in tägliche Rituale und ausbleibende Kommunikation sind hingegen Risikofak-

toren, insbesondere zu Tätern, aber auch zu Opfern zu werden. Ressourcengestärkte Kinder und Jugendliche, die Opfer werden, sind wiederum in der Lage, sich anderen anzuvertrauen und Hilfe und Unterstützung zu holen und damit Bullying- oder Mobbing-Situationen besser zu bewältigen.

Prof. Walter: Rund 14% der Gesamtbevölkerung in Deutschland lag im Jahr 2008 mit ihrem verfügbaren Einkommen unter der nach EU-Vorgaben definierten Armutsrisikoschwelle. Zum Teil weit überdurchschnittliche Armutsrisiken sind bei jungen Erwachsenen zu verzeichnen. So lebten im Jahr 2008 knapp ein Viertel der Erwachsenen im Alter von 19 bis 25 Jahren in Haushalten mit einem verfügbaren Einkommen unterhalb der Armutsschwelle. Wie sollte dieser Problematik politisch begegnet werden?

Ministerin von der Leyen: Zunächst einmal kann man festhalten, dass unser Sozialstaat das Risiko, arm zu sein, deutlich reduziert. Das hat auch der 2006 vorgelegte 3. Armuts- und Reichtumsbericht der Bundesregierung ausdrücklich bestätigt. Ich selbst habe mit meinem Ressort für Arbeit und Soziales den größten Haushalt aller Ministerien. Große Summen davon werden für das Arbeitslosengeld II und die Sozialhilfe, die Grundsicherung für Ältere und Erwerbsgeminderte und familienpolitische Leistungen eingesetzt. Um Eltern, Kinder und Jugendliche stärker zu unterstützen, hat die Bundesregierung im letzten und in diesem Jahr wichtige Verbesserungen auf den Weg gebracht. Dazu zählen der Kinderzuschlag und die Erhöhung des Kinder- und des Wohngeldes ebenso wie das Schulbedarfspaket für Kinder und Jugendliche in Hartz-IV-Familien und Sozialhilfehaushalten und der Kinderbonus. Primär aber geht es uns darum, Hilfebedürftigkeit von vornherein zu vermeiden.

Finanzielle Hilfen allein werden das Problem nicht lösen. Denn armutsgefährdet ist eben nicht nur, wer wenig Geld hat. Arm ist auch, wer nicht mitmachen und mithalten kann. Das geht schon im Kindesalter los. Das Urteil des Bundesverfassungsgerichts zu den Regelsätzen der Kinder, die von Hartz IV leben, hat das klar bestätigt. Es hat dem Bund aufgetragen, für die Bildung und Förderung der bedürftigen Kinder zu sorgen. Das ist genau der richtige Auftrag. Hier werden wir mehr investieren müssen. Ich möchte das Netz der Hilfe so knüpfen, dass diese Kinder in der Schule mitkommen und in der Freizeit bei Aktivitäten mit allen anderen mitmachen können. Es wäre dabei allerdings so einfach wie falsch, nur Geld in die Familien zu geben. Wir müssen vielmehr dafür sorgen, dass die Leistung zu den Kindern kommt, dass bedürftige Kinder und Jugendliche bei Freizeitakti-

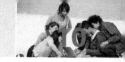

vitäten mit ihrer Peer-Group mithalten können, dass sie in Sportvereinen und Musikschulen ihre Talente entfalten können.

Das Wichtigste ist, Heranwachsenden das Vertrauen zu vermitteln, dass sie es schaffen können. Ob arm oder reich: Alle Kinder brauchen Vorbilder und Motivation. Denn wenn die nächste Generation nicht das Rüstzeug bekommt, das Leben zu meistern, dann wird es schwierig.

Dass wir bei der Vermeidung von Armut bei Kindern und Jugendlichen mehr brauchen als finanzielle Hilfeleistungen, wird aber noch an einer anderen Stelle besonders deutlich: bei den Alleinerziehenden. Betrachtet man nur die Gruppe der Langzeitarbeitslosen, dann sind die Alleinerziehenden jünger und qualifizierter als der Durchschnitt. Aber sie bleiben am längsten arbeitslos – aus einem einzigen Grund: Sie haben ein Kind.

Alleinerziehende Frauen und Männer wollen arbeiten, 42 Prozent sagen sogar, sie wollen mehr arbeiten, aber es fehlen ihnen Kinderbetreuung, der familienbewusste Arbeitsplatz und abgestimmte Unterstützung im Alltag. Das ist nicht mehr akzeptabel. Die Jobcenter müssen aktiv mithelfen, die Hürden aus dem Weg zu räumen, zum Beispiel eine gute Kinderbetreuung zu organisieren. Sie können auch mit den Arbeitgebern geeignete Arbeitsbedingungen aushandeln. Ich will ein neues Denken mit mehr Flexibilität und Sensibilität.

Prof. Walter: Menschen mit Migrationshintergrund haben ein erhöhtes Risiko von Armut betroffen zu sein. So zeigt sich nach den Daten des Mikrozensus 2005, dass in der Altersgruppe der unter 15-Jährigen ohne Migrationshintergrund 13,7% von Armut gefährdet sind, während in dieser Altersgruppe mit Migrationshintergrund der Anteil bei 32,6% liegt. Welche speziellen Anforderungen müssen von den Jugendlichen bewältigt werden? Inwieweit kann und sollte die Politik dieser Diskrepanz begegnen?

Ministerin von der Leyen: Wir haben es hier mit einem ganzen Bündel von Herausforderungen zu tun. Das zeigen die hohe Arbeitslosigkeit von Migrantinnen und Migranten genauso wie ihre niedrige Bildungsbeteiligung, die erhöhte Armutsrisikoquote und ihre starke Abhängigkeit von Transferleistungen.

Schlüssel für gelingende Integration sind und bleiben Bildung, Ausbildung und Beschäftigung – Grundvoraussetzung dafür ist die Beherrschung der deutschen Sprache, je früher, desto besser. Wir unterstützen deshalb verbindliche und bundesweit vergleichbare Sprachstandardtests für alle Kinder im Alter von vier Jahren, eine verpflichtende Sprachförderung vor der Schule und unterrichtsbegleitende Sprachprogramme.

Die Integration Jugendlicher mit Migrationshintergrund fördern – das muss auch am Arbeitsmarkt selbst

besser gelingen. Das beginnt mit der Berufsorientierung und der Vorbereitung auf einen Ausbildungsberuf. Gerade die betriebliche Einstiegsqualifizierung hat sich als gute Brücke in Ausbildung erwiesen. Auch hier spielt das Beherrschen der Sprache eine wichtige Rolle. Häufig allerdings reichen allgemeinsprachlich orientierte Deutschkurse für eine qualifizierte Integration in den Arbeitsmarkt nicht aus. Zusätzlich notwendig ist eine berufsbezogene Sprachförderung, die wir verstärkt auch mit Elementen der beruflichen Weiterbildung verknüpfen.

Besonders wichtig sind nicht zuletzt Verbesserungen bei der Anerkennung ausländischer Bildungs- und Berufsabschlüsse. In Abstimmung mit den Ländern streben wir die Einrichtung einer Erstanlaufstelle an. Zudem haben wir uns das Ziel gesetzt, den Anteil der Studierenden mit Migrationshintergrund in den kommenden fünf Jahren zu verdoppeln. Die Bundesregierung wird das verstärkt unterstützen. Gerade mit Blick auf den Fachkräftemangel sind die Kenntnisse und Fähigkeiten aller Zuwanderer eine Ressource, auf die wir nicht verzichten können.

Vielfalt als Chance zu begreifen bedeutet nicht, die Augen vor bestehenden Herausforderungen zu verschließen. Dafür steht das Konzept des Nationalen Integrationsplans. Er ist das Ergebnis und zugleich Katalysator einer neuen Integrationspolitik, die Probleme und Chancen offen analysiert, Verantwortlichkeiten und Notwendigkeiten klar benennt und eine Balance zwischen Fördern und Fordern herstellt. Deshalb arbeitet die Bundesregierung jetzt daran, die über 400 konkreten Maßnahmen und Selbstverpflichtungen des vorliegenden Konzepts zu einem Aktionsprogramm mit klar definierten und zu überprüfenden Zielen weiterzuentwickeln.

Prof. Walter: Welchen Handlungsbedarf für die Kinder- und Jugendhilfe sehen Sie bei Jugendlichen mit Migrationshintergrund?

Prof. Rauschenbach: Alle verfügbaren Daten belegen einen engen Zusammenhang nicht nur zwischen der Einkommensarmut der Eltern und der Armutslage von Kindern, sondern auch zwischen dem Bildungsgrad von Eltern und Kindern sowie dem Grad an objektiver und subjektiver Gesundheit. Es gilt daher, Kindern und Jugendlichen möglichst früh formelle und informelle Bildungsmöglichkeiten zu eröffnen, um damit einen Beitrag zu leisten, sozialer Ungleichheit entgegenzuwirken und den Zugang zu Ressourcen zu ermöglichen. Zuletzt bestätigte der Kinder- und Jugend-Gesundheitssurvey, dass Heranwachsende mit niedrigem sozialem Status – und darunter noch einmal besonders Heranwachsende mit Migrationshintergrund – besonders stark von den erwähnten »neuen Morbiditäten« betroffen sind und häufig

unter mehreren, sich oft gegenseitig bedingenden Beeinträchtigungen leiden. Übergewicht geht z. B. häufig mit
Bewegungsmangel, exzessivem Medienkonsum, sozialer
Isolation, Depression und anderen psychischen Auffälligkeiten einher.

Es bleibt unklar, welcher Anteil der Gesundheitsbe-
lastung von Menschen mit Migrationshintergrund auf
migrationsbedingte Faktoren im engeren Sinne zurückzuführen ist (z. B. fehlende Informationen, andere kulturelle oder wertgebundene Vorstellungen), und welche
Anteile vor allem status-, schicht- und bildungsbedingt
sind. Der Schwerpunktbericht der Bundesgesundheits-
berichterstattung stellte fest, dass die Nutzung präventiver Angebote aus nahezu allen Bereichen bei Menschen
mit Migrationshintergrund geringer ist als bei Menschen
ohne Migrationshintergrund. Dies gilt für alle Altersgruppen, beginnend mit den Vorsorgeuntersuchungen
bei Kindern bis hin zur Krebsvorsorge bei Erwachsenen
und Älteren.

Für Menschen mit Migrationshintergrund ist der Zugang zur Gesundheitsversorgung sowie Bildungs- oder
Beratungsstellen oft aufgrund von Sprachbarrieren, In-
formationslücken und kulturellen Unterschieden im Ge-
sundheits- und Krankheitsverständnis erschwert. Niedrigschwellige, milieunahe Zugänge, vor allem zu ansonsten
schwer erreichbaren Gruppen von Kindern, Jugendlichen
und Familien durch aufsuchende Frühförderprogramme
wie beispielsweise *Opstapje*[24] sind hier erfolgsverspre-
chend. Über den materiellen Bereich hinaus sollte auf
eine nachhaltige Förderung von benachteiligten Kindern
und Familien durch Infrastrukturangebote und Bildungs-
förderung gesetzt werden. Um die ungleichen Voraussetzungen von Kindern zumindest partiell kompensieren
zu können, sind Maßnahmen und Angebote der individuellen Förderung und Unterstützung erforderlich sowie
eine entsprechende sozialräumliche, zielgruppenbezogene
Ausgestaltung der Bildungsinfrastruktur unter anderem
durch Familienzentren, frühzeitige Kinderbetreuung und
schulische Ganztagesangebote.

Prof. Walter: Ich danke Ihnen für das Gespräch.

---

[24] www.dji.de/opstapje

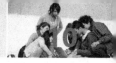

Experteninterview: Profile

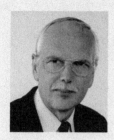

Prof. Dr. Jochen H.H. Ehrich
ist Universitätsprofessor für pädiatrische Nieren-, Leber- und Stoffwechselerkrankungen im Zentrum für Kinderheilkunde der Medizinischen Hochschule Hannover und Direktor der Abteilung für pädiatrische Nephrologie und Endokrinologie. Schwerpunktmäßig widmet er sich den Themen »Wachstum und Endwicklung, pädiatrische Hepatologie- und Gastroenterologie, Sonographie, metabolische und neuropädiatrische Erkrankungen sowie der Transplantationspädiatrie«. Auf internationaler Ebene ist Prof. Dr. Ehrich derzeit Experte beim Council of Europe zum Thema »Child-friendly health care in Europe« sowie Schatzmeister der European Paediatric Association (EPA).

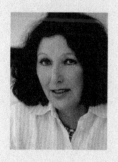

Prof. Dr. Elisabeth Pott
ist seit 1985 Direktorin der Bundeszentrale für gesundheitliche Aufklärung (BZgA) in Köln. Wesentliche Schwerpunkte der BZgA sind die AIDS- und Suchtprävention, insbesondere hinsichtlich Tabak und Alkohol. Frau Prof. Dr. Pott ist Ärztin für das öffentliche Gesundheitswesen und war Referentin im Bundesministerium für Arbeit und Sozialordnung sowie Referatsleiterin im Niedersächsischen Sozialministerium (Gesundheitsvorsorge).

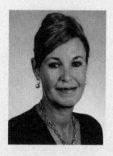

Prof. Dr. Ulrike Ravens-Sieberer
ist seit 2008 Professorin für Gesundheitswissenschaften und Versorgung von Kindern und Jugendlichen sowie Direktorin der Forschungsgruppe »Child Public Health« am Universitätsklinikum Hamburg-Eppendorf. Von 2006 bis 2008 war Frau Prof. Dr. Ravens-Sieberer Professorin für Psychosoziale Versorgungsforschung und Gesundheitspsychologie an der Fakultät für Gesundheitswissenschaften der Universität Bielefeld. Währenddessen leitete sie das 1994 gegründete WHO Kollaborationszentrum, und wurde 2007 Direktorin dieses Forschungszentrums der Universität Bielefeld.

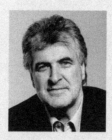

Prof. Dr. Thomas Rauschenbach
ist seit 1989 Professor und Lehrstuhlinhaber für Sozialpädagogik am Fachbereich »Erziehungswissenschaft und Soziologie« der Technischen Universität Dortmund sowie seit 2002 Vorstand und Direktor des Deutschen Jugendinstituts e.V. Seit 2010 ist er zudem Mitglied der Sachverständigenkommission für den 14. Kinder- und Jugendbericht. Herr Prof. Dr. Rauschenbach studierte Soziologie und Psychologie und promovierte in Erziehungswissenschaften. Zu seinen redaktionellen Tätigkeiten zählen u. a. die Herausgabe der Bücherreihen »Praxis der Jugendhilfe« sowie »Beiträge zur Kinder- und Jugendhilfeforschung«. Seit 2008 ist er zudem Mitglied des wissenschaftlichen Beirats für Familienfragen beim Bundesministerium für Familie, Senioren, Frauen und Jugend.

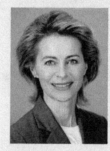

Dr. Ursula von der Leyen
ist Bundesministerin für Arbeit und Soziales und Mitglied des Bundestages. Sie war von 2003 bis 2005 Niedersächsische Ministerin für Soziales, Frauen, Familie und Gesundheit sowie von 2005 bis 2009 Bundesministerin für Familie, Senioren, Frauen und Jugend. Frau Dr. von der Leyen studierte Humanmedizin an der Medizinischen Hochschule Hannover und absolvierte dort ein Zusatzstudium in Public Health.

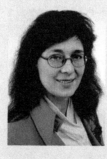

Prof. Dr. Ulla Walter
ist seit 2009 Direktorin des Instituts für Epidemiologie, Sozialmedizin und Gesundheitssystemforschung an der Medizinischen Hochschule Hannover (MHH). Ab 2004 leitete sie den Stiftungslehrstuhl »Prävention und Rehabilitation in der System- und Versorgungsforschung« am selben Institut. Sie ist geschäftsführendes Vorstandsmitglied der Deutschen Gesellschaft für Sozialmedizin und Prävention (DGSMP), Mitglied des Wissenschaftlichen Beirats der Bundeszentrale für gesundheitliche Aufklärung (BZgA) und Mitglied der Kommission des 6. Altenberichts der Bundesregierung.

Ausblick

Im vorliegenden Weißbuch »Gesund jung?! Herausforderung für die Prävention und Gesundheitsförderung bei Jugendlichen und jungen Erwachsenen« steht erstmals in der Reihe der Weißbücher eine spezielle Altersgruppe im Mittelpunkt der Betrachtung. Ausgangspunkt für diese Fokussierung war die Frage: Sind Jugendliche und junge Erwachsene eine Zielgruppe für die Prävention? Diese Frage muss ganz klar mit »Ja« beantwortet werden. Die aktuelle Bestandsaufnahme der bestehenden gesundheitlichen Risiken, der Ressourcen sowie der aktuellen Forschungsergebnisse im Weißbuch zeigen: Es besteht Handlungsbedarf. Aus dem Weißbuch lässt sich ein klares Fazit ziehen: Erste erfolgversprechende wissenschaftliche und praktische Ansätze sind vorhanden, jedoch bedarf es mehr zielgruppenspezifischer Maßnahmen, ihrer Vernetzung sowie einer gesicherten Finanzierung. Ziel sollte ein abgestimmtes Handeln aller Akteure des Gesundheits- und Sozialwesens und der Gesellschaft insgesamt sein. Nur so können die unterschiedlichen Akteure gemeinsam dazu beitragen, dass Jugendliche gesund und gestärkt ins Erwachsenenleben starten.

Der aktuelle Band zeigt auf, dass es bisher nur wenige jugendspezifische Ansätze in der Prävention gibt. Das Problem: Angebote für Kinder lassen sich nicht eins zu eins auf 12- bis 21-Jährige übertragen. Die Zielgruppe ist schwerer zu erreichen. Erwachsene sind in dieser Altersgruppe seltener Vorbilder und beeinflussen das Handeln weniger. Ebenso treten Institutionen wie Schulen und Vereine mit ihrem Einfluss in den Hintergrund. Dafür bestimmen Freunde und Gleichaltrige (Peers) ganz entscheidend das Verhalten des einzelnen Jugendlichen mit. Hier gilt es anzusetzen und bedarfsgerechte Angebote zu entwickeln und zu evaluieren. Nur so kann das Engagement bei der Gesundheitsförderung und Prävention bei Jugendlichen bedarfs- und zielgruppengerecht fortgesetzt werden, um ungünstige Verhaltensweisen wie Rauchen, körperliche Inaktivität und ein einseitiges Essverhalten zu vermeiden. Diese Risikofaktoren legen die Basis für die Entwicklung vermeidbarer chronischer Zivilisationskrankheiten, wie Muskel-Skelett-Erkrankungen, Herz-Kreislauf-Erkrankungen und Stoffwechselerkrankungen. Zur Vermeidung dieser Erkrankungen bedarf es der Zusammenarbeit von Wissenschaftlern und Praktikern, um zielgruppenspezifische Ansätze, die die Besonderheiten in der Ansprache berücksichtigen, zu entwickeln, zu implementieren und anschließend zu evaluieren.

Ein weiteres Ergebnis des Weißbuches ist, dass die wenigen bestehenden präventiven Ansätze nicht ausreichend vernetzt sind. Präventive Maßnahmen werden nach den Erkenntnissen aus dem Weißbuch nur dann erfolgreich sein, wenn in der Familie, in den Schulen und unter den Peers die sozialen und kommunikativen Fähigkeiten und die Entwicklung eines gesunden Selbstbewusstseins gefördert werden. Dafür ist entscheidend, dass die verschiedenen Akteure des Gesundheits- und Sozialbereichs zielgerichtet zusammenarbeiten. Die Erziehungskompetenz der Eltern ist weiter zu fördern. Ebenso ist das Bewusstsein dafür zu schärfen, dass eine verlässliche Eltern-Kind-Bindung und ein positives Selbstwertgefühl wichtige Schutzfaktoren für ein gesundes Aufwachsen darstellen.

Schulen sollten in ihrem Erziehungs- und Gesundheitsauftrag gestärkt werden. Das Beispiel der Ganztagsschulen, die ein vielfältiges Angebot zur persönlichen Entwicklung durch den Ausbau handwerklicher, musischer und sportlicher Fähigkeiten bieten und eine gesunde Ernährung garantieren, zeigten, dass auch Jugendliche mit sozialbedingten schlechteren Gesundheitschancen erreicht werden. Sportvereine und Gemeinden sind gefordert, für jede Altersstufe gesundheitsförderliche Freizeitaktivitäten anzubieten. Dieser umfassende Ansatz wurde beispielsweise im Projekt »Mehr als gewohnt« erfolgreich erprobt und bedarf einer breiten Umsetzung mit Unterstützung der Politik. Da gerade auch Arbeitslosigkeit die Gesundheit von Jugendlichen und jungen Erwachsenen nachhaltig beeinträchtigt, sind die Mitarbeiter in den Arbeitsagenturen für dieses Thema zu sensibilisieren, auch ist aktiv die Zusammenarbeit mit anderen Akteuren der Prävention zu suchen. Inwieweit dies durch die veränderte Rechtsprechung in Zukunft möglich sein wird, bleibt abzuwarten.

Die Ausführungen im vorliegenden Buch zeigen auch, dass die Entwicklung sowie die Umsetzung der präventiven Ansätze und die Vernetzung der Präventionsakteure einer sicheren finanziellen Basis bedürfen. Bisher erfolgen Maßnahmen weitgehend unabgestimmt und in Projekten über einen begrenzten Zeitraum. Nach dem Auslauf eines Projekts ist die Weiterfinanzierung häufig nicht gesichert, so dass keine Nachhaltigkeit erreicht wird. Ebenso schwierig gestaltet sich die Startfinanzierung. Eine mögliche Lösungsalternative soll hier die Einführung von Präventionspakten und ähnlichen Verbünden sein. Präventionspakte gibt es bereits in einigen Bundesländern bzw. sie stehen kurz vor der Realisierung. Wie sich diese entwickeln und ob sie den vereinbarten Zielen gerecht werden, wird die Zukunft zeigen. Ein entscheidender Punkt wird sein, dass die Politik trotz begrenzter finanzieller Ressourcen Spielräume eröffnet, das Engagement von verschiedenen Akteuren bündelt und auf ein gemeinsames Ziel hin abstimmt. Ein Aktionsbündnis für Kinder und Jugendliche wäre zu begrüßen. Die Krankenkassen können dabei ihre gesammelte Kompetenz für erfolgreiche und wirksame Maßnahmen aus den vergangenen zehn Jahren in die verschiedenen Lebensweltansätze einbringen. Die Politik ist aufgefordert, den Krankenkassen die finanziellen Möglichkeiten für diese wichtige Aufgabe einzuräumen. Mit Einführung des Gesundheitsfonds stehen ausgewählte Erkrankungen im Mittelpunkt des Vergütungssystems. Die Prävention spielt nur eine untergeordnete Rolle und fällt vermehrt Sparmaßnahmen zum Opfer. Ein angemessener Betrag aus dem Gesundheitsfonds für qualitätsgesicherte und wirksame Prävention wäre ein sichtbares Zeichen.

Für zielgerichtete Verhaltens- und Verhältnisprävention liefert das Weißbuch der KKH-Allianz vielfältige Ansatzpunkte. Ein besonderes Augenmerk liegt auf der Vermeidung eines riskanten Alkoholkonsums. Die Auswertungen der KKH-Allianz-Daten zeigen, dass sich der negative Trend aus dem Weißbuch 2005/2006 »Stress?« weiter fortsetzt. Mehr noch: Die Zahl der Jugendlichen mit mehr als einem Krankenhausaufenthalt pro Kalenderjahr ist signifikant gestiegen. Diese erschreckende Entwicklung hat die KKH-Allianz zum Anlass genommen, vermehrt auf qualitätsgesicherte Angebote in der Lebenswelt Schule, beispielsweise mit der Unterstützung des Projekts »Tom und Lisa feiern eine Party« zu setzen. Schülerinnen und Schüler lernen in Workshops neben dem Feiern ohne Alkohol auch, riskantes Konsumverhalten zu erkennen und rechtzeitig zu handeln. Mit Aktionen im Setting Betrieb zeigt die KKH-Allianz Auszubildenden, wie sich Alkoholkonsum am Arbeitsplatz und hinter dem Steuer auswirkt.

Ein weiteres wichtiges Handlungsfeld stellt jetzt schon und künftig noch mehr die Förderung der psychischen Gesundheit dar. Bereits jetzt unterstützt die KKH-Allianz einen bunten Strauß an Programmen zum Erlernen eines gesundheitsförderlichen Umgangs mit Stress und von Entspannungsmethoden. Um den Erkenntnisgewinn bei der Prävention von psychischen Erkrankungen noch weiter zu fördern und Wissenschaft und Praxis zusammenzubringen, wird der kommende KKH-Allianz Innovationspreis 2011[25] zukunftsweisende innovative Arbeiten auf diesem Gebiet prämieren.

Neben der zielgruppenspezifischen Ansprache und der Ausgestaltung von Maßnahmen sieht sich die KKH-Allianz gefordert, ihr Engagement in den Settings Schule, Unternehmen und Gemeinde auszubauen und dabei die Stärkung der individuellen Gesundheitskompetenz noch mehr in den Fokus zu rücken.

Das vorliegende Weißbuch soll ebenso wie der KKH-Allianz auch allen mit Jugendlichen lebenden und arbeitenden Personen und Institutionen Anregungen liefern, zum Verständnis der Zielgruppe beitragen und zur Entwicklung und Weiterentwicklung sowie zur Umsetzung von wirksamen präventiven Ansätzen anspornen. Für Wissenschaft, Politik und Praxis soll das aktuelle Nachschlagewerk wichtige Impulse geben und zum gemeinsamen Handeln einladen.

KKH-Allianz
Gesetzliche Krankenversicherung
www.kkh-allianz.de

---

[25] Bewerbungsunterlagen können unter www.kkh-allianz.de heruntergeladen werden.